専門医のための
眼科診療クオリファイ

◆シリーズ総編集◆
大鹿哲郎
筑波大学
大橋裕一
愛媛大学

角膜混濁のすべて

◆編集◆
井上幸次
鳥取大学

中山書店

# シリーズ刊行にあたって

　21世紀はquality of life（生活の質）の時代といわれるが，生活の質を維持するためには，感覚器を健康に保つことが非常に重要である．なかでも，人間は外界の情報の80％を視覚から得ているとされるし，ゲーテは「視覚は最も高尚な感覚である」（ゲーテ格言集）との言葉を残している．視覚を通じての情報収集の重要性は，現代文明社会・情報社会においてますます大きくなっている．

　眼科学は最も早くに専門分化した医学領域の一つであるが，近年，そのなかでも専門領域がさらに細分化し，新しいサブスペシャリティを加えてより多様化している．一方で，この数年間でもメディカル・エンジニアリング（医用工学）や眼光学・眼生理学・眼生化学研究の発展に伴って，新しい診断・測定器機や手術装置が次々に開発されたり，種々のレーザー治療，再生医療，分子標的療法など最新の技術を生かした治療法が導入されたりしている．まさにさまざまな叡智が結集してこそ，いまの眼科診療が成り立つといえる．

　こういった背景を踏まえて，眼科診療を担うこれからの医師のために，新シリーズ『専門医のための眼科診療クオリファイ』を企画した．増え続ける眼科学の知識を効率よく整理し，実際の日常診療に役立ててもらうことを目的としている．眼科専門医が知っておくべき知識をベースとして解説し，さらに関連した日本眼科学会専門医認定試験の過去問題を"カコモン読解"で解説している．専門医を目指す諸君には学習ツールとして，専門医や指導医には知識の確認とブラッシュアップのために，活用いただきたい．

　　　　　　　　　　　　　　　　　　　　　　　　　大鹿　哲郎
　　　　　　　　　　　　　　　　　　　　　　　　　大橋　裕一

# 序

　角膜は，われわれの眼においてレンズの働きをしており，良好な視機能を保つために，高度にその質が保たれる必要がある．この点から，形状異常やドライアイも大変重要であるが，何といっても角膜が濁るのは最も患者にとって困る現象であり，それを解決することは眼科医にとって非常に重要である．角膜が濁っていては，緑内障や網膜疾患などの診断・治療にも大きくさしつかえる．したがって，角膜の診療の中核であり基本は，やはり角膜混濁といえると思う．

　しかし，ひとことで角膜混濁といっても，その原因はさまざまである．角膜混濁に出合ったときには，細隙灯顕微鏡でその混濁がどういう種類の混濁か（炎症性，沈着性，瘢痕性，腫瘍性）を見きわめ，その部位や深さを判断することがまず重要である．その後，本巻の"5. 角膜混濁診察のための検査"に記載されたさまざまな検査を駆使して，その原因を究明する．原因が判明すれば，これも本巻"6. 角膜混濁の治療"にあるさまざまな治療から適切なものを選択することになる．角膜混濁のなかには，診断・治療が適切でなければ，単に視機能に影響するだけでなく，角膜穿孔や腫瘍の拡大などの重篤な結果に結びつくことさえある．

　このことから角膜混濁については一部の専門家だけでなく，眼科医すべてがその診療の基本を知っておく必要がある．本巻には角膜混濁に関するそのような基本的な知識はもちろん，最新の情報も含めてすべてが網羅されていると自負している．特に各論は，その疾患あるいは検査・治療のエキスパートに執筆をお願いした．いずれ劣らぬ力作ぞろいで，角膜専門の先生がたにも新たな知識と情報を伝えることができる内容になっている．もちろん一方で，眼科専門医をめざしている人には詳細な"カコモン読解"があり，そこだけ読んでも，専門医認定試験のポイントが的確につかめる．

　なお，角膜浮腫も角膜が透明でなくなることから"浮腫性混濁"として広義の角膜混濁に含まれるが，浮腫は混濁とかなり性質が異なり，これをまず分けて考えることが非常に重要であることや，本シリーズではすでに『12. 角膜内皮障害 to the Rescue』（2012年7月刊）が上梓されていることから，本巻ではとりあげなかった．角膜浮腫をきたす疾患については本シリーズ『12. 角膜内皮障害 to the Rescue』を本巻の姉妹編として活用していただきたい．

　角膜疾患の診療において，専門家から研修医まで幅広い先生がたに本巻を役立てていただければ，編者として望外の喜びである．

2014年10月

鳥取大学医学部視覚病態学／教授
井上　幸次

専門医のための眼科診療クオリファイ
**25 ■ 角膜混濁のすべて**
# 目次

## 1 総論

角膜混濁の分類と細隙灯顕微鏡での鑑別 …………………………………… 井上幸次　2
角膜混濁鑑別のための検査 …………………………………………………… 大橋裕一　7
角膜混濁の治療法 ……………………………………………………………… 雑賀司珠也　11

## 2 上皮混濁各論

iron line　カコモン読解　18-一般27　23-一般31 …………………………… 堀 裕一　16
薬剤沈着（アミオダロン角膜症など）　カコモン読解　23-一般29 ………… 細谷比左志　21
代謝産物沈着（Fabry病など）………………………………………………… 平野耕治　25
Meesmann角膜ジストロフィ ………………………………………………… 藤本久貴　29
map-dot-fingerprint角膜ジストロフィ ……………………………………… 小玉裕司　32
樹枝状角膜炎とその類縁疾患 ………………………………………………… 井上智之　35
Thygeson点状表層角膜炎　カコモン読解　18-一般29　22-臨床13 ……… 中川 尚　38
Stevens-Johnson症候群 ……………………………………………………… 大家義則　42
　SQ 重篤な眼合併症を伴うStevens-Johnson症候群と
　　関連のある遺伝子について教えてください ………………………… 上田真由美　45
眼類天疱瘡 ……………………………………………………………………… 川北哲也　53
トラコーマ　カコモン読解　19-一般33 ……………………………………… 稲田紀子　57
conjunctival and corneal intraepithelial neoplasia（CIN）………………… 細谷友雅　60

---

カコモン読解　過去の日本眼科学会専門医認定試験から，項目に関連した問題を抽出し解説する"カコモン読解"がついています．（凡例：21 臨床 30 → 第 21 回臨床実地問題 30 問，19 一般 73 → 第 19 回一般問題 73 問）
試験問題は，日本眼科学会の許諾を得て引用転載しています．本書に掲載された模範解答は，実際の認定試験において正解とされたものとは異なる場合があります．ご了承ください．

SQ　"サイエンティフィック・クエスチョン"は，臨床に直結する基礎知見を，ポイントを押さえて解説する項目です．

## 3 沈着性実質混濁各論

| | | |
|---|---|---|
| 顆粒状角膜ジストロフィⅠ型・Ⅱ型　カコモン読解 18 一般 31 | 森重直行，山田直之 | 66 |
| Reis-Bücklers 角膜ジストロフィ，Thiel-Behnke 角膜ジストロフィ | 小林　顕 | 74 |
| 格子状角膜ジストロフィ　カコモン読解 18 臨床 15　19 一般 34　20 臨床 12 | 川島素子 | 76 |
| 斑状角膜ジストロフィ　カコモン読解 20 一般 32 | 渡辺　仁 | 81 |
| 膠様滴状角膜ジストロフィ　カコモン読解 21 一般 32　22 臨床 16　24 臨床 13 | 川﨑　諭 | 85 |
| Schnyder 角膜ジストロフィ　カコモン読解 24 一般 29 | 北川和子 | 92 |
| 帯状角膜変性　カコモン読解 22 一般 29　23 臨床 47 | 横倉俊二 | 96 |
| 角膜脂肪変性 | 小幡博人 | 101 |
| Spheroid 角膜変性 | 相馬剛至 | 104 |
| 続発性角膜アミロイドーシス　カコモン読解 23 臨床 18 | 佐々木香る | 107 |
| Terrien 角膜辺縁変性 | 植木亮太郎 | 110 |
| Salzmann 角膜変性 | 山田昌和 | 113 |
| 多発性骨髄腫 | 戸田良太郎，門廣祐子，近間泰一郎 | 116 |
| infectious crystalline keratopathy | 鈴木　崇 | 119 |

## 4 炎症性実質混濁各論

| | | |
|---|---|---|
| カタル性角膜潰瘍　カコモン読解 21 一般 35 | 横井則彦 | 124 |
| [CQ] マイボーム腺炎角結膜上皮症と ocular rosacea は，どう違うのでしょうか？ | 鈴木　智 | 131 |
| Mooren 角膜潰瘍　カコモン読解 21 臨床 15　24 臨床 49 | 羽藤　晋 | 133 |
| [EV] 特発性周辺部角膜潰瘍の多施設調査について教えてください | 外園千恵 | 137 |
| 関節リウマチ関連の周辺部角膜潰瘍 | 唐下千寿 | 139 |
| 栄養障害性角膜潰瘍 | 近間泰一郎 | 142 |
| シールド潰瘍　カコモン読解 19 臨床 9　21 臨床 14　24 臨床 45 | 角　環 | 148 |
| [SQ] 春季カタルにおいて結膜と角膜の間でどのような分子の相互作用がありますか | 海老原伸行 | 154 |
| 細菌性角膜炎　カコモン読解 18 臨床 12　18 臨床 16　19 一般 36　20 臨床 33　24 一般 27　24 一般 91 | 松本光希 | 156 |
| 真菌性角膜炎 | 望月清文 | 165 |
| [EV] コンタクトレンズ関連角膜感染症の多施設調査 | 宇野敏彦 | 170 |
| アカントアメーバ角膜炎　カコモン読解 20 一般 31　21 臨床 16　22 臨床 14 | 杉原紀子 | 173 |

[CQ] "クリニカル・クエスチョン" は，診断や治療を進めていくうえでの疑問や悩みについて，解決や決断に至るまでの考えかた，アドバイスを解説する項目です．

[EV] "エビデンスの扉" は，関連する大規模臨床試験など，これまでの経過や最新の結果報告を解説する項目です．

| SQ | アカントアメーバの分子疫学について教えてください | 八木田健司 | 181 |

実質型角膜ヘルペス カコモン読解 19-一般35 ……………………………… 福田昌彦 184

梅毒性角膜実質炎 ………………………………………………………………… 秦野 寛 189

多発性角膜上皮下浸潤 …………………………………………………………… 岡本茂樹 192

| SQ | アデノウイルスにも潜伏感染はあるのでしょうか？ | 内尾英一 | 195 |

## 5 角膜混濁診察のための検査

細隙灯顕微鏡写真撮影 …………………………………………………………… 畑﨑泰定 198

前眼部 OCT ……………………………………………………………………… 高 静花 200

生体共焦点角膜顕微鏡検査 ……………………………………………………… 白石 敦 205

| CQ | Cochet-Bonnet 角膜知覚計について教えてください …………………… 川口亜佐子 212

塗抹検鏡 …………………………………………………………………………… 豊川真弘 214

細菌・真菌培養 カコモン読解 22-一般13 …………………………………… 砂田淳子 220

| SQ | 培養が困難な細菌を検出する方法を教えてください ……………………… 江口 洋 226

polymerase chain reaction ……………………………………………………… 神鳥美智子 228

角膜混濁と遺伝子検査 …………………………………………………………… 舟木俊成 231

| SQ | 角膜ジストロフィの原因遺伝子はどのようにして
解明されてきたのでしょうか？ ……………………………………………… 辻川元一 234

## 6 角膜混濁の治療

ステロイド ………………………………………………………………………… 高村悦子 238

抗菌薬 カコモン読解 21-一般34 22-一般31 22-臨床15 23-一般35 ……… 星 最智 244

抗真菌薬 …………………………………………………………………………… 子島良平 251

アシクロビル ……………………………………………………………………… 篠崎和美 256

| CQ | インターフェロン α-2b の使いかたについて教えてください ………… 片上千加子 259

| SQ | 今後，新たに臨床応用される可能性のある抗ウイルス薬には，
どのようなものがあるでしょうか？ ………………………………………… 檜垣史郎 261

| SQ | 抗 VEGF 薬の角膜疾患への応用について教えてください ………………… 臼井智彦 264

manual keratectomy ……………………………………………………………… 中村孝夫 266

photothelapeutic keratectomy カコモン読解 22-一般95 24-一般88 …… 宮本 武 269

表層角膜移植 カコモン読解 19-一般94 24-一般87 ………………………… 佐竹良之 272

全層角膜移植 カコモン読解 20-一般91 ……………………………………… 島﨑 潤 277

| SQ | 培養口腔粘膜上皮移植について教えてください …………………………… 稲富 勉 284

文献* 287
索引 303

---

* "文献"は，各項目でとりあげられる引用文献，参考文献の一覧です．

# 編集者と執筆者の紹介

| | | |
|---|---|---|
| シリーズ総編集 | 大鹿　哲郎 | 筑波大学医学医療系眼科 |
| | 大橋　裕一 | 愛媛大学大学院医学系研究科視機能外科学分野（眼科学講座） |
| 編集 | 井上　幸次 | 鳥取大学医学部視覚病態学 |
| 執筆者<br>（執筆順） | 井上　幸次 | 鳥取大学医学部視覚病態学 |
| | 大橋　裕一 | 愛媛大学大学院医学系研究科視機能外科学分野（眼科学講座） |
| | 雑賀司珠也 | 和歌山県立医科大学医学部眼科学講座 |
| | 堀　　裕一 | 東邦大学医療センター大森病院眼科 |
| | 細谷比左志 | JCHO神戸中央病院眼科 |
| | 平野　耕治 | 藤田保健衛生大学坂文種報德會病院眼科 |
| | 藤本　久貴 | 大阪大学大学院医学系研究科眼科学 |
| | 小玉　裕司 | 小玉眼科医院 |
| | 井上　智之 | 愛媛大学大学院医学系研究科視機能外科学分野（眼科学講座） |
| | 中川　　尚 | 徳島診療所 |
| | 大家　義則 | 大阪大学大学院医学系研究科眼科学 |
| | 上田真由美 | 京都府立医科大学大学院医学研究科視覚機能再生外科学（眼科学教室）／同志社大学生命医科学部 |
| | 川北　哲也 | 慶應義塾大学医学部眼科学教室 |
| | 稲田　紀子 | 日本大学医学部視覚科学系眼科学分野 |
| | 細谷　友雅 | 兵庫医科大学眼科学教室 |
| | 森重　直行 | 山口大学大学院医学系研究科眼科学 |
| | 山田　直之 | 山口大学大学院医学系研究科眼科学 |
| | 小林　　顕 | 金沢大学医薬保健研究域医学系視覚科学 |
| | 川島　素子 | 慶應義塾大学医学部眼科学教室 |
| | 渡辺　　仁 | 関西ろうさい病院眼科 |
| | 川﨑　　諭 | 大阪大学大学院医学系研究科眼科学 |
| | 北川　和子 | 金沢医科大学眼科学 |
| | 横倉　俊二 | 東北大学大学院医学系研究科神経感覚器病態学講座眼科学分野 |
| | 小幡　博人 | 自治医科大学眼科学講座 |
| | 相馬　剛至 | 大阪大学大学院医学系研究科眼科 |
| | 佐々木香る | JCHO星ヶ丘医療センター眼科 |
| | 植木亮太郎 | 大阪大学大学院医学系研究科眼科 |
| | 山田　昌和 | 杏林大学医学部眼科学教室／杏林アイセンター |
| | 戸田良太郎 | 広島大学大学院医歯薬保健学研究院視覚病態学教室（眼科学） |
| | 門廣　祐子 | 広島大学大学院医歯薬保健学研究院視覚病態学教室（眼科学） |
| | 近間泰一郎 | 広島大学大学院医歯薬保健学研究院視覚病態学教室（眼科学） |
| | 鈴木　　崇 | 愛媛大学大学院医学系研究科視機能外科学分野（眼科学講座） |
| | 横井　則彦 | 京都府立医科大学大学院医学研究科視覚機能再生外科学（眼科学教室） |
| | 鈴木　　智 | 京都市立病院眼科 |
| | 羽藤　　晋 | 慶應義塾大学医学部眼科学教室 |
| | 外園　千恵 | 京都府立医科大学大学院医学研究科視覚機能再生外科学（眼科学教室） |
| | 唐下　千寿 | 鳥取大学医学部視覚病態学 |
| | 角　　　環 | 高知大学医学部眼科学教室 |
| | 海老原伸行 | 順天堂大学医学部附属浦安病院眼科 |

| | | |
|---|---|---|
| 松本　光希 | くまもと森都総合病院眼科 |
| 望月　清文 | 岐阜大学医学部附属病院眼科 |
| 宇野　敏彦 | 白井病院 |
| 杉原　紀子 | 東京女子医科大学東医療センター眼科／国立感染症研究所寄生動物部 |
| 八木田健司 | 国立感染症研究所寄生動物部 |
| 福田　昌彦 | 近畿大学医学部眼科学教室 |
| 秦野　寛 | ルミネはたの眼科 |
| 岡本　茂樹 | 岡本眼科クリニック |
| 内尾　英一 | 福岡大学医学部眼科学教室 |
| 畑﨑　泰定 | 大阪大学医学部附属病院感覚・皮膚・運動系科 眼科 |
| 高　静花 | 大阪大学大学院医学系研究科眼科学 |
| 白石　敦 | 愛媛大学大学院医学系研究科視機能外科学分野（眼科学講座） |
| 川口亜佐子 | 鳥取大学医学部視覚病態学 |
| 豊川　真弘 | 大阪大学医学部附属病院臨床検査部 |
| 砂田　淳子 | 大阪大学医学部附属病院臨床検査部 |
| 江口　洋 | 德島大学病院眼科 |
| 神鳥美智子 | 鳥取大学医学部視覚病態学 |
| 舟木　俊成 | 順天堂大学医学部眼科学教室 |
| 辻川　元一 | 大阪大学大学院医学系研究科眼科学 |
| 高村　悦子 | 東京女子医科大学眼科学教室 |
| 星　最智 | 国立長寿医療研究センター眼科 |
| 子島　良平 | 宮田眼科病院 |
| 篠崎　和美 | 東京女子医科大学眼科学教室 |
| 片上千加子 | ツカザキ病院眼科 |
| 檜垣　史郎 | 近畿大学医学部堺病院眼科 |
| 臼井　智彦 | 東京大学大学院医学系研究科眼科学 |
| 中村　孝夫 | 大手前病院眼科 |
| 宮本　武 | 和歌山県立医科大学医学部眼科学講座 |
| 佐竹　良之 | 東京歯科大学市川総合病院眼科 |
| 島﨑　潤 | 東京歯科大学市川総合病院眼科 |
| 稲富　勉 | 京都府立医科大学大学院医学研究科視覚機能再生外科学（眼科学教室） |

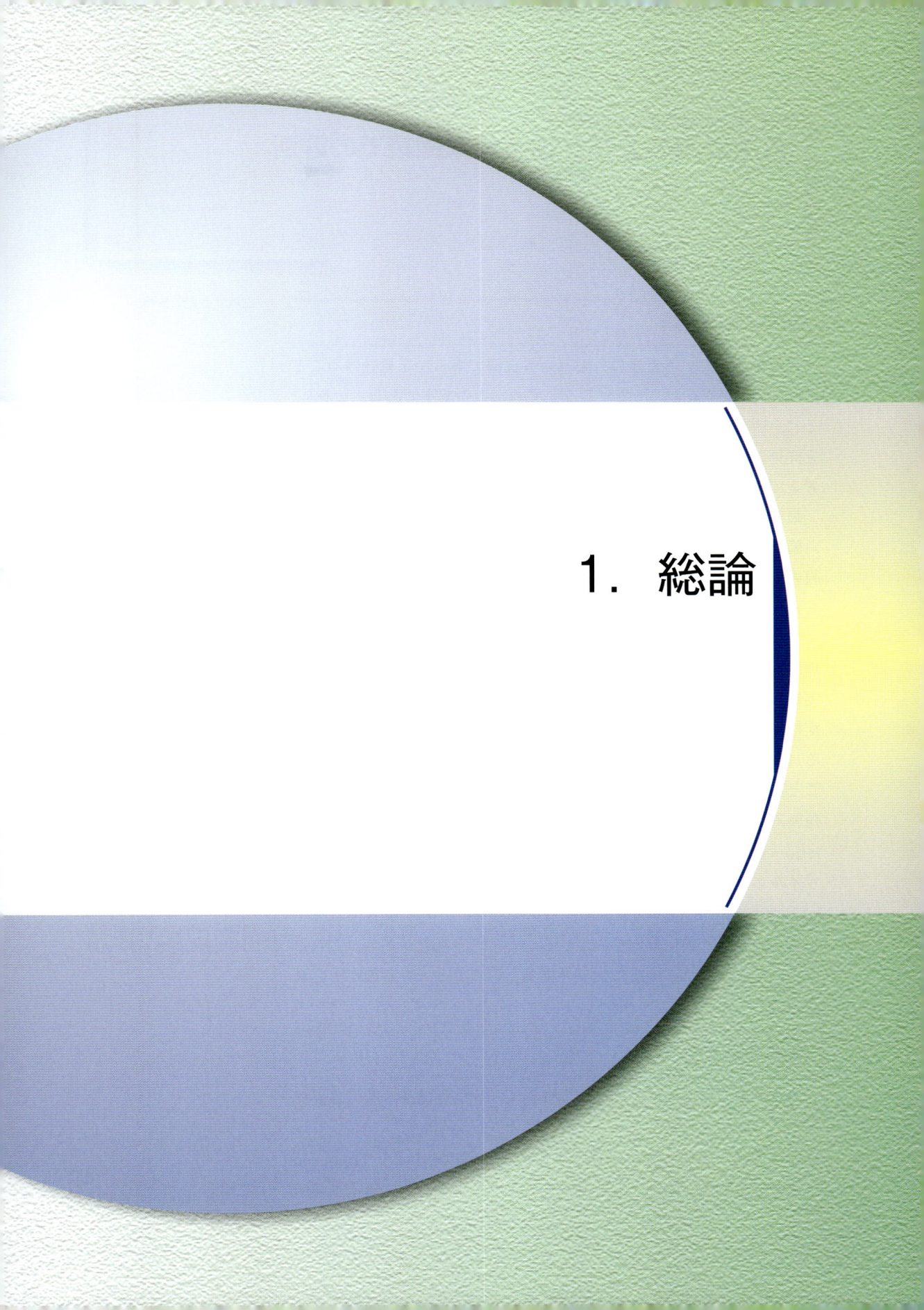

1．総論

# 角膜混濁の分類と細隙灯顕微鏡での鑑別

文献は p.287 参照.

## 角膜混濁の分類

　角膜が濁っているときに，どういう混濁であるかを見分けることは，角膜疾患を診断，治療するうえで基本中の基本である．しかし，それを明確に分類した記載はあまりない．本書では，この角膜混濁を詳細に検討していくが，その前提として角膜混濁の分類について考えてみたい．

　最初に，ここでいう角膜混濁には角膜浮腫は含まない．確かに，角膜浮腫が起これば，角膜の透明性は低下するので，非常に広く角膜の混濁を考えれば，角膜浮腫も含まれることになるかもしれない．しかし，この二つは最初にはっきりと区別するべきである．

　角膜混濁は，その混濁の部位（深さ）と性状で分けて考えるのが理解しやすい．まず，混濁の部位（深さ）として，角膜上皮，角膜実質，角膜内皮の三つが挙げられる．また，混濁の性状として，炎症性混濁，瘢痕性混濁，沈着性混濁，腫瘍性混濁の四つに分けられる（表1）．この部位（深さ）と性状で3×4＝12通りの混濁があることになるが，実際には実質の腫瘍性混濁は大変まれであり，また，角膜内皮自身には混濁がないので，角膜内皮の混濁といっても posterior collagenous layer くらいということになる[*1]．サイトメガロウイルス角膜内皮炎に認められるコイン・リージョン（coin-shaped lesion）については，角膜後面沈着物ではなく，サイトメガロウイルスが感染した内皮細胞をみているのだという意見があり，これがそうだとすると角膜内皮の炎症性混濁ということになるのかもしれない．

### 表1　角膜混濁の分類

| 部位（深さ） | |
|---|---|
| 角膜上皮 | |
| 角膜実質 | |
| 角膜内皮 | |
| 種類 | |
| 炎症性混濁 | 感染性 |
| | 非感染性 |
| 瘢痕性混濁 | |
| 沈着性混濁 | |
| 腫瘍性混濁 | |

[*1] **posterior collagenous layer**
内皮の機能不全によって Descemet 膜の肥厚が極度になり，Descemet 膜後面の線維性の混濁となった状態．

## 角膜上皮混濁

　角膜上皮には炎症性混濁，瘢痕性混濁，沈着性混濁，腫瘍性混濁がすべて認められる．

**炎症性混濁**：角膜上皮炎に伴う上皮混濁が挙げられる．Thygeson 点状表層角膜炎（図1）や単純ヘルペスウイルスによる樹枝状角膜

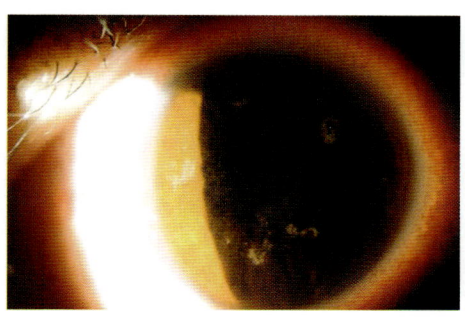

**図1　Thygeson点状表層角膜炎**
48歳，女性．散在する上皮の炎症性混濁を認める．混濁は上皮に限局している．

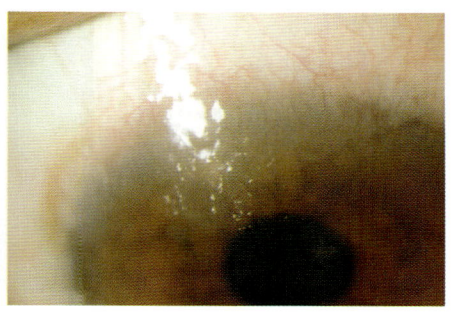

**図2　CIN（conjunctival and corneal intraepithelial neoplasia）**
65歳，女性．上方にわずかに隆起し，血管を伴った境界明瞭な腫瘍性混濁を認める．

炎（dendritic keratitis）で樹枝状病変の辺縁上皮に認められる上皮浸潤などが代表的なものである．この炎症性上皮混濁は後で述べる炎症性実質混濁と異なり，炎症後に瘢痕を残すことなく治癒する．Thygeson点状表層角膜炎がその代表である．樹枝状角膜炎の場合は消炎後，上皮下の実質には瘢痕性混濁が形成されるが，これはあくまで実質の混濁であり，上皮そのものが濁るわけではない．

**瘢痕性混濁**：上皮には瘢痕性の混濁がないのかというとそうではなく，上皮の場合は幹細胞疲弊による角結膜瘢痕という形で，瘢痕性上皮混濁が形成される．

**沈着性混濁**：代謝産物，薬剤，鉄分の沈着があり，それぞれ代表的な例としてFabry病，amiodarone keratopathy，iron lineが挙げられる[*2]．

**腫瘍性混濁**：CIN（conjunctival and corneal intraepithelial neoplasia）が挙げられる（図2）．これが角膜実質に進展し，squamous cell carcinomaとなれば，実質の腫瘍性混濁ということになると思われるが，前述したようにきわめてまれである．

## 角膜実質混濁の細隙灯顕微鏡での鑑別

**炎症性実質混濁**：角膜混濁のなかで，最も重要なのが炎症性実質混濁であり，浸潤と同義である．その細隙灯顕微鏡での特徴として，以下のような点が挙げられる．
1. 軟らかい（英語ではwetと表現される）．
2. 隙間のない均一な混濁．
3. 炎症細胞の数が多いほど，濃く白くなる．

浸潤は，好中球やリンパ球を主体とする細胞集積からなっている．

[*2] それぞれについては，本巻の該当の項目を参照されたい．

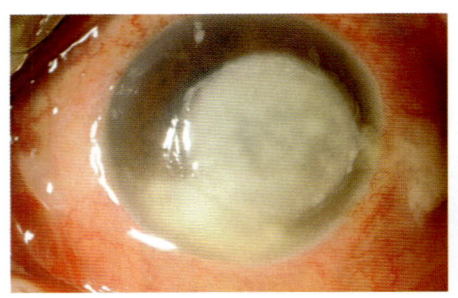

**図3 緑膿菌性角膜炎による輪状膿瘍**
57歳,女性.軟らかく濃い隙間のない均一な炎症性混濁を認める.

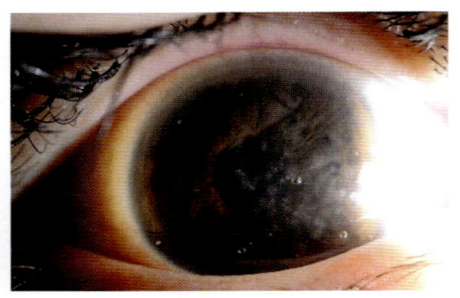

**図4 アデノウイルス結膜炎による多発性角膜上皮下浸潤**
36歳,女性.個々の混濁は軟らかく均一だが,上皮下に限局し多発している.

角膜浸潤の位置・濃さ・大きさ・形・数をとらえることが,感染・非感染の判断のポイントになる.浸潤のなかでも好中球が主体で,濃厚なものを膿瘍と呼び,この場合,原因として細菌や真菌が疑わしい(図3).おおまかに中央部に認められれば,原因として感染性が多く,周辺部に生じた場合は非感染性のことが多い.また,前房細胞や角膜後面沈着物が認められれば,感染の可能性を考えたほうがよい.併発する角膜浮腫が強いほど,浸潤が大きいほど感染の可能性が高くなる.

中央の多発性の淡い混濁の場合,境界不明瞭で斑状ならアカントアメーバ,境界が明瞭な場合は,比較的大きく実質浅層ならばヘルペス性,均一で小さい上皮下混濁ならアデノウイルス結膜炎後のものを示唆する(図4).

CL(contact lens)装用・非装用にかかわらず,透明帯を伴った単発性の周辺部の浸潤を認めた場合は,カタル性角膜浸潤を考える.カタル性角膜浸潤はしばしば輪部に平行に伸び,多くは瞼縁と重なる部位に生じる.CL装用者において,周辺部の直径1mm以下の小さい混濁が多発する場合はCLによる無菌性角膜浸潤を考える.無菌性角膜浸潤もカタル性角膜浸潤も,浸潤に血管は認められないが,血管を伴った隆起性の浸潤なら角膜フリクテンが考えられる.また,最周辺部の透明帯を伴わない弧状の潰瘍に伴った浸潤の場合は,Mooren角膜潰瘍(図5)や関節リウマチに伴う周辺部角膜潰瘍などが考えられる.

**瘢痕性実質混濁**:細隙灯顕微鏡での特徴として,以下のような点が挙げられる(図6).

1. 硬い(英語ではdryと表現される).

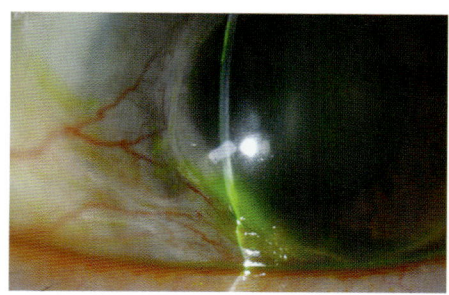

**図5 Mooren角膜潰瘍**
66歳，男性．角膜周辺部に輪部に沿った弧状の軟らかい炎症性混濁を認める．

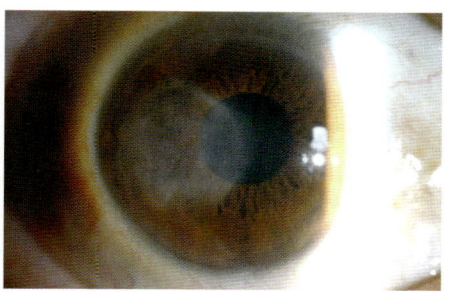

**図6 角膜ヘルペスの瘢痕期**
58歳，男性．硬く不均一な瘢痕性混濁を認める．

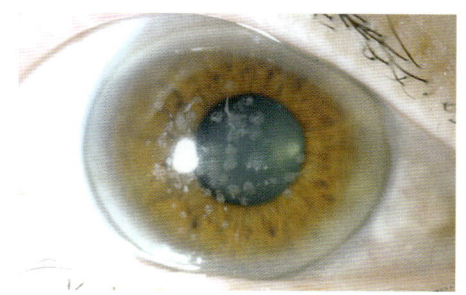

**図7 顆粒状角膜ジストロフィⅡ型**
70歳，女性．特徴的な角膜実質表層の硬い沈着性混濁を認める．

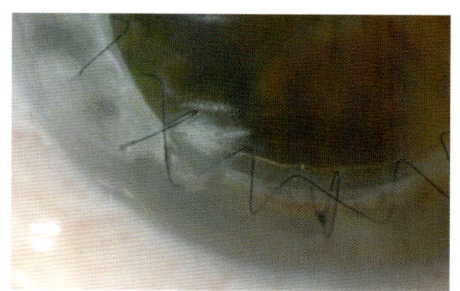

**図8 infectious crystalline keratopathy**
68歳，女性．角膜移植後．炎症を伴わないクリスタリン様の沈着性混濁をグラフトの下方に認める．カンジダが沈着し，炎症を起こしていない特殊な病態．

2. 隙間のある不均一な混濁．
3. 濁りの中に線が見える．
4. しばしば，その表面が平坦化している．

**炎症性実質混濁と瘢痕性実質混濁の関係**：炎症性混濁は種々の治療によって，瘢痕性混濁へと移行するが，その両者の関係性は以下のとおりである．

1. 瘢痕性混濁になっていると，それ以上よくならない，その代わり悪くはならない．
2. 逆に炎症性混濁なら，まだよくなる．ただし，悪くなる可能性もある．
3. 炎症性混濁から瘢痕性混濁への移行が不明確だと，治療をやめるタイミングが難しい．
4. 瘢痕性混濁では，もはや感染性微生物は残存していないことを意味しているが，炎症性混濁があることが，そのまま感染性微生物が残存していることを意味しない．

**沈着性実質混濁**：細隙灯顕微鏡での特徴として，以下のような点が挙げられる．
1. 硬い．
2. 境界明瞭．
3. 炎症所見を伴わない．
4. 沈着物によって特異な部位・形態をとる（**図7**）．

　沈着性混濁としては，種々の角膜ジストロフィや角膜変性が代表的である[*3]．また，角膜には意外なものも沈着するので，注意が必要である．たとえば，薬剤毒性角膜症の最重症例では，角膜実質に薬剤が沈着する．また，細菌や真菌が炎症を伴わず，実質にバイオフィルムを形成して沈着する infectious crystalline keratopathy もある（**図8**）．

（井上幸次）

[*3] 詳細は本巻の各論を参照されたい．

# 角膜混濁鑑別のための検査

## 角膜混濁を見分ける

　角膜混濁は大きく，感染症や感染アレルギーに伴う炎症性混濁，全身疾患や薬剤投与あるいはジストロフィなどに伴って生じる沈着性混濁，創傷治癒反応に付随して生じる瘢痕性混濁，内皮機能障害により生じる浮腫性混濁の四つに大きく分けられる[*1]．これら以外にも，特殊病型として異常上皮の侵入による混濁もある．いずれにしても，細隙灯顕微鏡による観察を通じて混濁の性状，形態，分布を把握し，角膜混濁の病態を鑑別することが基本であり，その後，確定診断あるいは補助診断のための検査へと移行するのがよい．

[*1] 本シリーズでは『12. 角膜内皮障害 to the Rescue』において角膜浮腫をとり扱っている．このため，本巻では浮腫性混濁についての記述を省いている．ここでは参考として追記した．

## 検査を選択する

**炎症性混濁**：感染性混濁であるか，感染アレルギーを含む非感染性混濁であるかを判断する．この判断には"中央部にあるか，周辺部にあるか"，"多発性か，単発性か"などが有力な手掛かりとなる．そのうえで，感染性病変を疑った場合には病巣擦過による塗抹検鏡と培養検査を実施する．必ずしも陽性結果が得られるわけではないが，塗抹検鏡から得られた情報は診断的価値が高い（図1）．ウイルス感染が強く考えられる場合には，ヘルペスウイルス科を標的に，涙液あるいは病巣サンプルからの real-time PCR を試みるのがよい（図2）．保有施設は限られるが confocal microscopy による病変の直接的観察は，真菌あるいは放線菌感染の補助診断（時に確定診断）として非常に有用である．

**沈着性混濁**：形状異常，代謝異常，薬剤，角膜変性症など原因は多様であり，まずは沈着の深さや分布形態などから判断する．このうち，角膜ジストロフィあるいは角膜変性についてはその特徴的な細隙灯顕微鏡所見から，およその診断は可能である．確定診断には遺伝子解析が必要となるが，新たな variant を探索するのでなければ基本的にはオプションにとどまる．そのほかの沈着性混濁としては，Fleischer ring や Hudson-Stähli line などの iron line, Fabry 病や内服

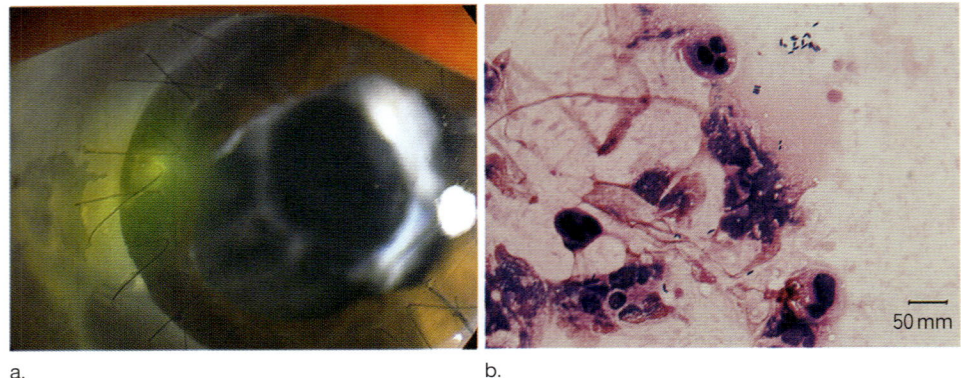

a.　　　　　　　　　　　　　　b.

**図1　塗抹検鏡**
角膜移植後に生じた縫合糸周囲の浸潤病巣（a）．スメアにて，グラム陽性桿菌が多数確認された（b）．コリネバクテリウム属による感染が疑わしい．

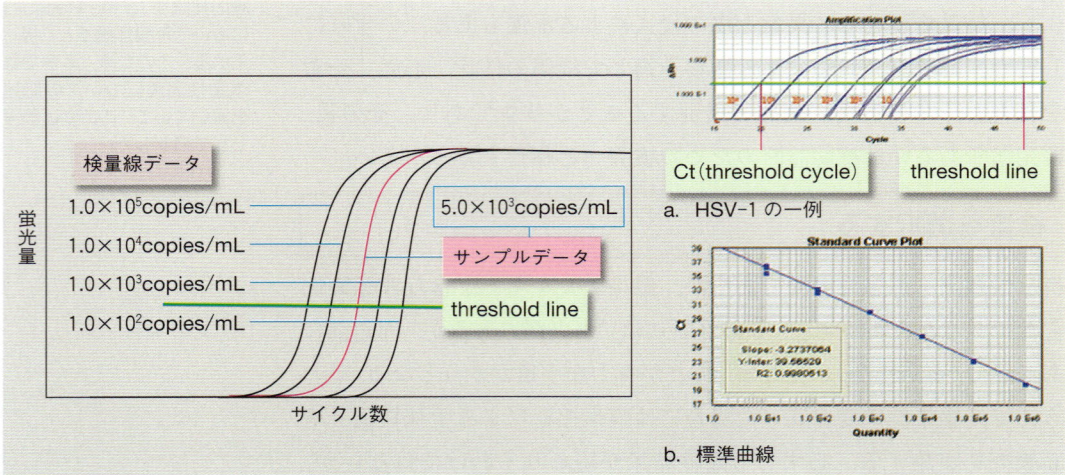

**図2　real-time PCR**
SYBR Green などの蛍光色素を使用して，PCR による増幅 DNA 量を高感度かつリアルタイムに定量する手法．蛍光測定が可能な領域で適当な閾値（threshold line）を設定，Ct 値（threshold cycle；必要サイクル数）を算出する．実際には，既知の DNA 量で作成した検量線をもとにして，未知のサンプルデータの DNA 量を求める．ウイルス性疾患の診断に特に有用である．

薬（特にアミオダロン）による渦状混濁，睫毛乱生による二次性アミロイドーシスなどがよくみられる．また，intrastromal crystals と呼ばれるびまん性の実質内混濁が血液疾患や代謝異常などで認められることがある．これらは confocal microscopy の独壇場である（**図3**）．
**瘢痕性混濁**：細隙灯顕微鏡による観察では硬いイメージの混濁であり，Descemet 膜肥厚や血管新生を伴うことも多い．不正乱視の程度を含め，混濁の深さ，広がりなどを評価するうえでは前眼部 OCT がきわめて有用である（**図4**）．ある程度の混濁であれば，confocal microscopy による内皮細胞の観察も可能である．

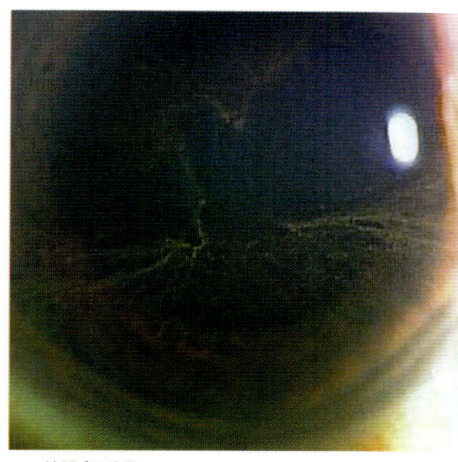
a. 前眼部所見

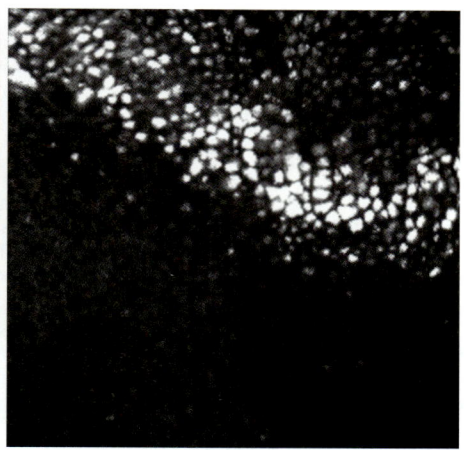
b. confocal microscopy

**図 3　confocal microscopy**
アミオダロン角膜症の一例．角膜混濁の本態がアミオダロンを細胞質内にとり込んだ高輝度の上皮細胞集団であることがわかる．

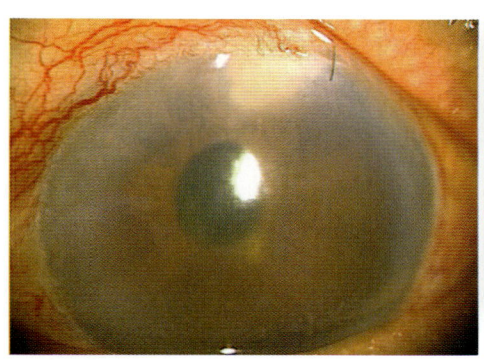
a. 前眼部所見

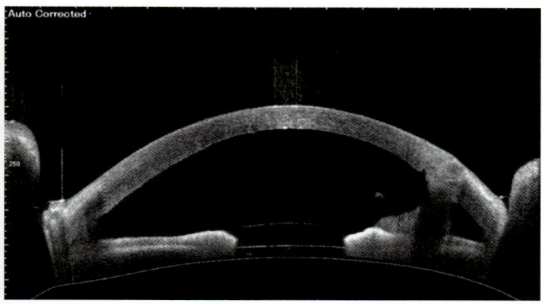
b. 前眼部 OCT 所見

**図 4　前眼部 OCT**
白内障術後に生じた真菌による強角膜感染症の一例．切開創を通じて前房内へと侵入し，虹彩面に病巣を形成しているのがよくわかる．

**浮腫性混濁**：浮腫性混濁とは，基本的に内皮障害が進行して角膜上皮浮腫が発生した状態を指す．細隙灯顕微鏡により大まかな病像把握は可能であるが，浮腫の程度や広がりを評価するには前眼部 OCT などによる角膜厚の測定が有用である．鑑別診断においては，"片眼性か，両眼性か"，"有水晶体眼か，無水晶体眼か"により考えるべき疾患が異なるほか，可逆性の変化か否かの判断も重要である．ウイルス感染（特に角膜内皮炎）が考えられる場合にはヘルペスウイルス科に対する前房水の real-time PCR，全身感染がみられる場合には血清抗体価（水痘や流行性耳下腺炎など）の測定を試みるとよい．
**異常上皮による混濁**：輪部機能不全に伴う結膜侵入あるいは CIN

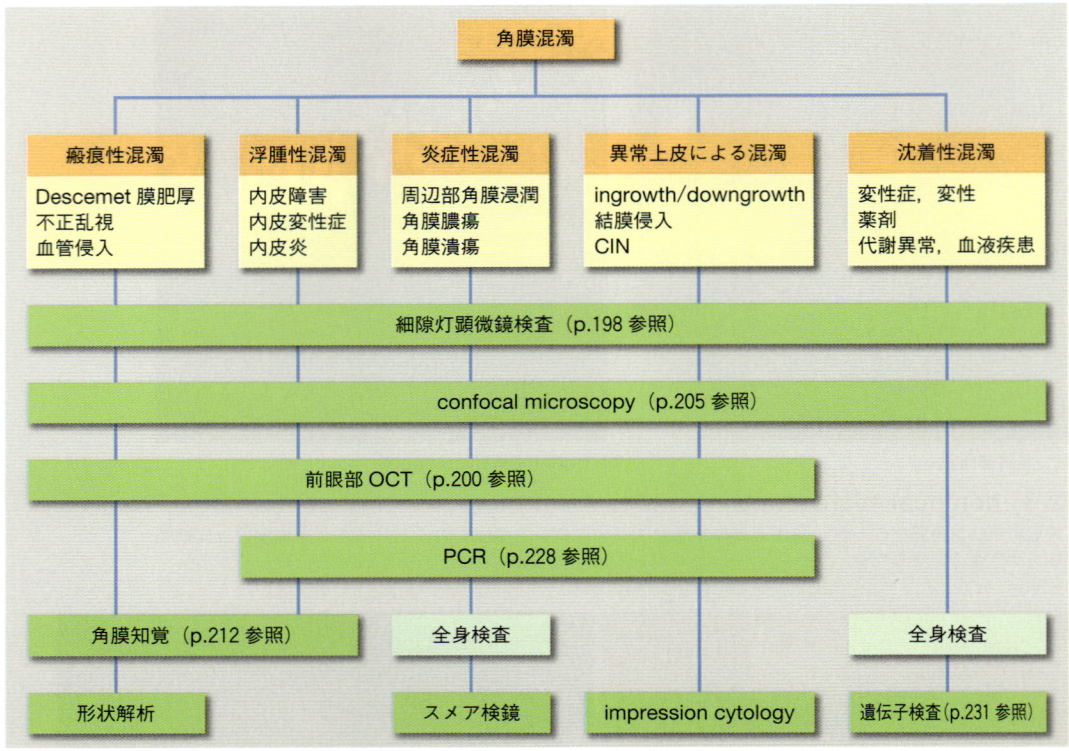

**図5 角膜混濁診断のための検査フローチャート**
CIN：conjunctival and corneal intraepithelial neoplasia

（conjunctival and corneal intraepithelial neoplasia）のほか，LASIKなどに付随するepithelial ingrowthや内眼手術あるいは遷延性の角結膜瘻孔を通じてのepithelial downgrowthなどが対象となる．前者についてはimpression cytologyによる上皮細胞の分化度の評価，あるいはPCRによるパピローマウイルス（特に14型および16型）の検索が重要であり，後者についてはconfocal microscopyおよび前眼部OCTなどが病変の深さや進展度を把握するうえで有用である．

## 検査フローチャート

　角膜混濁の診断のための検査フローチャートを提示した（**図5**）．前眼部OCTあるいはconfocal microscopyが施設にない場合，検査のバリエーションは限られるが，逆にいえば，角膜混濁に対する診断の幅を広げるうえで，この二つはぜひとも手元に置いておきたい検査機器である．それぞれの検査の詳細については，本書の他項目をご参照いただきたい．

〔大橋裕一〕

# 角膜混濁の治療法

## 治療戦略構築の重要性

　透明性と精巧な形状による正確な光学系としての機能が，角膜の組織としての役割を担保する．角膜混濁の治療を検討する場合，"病態（原因）"と"部位"に注目した治療戦略の構築が望まれる．すなわち，縦軸に"病態（原因）"，横軸に"部位"を当てはめると，治療戦略の重要度の優先順位が決まると考えられる．縦軸の病態（原因）には，炎症，感染，基質的混濁の有無が挙げられる（図1）．実際の臨床ではこの三要素は独立しているのではなく，複雑に関係しあっている場合が多いので，複合的に病態を考えて，治療戦略を構築しなければならない場面も多い．おのずと横軸は上皮（上皮下），実質，内皮となる．また，混濁が瞳孔領に及んでいるか否かは，視力維持の観点から重要であることはいうまでもない．成人と異なり，幼少期では視機能保全の観点から緊急性を考慮しなければならない．

## 炎症に対する戦略

　角膜（主に実質）での炎症は，リンパ球を主体とした免疫アレルギー系の炎症と感染に伴う炎症とに大別される．炎症細胞の浸潤による角膜（実質）の混濁（炎症細胞浸潤と浮腫）では，炎症消退と並行して，角膜実質の透明性が回復すると期待されるが，一定期間に

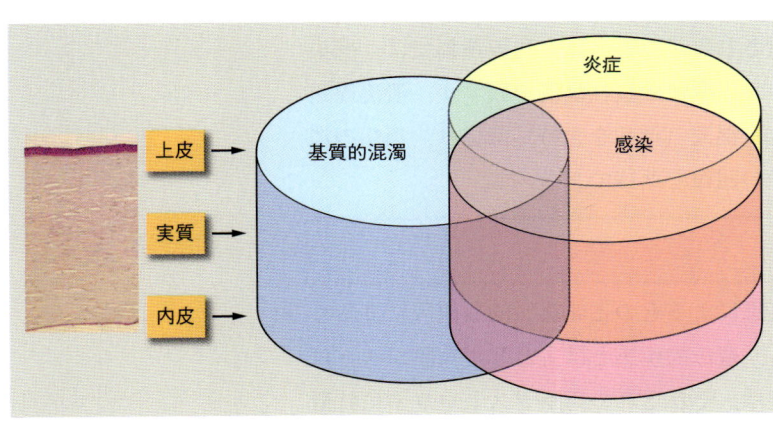

**図1　角膜混濁の病態のとらえかた**

感染，炎症，基質的混濁の三病態が関連している．主病態と副次的病態に分けて考えると，治療戦略の構築に役立つ．縦軸（ヒト角膜のヘマトキシリン-エオジン染色による光学顕微鏡写真）で，角膜のどの層かを考える．

わたる角膜実質の炎症では，炎症細胞の分泌する細胞外マトリックス分解酵素群（マトリックスメタロプロテアーゼ）による実質構造の破壊と，その後の再生されたコラーゲン線維の不均一な太さと配列による角膜実質の混濁（→瘢痕）は長期にわたって残存する．

　免疫アレルギー系の炎症の病態では，副腎皮質ステロイド（以下，ステロイド）による治療が基本で，難治な場合に限っては免疫抑制薬の併用も検討される．角膜局所での異常な免疫アレルギー反応による病態か，全身的免疫異常に併発する疾患かによって，ステロイドの投与ルートと量を考慮しなければならない．生菌死滅後の細菌菌体成分やウイルス抗原（単純ヘルペスウイルスなど）に対する免疫反応による角膜実質混濁では，生菌やウイルスそのものに対する治療薬だけでは不十分で，しかるべき炎症抑制の対応が必要であり，ステロイドの全身・局所投与がそれに当てはまる．局所投与の場合，プレドニゾロン結膜下注射，リン酸ベタメタゾン点眼，フルオロメトロン点眼，免疫抑制薬など，病態に応じて強弱を使い分けることが求められる．

## 感染とそれに伴う炎症

　感染が混濁の病態の本態で，炎症が感染に対して起こっていると考えられる場合，適切な薬剤による病原体の死滅が第一の戦略である．上皮に限局した感染（この場合，上皮障害が主体であり，本項のテーマである混濁という形はとりにくいと考えられるが），実質を主座とする感染が主な対象であろう．角膜内皮の感染症（特にウイルス）では，水疱性角膜症の病態を合併し，浮腫性の混濁がみられる．感染が根絶したと考えられる時期，あるいは場合によっては感染のコントロールが薬剤で十分達成できている場合は，併発する炎症による感染治癒後の基質的混濁（創傷治癒後のコラーゲン線維などの細胞外マトリックスの異常）を最小限にする目的で，ステロイドの局所投与の併用が検討される．たとえば，角膜潰瘍では，感染主病巣は組織破壊の治癒後も実質に瘢痕性混濁を残すが，潰瘍周辺での炎症細胞浸潤による実質混濁（浮腫を含む）部位は，炎症の消退で早期からのその透明性の回復が期待できる．

## 基質的な角膜混濁

　基質的混濁は，遺伝的疾患によるものと非遺伝的な原因によるものとに分けることができる．遺伝的疾患とは主として角膜ジストロフィが相当する．混濁部位は，それぞれの角膜ジストロフィに特徴

的である．治療は，外科的手法に大きく依存するが，混濁の部位（深さ）によって具体的な治療アプローチを検討する．全身性代謝疾患に伴う角膜実質混濁も外科的治療の対象となるが，幼少時からの混濁の場合は視機能発達の程度の評価が重要であろう．

　一方で，非遺伝的な角膜混濁の代表は，角膜実質の創傷治癒後の瘢痕性混濁と新生物（腫瘍）である．

**角膜実質の創傷治癒後の瘢痕性混濁**：角膜の透明性維持には，規則正しいコラーゲン線維の配列が必要とされるが，創傷治癒後の細胞外マトリックスの異常によるコラーゲン線維配列の不均一化が主な原因である．角膜実質の創傷治癒過程では，創傷後早期の好中球浸潤を経て，マクロファージを中心とした炎症に引き続いて，炎症細胞の分泌する細胞外マトリックス分解酵素群（マトリックスメタロプロテアーゼ）による実質構造の破壊と，その後の再生された不完全なコラーゲン線維の配列による角膜実質の混濁は長期にわたって残存する（図2, 3）．

　混濁が視機能を障害している場合，治療の対象である．たとえば，創傷治癒後の期間が長くない場合など，サブクリニカルに炎症を伴っていると思われるうえ，細胞外マトリックスの異常が軽微で，改善や消退が期待できる場合は，治癒過程でのコラーゲン線維の産生調節のためにも，ステロイドの局所投与が行われる．角膜感染症が完治したあとの残存混濁も類似した病態によるといえる．また，これらは実質血管新生を伴うことも多い．血管新生からの漏出成分の沈着もある．

　しかし，基質的混濁の原則は外科的治療である．混濁部位の除去（切除）と移植による組織入れ替えである．古典的な全層角膜移植以外に，角膜の層構造の一部分の移植（いわゆるパーツ移植）の発達には目を見張るものがある．Stevens-Johnson症候群に代表される，輪部の障害による結膜上皮の角膜への侵入による上皮混濁も，発症早期の炎症性疾患としての特性と後期の炎症消退時期での侵入結膜上皮による基質的角膜混濁ととらえて，各病期での治療戦略をたてることができる．それぞれの術式は，本巻他項目を参照されたい．

**上皮性腫瘍が疑われる症例**：上皮への結膜侵入は，種々の輪部障害に伴って観察される．しかし，同時に観察される侵入新生血管の先端が渦巻き状の場合など，腫瘍性疾患（上皮内癌や異型上皮）を疑う必要がある．この場合，視機能障害の有無にかかわらず腫瘍の診断のために混濁上皮を切除し，組織病理診断を行うべきである．ごくまれに，輪部からの血管新生を伴わない角膜上皮の悪性腫瘍性の上皮混濁

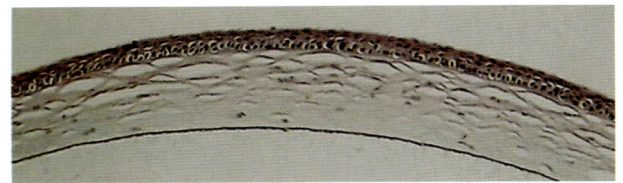
a.

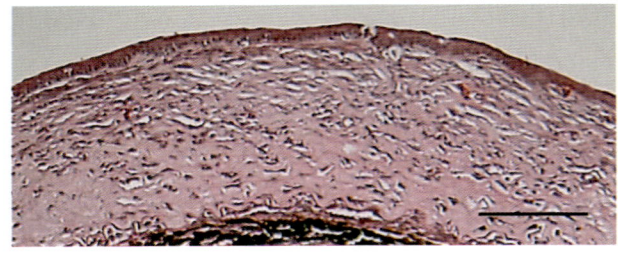
b.

**図2 マウス角膜にみられる創傷治癒後の病理所見の変化**
正常マウス角膜（a）と1N水酸化ナトリウム曝露後，12日目の瘢痕角膜（b）．細胞外マトリックスの配列の乱れと細胞浸潤がみられる．実質は瘢痕化と浮腫で厚さを増している．
ヘマトキシリン-エオジン染色．バーは50μm．

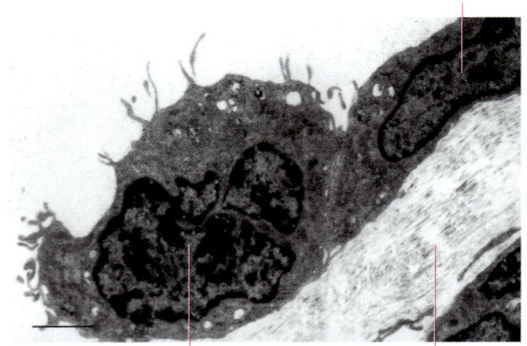
実質細胞
マクロファージ　細胞外マトリックス

**図3 家兎角膜にみられる創傷治癒後の透過電子顕微鏡像**
1N水酸化ナトリウム曝露後によるアルカリ外傷7日後の家兎角膜実質の透過電子顕微鏡像（薬剤効果検討実験で生理食塩水点眼によるコントロール群）．マクロファージと活性化した実質細胞が観察される．疎に融解した細胞外マトリックスが周囲に観察される．マクロファージは酵素分泌で実質を融解すると同時に成長因子発現を通して，実質細胞を活性化させ，混濁の原因となる線維化を誘発する．
バーは2μm．
（Saika S, et al：Ascorbic acid phosphate ester and wound healing in rabbit corneal alkali burns：epithelial basement membrane and stroma. Graefes Arch Clin Exp Ophthalmol 1993：231；221-227.）

が経験されるので，注意が必要である．腫瘍性疾患の診断がつけば，可能な範囲での切除と薬剤による根治的治療と再発防止が検討される．

## 小児の角膜混濁

　原因，病態のいかんにかかわらず，幼少期の角膜混濁は，視機能発達に重大な影響を及ぼす．したがって，幼少期の角膜混濁の治療は病態の根本治療とあわせてできるだけ早期に透明性を最大限に回復させることが重要である．ただし，ステロイドの適応は，感染症の問題のみならず眼圧上昇の問題からも慎重かつ，十分な経過観察が必須である．また，成人で幼少期からの角膜混濁が疑われた場合，弱視に陥っている可能性を説明し，治療による視力改善に対する過度の期待を抱かせないように配慮することが必要である．

　　　　　　　　　　　　　　　　（雑賀司珠也）

## 2. 上皮混濁各論

# iron line

## 病態と所見

　iron line（iron lines）は，角膜上皮内にみられる鉄の沈着であり，日常臨床においてしばしば遭遇する．局所的に角膜形状が不整な部分が存在した場合に，その部分を覆う涙液層のターンオーバーが局所的に悪くなり，涙液中の鉄（ヘモジデリン）が上皮に沈着することによると考えられているが，詳細は不明であり，上皮細胞の遊走や伸展も関係しているともいわれている[1]．ヘモジデリンとは，ヘモグロビン由来の褐色の顆粒状色素であり鉄を含んでいる．赤血球やヘモグロビンが，細胞により貪食され分解される過程で生じる．iron lineは，円錐角膜におけるFleischer輪が有名であるが，Hudson-Stähli線のように，明らかな角膜形状異常がみられない健常眼でも加齢によって生じる場合もある．組織学的には，鉄の沈着は角膜上皮細胞の細胞質内にみられ，特に上皮基底細胞に多く集積する[2]．また，細胞間隙にも集積がみられる．日常臨床においてiron lineは通常の細隙灯顕微鏡検査で観察することができるが，青色光で観察すると（フルオレセイン染色不要），茶褐色の混濁がよりよくみえる．

　iron lineに対しては特に治療の必要はなく経過観察でよいが，臨床的には円錐角膜におけるFleischer輪のように疾患を疑うきっかけとなり，診断の補助に有用である．iron lineは上皮内にみられる鉄の沈着であり，鉄片異物において角膜実質への鉄の沈着がみられる角膜鉄症や，長期の前房出血などで角膜内が血液で染まる角膜染血による鉄の沈着とは区別して考えるのがよい．以下にさまざまなiron lineについて列挙する（**表1**）．

文献はp.287参照．

## Hudson-Stähli線（Hudson-Stähli line, 図1a, b）

　健常眼にみられるiron lineの代表である．角膜下方1/3あたりに存在し，褐色の横線状の混濁であり，角膜上皮深層への鉄の沈着により生じる．加齢によって眼表面の微細な不整が起こり，涙液層が局所的に過剰に貯留することによって生じると考えられているが，

表1 iron lines の代表例

| 名称 | 疾患 | 特徴 |
|---|---|---|
| Hudson-Stähli line | 健常眼（加齢） | 角膜下方 1/3 付近に横一直線状の混濁 |
| Fleischer ring | 円錐角膜 | 円錐状になっている角膜の基底の部分に一致した円状または弧状の混濁 |
| Ferry's line | 緑内障術後濾過胞眼 | 濾過胞の前方の角膜における線状の混濁 |
| Stocker's line | 翼状片 | 翼状片頭部の先端付近にみられる弧を描くような混濁 |
| 屈折矯正術後の iron lines | 屈折矯正術後（RK, LASIK 後） | 角膜中央部における短い直線や星芒状の混濁 |

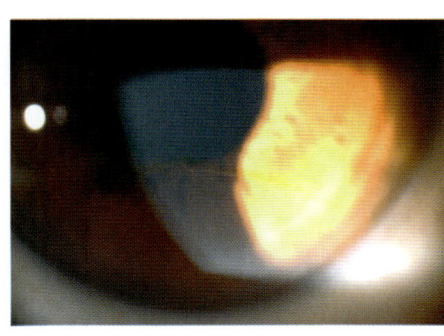 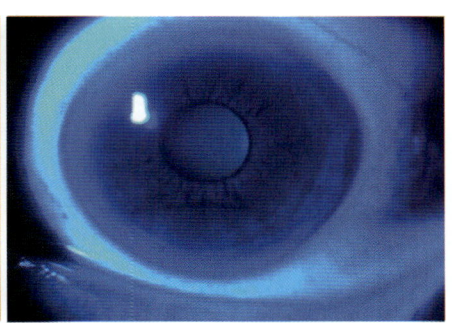

a. b.

図1 Hudson-Stähli 線
a. 健常眼の角膜下方 1/3 付近にみられる，横一直線状の角膜上皮内混濁．主に角膜上皮基底細胞内への鉄（ヘモジデリン）の沈着によって生じる．
b. フルオレセイン染色せずに青色光のみを当てた場合．

上皮細胞の遊走も関係しているともいわれており[1]，詳細は不明である．ただ，どの症例においてもほとんど同じ場所に生じることから，やはり上皮細胞の輪部から中央への遊走・伸展は大きく関与していると考えられる．Hudson-Stähli 線では，視力低下や異物感などの自覚症状はなく，特に治療の必要もない．

## Fleischer 輪（Fleischer ring，図2a, b）

円錐角膜患者に多くにみられる茶褐色の輪状の角膜混濁で，角膜上皮内への鉄（ヘモジデリン）の沈着により生じる[3]．Fleischer 輪は，円錐角膜患者において円錐状になっている角膜の基底の部分に一致して，円または弧を描いて存在する．円錐角膜の突出が強くなってくるにしたがって Fleischer 輪は濃くなり，輪が狭くなってくる[3]．Fleischer 輪は，日常臨床において円錐角膜に対する診断の大きな手助けとなるため，理解しておくことが大切である．

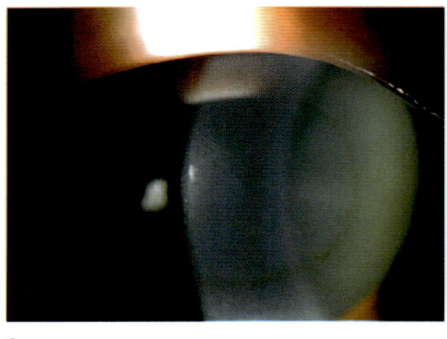
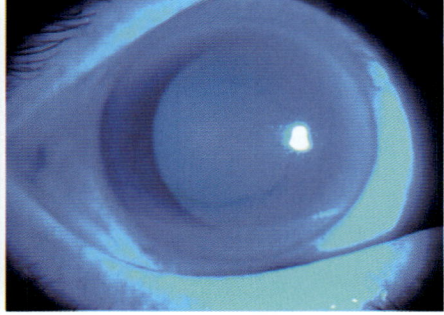

図2 Fleischer 輪
a. 円錐角膜患者において円錐状の角膜の基底の部分に一致して，円または弧を描いて存在する角膜混濁．円錐角膜に対する診断の大きな手助けとなる．
b. フルオレセイン染色せずに青色光のみを当てた場合．

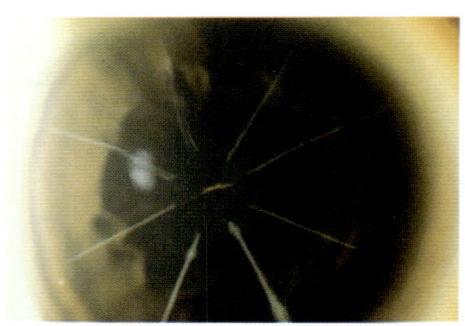

図3 RK 後の iron liens
放射状角膜切開術（RK）後の角膜中央部にみられる，短い直線状の角膜混濁．星芒状の混濁をきたすこともある．

## Ferry's line

緑内障の濾過手術の濾過胞がある患者において，濾過胞の前方の角膜上皮内へ鉄の沈着がみられることがあり，これを Ferry's line という．1968 年に Ferry によって報告されたことからこの名前がついた[4]．発現頻度は，濾過胞の大きさと関連するといわれている[3]．

## Stocker's line

翼状片の患者において，翼状片頭部の先端付近の角膜上皮内への弧を描くように鉄の沈着がみられることがあり，Stocker's line という．この Stocker's line は，前述の Ferry's line と同様に，眼表面における急激な形状の変化によって涙液層が局所的に過剰に貯留するために生じると考えられている．

## 屈折矯正術後の iron lines

以前より，屈折矯正手術後の角膜において iron line がみられるこ

とが報告されていた．これらは角膜中央部に多くみられ，短い直線や星芒状の形をきたす（図3）．当初は放射状角膜切開術（radial keratotomy；RK）でみられるという報告であったが[5]，最近ではLASIK術後の患者にみられるという報告もある[6]．iron lineの出現は，術後視力には影響はないとされる．原因は不明であるが，これも眼表面の微細な不整と涙液層の局所的な貯留，角膜上皮の遊走が関連していると考えられている[6]．

> **カコモン読解** 第18回 一般問題27
>
> 角膜疾患と沈着物の組合せで正しいのはどれか．3つ選べ．
> a 老人環————————脂質
> b 角膜実質炎——————アミロイド
> c Fleischer輪—————カルシウム
> d Hudson-Stähli線————ヘモジデリン
> e Kayser-Fleischer輪———銅

[解説] 老人環（arcus senilis）は，加齢に伴う角膜周辺部の脂肪変性で，周辺部角膜実質に脂肪が沈着する．角膜実質内では，浅層のBowman層に接した部分と深層のDescemet膜に近い部分の2か所に沈着が強いとされる．50～60歳台の半数以上にみられ，80歳以上には程度の差はあるが普遍的にみられる．若年性にみられた場合は，高脂血症や脂肪代謝異常との関連を考慮する必要がある．よって，aは○．

角膜実質炎は，梅毒性角膜実質炎による角膜瘢痕が臨床上多くみられ，角膜混濁の原因は，沈着物ではなく瘢痕である．アミロイドが沈着するのは，格子状角膜ジストロフィおよび二次性アミロイドーシスが有名である．

Fleischer輪およびHudson-Stähli線はiron lineの一つであり，前者が円錐角膜，後者が健常眼にみられる茶褐色の角膜混濁で，角膜上皮内への鉄（ヘモジデリン）の沈着により生じる．よって，dは○．

Kayser-Fleischer輪は，主にWilson病にみられる角膜混濁である．Wilson病では，銅の代謝異常を生じ，銅が大脳基底核や角膜，腎臓などに沈着する．Kayser-Fleischer輪は，Wilson病の80～90％にみられ，角膜周辺部にみられる茶褐色や緑色の輪状病変を呈する銅の沈着物である．よって，eは○．

[模範解答] a，d，e

> **カコモン読解** 第23回 一般問題31
>
> 適切な組合せはどれか．2つ選べ．
> a 角膜鉄症──────────Hudson-Stähli 線
> b 円錐角膜──────────Kayser-Fleischer 輪
> c 翼状片───────────Fabry 線
> d 発達緑内障─────────Haab 線
> e 濾過手術──────────Khodadoust 線

**解説** a の角膜鉄症は，主に鉄片異物において角膜実質への輪状の鉄や鉄錆の沈着（rust ring）がみられるものである．一方，Hudson-Stähli 線は，健常眼の角膜下方1/3付近にみられる横一直線状の iron line であり，角膜上皮内，主に上皮深部の基底細胞付近に多くみられる鉄の沈着であるため，両者は区別して考える必要がある．しかしながら，本問題の場合は正しいものを二つ選ばせる問題であり，ほかを考えるとaを正解とするのが望ましいのかもしれない．

b の円錐角膜患者においては Fleischer 輪と呼ばれる円または弧を描く iron line が観察される．一方，Kayser-Fleischer 輪は，主に Wilson 病にみられる角膜混濁であり，角膜周辺部にみられる茶褐色や緑色の輪状病変を呈する銅の沈着物である．

c の翼状片患者において，翼状片頭部に弧を描くようにみられる iron line は，Stocker's 線（Stocker's line）と呼ばれる．一方，遺伝性の脂質代謝異常である Fabry 病では，小児期から渦状の角膜混濁がみられる．

d の発達緑内障では，乳幼児の角膜は軟らかく伸縮性に富むために，高眼圧により角膜が伸展される．角膜実質の弾性に比べて Descemet 膜の弾性は低いため，限度を超えると Descemet 膜は断裂し角膜実質浮腫をきたす．このときに生じる Descemet 膜の断裂線が Haab 線（Haab's striae）である．

e の濾過手術後には，濾過胞の前方の角膜上皮内へ鉄の沈着（iron line）がみられることがあり，Ferry's line と呼ばれる．一方，Khodadoust 線は，角膜移植後の内皮型拒絶反応時に角膜後面にみられ，角膜後面沈着物が一列に並んだ形をとる．

よって，解答として適切な選択肢はdと，上記のようなとらえかたをすればaとなる．

**模範解答** a, d

（堀　裕一）

# 薬剤沈着（アミオダロン角膜症など）

## 角膜沈着がみられる薬剤

　長期間の服用により，角膜に沈着する薬剤は，**表1**のように多々あるが，このなかで日常診療で最もよくみられるのは，アミオダロンである．その沈着パターンは特徴的であり，渦を巻くような形をとるため，渦状角膜（cornea verticillata または vortex keratopathy）と呼ばれる．また，**表1**のほかの薬剤もオーラノフィン（リドーラ®）以外は，すべて渦状角膜の形をとるといわれている．

## アミオダロン角膜症

　アミオダロンは，難治性不整脈に対して処方される内服薬で，その歴史は長く1962年のフランスでの開発以降，1970年代には欧米で用いられ，わが国でも1992年から使用が開始され，近年ではよく使用される薬である．アミオダロンが角膜に沈着すると独特のパターンを示し，アミオダロン角膜症（amiodarone keratopathy）と呼ばれる．おそらくは，どの眼科医でも，日常診療でこの薬の内服患者を偶然診察していることがあると思われる．なぜなら，筆者が白内障手術目的で紹介され，初診で診察したときにも，このアミオ

**表1　角膜に沈着することがある薬剤とその薬剤の処方対象疾患**

| 薬剤 | 対象疾患 |
| --- | --- |
| アミオダロン（アンカロン®） | 難治性不整脈 |
| クロルプロマジン（ウインタミン®，コントミン®） | 抗精神病薬 |
| インドメタシン（インダシン®，インテバン®） | 非ステロイド性抗炎症薬，鎮痛・解熱 |
| クロロキン（avlochlor®） | マラリア，関節リウマチ |
| ヒドロキシクロロキン | マラリア，関節リウマチ |
| タモキシフェン（ノルバデックス®，タスオミン®） | 乳癌 |
| suramin（germanin®） | もともと抗寄生虫薬．AIDS，切除不能の副腎癌や前立腺癌 |
| オーラノフィン（リドーラ®〈金製剤〉） | 関節リウマチ |

**表2　Orlandoによるアミオダロン角膜症の角膜沈着のGrade分類**

| Grade 1 | 角膜下方1/3の位置に点状の混濁が集合し，水平線を形成する段階． |
| --- | --- |
| Grade 2 | この水平線が，より増加し枝分かれして猫ヒゲに似たパターンを呈する段階（図1）． |
| Grade 3 | 混濁が上下方向にも増加し，全体として渦巻き状を呈する段階（図2）． |
| Grade 4 | 渦状混濁に加え不正形の色素沈着の塊を伴う段階． |

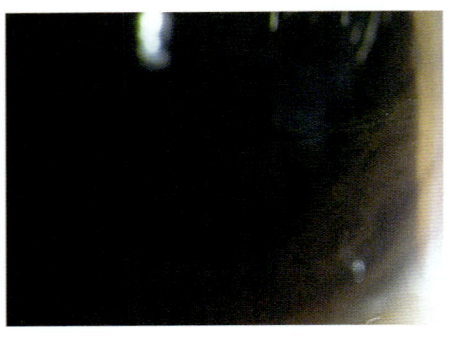

**図1　アミオダロン角膜症の症例（1）**
75歳，男性．不整脈に対しアミオダロンを23年間内服している．自覚症状はない．強膜スキャッタリングで撮影．ごく淡い黄褐色を帯びた上皮下の混濁が，角膜下方1/3を中心に横に伸び，枝分かれしており，全体として猫ヒゲ状と呼ばれるパターンを呈す．Orlandoの程度分類では，Grade 2である．白内障手術を目的に受診し，アミオダロン角膜症があることを発見された．

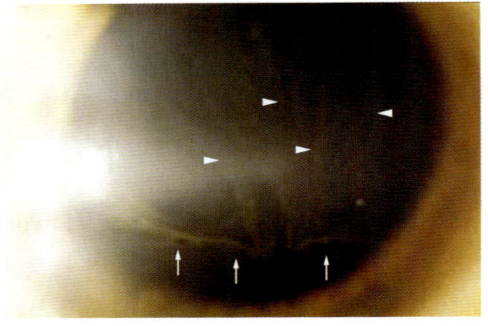

**図2　アミオダロン角膜症の症例（2）**
59歳，男性．不整脈に対しアミオダロンを投与されている．強膜スキャッタリング撮影で混濁のパターン（矢印）がよくわかる．Orlandoの程度分類では，図1の症例よりさらに角膜上方にも混濁（矢頭）がみられGrade 3である．

ダロンが角膜上皮に沈着したと思われる症例をしばしば経験するからである．患者に聞いても知らないことがあり，"おくすり手帳"などの投薬履歴を見たり，主治医に問い合わせるとやはりアミオダロンを内服している．

　アミオダロン角膜症は非常に特徴的であり，そのパターンは一度見ると忘れない．図1のように，角膜の下方1/3のあたり，瞼裂部といわれる部位に横に線状に沈着し，その線は分岐して猫ヒゲ状あるいは箒状に広がっている．その色調は，やや黄褐色を帯びたような色調であり，非常に特徴的である．

　アミオダロンは，200～1,400 mg/日を内服していると1～4か月で，69～100％の患者の角膜上皮に沈着がみられるという[1]．ただ，角膜上皮に沈着がみられても，患者本人にはほとんど自覚症状はないか，あってもまれに，ぼやけやハローといった症状であり，視力低下をきたさないので，薬剤の中止や治療は不要である．

　角膜上皮への沈着は，その内服量及および投与期間に応じてその程度が強くなる．その程度を，OrlandoらはGrade 1からGrade 4

文献はp.287参照．

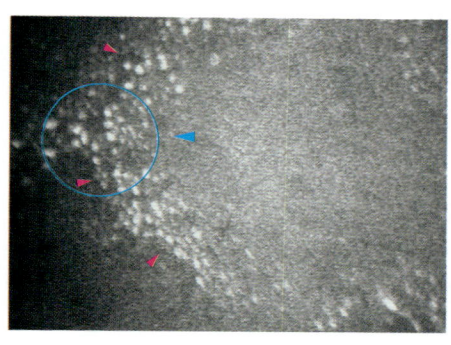

**図3　アミオダロン角膜症患者の角膜のTSCMプロトタイプによる観察像**
上皮の基底細胞レベルに多数の高輝度の細胞と思われる部分（赤矢頭）が，その混濁のパターンにあわせて横走し分岐（○で囲んだ部分）している様子（青矢頭）が観察された．
TSCM：tandem scanning confocal microscopy

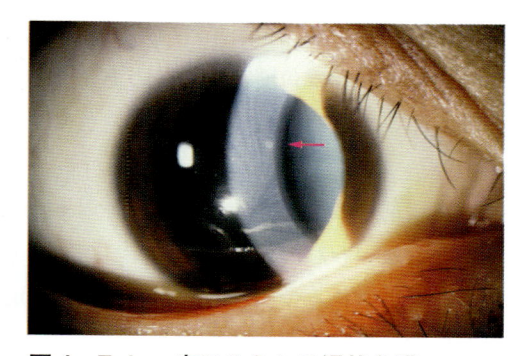

**図4　Fabry病にみられる渦状角膜**
上皮下混濁は，白色～灰色の色調であり，角膜全体を覆う（矢印）．図1,2と違い，猫ヒゲ状にはならない．

まで分類しており[2]，この分類がよく使用される（**表2**）．今までのアミオダロン角膜症の電子顕微鏡による観察では，角膜上皮の基底細胞のライソゾーム内に脂肪を含んだ同心円状の多層構造の封入体（脂質薬剤複合物）が観察されたと報告[3]されており，筆者のTSCM（tandem scanning confocal microscopy）のプロトタイプによる観察でも，角膜上皮の基底細胞レベルに多数の高輝度の細胞と思われる所見が多数みられ，それが全体として横走し枝分かれしている所見[4]が得られている（**図3**）．また，近年の共焦点レーザー走査型顕微鏡（confocal laser scanning microscopy）による観察でも上皮基底細胞レベルの同様の所見が得られているばかりか，角膜実質や角膜内皮細胞にもmicrodotsが観察されたとの報告[5]もある．

## 角膜での沈着パターン（渦状角膜）

　アミオダロン角膜症のような角膜上皮の線状の混濁は渦状角膜と呼ばれ，その原因はアミオダロンだけではなく，**表1**に掲げた薬剤でもみられるし，薬剤以外の鑑別すべき疾患として，Fabry病[*1]を第一に考えなくてはならない．Fabry病は，X染色体劣性遺伝の疾患であり男児に発症する．患者の男性には，100％渦状角膜の所見がみられ，キャリアの女性には，60％くらいの率で渦状角膜の所見がみられ，非常に診断的価値の高い所見であり，眼科医が，Fabry病の第一発見者になることも多い．Fabry病の角膜所見は，**図4**のようなもので，角膜全体に淡い上皮下混濁がみられ，全体に渦を巻

[*1] 本巻"代謝産物沈着（Fabry病など）"の項（p.25）を参照されたい．

いている．アミオダロン角膜症のパターンや色調とは異なる．Fabry病の渦状角膜の渦の中心は角膜下方 1/3 のあたりで，この点はアミオダロン角膜症に似ている．色調は，ほぼ白色で，非常に淡いので見落としやすい．

　表1に掲げた薬剤のうち，アミオダロンから suramin までは渦状角膜の形状をとるといわれている．オーラノフィン（リドーラ®）は関節リウマチに使用される金製剤で，総量が 1,500 mg を超えるような長期間の投与で，角膜実質に金の沈着を認める．角膜実質の深層に赤紫の色調を帯びた細かな点状混濁を認めるが，視力低下や自覚症状がないので，薬剤を中止する必要はない．

### カコモン読解　第23回　一般問題29

角膜上皮に混濁を生じるのはどれか．2つ選べ．
a　アマンタジン塩酸塩　　b　アミオダロン塩酸塩
c　エタンブトール塩酸塩　　d　クロルプロマジン塩酸塩
e　バンコマイシン塩酸塩

**解説**　アミオダロン塩酸塩は難治性不整脈の薬で，近年，非常によく使われるようになった．角膜上皮に特徴的な混濁をもたらすことが有名である．角膜下 1/3 の瞼裂部を中心に横に走る上皮下混濁がみられ，少し黄褐色の色調を帯びた混濁は分岐して猫ヒゲ状になっている．クロルプロマジン塩酸塩は抗精神病薬であるが，これも角膜上皮に混濁をもたらすことが知られている．エタンブトール塩酸塩は結核の治療薬であり，眼科的副作用として視神経症を起こすことで有名で，角膜上皮には混濁をもたらさない．バンコマイシン塩酸塩は，MRSA（methicillin-resistant *Staphylococcus aureus*）などに有効な抗菌薬であり，副作用として角膜炎の報告はあるが，角膜上皮には混濁をもたらさない．また，パーキンソン病や A 型インフルエンザの治療薬であるアマンタジン塩酸塩も，角膜上皮には混濁をきたさない．したがって正解は，b と d である．

**模範解答**　b，d

（細谷比左志）

# 代謝産物沈着（Fabry 病など）

## 渦状角膜混濁をきたす代謝疾患

　角膜上皮層内ないし角膜上皮下への代謝産物沈着による角膜混濁は，渦状角膜混濁のパターンを示す．渦状角膜（cornea verticillata）は，上皮細胞が角膜輪部から求心性に移動する流れを反映している．分化を終えた角膜上皮は主に角膜中心部からやや下方で脱落すると考えられ，混濁の渦の中心もこの部分に収束する（図1）[1]．

　渦状角膜の原因となる代謝疾患としては，Fabry（ファブリー）病，Tangier（タンジール）病，ムコリピドーシスIV型，シアリドーシスなど，脂質代謝異常に由来する疾患が挙げられる[2]．

文献は p.287 参照．

## ライソゾーム病とは？

　ライソゾームは細胞内小器官のひとつで，酵素の働きによって細胞内で不要となった蛋白質，脂肪，糖を消化する機能をもっている．特に脂肪を消化する酵素の働きが遺伝子の異常で十分機能しなくなってくると，細胞内に分解されていない脂肪が蓄積されて，細胞の機能に障害をきたす．これがライソゾーム病の本態であり，蓄積が全身の細胞に起きるとさまざまな臓器に障害が及び，生命を脅かす状況となる[3]．

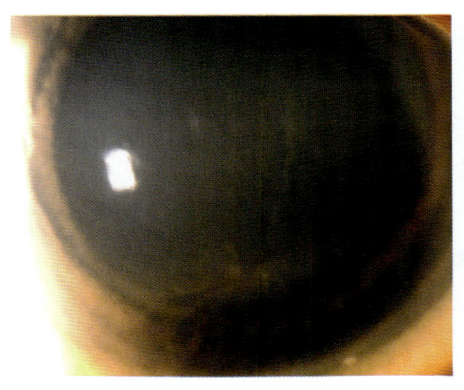

図1　Fabry 病患者にみられた渦状角膜

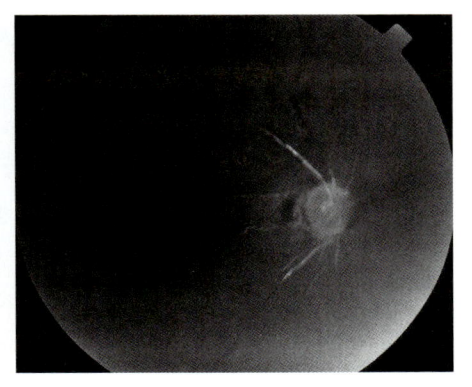

図2　Fabry 病女性患者の右眼に生じた網膜中心動脈閉塞症（蛍光眼底造影像）

**表1　渦状角膜の原因**

| 疾患 | 薬剤 | 沈着 |
|---|---|---|
| ファブリー（Fabry）病<br>タンジール（Tangier）病<br>ムコリピドーシスⅣ型<br>シアリドーシス | アミオダロン（amiodarone）：抗不整脈薬<br>チロロン（tilorone）：抗ウイルス薬<br>ナプロキセン（naproxen）：COX阻害系非ステロイド性抗炎症薬<br>スラミン（suramin）：抗ウイルス薬<br>クロファジミン（clofazimine）：ハンセン病治療薬<br>クロロキン（chloroquine）：抗マラリア薬<br>一部の皮膚薬剤　　hydroquinone：美白剤として用いられる<br>　　　　　　　　monobenzone：尋常性白斑患者等に用いる皮膚の脱色治療薬<br>クロルプロマジン（chlorpromazine）：フェノチアジン系抗精神安定薬<br>インドメタシン（indomethacin）<br>塩酸メペリジン（meperidine hydrochroride）：麻薬性鎮痛薬<br>タモキシフェン（tamoxifen）：抗悪性腫瘍薬 | 線条色素沈着<br>（striate melanokeratosis）<br>鉄沈着 |

（Arffa RC：Approach to diseases of the cornea. In：Grayson's Diseases of the Cornea. 4th ed. St. Louis：Mosby；1997. p.191-209. より改変.）

現在, ライソゾームの酵素異常に由来する疾患は40種類を超えており, Gaucher（ゴーシェ）病, Niemann-Pick（ニーマン・ピック）病, 異染性脳白質ジストロフィ, Hurler（ハーラー）症候群, Hunter（ハンター）症候群, Pompe（ポンペ）病などが有名なところであるが, 表1に掲げた渦状角膜の原因疾患のなかでは, Fabry病とシアリドーシスがライソゾーム病の範疇に入れられる.

## Fabry病

Fabry病は, ライソゾームの加水分解酵素のひとつであるα-ガラクトシダーゼAの活性が欠損ないし低下することによって生じるスフィンゴ糖脂質代謝異常症である. X染色体劣性の遺伝疾患とされるが, 女性保因者にもさまざまな症状を呈することがあり, 近年では"劣性（recessive）"をはずして, "X-linked"とのみ表現されることも多い. 非常にまれな疾患で, 欧米ではおおむね10万人に1人の発症頻度と推察されている. わが国での発症頻度についてはわかっていない.

スフィンゴ糖脂質の蓄積は血管内皮細胞をはじめ, 全身の細胞に起こり, これに伴ってさまざまな症状が出現し進行性に悪化する. 主な症状としては, 四肢疼痛, 聴覚低下, 耳鳴り, 低・無汗症, 被角血管腫（赤紫色の発疹が胸部, 腹部, 殿部, 陰部, 大腿部に出現）, 角膜混濁, 胃腸障害などが挙げられる. 進行してくると, 腎機能障害, 心機能障害, 脳血管障害, 精神障害を呈してくる[3].

Fabry病には, これらの症状のほとんどすべてが発現してくるタイプ（典型的ないし古典型）のほか, 発症年齢が遅く症状が一部に

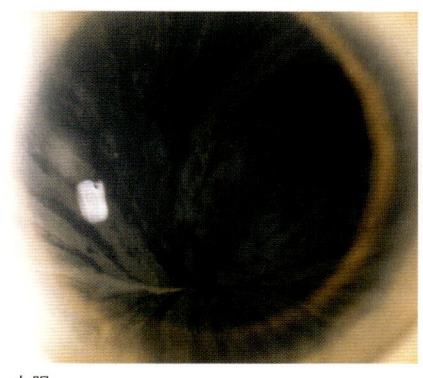

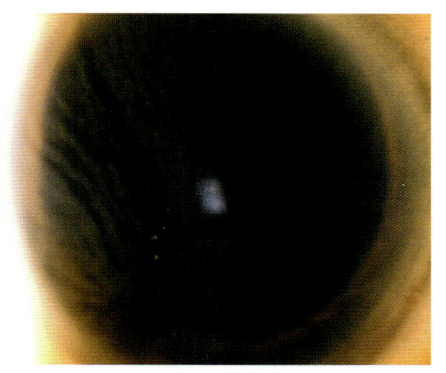

a. 右眼　　　　　　　　　　　　　　b. 左眼
**図3　Fabry病女性患者にみられた渦状角膜**

限られるタイプ（非典型的ないし亜型）の存在が報告されている[3]．非典型的Fabry病には，主に心臓が障害される心Fabry病，腎臓障害が主な腎Fabry病があり，典型的Fabry病に比較して，ごくわずかながらα-ガラクトシダーゼAの活性があるといわれている．さらに女性保因者にも軽症から重症まで何らかの症状が現れているため，近年では"女性患者"と記載されることも多い．

**眼合併症**：Fabry病の眼合併症としては表2のものが挙げられる[4]．

**Fabry病にみる渦状角膜混濁**：Fabry病の角膜混濁は小児期からみられ，本症診断の決め手のひとつとされる．角膜表層に黄白色ないし茶色の粒子（dots）が無数に集積し，角膜の周辺部から中央やや下方に向かう求心性の渦状パターンを呈する（図1）．ただし，この角膜混濁が視機能を障害するものではない[4]．渦状角膜混濁は，典型的（古典型）Fabry病および女性患者（保因者）のほとんどにみられる所見であるが，なぜか保因者のほうがより顕著である（図3）．非典型的（亜型）Fabry病については，筆者の調べた限りでは，現在のところ渦状角膜を呈したという報告はない．

Fabry病患者の角膜組織に特殊な染色を施すと，上皮下～Bowman層に油滴の集積がみられることがあり（図4），これらが細隙灯顕微鏡下にみる粒子状の混濁につながってくるのかもしれない[1]．また，上皮の特に基底細胞質内には核周囲に空胞が多くみられる（図5）ことから，これらも混濁の一因かもしれない[1]．一方，Fabry病の女性患者の角膜上皮基底膜が多層化して"ridge"を形成している像（図6）がみられたという報告もある[5]が，実際にはこれは本症に特異的な所見ではなく，渦状角膜混濁への関与は不明である．

現在のところ渦状角膜混濁については，主に組織病理学的方法で

**表2　Fabry病の眼合併症**

| |
|---|
| 1. 渦状角膜 |
| 2. Fabry白内障（車軸状の後嚢下白内障，前嚢下の顆粒状の混濁を伴うことも多い） |
| 3. 結膜血管の拡張・蛇行，血管瘤 |
| 4. 乳頭浮腫 |
| 5. 網膜血管の拡張・蛇行 |
| 6. 網膜中心動脈閉塞症（図2） |

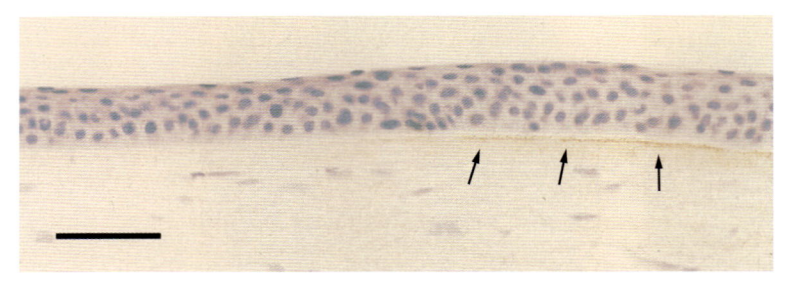

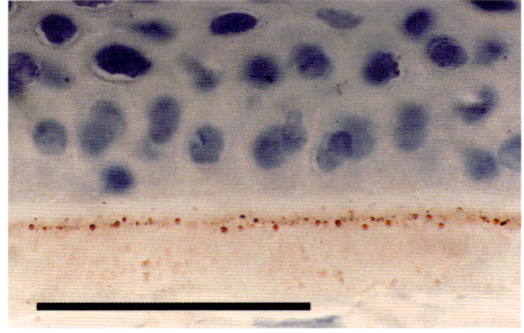

**図4 Fabry病女性患者角膜**（オイルレッド-O染色．バーは100μm）
a. 低倍像．上皮下に5〜10μmの厚さで均一な層構造がみられる．この層とBowman層の境界面に赤色に染色される像がみられる（矢印）．
b. 高倍像．上皮下層とBowman層の境界面を中心に，オイルレッド-Oで暗赤色に染色される油滴が無数に沈着しているのが観察される．

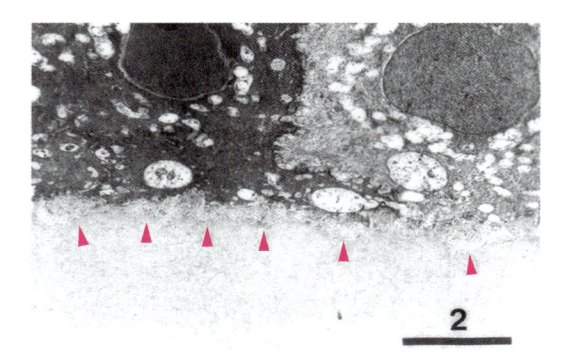

**図5 Fabry病女性患者角膜上皮下組織の透過型電顕像**（バーは2μm）
上皮基底細胞とBowman層に挟まれて，まだら状の組織が観察される（矢頭）．上皮基底細胞質内には空胞が多くみられる．

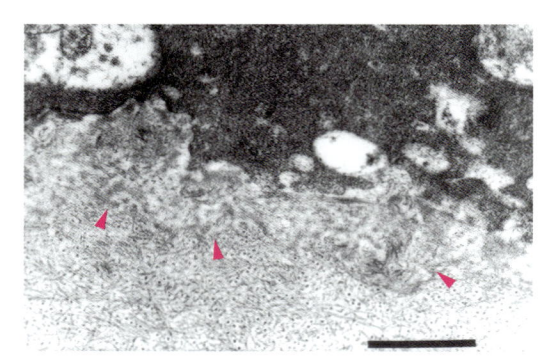

**図6 角膜上皮下組織の高倍像**（バーは1μm）
basal laminaが重層している像が観察される（矢頭）．これは"ridge"と呼ばれているが，必ずしもFabry病の渦状角膜に特異的なものではない．

検討が行われている．しかし，Fabry病のように脂質の代謝産物の沈着が疑われる疾患では，脱水・包埋の過程で脂質が失われてしまう可能性があるのと，組織採取から固定までの間に，細胞にいわゆる"死後変化"が生じている可能性がある．そのため，渦状角膜混濁をきたすメカニズムについては，現在のところまだ十分解明されていないのが現状である．

（平野耕治）

# Meesmann 角膜ジストロフィ

## 定義

　Meesmann 角膜ジストロフィは，両眼性に角膜上皮内に多発形成される直径 10〜40μm の微小囊胞（itraepithelial microcyst）を有し，臨床的に点状表層角膜症を示すまれな角膜変性疾患である．常染色体優性遺伝であり，1935 年に Pameijer，1938 年に Meesmann によって報告された．角膜上皮型ケラチンである K12（I 型ケラチン，17q）および K3（II 型ケラチン，12q）の遺伝子異常が原因であることが報告された．

## 原因遺伝子

　Irvine ら，および西田らのグループにより，1997 年に角膜上皮型ケラチンである K12（I 型ケラチン，17q）および K3（II 型ケラチン，12q）が原因遺伝子であることが報告された．

　Irvine らは，北アイルランド人の 2 家系およびドイツ人の Meesmann 角膜ジストロフィ家系において，K3 における 509 番目のグルタミン酸がリジン（Glu509Lys）に，K12 における 143 番目のバリンがロイシン（Val143Leu），135 番目のアルギニンがトリプトファン（Arg135Trp）に point mutation していることを報告した．また，西田らは日本人の 4 家系において，K12 における 4 変異（Arg135Gly，Arg135Ile，Try429Asp，Leu140Arg）を報告した．その後，K3 および K12 におけるほかの point mutation や insertion mutation が報告されている．K12 のノックアウトマウスでは，ヒトと類似の角膜所見を呈することが知られている．

## 臨床所見

　生後 1〜2 歳の早い段階から，両眼の角膜上皮内に無数の点状混濁として円形の微小囊胞が観察され，刺激症状を発症する．微小囊胞は角膜周辺部から次第に角膜中央部へと広がり，数および密度は増加していく．直接法でも検眼鏡的に観察可能であるが，間接法や

a.　　　　　　　　　　　　　　　　　　b.

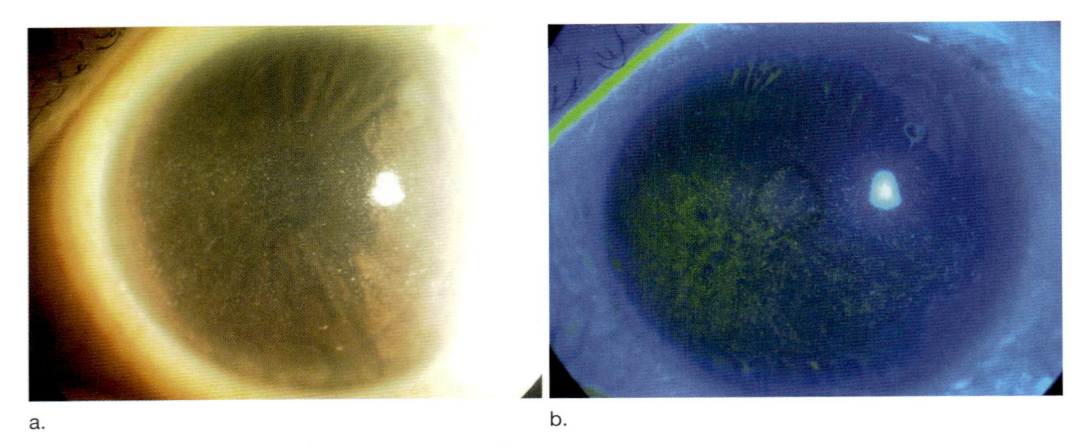

**図1　Meesmann角膜ジストロフィの所見**
46歳，男性．多数の微小囊胞像を上皮内に認める（a）．フルオレセイン染色にて，点状表層角膜症を生じていることがわかる（b）．

反帰光線法を用いると，種々の大きさの透明な囊胞が角膜上皮層内に観察することができる．囊胞は通常びまん性に観察されるが，渦巻き状や蛇行状に配列している場合や，囊胞が融合して観察される場合もある．囊胞は上皮のターンオーバーに従い表層へ移動して脱落する．そのため，フルオレセイン染色を施すと角膜上皮深層に存在する囊胞は染色されないが，表面に達した囊胞は染色され，点状表層角膜症様の所見として観察される（図1）．

青年期以前では，微小囊胞が角膜上皮内にとどまるため，症状を呈することはほとんどない．しかし，中年期になり微小囊胞が角膜表層へ移動し点状表層角膜症を生じると，異物感や羞明，霧視を訴えるようになる．原因不明の点状表層角膜症として扱われていることも多い．

## 病理学的所見

光学顕微鏡にて観察すると，角膜上皮はびまん性に不整化し，細胞形質内の空胞化を認める．また，小円形のdebrisを含む囊胞が上皮層に認められ，このdebrisはPAS（periodic acid-Schiff）染色陽性である（変性した上皮細胞に対してインプレッションサイトロジーを施行すると，空胞内にPAS陽性を認める）．

電子顕微鏡で観察すると，"peculiar substance"と呼ばれるフィラメント状の物質の集積が，上皮細胞の細胞形質内に認められる．この異常集積は，特に基底細胞層でよく観察され，トノフィラメントやデスモゾームの集塊に囲まれて存在する場合が多い．また，空

胞内に electron dense body やミエリン様物質を認める．Bowman 膜や実質層，内皮細胞などの上皮層以外の組織は正常である．

### 治療

　多くの症例は症状が軽く，治療の必要はない．異物感や刺激症状が強い場合に対して角膜保護薬や人工涙液の点眼，ソフトコンタクトレンズ装用を行う．進行した症例に対しては，現在のところ有効な治療法はない．角膜表層切除や表層角膜移植を行うこともあるが，再発が認められる．

〔藤本久貴〕

# map-dot-fingerprint 角膜ジストロフィ

map-dot-fingerprint 角膜ジストロフィは，1964 年に Cogan らが最初に報告した角膜上皮に特徴的な混濁をきたす疾患である[1-3]．本疾患と再発性角膜びらんなどとの鑑別診断は難しいことがある．

文献は p.288 参照.

## 臨床像

角膜上皮に小囊胞（microcyst）状，地図（map）状，指紋（fingerprint）状の混濁を呈する疾患で，これまでに Cogan's 角膜ジストロフィ，Cogan's microcystic dystrophy, microcystic corneal dystrophy, epithelial basement menbrane dystrophy[4-6] などという名称で呼ばれてきた．遺伝性（常染色体優性遺伝）が証明されることもあるが，原因不明なことが多い[2,7-9]．

各症状の表現型は，地図状単独あるいは地図状と小囊胞状混濁の合併が過半数を占め，小囊胞状単独あるいは小囊胞状・地図状・指紋状混濁の3症状合併はきわめて少ない[4]．また，片眼性よりも両眼性のほうがはるかに多い[4]．この疾患は中年以降の女性に多い傾向にあるが，Laibson の家族性の症例を含んだ報告では，5〜80歳までと年齢に幅がある[4,7]．

自覚症状としては軽度視力低下と角膜びらんによる刺激症状がほとんどであるが，その頻度は少ない[4]．

## 細隙灯顕微鏡所見など

筆者らは，map-dot-fingerprint 角膜ジストロフィの三症例を報告しているが[10]，それらの病態を示しながら，本疾患の細隙灯顕微鏡所見などについて解説する．症例1は55歳の女性で，右眼に地図状（図1a）と灰白色の小囊胞状（図1b），左眼に地図状と指紋状（図1c）の混濁が認められた．症例2は35歳の女性で，両眼に透明な小囊胞状（図2a），左眼に指紋状（図2b）の混濁および両眼に角膜びらんが認められた．症例3は58歳の男性で，右眼に灰白色の小囊胞状（図3a），左眼に指紋状（図3b）の混濁が認められた．

小囊胞は，地図状あるいは指紋状の混濁とともに認められた場合

2. 上皮混濁各論　33

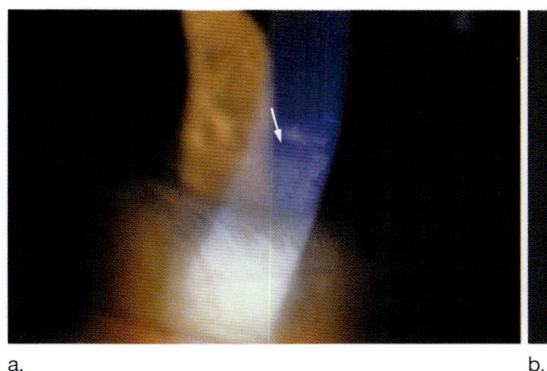

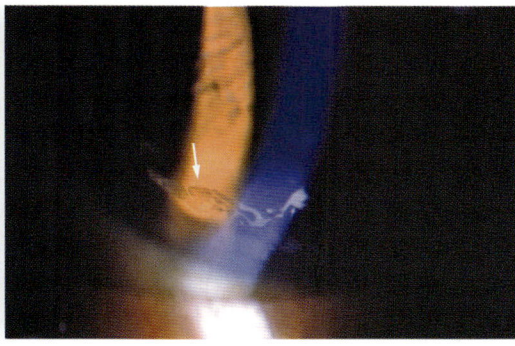

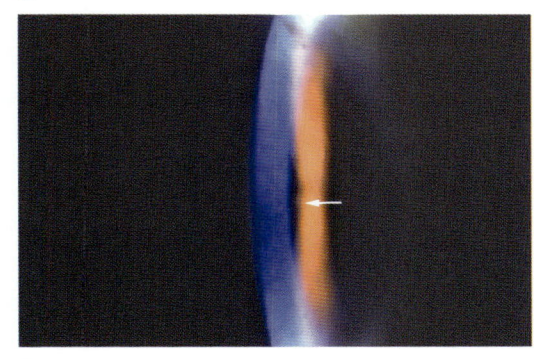

図1　map-dot-fingerprint 角膜ジストロフィの症例（1）
a. 右眼に認められた地図状混濁．淡い灰白色の混濁（矢印）の中に不規則な透明部分が存在した．同様の所見が左眼にも認められた．
b. 右眼に認められた小囊胞状混濁．角膜下方に灰白色の不規則な形状の小囊胞状混濁（矢印）が認められた．
c. 左眼に認められた指紋状混濁．瞳孔領に微小な2本の指紋状混濁（矢印）が認められた．

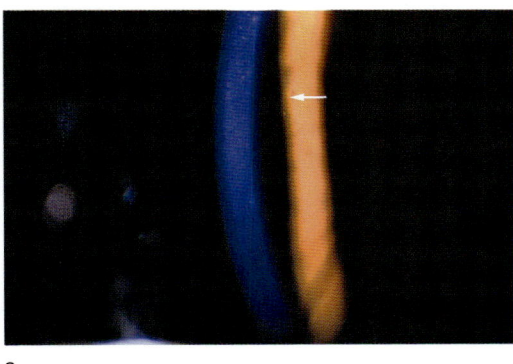

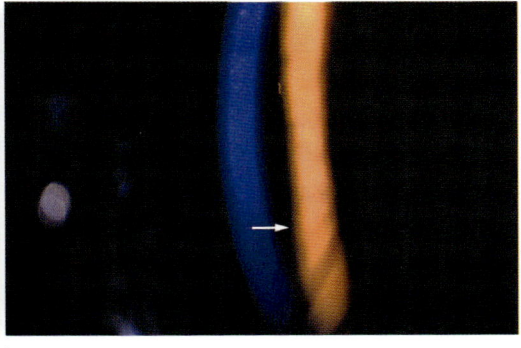

図2　map-dot-fingerprint 角膜ジストロフィの症例（2）
a. 左眼に認められた透明な小囊胞．角膜びらんに混在して，上皮内に透明な小囊胞（矢印）が認められた．同様の小囊胞は，右眼にも認められた．
b. 左眼に認められた指紋状混濁．瞳孔領よりやや下方の鼻側に微小な指紋状混濁（矢印）が認められた．

は本疾患の病変であると判断できるが，小囊胞のみで認められた場合は，本疾患の病変であるのかを鑑別する必要がある．本疾患の小囊胞は20〜900μmと大きく，分断されている傾向が強く，debrisを含んでいるため灰白色を示していることが多いが，透明なこともある．フルオレセインには染まりにくく刺激症状は少ないというのが，本疾患の小囊胞の特徴である．また，この小囊胞は経時的に変

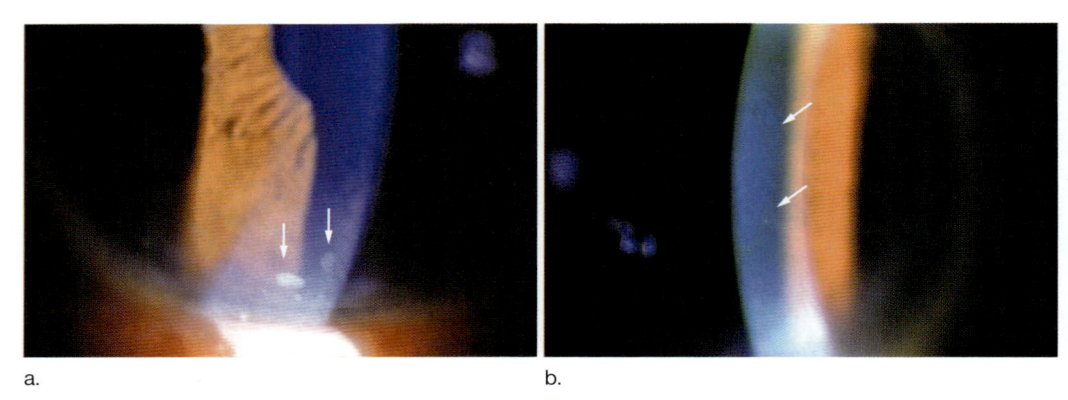

**図3 map-dot-fingerprint角膜ジストロフィの症例（3）**
a. 右眼に認められた小囊胞状混濁．角膜の上方および下方の周辺部に灰白色の小囊胞状混濁（矢印）が認められた．
b. 左眼に認められた指紋状混濁．瞳孔領のやや鼻側に比較的明瞭な数本の指紋状混濁（矢印）が認められた．

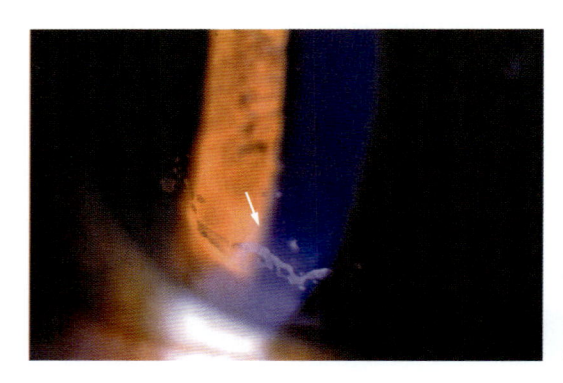

**図4 症例（1）における小囊胞状混濁の経時的変化**
図1bの撮影時より約6か月後の所見．小囊胞状混濁の形状に大きな変化（矢印）が認められた．

化するといわれており，症例1の小囊胞状混濁は，半年後にかなりの変化を示した（図4）．

## 鑑別診断

　本疾患との鑑別が難しい疾患としては，再発性角膜びらんが挙げられるが，その概念は紛らわしく両者を同一疾患として考えるむきもある．確かに本疾患と再発性角膜びらんとは共通する要素が多く，再発性角膜びらんの寛解期には本疾患と類似した小囊胞状，指紋状，地図状の混濁を呈することもあるので，最終的には組織学的検査に依らねばならないが，日常の臨床においては組織学的検査は難しく，やはり臨床所見から鑑別診断をつけなければならないことが多いと思われる．

（小玉裕司）

# 樹枝状角膜炎とその類縁疾患

## 樹枝状角膜炎

**概要**：樹枝状角膜炎（dendritic keratitis）とは，単純ヘルペスウイルス（herpes simplex virus；HSV）によって角膜上皮に引き起こされる線状病変で，あたかも木々の枝分かれのような形態を呈する角膜上皮障害である．HSV による角膜炎は単純ヘルペス角膜炎，または角膜ヘルペスと呼ばれる．HSV は α ヘルペスウイルス亜科の DNA ウイルスで，1 型（HSV-1）と 2 型（HSV-2）があり，角膜病変の関与は 1 型が多く，その角膜病変は，臨床的に，上皮型，実質型，内皮型を呈する．樹枝状病変は，角膜ヘルペス上皮型の代表的な病型である．幼児期にほとんどの人が HSV-1 に初感染し，眼症状なく三叉神経節に潜伏感染し，成人期に，ストレス，発熱，紫外線曝露など種々の原因が契機となり，潜伏感染ウイルスが再活性化して，三叉神経節から軸索を介して角膜上皮に到達し，HSV が増殖して上皮型角膜ヘルペスが生じる．

**症状と所見**：症状は片眼性の異物感，充血，異物感である．上皮型の臨床病型において，角膜上皮欠損が線状病変を呈するのが樹枝状角膜炎である．樹枝状角膜炎では，細隙灯顕微鏡所見にて特徴的な樹の枝のような角膜びらん，すなわち樹枝状病変を示す（図1）．図1 の症例の角膜上皮擦過物から，HSV-DNA が $6.2 \times 10^7$ copies/sample 同定された．樹枝状病変自体も混濁を伴うため，通常スリット光でも識別は可能であるが，フルオレセイン染色によく染まり，染色下にて詳細な観察が可能となる．枝の先端部が瘤状の terminal bulb を伴うのが特徴的である．樹枝状病変における線状びらんが面状に拡大すると地図状角膜炎となる．単純性の機械的角膜びらんと異なり，角膜びらんの辺縁が不規則な凹凸を示す dendritic tail を呈するのが特徴的で，ここからも樹枝状病変が拡大した病態であることが示唆され，鑑別のポイントとなる．片眼性の濾胞性結膜炎を伴う場合もある．臨床所見が存在すれば診断に至りやすいが，非典型病変が存在しうるので注意が必要である．

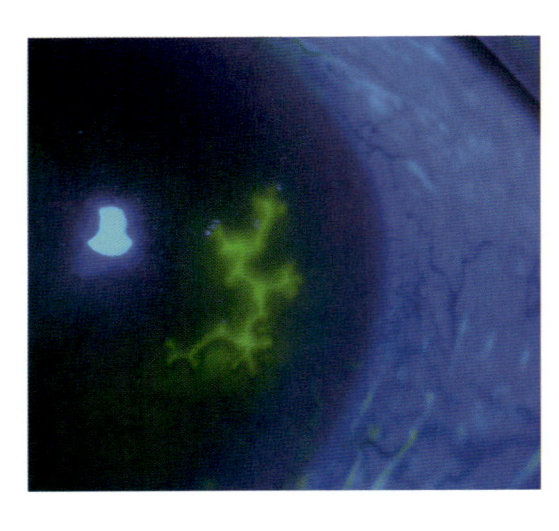

図1 樹枝状角膜炎の所見

**診断**：角膜ヘルペスが再発性病態であることから，同様の既往の存在の聴取が重要である．また角膜知覚の低下を呈するので，Cochet-Bonnet角膜知覚計にて計測する．また，臨床所見に加えて，病変の角膜上皮擦過物からのHSV分離が確定診断である．しかし，ウイルス分離は検査上煩雑で実際に施行している施設は限られているのが現状であるので，分子細胞生物学的に微量ウイルスDNAを検出するpolymerase chain reaction（PCR）法により，上皮病変におけるHSV-DNAの同定が非常に有効な検査手段である．近年では，PCR法のなかでも，リアルタイムPCR法にて，さらに鋭敏に定量的にウイルスDNAを同定することができる．図1の症例の角膜上皮擦過物から，HSV-DNAが$6.2×10^7$ copies/sample同定され，治療方針の決定に役立っている．角膜上皮擦過物に対してキット（チェックメイト®ヘルペス アイ，わかもと製薬）を使用して，イムノクロマト法によって角膜上皮細胞中のHSV抗原を定性的に同定できる．

**治療**：上皮細胞におけるHSV増殖を抑制するために，抗ウイルス薬としてアシクロビルまたはバラシクロビル内服を使用する．アシクロビルは，単純ヘルペスウイルスまたは水痘帯状疱疹ウイルス（varicella zoster virus；VZV）がもつチミジンキナーゼの存在下で活性型となり，ウイルス合成を特異的に阻害する．上皮型病変には，アシクロビル眼軟膏1日5回点入し，症状にあわせて数週で漸減する．細菌混合感染の予防に抗菌薬点眼，虹彩炎合併例にアトロピン点眼を併用する．アシクロビル眼軟膏による広範囲の点状表層角膜症（superficial punctate keratopathy）が起こりうるので，高度の場合はバラクシロビル内服に切り替えなどを検討する．早期に正確に

診断して，アシクロビル製剤にて治療すると予後はよい．再発を繰り返す場合は，実質炎に移行して，予後不良に陥ることがある．

## 樹枝状角膜炎と鑑別すべき疾患

　樹枝状角膜炎の鑑別としては，水痘帯状疱疹ウイルスやアカントアメーバの感染に起因，または角膜上皮の創傷治癒の過程において生じる偽樹枝状病変が挙げられる．偽樹枝状病変は，樹枝状病変に比較して，フルオレセイン染色性も弱く，terminal bulb をもたない線状病変である．VZV 角膜炎は，VZV 感染による上皮病変で，角膜の周辺部に，HSV と異なり，浅く小さな線状上皮びらんを呈する．アカントアメーバ角膜炎は，主にコンタクトレンズ装用者におけるアカントアメーバの角膜感染にて生じ，上皮病変として，粗雑な角膜上皮混濁，放射状角膜炎に加えて，偽樹枝状病変を呈することがある．ドライアイによる慢性角膜上皮障害や薬剤毒性角膜症などにおいて，角膜上皮障害が悪化していく過程で，点状病変が融合して線状病変へ進展する場合に偽樹枝状病変を呈しうる．さらに悪化すると，面状の角膜上皮びらんへと進展する．逆に，面状の角膜上皮びらんが修復，治癒しつつある過程においても，同様の線状の偽樹枝状病変を呈しうるので，病態がどの段階にあるか把握することが管理上重要である．

〈井上智之〉

# Thygeson 点状表層角膜炎

## 発見の経緯と呼称の由来

1950年にThygesonが点状表層角膜炎（superficial punctate keratitis）の名で初めて記載した疾患である[*1]．現在では，さまざまな原因で起こる表層性の角膜炎を一般に"点状表層角膜炎"の呼称で呼ぶ場合が多いため，これと区別するためにThygesonの名を冠して呼ぶのが通例となっている[1]．

## 原因

不明である．ウイルス感染が疑われており，水痘帯状疱疹ウイルスが分離されたとする報告があるが[2] 1例のみで，その後報告はなく，確定していない．

## 症状，所見

一般に両眼性であるが，左右差があり，片眼のみの場合もある．あらゆる年齢層にみられる．性差に関しては女性に多いとする報告，男性にやや多いとする報告などがあり，総じて男女差はないと考えてよい．

患者は異物感，眼痛，羞明，霧視などを訴えて受診する．細隙灯顕微鏡で観察すると，角膜上皮内に限局した灰白色の点状混濁が認められる（図1）．病変は角膜中央部に好発し，数個以上みられる場合が多い．個々の小点状混濁は，円形ないし楕円形の微細な顆粒状病変の集合からなり，角膜表面からわずかに隆起する．病巣の中心はフルオレセインに染色されるが，染まりかたは種々である（図2）．上皮下浸潤は伴わない場合が多いが，時に淡い境界不鮮明な混濁がみられることがある．一般に結膜炎は合併しないが，反応性の結膜充血をみることがある．角膜病変は上皮性の点状病巣から始まり，大きさを増して0.2mm程度になり，その後，上皮化が起きてフルオレセインに染まらなくなる．数年にわたり寛解，増悪を繰り返すこともある．

[*1] 1950年にThygesonが26例の患者を初めて報告した（Thygeson P：Superficial punctate keratitis. JAMA 1950；144：1544-1549）．

文献はp.288参照．

## 2. 上皮混濁各論

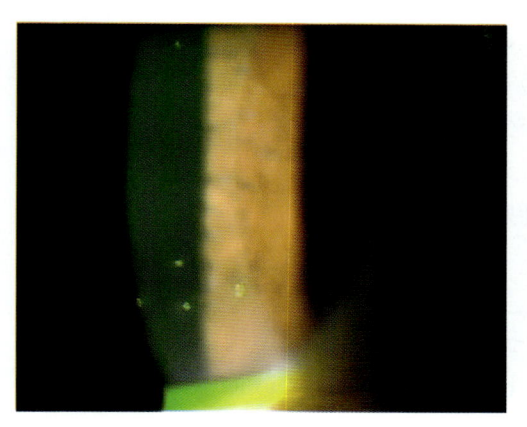

**図1　Thygeson 点状表層角膜炎**
52歳, 女性. 微細な顆粒状病変の集合からなる角膜上皮内の灰白色点状混濁が認められる.

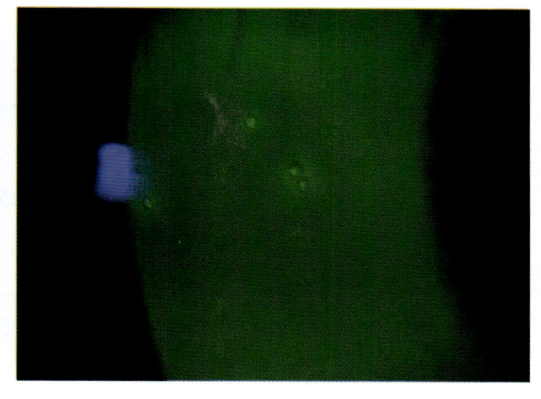

**図2　Thygeson 点状表層角膜炎フルオレセイン染色所見**
図1と同症例. 病変部は点状染色が集合したように染色されている. 周囲のフルオレセインが逃げていることから, 病変部がやや隆起していることがわかる.

**表1　Thygeson 点状表層角膜炎と鑑別すべき代表的疾患**

| |
|---|
| 角膜ヘルペス（上皮型：点状ないしは星芒状角膜炎） |
| アデノウイルス結膜炎（多発性角膜上皮下浸潤；MSI） |
| 眼瞼結膜炎に合併する角膜炎（ブドウ球菌性, 脂漏性） |
| 酒皶性眼瞼結膜炎による角膜炎 |
| 帯状ヘルペス角膜炎 |
| 乾性角結膜炎 |

MSI：multiple subepithelial corneal infiltrates

### 鑑別すべき疾患

　点状角膜炎を起こす種々の疾患との鑑別が必要である（表1）. 上皮型角膜ヘルペスでは樹枝状角膜炎を形成する前に点状, 星芒状の形態を示す時期があり, Thygeson 角膜炎に類似する. Thygeson のような楕円形の顆粒状上皮内混濁ではない点で鑑別される. また, アデノウイルス結膜炎でみられる多発性角膜上皮下浸潤（multiple subepithelial corneal infiltrates；MSI）の初期も似ているが, 濾胞性結膜炎を伴う点, 上皮下混濁が目立つ点などで区別できる.

### 治療

　根治療法はない. 対症療法としてはステロイド点眼が有効で, 低濃度ステロイド点眼（0.1％ フルオロメトロンなど）を1日4回程

度投与する．ステロイドを中止すると再燃することが多いため，ステロイドの濃度や回数を徐々に減らしていくようにする[1]．長期使用によるステロイドの副作用を考慮して，病変が少なく無症状のときは点眼せずに経過観察のみでよい．ソフトコンタクトレンズ装用により自覚症状を緩和できる．抗ウイルス薬は効果を示さない[3]．

### カコモン読解　第18回　一般問題29

Thygeson点状表層角膜炎で正しいのはどれか．3つ選べ．
a 片眼性である．　　b 視力予後は良好である．　　c 前房内炎症を伴わない．
d 病変は角膜下方に多い．　　e 副腎皮質ステロイド薬点眼が有効である．

**解説**　aは×．両眼性である．左右差のあること，まれに片眼性のこともある．
bは○．視力は良好に保たれる．霧視を訴えることはあるが，角膜混濁による永続的な視力障害を残すことはない．
cは○．基本的に結膜炎，虹彩炎は合併しないが，まれに伴うとの記載もある．
dは×．病変は角膜中央部に好発する．
eは○．ステロイド点眼が有効で，病変の減少，消失をみる．しかし，中止により再燃を起こすことが多く，徐々に減量するほうがよい．根治療法にはならない．

**模範解答**　b，c，e

### カコモン読解　第22回　臨床実地問題13

30歳の男性．1週前からの両眼の異物感を自覚して来院した．両眼の前眼部写真を図A，Bに示す．1年前にも同様の所見で来院している．適切な治療はどれか．
a 副腎皮質ステロイド点眼　　b アシクロビル眼軟膏点入　　c バラシクロビル塩酸塩内服
d ヒアルロン酸ナトリウム点眼　　e フルオロキノロン系抗菌薬点眼

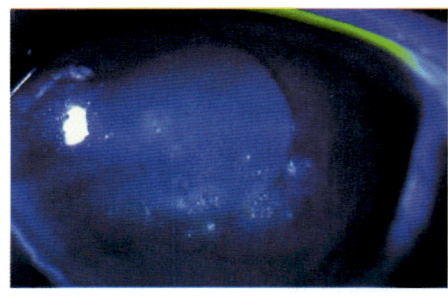

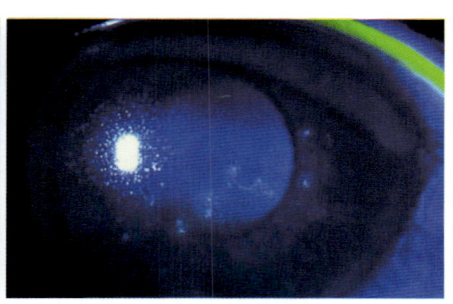

図A　　　　　　　　　　図B

**解説** まず，この症例の特徴を整理してまとめてみよう．
1. 角膜所見：フルオレセインに染色される点状病変あるいはそれが不規則に集合した病巣が，角膜中央部に多発している．ブルーフィルタ以外の写真がないので明らかではないが，染色される病巣に一致してその周囲に混濁が形成されている．
2. 結膜炎，眼瞼縁炎の合併や皮膚の異常はないらしい．
3. アナムネーゼから，両眼性，再発性の疾患である．

　選択肢の治療法をみると，b は角膜ヘルペス，c は帯状ヘルペス，d は乾性角結膜炎，e は細菌感染を想定した治療法である．本症例は両眼性であり，1 週間経過した上皮型角膜ヘルペスとしては病変の特徴やフルオレセインの染色性があわないため，除外できる．また，皮膚病変がない，両眼同時発症，再発性の点から帯状ヘルペスも否定できる．さらに角膜病変は，通常みられる涙液減少による点状角膜炎とは形態的特徴が明らかに異なり，また慢性的に続いていない点もあわない．細菌関連の点状角膜炎は，多くはブドウ球菌やアクネ菌などによる眼瞼縁炎やマイボーム腺炎に合併してみられるが，この症例では眼瞼結膜炎の合併はないため否定的である．残るはステロイド点眼であるが，この角膜病変でステロイド点眼を考えるべき疾患は，Thygeson 角膜炎とアデノウイルス結膜炎による上皮下浸潤（MSI）の二つである．この症例では先行する結膜炎がなく，炎症所見がないことからアデノウイルスの可能性は考えにくい．角膜所見，現病歴，既往歴すべてに合致しているのは"Thygeson 点状表層角膜炎"であり，この疾患はステロイド点眼が著効する．したがって，a を選択する．

**模範解答**　a

（中川　尚）

# Stevens-Johnson 症候群

## 疾患概念

　Stevens-Johnson 症候群（SJS）は全身の急性炎症性疾患であり，皮膚や粘膜を傷害する．解熱鎮痛薬や抗生物質の投与後やウイルス感染症後に発症することがあるが，特に契機なく発症することもある．発症率は 100 万人あたり年間 2〜6 人程度と考えられており，性差はない．病理学的には壊死性血管炎が病気の本態である．

　急性期の眼合併症としては偽膜性結膜炎があり，両眼の充血，異

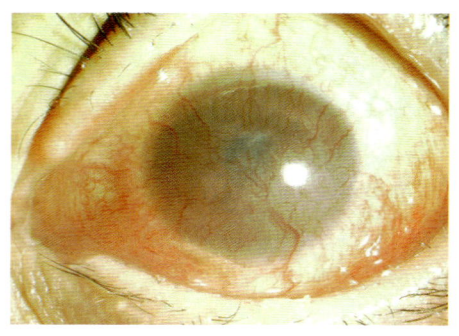

**図 1　Stevens-Johnson 症候群によって発症した角膜上皮幹細胞疲弊症**
混濁と血管を伴った結膜上皮が角膜上に侵入し，角膜は混濁している．

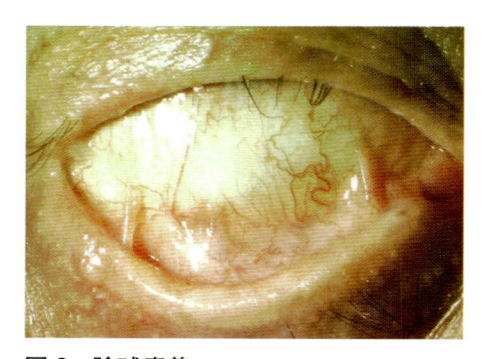

**図 2　瞼球癒着**
下眼瞼の眼球結膜と眼瞼結膜が癒着している．

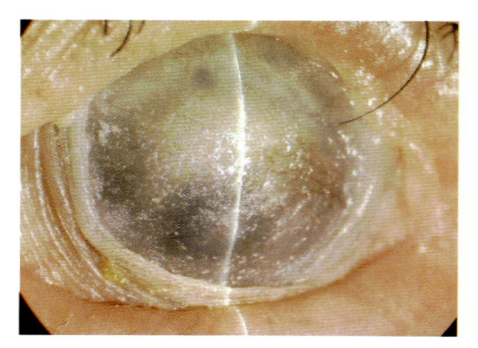

**図 3　Stevens-Johnson 症候群によって角化した角膜表面**
角膜表面は角化している．

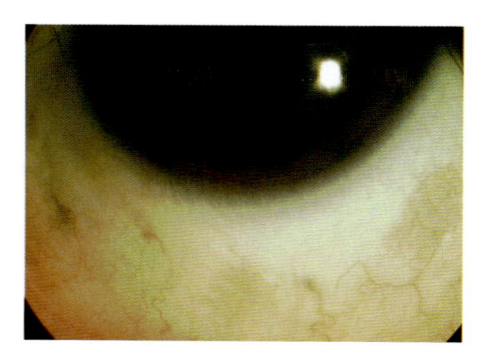

**図 4　palisades of Vogt**
下方輪部には palisades of Vogt と呼ばれる皺襞状の構造を認める．

物感が生じる．また重症例では，結膜に大量の偽膜を発生する．急性期の炎症によって角膜上皮幹細胞を消失すると，慢性期に角膜上皮幹細胞疲弊症を発症することになる（図1）．ほかには瞼球癒着（図2），結膜嚢の短縮，涙点閉塞，ドライアイ，睫毛乱生を合併症することが多い．重症例においては，眼表面の角化を伴うこともある（図3）．

## 角膜上皮幹細胞

　幹細胞とは，"多分化能（複数種類の細胞へ分化する能力）"および"自己複製能（自分自身と同じ性質をもった細胞を産生する能力）"を有した未分化な細胞と定義される．幹細胞には，体性幹細胞と胚性幹細胞の2種類がある．体性幹細胞は骨髄，皮膚，肝臓，角膜などの各臓器や組織に存在する幹細胞で，それぞれの組織に少量存在して，ゆっくりとしか分裂しない（quiescent）が，何らかの刺激があると活発に分裂する．一般に，小型で細胞質に対する核の比率（N/C比）が高いという形態的な特徴をもつものが多い．そして周囲の微小環境（niche）が，幹細胞の維持にきわめて重要であると考えられている．さらに幹細胞から少し分化した，TA（transit amplifying）細胞が速い速度で分化増殖することで，大量の分化細胞をつくり出す仕組みになっている．一方，胚性幹（ES）細胞は，初期胚から樹立される細胞で，胎盤以外のすべての細胞へ分化する多分化能（pluripotency）を有しており，試験管内（*in vitro*）で非常に活発に増殖する．

　角膜上皮の幹細胞は，輪部と呼ばれる結膜と角膜の境界領域の基底部（上皮の一番奥）に存在することが知られている[1]．輪部に存在する角膜上皮幹細胞から分化したTA細胞がさらに増殖することで角膜上皮細胞がturn overしており，古い上皮が常に脱落しているにもかかわらず恒常性が保たれていると考えられている．輪部には，細隙灯顕微鏡を用いた眼科診察ではPOV（palisades of Vogt）と呼ばれる，しばしば色素沈着を伴った皺襞状の構造が観察される．臨床的には，POVが確認される場合には，輪部の幹細胞機能が正常であると判断される（図4）．

文献はp.288参照．

## 角膜上皮幹細胞疲弊症

　角膜上皮幹細胞が完全に消失すると角膜上皮幹細胞疲弊症と呼ばれる状態となり，角膜上には血管を伴った結膜上皮が侵入して混濁し，視力低下の原因となる．角膜上皮幹細胞疲弊症の原因となる疾

患には先天性のものとして無虹彩症や強膜化角膜，外因性のものとしてアルカリ腐食や熱傷，内因性のものとしてSJSや眼類天疱瘡，そのほか特発性のものが挙げられる[2]．これらの疾患においては角結膜に瘢痕を形成することになるし，角膜上に混濁や血管を伴った異常組織が侵入することで視力低下を引き起こす．

**鑑別疾患**：角膜上皮幹細胞疲弊症の原因疾患は，**表1**のように分類される[2]．共通所見は輪部に認められるPOVの消失，角膜血管新生，結膜の角膜上への侵入である．いずれも病歴聴取と細隙灯顕微鏡所見によって鑑別できることが多い．無虹彩症では角膜輪部や角膜上所見に加えて，虹彩の部分もしくは完全欠損を認める．強膜化角膜においては角膜全体が強膜化しており，透明性が失われている．SJSおよび眼類天疱瘡は両眼性であり，瞼球癒着や結膜嚢の短縮など細隙灯顕微鏡所見は類似しているが，SJSは急性発症の病歴があり，眼類天疱瘡にはない．熱化学腐食ではこれらの外傷歴聴取によって鑑別されるし，薬剤毒性による偽類天疱瘡は点眼歴（特に遮断薬など緑内障治療薬）の聴取が重要となる．これらいずれにも含まれないものは，特発性として分類される．

**治療**：急性期の治療としては，消炎がきわめて重要であり（局所ではベタメタゾン軟膏1日5回，全身ではステロイドパルス），消炎が不十分であると角膜上皮幹細胞の消失を招きやすく，慢性期において角膜上皮幹細胞疲弊症を発症する．さらに上皮欠損が遷延性角膜上皮欠損となることがあり，細菌性角膜炎には，十分に注意が必要である．偽膜を形成している場合には，こまめに除去する必要がある．慢性期の治療として，角膜上皮幹細胞疲弊症に対しては他家角膜を用いた輪部移植を行い，瞼球癒着を伴う場合には羊膜移植を併用する．しかしながら重症のドライアイや慢性炎症を合併することも多く，長期予後は不良である．このため近年では，培養角膜上皮細胞シート移植や培養口腔粘膜上皮細胞シート移植が開発されており，治療成績が向上している[3,4]．

（大家義則）

**表1 角膜上皮幹細胞疲弊症の原因疾患**

| 分類 | 原因疾患 |
| --- | --- |
| 先天性 | 無虹彩症，強膜化角膜 |
| 外因性 | 熱腐食，化学腐食 |
| 内因性 | Stevens-Johnson症候群，眼類天疱瘡 |
| 特発性 | |

## 2. 上皮混濁各論

**サイエンティフィック・クエスチョン**

# 重篤な眼合併症を伴うStevens-Johnson症候群と関連のある遺伝子について教えてください

**Answer** 抗てんかん薬や抗痛風薬による重症薬疹にみられる眼合併症は，薬剤によって，また人種によって，発症に関連するHLAの遺伝子型が異なることが報告されています．最近，筆者らは，感冒薬投与を契機として発症する重篤な眼合併症を伴うStevens-Johnson症候群も特定のHLA遺伝子型と関連があることと，自然免疫に関与する遺伝子多型と関連することを報告しました．

## Stevens-Johnson症候群（SJS）とは

　高熱，結膜炎，皮膚の発疹に続いて，皮膚・粘膜にびらんと水疱を生じる全身性の皮膚粘膜疾患である．特に重篤な眼合併症を認めるSJSでは，角結膜上皮びらんと偽膜を伴う重篤な結膜炎，口唇・口腔粘膜のびらん，爪囲炎を伴うことが特徴である（図1）[1,2]．中毒性表皮壊死症（toxic epidermal necrolysis；TEN）は，Stevens-Johnson症候群の重症型として位置づけられるが，眼科領域では，瘢痕性角結膜上皮症を生じた慢性期の患者を診ることが多く，SJSとTENをあわせて広義のStevens-Johnson症候群と呼称してい

文献はp.288参照．

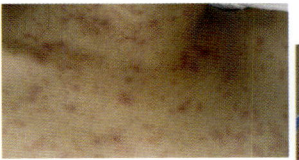

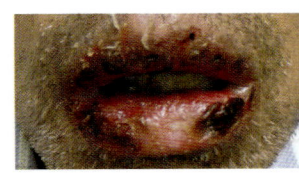

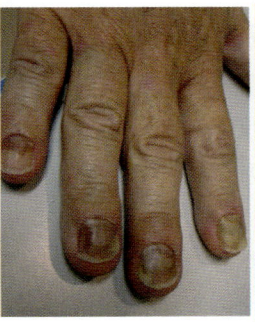

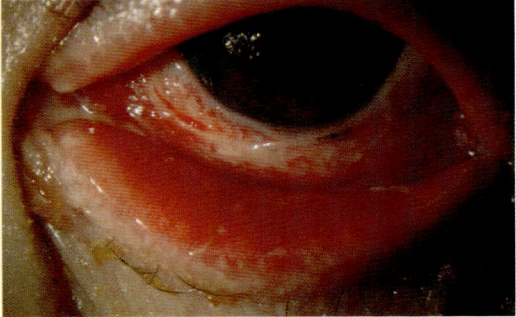

**図1　重篤な眼合併症を伴うSJSの特徴**
発症時に，皮疹（a）とともに口唇・口腔内のびらん（b），爪囲炎（c），偽膜ならびに角結膜上皮欠損を伴う重篤な急性結膜炎（d）を認めることが，重篤な眼合併症を伴うStevens-Johnson症候群の特徴である．
（上田真由美ら：重篤な眼合併症を伴うStevens-Johnson症候群ならびに中毒性表皮壊死症．臨床眼科 2013〈増刊号〉；67：132．）

る[3]．薬剤の投与が誘因となって発症することが多く，生命に危険を及ぼす重症薬疹であるが，皮膚科で SJS/TEN と診断される症例すべてが重篤な眼合併症を伴うわけではない．厚生労働省の重症薬疹研究班は，2005～2007 年の 3 年間に発症した SJS/TEN を調査し，角膜上皮障害と偽膜形成のどちらか，あるいは両方を伴う両眼性の非特異的結膜炎を伴う症例は，28％ であったと報告している[4]．また，筆者らは，重篤な眼合併症を伴う SJS 患者の約 8 割が感冒様症状に対する投薬をきっかけに発症していることを報告している[5]．感冒様症状を自覚して，市販の感冒薬を服用したり，病院で感冒薬を処方または注射されるということは，だれでも経験することであるにもかかわらず，SJS や TEN の発症頻度は，年間 100 万人に数人[4]と，大変まれである．同じように感冒薬を服用しても SJS を発症する人と発症しない人がいることから，その発症に遺伝子素因が関与していることが明らかとなってきている．本項では，重篤な眼合併症を伴う SJS の遺伝子素因について，筆者らが解明してきたことについて要約する．

## HLA と遺伝子多型

　遺伝子素因について記述する前に，HLA と遺伝子多型について復習しておきたい．疾患発症と関係するものとして重要なものに，HLA（human leukocyte antigen）がある．HLA は，初めは名前のとおり白血球の血液型として同定されたが，現在ではヒトの免疫にかかわる重要な分子である組織適合性抗原であることがわかっている．HLA には class I と class II が存在し，class II が抗原提示細胞を主体とした免疫細胞に発現しているのとは対照的に，class I は，すべての細胞に発現している．また，class I が，ウイルスに感染した細胞においてウイルス抗原と一緒に T 細胞に提示されることから，class I の違いが，ウイルス感染時の生体防御反応の違いに関与していることもわかってきている．この HLA の型は親から引き継がれ，さまざまな疾患の発症と関連している．

　また，人にはさまざまな体質が存在する．たとえば，太りやすい体質や太りにくい体質，また糖尿病になりやすい体質やなりにくい体質，高血圧になりやすい体質やなりにくい体質などである．最近，これらの体質は，生命の設計図であるゲノムに存在する個人差により生じることがわかってきた．このゲノムに存在する個人差は何百か所もあり，遺伝子多型と呼ばれる．この体質をつかさどる遺伝子

多型は，ゲノムの個人差により生じるため，親から子に遺伝する遺伝子疾患とは異なる．

## 重症薬疹における重篤な眼合併症を伴う Stevens-Johnson 症候群の位置づけ

　重症薬疹は，生命にかかわる重篤な薬疹であり，SJS，TEN，薬剤性過敏症症候群が重症薬疹とされている．これらのなかで，重篤な眼合併症を生じるのは，SJS と TEN である．現在，重症薬疹と HLA の関係が着目されている．たとえば，抗てんかん薬であるカルバマゼピンによる重症薬疹の発症は，中国人では HLA-B*15:02 と強く関連すること[6]，日本人[7]と欧米人[8]では，HLA-A*31:01 が関連することが報告されている．また，抗痛風薬であるアロプリノールによる重症薬疹の発症は，中国人[9]，欧米人[10]，日本人[11]において，HLA-B*58:01 が共通して関連していることが報告されている．しかしながら，感冒薬による発症については，今まで報告がなく，最近になって筆者らが世界で初めて報告した[12]．

## 感冒薬に関連して発症した Stevens-Johnson 症候群と HLA

　以前，われわれは，重篤な眼合併症を伴う SJS の発症には，HLA-A*02:06 が強く関連することを報告した[13,14]．また，一方，重篤な眼合併症を伴う SJS 患者の約 8 割が，感冒薬により発症していることも報告してきた[5]．そこで，重篤な眼合併症を伴う SJS のうち，感冒薬により発症した患者に絞って，HLA 解析を行ったところ，HLA-A*02:06 と HLA-B*44:03 に強い関連を認めることが明らかとなった[12]．京都府立医科大学附属病院眼科に通院する，感冒薬に関連して発症した SJS 患者（以下，感冒薬 SJS）131 人ならびに健常コントロール 419 人を対象に HLA 解析を行ったところ，感冒薬 SJS 発症と HLA-A*02:06 の間に大変強い関連を認めた（$p=2.8\times10^{-16}$，オッズ比 5.7）[12]．また，京都府立医科大学サンプルでの解析にて，$p<0.05$ の関連を認めた HLA-A 型四つ（A*02:06, A*03:01, A*11:01, A*24:02），HLA-B 型七つ（B*13:01, B*15:01, B*44:02, B*44:03, B*46:01, B*52:01, B*54:01），HLA-C 型三つ（C*03:04, C*05:01, C*12:02）について，国立医薬品食品衛生研究所（国立衛研）が全国をカバーする重篤副作用症例集積ネットワークを通じて収集した感冒薬 SJS のうち，急性期に重篤な眼合併症（角結膜上皮びらん・偽膜形成）を認めた患者 20 人と健常コントロール 220 人

表1 感冒薬関連SJSとHLA型の関連

| | HLA genotype | 保持者頻度（%） | | p | オッズ比（95% CI） |
|---|---|---|---|---|---|
| a. 重篤な眼合併症を伴う感冒薬関連SJSと健常コントロールとの比較 | | 重篤な眼合併症を伴う感冒薬関連SJS | 健常コントロール | | |
| | A*02:06 | 71/151 (47.0%) | 87/639 (13.6%) | 2.72E-20 | 5.63 (3.81-8.33) |
| | B*44:03 | 39/151 (25.8%) | 95/639 (14.9%) | 0.00125 | 1.99 (1.30-3.05) |
| b. 重篤な眼合併症を伴う感冒薬関連SJSと重篤な眼合併症を伴わない感冒薬関連SJSとの比較 | | 重篤な眼合併症を伴う感冒薬関連SJS | 重篤な眼合併症を伴わない感冒薬関連SJS | | |
| | A*02:06 | 71/151 (47%) | 2/16 (12.5%) | 0.00812 | 6.21 (1.36-28.28) |
| | B*44:03 | 39/151 (25.8%) | 0/16 (0%) | 0.02023 | 11.59* (0.68-197.7) |
| c. 感冒薬以外の薬剤による重篤な眼合併症を伴うSJSと健常コントロールとの比較 | | 感冒薬以外の薬剤による重篤な眼合併症を伴うSJS | 健常コントロール | | |
| | A*02:06 | 7/52 (13.5%) | 87/639 (13.6%) | 0.975 | |
| | B*44:03 | 6/52 (11.5%) | 95/639 (14.9%) | 0.514 | |

\* Woolf's correction, $P$: P-values obtained by $\chi^2$-tests, CI: confidence interval.
(Ueta M, et al: Association between prostaglandin E receptor 3 polymorphisms and Stevens-Johnson syndrome identified by means of a genome-wide association study. J Allergy Clin Immunol 2010; 126: 1218-1225.)

を対象に解析した．その結果，HLA-A*02:06とHLA-B*44:03に有意な関連を認めた[12]．京都府立医科大学と国立衛研の症例をあわせた重篤な眼合併症を伴うSJS患者151人，コントロール639人の結果では，HLA-A*02:06の$p$値は$2.7\times10^{-20}$，オッズ比は5.6で，HLA-B*44:03の$p$値は0.001，オッズ比は2.0であった（表1）[12]．大変興味深いことに，重篤な眼合併症を伴う感冒薬SJSと有意に相関を示すHLA-A*02:06とHLA-B*44:03は，重篤な眼合併症を伴うが感冒薬以外で発症しているSJSや，重篤な眼合併症を伴わない感冒薬SJSとは関連しなかった（表1）[12]．このことは，同じように重篤な眼合併症を伴っていても感冒薬SJSと，その他の薬剤で発症したSJSでは，遺伝子素因が異なること，また，同じように感冒薬で発症しても，重篤な眼合併症を伴う感冒薬SJSと重篤な眼合併症を伴わない感冒薬SJSとでは，遺伝子素因が異なることを示している[12]．

原因薬剤により，その遺伝子素因が異なること（カルマバゼピン：HLA-B*15:02・HLA-A*31:01，アロプリノール：HLA-B*58:01，感冒薬〈重篤な眼合併症あり〉：HLA-A*02:06・HLA-B*44:03），ま

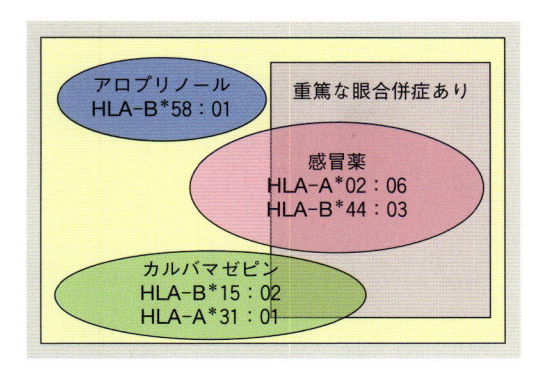

**図2 Stevens-Johnson症候群（SJS）/中毒性表皮壊死症（TEN）**
いろいろな病態・疾患の集まりである．

た，重篤な眼合併症を伴う・伴わないで，遺伝子素因が異なることは，それぞれの病態が異なっている可能性を示しており，SJS/TENがいろいろな病態・疾患の集まりであることを示唆している（図2）[2]．

また，重篤な眼合併症を伴う感冒薬SJSについて，日本人では，HLA-A*02:06が大変強い相関を示すが，このHLA-A*02:06は，欧米人や中国人では大変頻度が少ない．一方，HLA-B*44:03は，日本人だけではなく，欧米人や中国人にもある一定の頻度で存在する．また，1982年に眼科医Mondinoらが[15]，1986年と1987年に皮膚科医Roujeauらが[16,17]，SJS/TENとの関連を報告した血清型HLA-B12（HLA-Bw44）は，遺伝子型のHLA-B*44:03とHLA-B*44:02に相当することがわかっている．HLA-B*44:03については，感冒薬SJSの共通のHLAマーカーになる可能性があり，国際共同研究による解析を進める必要がある．

## 重篤な眼合併症を伴うStevens-Johnson症候群と遺伝子多型

われわれは，HLAに加えて，重篤な眼合併症を伴うSJS発症と関連する遺伝子多型についても解析している．重篤な眼合併症を伴うSJS患者では，薬剤投与の前にウイルス感染症やマイコプラズマ感染症を思わせる感冒様症状を呈することが多く，また，急性期のみならず慢性期にもMRSA，MRSE[*1]を高率に保菌し，眼表面炎症と感染症を生じやすい[2,3]．筆者らは，重篤な眼合併症を伴うSJS発症の素因として自然免疫応答異常が関与している可能性を考え，遺伝子発現解析ならびに遺伝子多型解析を行った．末梢血単球を用いた遺伝子発現解析では，細菌の菌体成分LPS（lipopolysaccharide；リポ多糖）に対するIL-4Rの遺伝子発現が患者とコントロールで異なることを見いだした[18]．また，自然免疫関連遺伝子やIL-4Rにかか

[*1] MRSA：methicillin-resistant *Staphylococcus aureus*（メチシリン耐性黄色ブドウ球菌）
MRSE：methicillin-resistant *Staphylococcus epidermidis*（メチシリン耐性表皮ブドウ球菌）

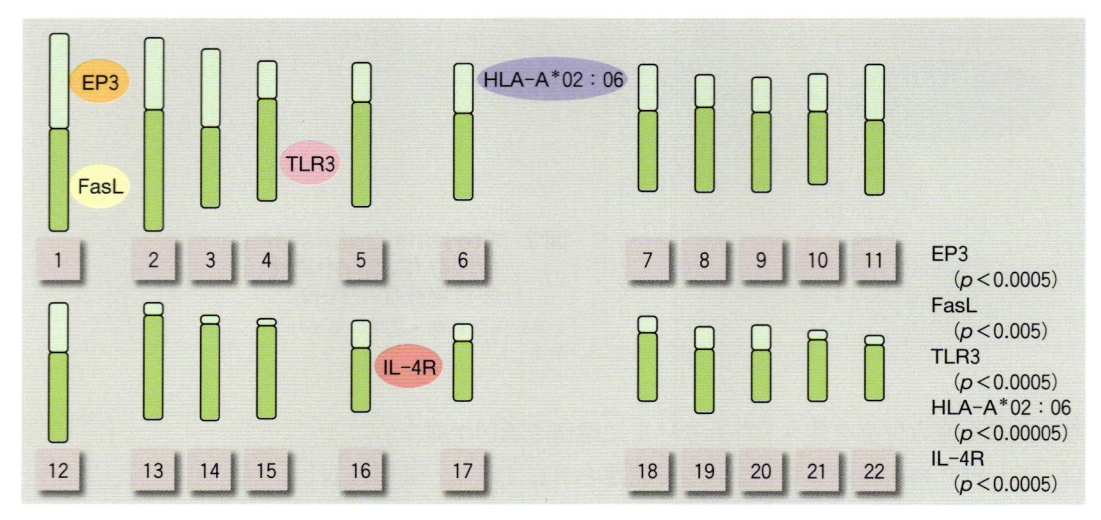

図3 重篤な眼合併症を伴うSJSと有意に関連のある遺伝子多型

わりの深い遺伝子に着目して遺伝子多型解析を行ったところ，TLR3[19]，IL-4R[20]，FasL[21]の遺伝子多型と関連することが明らかとなった（図3）．TLR3は，病原体認識機構であるToll-like receptorファミリーに属し，ウイルス由来二本鎖RNAを認識する受容体である．また，FasLは急性期の患者血清中で上昇することが報告されている[22]．IL-4R Gln551Arg（rs.1801275）については，喘息などのアレルギー疾患では，Arg551が健常人と比較して有意に増加するのに対して，重篤な眼合併症を伴うSJSでは対照的にGln551が健常人と比較して有意に増加していた[20]．さらに，全ゲノム関連解析による遺伝子多型解析では，$PGE_2$（prostaglandin $E_2$）の受容体の一つであるEP3と関連していることが明らかとなった（図3）[15]．また，筆者らは重篤な眼合併症を伴うSJS患者の眼表面組織では，このEP3蛋白の発現が著明に減少していることも発見した（図4）[23]．感冒薬に含まれるアセトアミノフェンやNSAIDsが，EP3のリガンドである$PGE_2$の産生を抑制することも，重篤な眼合併症を伴うSJS発症に大きく関与している可能性が示唆される[5]．

　一般に，微生物感染が生じても，発症の素因がない人では正常の自然免疫応答が生じ，薬剤服用後に解熱・消炎が促進され，感冒は治癒する．しかし，発症素因がある人に，何らかの微生物感染が生じると異常な自然免疫応答が生じ，そのうえに，薬剤服用が加わって，異常な免疫応答がさらに助長され，SJSを発症するのではないかとわれわれは考えている（図5）[2,3]．

2. 上皮混濁各論　51

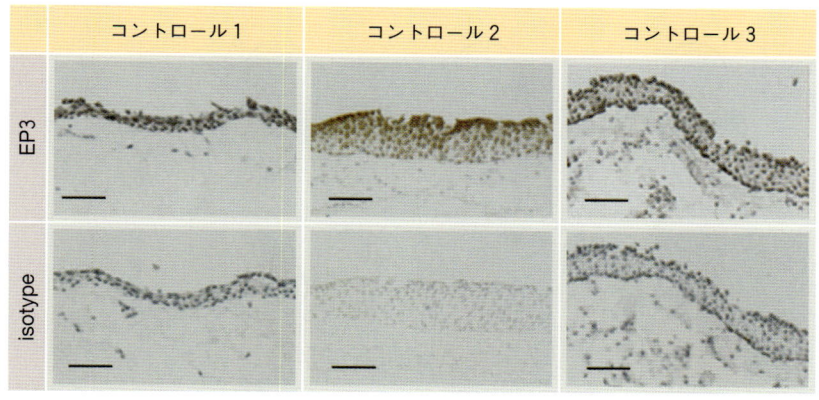

a. 結膜弛緩症患者の結膜組織

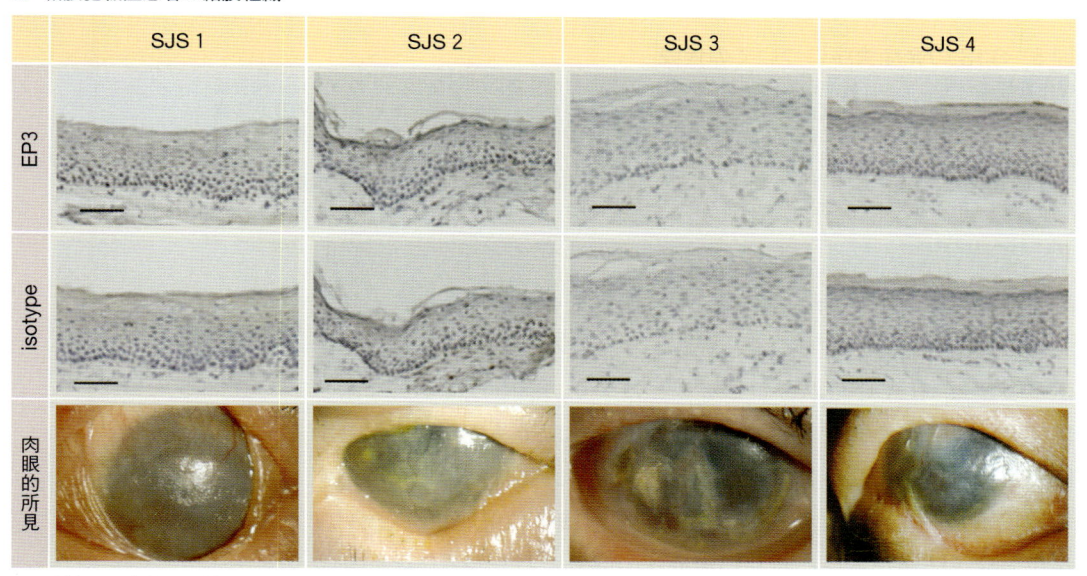

b. 重篤な眼合併症を伴う SJS 患者の眼表面組織

**図4　眼表面組織における EP3 の発現**（バーは 100 μm）
ほぼ健常な結膜である結膜弛緩症の結膜組織では，免疫染色において結膜上皮細胞に EP3 がしっかり染色されるが（a），重篤な眼合併症を伴う SJS 患者の眼表面組織では，EP3 蛋白の発現が著明に減少している（b）．
(Ueta M, et al：Prostaglandin E receptor subtype EP3 expression in human conjunctival epithelium and its changes in various ocular surface disorders. PLoS One 2011；6：e25209.)

## まとめ

　重篤な眼合併症を伴う SJS 発症に HLA をはじめとした遺伝子素因が関与することは明らかであり，原因薬を感冒薬に絞ることでさらに強い関連を示すことも明らかとなってきている．また，疾患発症に関連する遺伝子多型も複数見つかっており，さらにその組み合わせにより，発症しやすさもさらに上昇することも明らかとなってきている．たとえば，TLR3 rs.3775296T/T と HLA-A*02：06 の両方

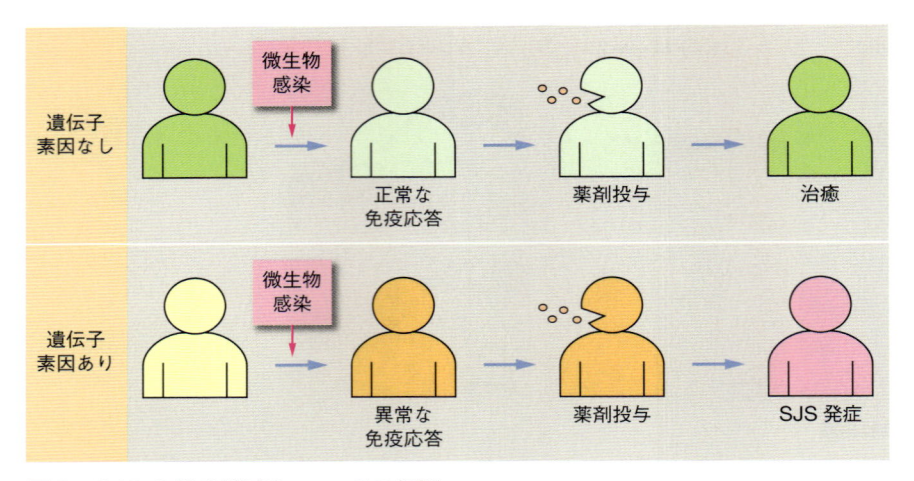

**図5 SJSの発症機序についての仮説**
微生物感染が生じても，発症の素因がない人は，正常の自然免疫応答が生じ，そのうえに，感冒薬が加わって，解熱・消炎が促進され，感冒は治癒する．しかし，発症素因がある人に，何らかの微生物感染が生じると，異常な自然免疫応答が生じて，そのうえに，感冒薬が加わって，異常な免疫応答がさらに助長され，SJSを発症する．
（上田真由美ら：重篤な眼合併症を伴うStevens-Johnson症候群ならびに中毒性表皮壊死症．臨床眼科 2013〈増刊号〉；67：132.）

をもつ人は，オッズ比が47.8になり，両方をもっていない人と比較して，263倍発症しやすいこともわかっている[24]．将来，複数の遺伝子多型とHLAを組み合わせることにより，前もって重篤な眼合併症を伴うSJSを発症しやすい体質を予測し，予防ならびに早期診断ができるようになる日が来るかもしれない．また，発症に関連する遺伝子を明らかにすることにより，発症機序の解明につながり，疾患発症予防法ならびに新しい治療法の開発につながることが期待される．

（上田真由美）

# 眼類天疱瘡

　眼類天疱瘡は良性瘢痕性類天疱瘡ともいわれ，慢性炎症性の水疱形成疾患群であり，眼表面粘膜と口腔粘膜に病変がでることが多いのが特徴である．良性というのは名ばかりで，進行すると視力を脅かすこととなる．さらに全身症状（鼻腔，皮膚，生殖器）を伴うことがあるので，皮膚科，歯科口腔外科，内科，耳鼻咽喉科などと連携をとりながら治療していく必要がある．また，眼類天疱瘡の初期病変は，慢性結膜炎と診断されて見過ごされてしまうことも多いので注意が必要である．

## 疾患概念

　血液中に粘膜上皮基底膜部に対する自己抗体（抗表皮基底膜部抗体）ができ，その自己抗体が粘膜上皮基底膜にある自己抗原（BP180，ラミニン-332，インテグリン $\beta4$ など）に結合して，表皮と真皮の接着を脆弱化し瘢痕を形成する．これらの自己抗体の成因はいまだ明らかになっていない．類天疱瘡は60〜90歳代の高齢者に好発するが，性差はない．最近のわが国の高齢化により，さらに多くの潜在患者がいると考えられている．

　類天疱瘡患者の初診時臨床所見では，Schirmer試験値低下（50％），点状表層角膜症（33％），角膜新生血管（16％），遷延性角膜上皮欠損（10％）を認めたという報告がある．

　急性期，活動期にはカタル性結膜炎（図1）が生じる．進行所見として結膜下瘢痕による結膜囊短縮（図2）に始まり，しだいに瞼球癒着，角膜上皮欠損，角膜新生血管侵入を起こすようになる．下方結膜囊の深度は10 mm以上が正常であり，深度の測定もその診断に役立つ（図3）[1]．進行した重症例では角膜上皮，結膜上皮の幹細胞疲弊症を発症し，角膜，結膜ともに高度に障害される．重症例においては高度に視力障害を起こし，患者のQOLを大きく損なう（図4）．

## 鑑別診断

　確定診断としては，生検した組織を用い，蛍光抗体直接法で病気

文献は p.290 参照.

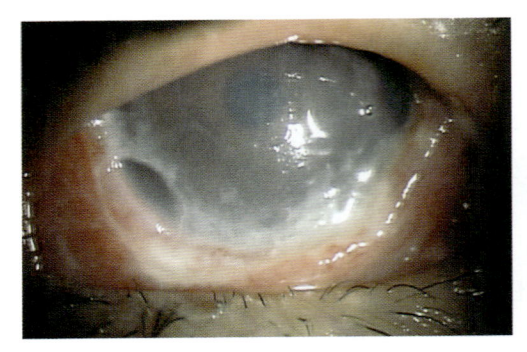

**図1 類天疱瘡の急性期，活動期の眼表面**
カタル性結膜炎を呈する．

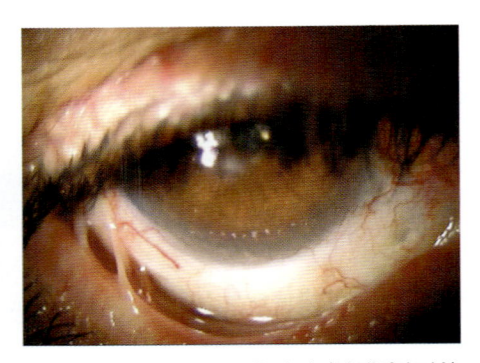

**図2 眼類天疱瘡の初期病変（結膜嚢短縮）**
上方視させると，下方結膜のヒダ状病変が明らかとなる．

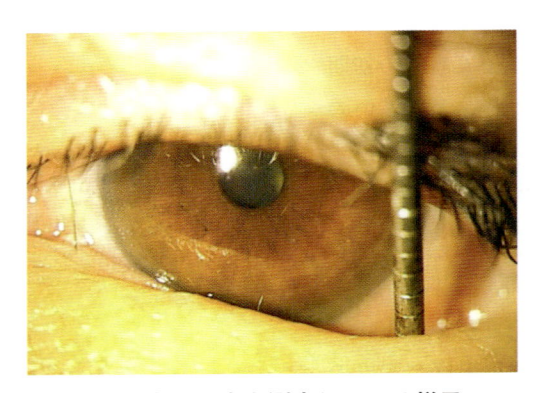

**図3 結膜嚢の深度を測定している様子**

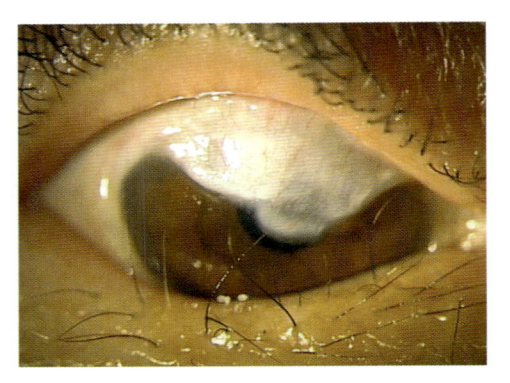

**図4 上方の瞼球癒着**
眼球運動が制限され，高度な視力障害を伴っている．

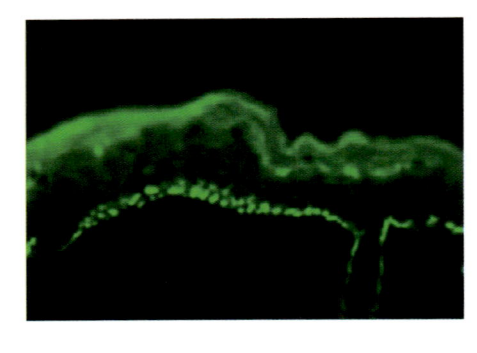

**図5 類天疱瘡における生検皮膚の抗表皮基底膜部抗体陽性所見**
基底膜に沿って直線上に抗表皮基底膜部抗体陽性所見を認める．

の粘膜上皮基底膜部に抗体（IgG）の沈着を証明する（**図5**），あるいはより簡便なELISAキットにより，BP180リコンビナント蛋白などへの反応性を検出する．しかし，眼科でこれらの検査をすることは少なく，皮膚科に依頼し確定診断することが多い．発症頻度は1/8,000〜46,000（眼科来院数が分母）という報告があるが，地域性，人種による違いの報告はない．

　鑑別疾患はそのStageにより異なるため，主な臨床Stage分類を

表1 眼類天疱瘡の主なStage分類

| Foster分類 | | Mondino and Brown分類（下部の結膜嚢短縮率として） | | Reeves分類 結膜嚢短縮率として、6時方向角膜輪部から線維化までの距離（10mm以上が正常）をmm/10（%/100%）で表す | |
|---|---|---|---|---|---|
| I | 結膜下瘢痕，線維化 | I | 0〜25% | a | <25% |
| II | 結膜嚢の短縮 | II | 25〜50% | b | 25〜50% |
| III | 瞼球癒着 | III | 50〜75% | c | 50〜75% |
| IV | 皮膚結膜癒着 | IV | 75〜100% | d | >75% |

表1に示す[2-4]．眼科的には臨床所見から鑑別することが多いが，緩徐な進行をとることが多く，その初期には慢性結膜炎として治療されていることがある．前記のように，眼類天疱瘡の初期病変である結膜嚢短縮の存在を見逃さないようにすることが重要である（図2）．

眼類天疱瘡が，重症瘢痕性角結膜症を呈するまで進行した場合，化学外傷後，熱傷後，Stevens-Johnson症候群，といったほかの原因で角膜上皮幹細胞疲弊を起こした疾患が鑑別診断となる．それらとの鑑別は，発症についてのエピソードからほとんどが判断できる．薬剤毒性による偽類天疱瘡は，β遮断薬など緑内障治療薬での報告があるため，点眼歴の聴取も重要である．

**天疱瘡**：40〜50歳代に好発し，眼には偽膜性結膜炎を呈する．初発症状として口腔粘膜症状は頻度が高く，重症例では摂食不良となる．口唇，咽頭，喉頭，食道，眼瞼結膜，腟などの重層扁平上皮も侵され，ニコルスキー（Nikolsky）現象（一見，正常な部位に圧力をかけると表皮が剝離し，びらんを呈する）陽性である．類天疱瘡ではニコルスキー現象陰性となるため鑑別できる．

## 治療方法

眼科所見のみの場合，局所点眼が中心となるが，それで急性期，活動期の炎症のコントロールができない場合，全身療法（内服，点滴療法）を行う．速やかに消炎させることが重要であり，局所的点眼治療としてはステロイド（ベタメタゾン）点眼，免疫抑制薬（FK506，シクロスポリン）点眼，二次感染予防の抗菌薬点眼，ドライアイ点眼（ヒアルロン酸ナトリウム，ジクアホソルナトリウム，レバミピド）を組み合わせて行う．

急性期，活動期の場合，副腎皮質ステロイド内服が治療の中心に

**表 2　眼類天疱瘡に用いられる主な内服治療薬**

| 薬品名 | 投与量 | 主な副作用 |
|---|---|---|
| ミコフェノール酸モフェチル（セルセプト®） | 1g×2/day | 骨髄抑制 |
| メトトレキサート（リウマトレックス®；MTX） | 10〜15mg/week | 骨髄抑制，肝機能障害，感染症 |
| アザチオプリン（イムラン®；AZP） | 2mg/kg/day | 骨髄抑制，肝機能障害 |
| ジアフェニルスルホン（レクチゾール®） | 1mg/kg/day | 溶血性貧血，肝機能障害 |
| シクロホスファミド（エンドキサン®；CPA） | 1〜2mg/kg/day | 骨髄抑制，感染症，出血傾向 |
| タクロリムス（プログラフ®；FK506） | 0.03〜0.05mg/kg/day | 骨髄抑制，感染症，出血傾向 |

なる．限局性および軽症例では，レクチゾール®（diaminodiphenyl-sulfone；DDS）内服のみでコントロール可能なこともある．テトラサイクリン（あるいはミノサイクリン）とニコチン酸アミドの併用内服療法の有効性が明らかになり，その副作用の低さから第一選択薬となりつつある．それで1〜2週間経過を観察し効果が不十分な場合は，ステロイド内服（20〜30mg/日）を併用する．

治療抵抗性の場合は，アザチオプリン，シクロホスファミドといった免疫抑制薬内服併用（**表2**），ステロイドパルス療法，血漿交換療法併用を行う．免疫抑制薬は，重篤な副作用の発現に厳重な注意を要する[5]．最近では，ガンマグロブリン大量静注投与，B細胞に対する抗体療法（リツキシマブ）の有効性が各国で検討されている．

瞼球癒着，角膜上皮幹細胞疲弊症を合併した場合には，外科的治療の対象となる．術式としては，瘢痕切除，羊膜移植による結膜囊再建，他家ドナー角膜を用いた角膜上皮幹細胞移植（角膜輪部移植，または培養角膜上皮移植）を組み合わせた方法となる．手術によって炎症が増悪，遷延化し，瘢痕形成がひどくなることもあるので手術は慎重に行うべきであり，できるかぎり消炎を図った状態で施行することが望ましい．

（川北哲也）

# トラコーマ

## 原因菌

　トラコーマ（trachoma）は，偏性細胞寄生性小桿菌である *Chlamydia trachomatis*（クラミジア　トラコマティス）による濾胞性結膜炎（follicular conjunctivitis）である．*Chlamydia trachomatis* による眼感染症は，トラコーマと封入体結膜炎（inclusion conjunctivitis）があり，封入体結膜炎が性感染症であるのに対して，トラコーマは不衛生環境下で，主にハエを媒介動物として眼から眼に伝播する疾患である．

　*Chlamydia trachomatis* は，1907 年に Halberstaedter と Prowazek によってオランウータンの結膜上皮細胞の細胞質中の封入体として発見された（光学顕微鏡）．さらに，1957 年以降鶏卵での培養が可能となり[1]，トラコーマと封入体結膜炎の病原体が同一であると判明している．*Chlamydia trachomatis* は抗原性によってA〜L3 の 15 血清型に分けられ，トラコーマはA〜Cが，封入体結膜炎はD〜Kが原因菌であるとされている．*Chlamydia trachomatis* は結膜上皮細胞内でのみ増殖するが，感染能を有する基本小体（elementary body；EB）が宿主細胞に吸着，侵入し，封入体内で増殖能を有する網様体（reticulate body；RB）に変化して分裂増殖した後，再び基本小体に戻るという特異なライフサイクルを有している．

文献は p.290 参照．

## 病期分類

　MacCallen の分類がある（表1)[2]．

## 主な合併症

　① 睫毛乱生および眼瞼内反，② 瞼球癒着，瞼裂縮小（図1），眼球乾燥，③ トラコーマ性角膜パンヌス，角膜混濁（図2, 3），④ 鼻涙管狭窄症などが挙げられる．

表1 トラコーマの病期分類（MacCallenの分類）

| | |
|---|---|
| I期 | 感染後5～12日の潜伏期をおいて急性に発症する．粘液膿性の眼脂とともに，球結膜充血，瞼結膜に軽度の乳頭増殖と未熟な濾胞が形成される．耳前リンパ節の腫脹と圧痛，眼瞼腫脹がみられる． |
| IIa期 | 上眼瞼結膜に大きな濾胞が形成され，上方輪部に細胞浸潤と角膜浅層に血管侵入（pannus；パンヌス）がみられる． |
| IIb期 | IIa期に細菌感染が合併すると結膜が肥厚し，濾胞は不鮮明になる． |
| III期 | 瘢痕形成が始まり，濾胞の間に白線状の瘢痕が出現する．パンヌスが著明になり，輪部の濾胞が吸収されたあとに丸い陥凹を残す（Herbert's pits）． |
| IV期 | 瘢痕期． |

（MacCallan AF：The epidemiology of trachoma. Br J Ophthalmol 1931；15：369-411.）

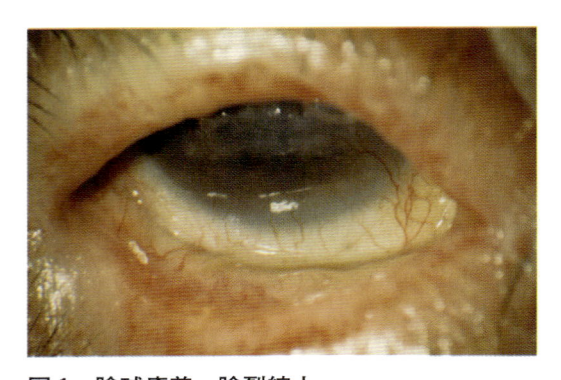

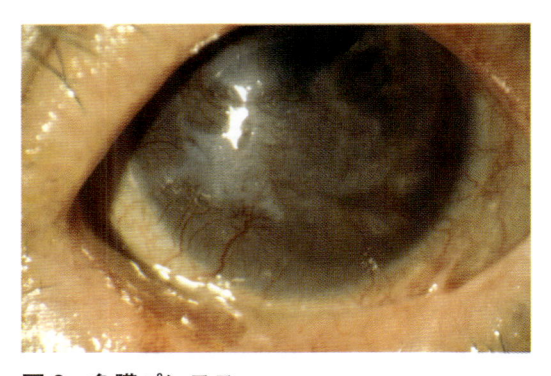

図1 瞼球癒着，瞼裂縮小
瞼球癒着による円蓋部結膜の短縮がみられ，瘢痕形成によって瞼裂は縮小している．

図2 角膜パンヌス
角膜中央部まで伸びる角膜血管新生とトラコーマ性角膜パンヌスとがみられる．角膜血管新生を生じている部分には，角膜実質混濁がみられる．下眼瞼結膜に強い瘢痕形成がみられる．

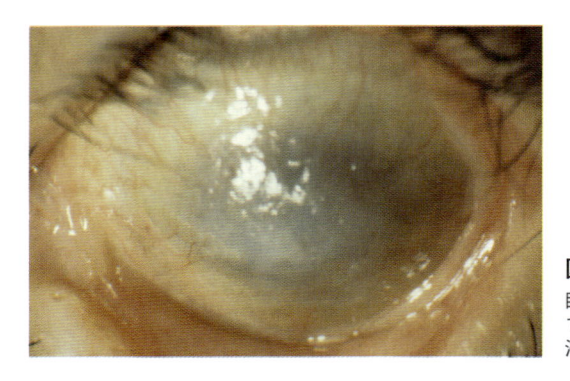

図3 角膜パンヌス，角膜混濁
眼球乾燥を伴う症例であり，角膜全域で結膜侵入がみられ，角膜が高度に混濁している．

## 感染の契機と経過

　トラコーマは主に小児に発症するが，生後6か月以内に感染を受けていることが多いとされている．トラコーマは自然治癒傾向が強

く，初期のトラコーマは3～6か月の経過で自然治癒するが，その後の再感染による急性増悪・寛解の繰り返しによって，結膜組織の強い瘢痕化が起こるとともに，角膜パンヌスや角膜混濁によって高度の視力障害をきたす．現在のトラコーマの初感染は，衛生環境に問題のあるアフリカ，アジア，中近東地域などの一部の地域に限られ，わが国においては瘢痕期の高齢者がわずかにみられるのみである．

## 治療

初期であればマクロライド系，テトラサイクリン系あるいはフルオロキノロン系抗菌薬の局所あるいは全身投与を行う．視力障害の原因になる角膜パンヌスや角膜混濁の治療には角膜移植などが考慮されるが，睫毛乱生，眼瞼内反，眼球乾燥などの合併症に対する総合的な治療が必要である．すべての治療が奏効することはまれで，視力予後は不良である．

---

**カコモン読解** 第19回 一般問題33

角膜輪部の palisades of Vogt が減少するのはどれか．
a 円錐角膜　　b 春季カタル　　c トラコーマ　　d 帯状角膜変性
e 糖尿病角膜上皮症

**解説**　palisades of Vogt（POV）は，健常輪部上皮における放射状のヒダ構造をいう．輪部全周に存在するが，下方に著明なことが多い．POVの減少あるいは消失は，角結膜上皮が広範囲に障害され，輪部のstem cell（幹細胞）障害が強いことを示唆する所見で，瘢痕性角結膜疾患でみられる．瘢痕性角結膜疾患を代表する疾患としては，トラコーマ，Stevens-Johnson症候群，化学腐食（触）などが挙げられる．

**模範解答**　c

（稲田紀子）

# conjunctival and corneal intraepithelial neoplasia（CIN）

## CINとは？

　角結膜に生じる上皮性の腫瘍は，基底膜が保たれた conjunctival and corneal intraepithelial neoplasia（CIN）と，基底膜を越えて腫瘍が増大した扁平上皮癌（invasive squamous cell carcinoma；SCC）に分類され，CIN はさらに扁平上皮の異常増殖が上皮層内の一部分にみられる mild CIN（dysplasia）と，上皮全層に及ぶ severe CIN（carcinoma in situ）に分けられる[1]．いずれも眼裂部，特に角膜輪部に好発し，隣接する角膜表面や球結膜に水平方向に進展する．さらに進行すると眼瞼結膜や皮膚に拡大・浸潤し，涙嚢や瞼板，強膜にも浸潤する．結膜円蓋部や眼瞼結膜から発生することもあり，瞼裂部に発生する場合と比べて発見が遅れやすい．60歳以上の高齢者に多いが，まれに若年者にも発生する．

　発生要因としては，ヒトパピローマウイルス（human papillomavirus；HPV）16型と18型の関与が指摘されている．また，男性，加齢，紫外線曝露，炎症，喫煙もリスクファクターである．

文献は p.290 参照．

## 診断[*1]

　充血，異物感を主訴とすることが多く，病変が瞳孔領に及ぶと角膜不正乱視をきたし視力低下を生じる．これらの訴えで医療機関を受診するが，長期にわたって慢性結膜炎と診断されているものも多い．角膜上への結膜侵入をきたすため，原因不明の輪部疲弊症あるいは翼状片と診断されることもある．

　CIN の多くは無茎であり，やや不透明，平坦な隆起性病変として観察される（図1）．SCC はカリフラワー状の乳頭腫様病変，あるいは表面凹凸の白色隆起性病変を呈することが多く，表面に角化亢進のため white plaque の沈着（leukoplakia）を伴うことがある．実際には，severe CIN と SCC を眼所見から鑑別することは困難であり，腫瘍切除後の病理組織検査で診断を確定する．

　白色隆起性病変や乳頭腫様病変は腫瘍であることが比較的わかり

[*1] 診断のポイント
1. 主訴は充血，異物感，視力低下が多い．
2. 角膜輪部に好発．
3. 健常部と病変（異常上皮）を見分けるには，フルオレセイン染色が有用．
4. 角膜上の平坦な病変を見いだすには，scleral scattering が有用．
5. 打ち上げ花火状の血管や，腫瘍に流入する不規則な栄養血管を確認．

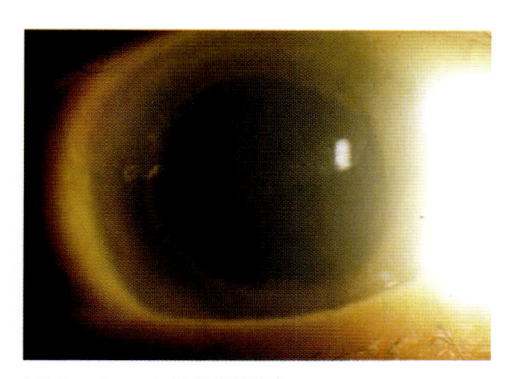

**図 1　CIN の前眼部写真**（scleral scattering）
74 歳，女性．左眼視力低下を自覚し受診．角膜上皮下に淡い混濁を伴った異常上皮を認めた．角膜表層切除術を施行し，病理組織診断で CIN と診断された．
（写真提供：JCHO 神戸中央病院　細谷比左志先生．）

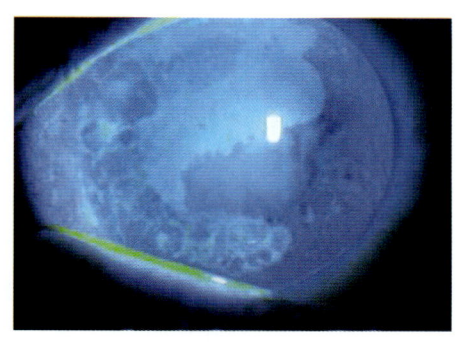

**図 2　図 1 の前眼部フルオレセイン染色写真**
5 時から 2 時の角膜輪部から広がるフルオレセイン染色性の異なる異常上皮を認める．palisades of Vogt（POV）は明瞭でない．
（写真提供：JCHO 神戸中央病院　細谷比左志先生．）

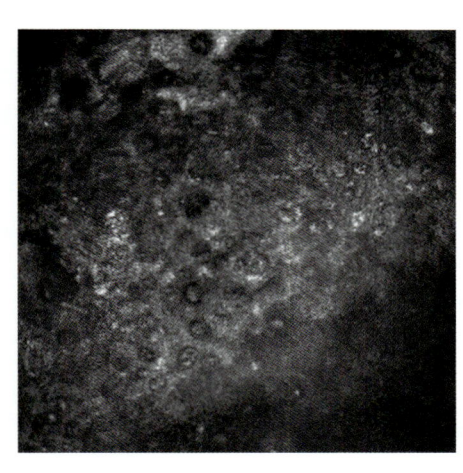

**図 3　図 1 の再発時の生体共焦点顕微鏡写真**
（Heidelberg Retina Tomograph II-Rostock Cornea Module）
輝度の高い異型上皮細胞が観察される．核の大小不同が目立つ．

やすいが，平坦あるいは小さな病変はスリット光で観察しただけではわかりにくく，見落としやすい．しかし，フルオレセイン染色を行うと異常上皮が透過性亢進を示すため，病変と健常部の境界が明瞭となる（**図 2**）．隆起性病変で腫瘍範囲が明確と思われる症例でも，フルオレセイン染色により周囲の平坦な部の腫瘍に気づくことがある．フルオレセイン染色を用いて腫瘍の辺縁を全周性にしっかり把握することが，他疾患との鑑別に有用であり，その後の術式決定にも重要である．

　角膜上の平坦な病変を見いだすには，scleral scattering も有用な手技である[2]．病変は健常部に比べてやや不透明であり，scleral scattering によりその範囲が明瞭となる．また病変部を詳細に観察すると，打ち上げ花火状といわれる特徴的な血管や，腫瘍に流入する不規則な栄養血管を確認できることがある．

生体共焦点顕微鏡*2 は，細隙灯顕微鏡では把握できない細胞レベルでの観察を非侵襲的に行うことができる．CIN では核の大小不同や癌真珠様所見が観察される（図 3）3)．厚みの薄い腫瘍はセンタリングをずらすことで断層像を観察することも可能であり，基底膜を越えての浸潤があるか否かを推察することもできる．確定診断は切除標本による病理診断を待たねばならないが，侵襲の少ない生体共焦点顕微鏡検査は CIN の補助診断として有用である．また，インプレッションサイトロジー*3 を補助診断として行うこともある．インプレッションサイトロジーでも核の大小不同を伴う異常上皮が観察できるが，最表層の細胞しか採取できない欠点がある．

## 病理組織所見（図 4, 5）

① 核・細胞質比の増大，② 核分裂像，③ 細胞の多形生，④ 基底細胞の極性喪失を観察する．基底膜が全範囲で保たれていれば CIN，基底膜を越えて浸潤していれば SCC と診断する．

## 治療

腫瘍が転移することはまれであり，生命予後は良好である．しかし 15〜52％ と再発率が高い4) ことと，腫瘍切除後に輪部疲弊あるいは瘢痕化をきたすことが治療上の問題となる．

手術は腫瘍の辺縁を確認し，安全域をとって残さずに全摘する．できれば術中に切除断端の迅速病理診断を行い，切除断端の腫瘍陰性を確認する．腫瘍は角膜あるいは強膜からスパーテルで容易に剝離できることが多く，ゴルフ刀による剝離は輪部など接着の強い部位でのみ用いる．術後の再発予防を目的として，術中に 0.04％ マイトマイシン C（MMC）塗布を併用する．具体的には，腫瘍切除部，特に輪部強膜上に MMC を浸したマイクロスポンジを 3〜5 分留置した後，スポンジを除去し 300 mL の生理食塩水で洗浄する．眼瞼に浸潤している場合は，可及的に切除したのちに切除部全体に 0.04％ MMC 塗布を行い，腫瘍部分と断端に冷凍凝固を併用する．腫瘍が小さい場合は単純切除のみを行うが，広範囲に切除する場合は再建術が必要である．眼瞼結膜あるいは球結膜の広い欠損には羊膜移植を併用する．腫瘍を角膜輪部の半周以上にわたって切除する場合には，上皮供給を目的として角膜上皮移植（角膜上皮形成術あるいは輪部移植）を行う．病変が輪部半周以下だが切除範囲が広い場合には，角膜上皮移植，自家結膜移植のいずれかを選択する．羊

*2 **生体共焦点顕微鏡**
代表的な機種に Heidelberg Retina Tomograph II-Rostock Cornea Module（HRT II-RCM）がある．角膜の全層や結膜を細胞レベルで非侵襲的に in vivo で観察することができる．

*3 **インプレッションサイトロジー**
細胞診の一種で，角結膜上皮の最表層の細胞を直接観察する方法である．セルロース混合エステルのフィルタやニトロセルロースのフィルタを用い，PAS（periodic acid-Schiff）染色や免疫染色を行う．

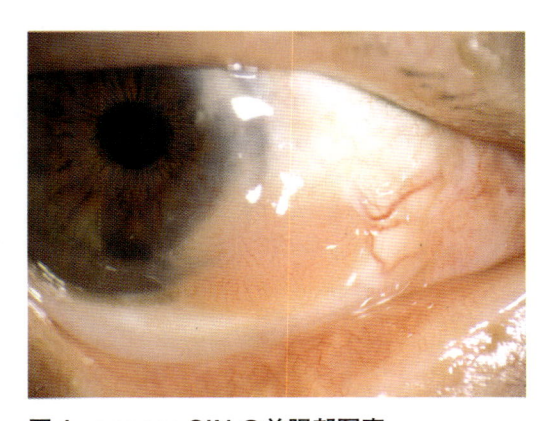

**図4　severe CIN の前眼部写真**
76歳，男性．腫瘍内の特徴的な血管と太い腫瘍流入血管に注目．腫瘍の一部が角膜上に進展し角膜混濁を生じている．

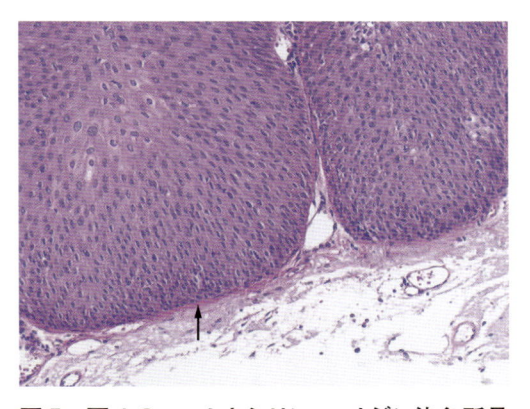

**図5　図4のヘマトキシリン-エオジン染色所見**
核・細胞質比の増大，核分裂像，細胞の多形性，基底細胞の極性喪失を認めるが基底膜は保たれており，severe CIN と診断された．矢印は基底膜．

膜や角膜上皮を用いた眼表面再建術を行えない施設では，手術が可能な施設に紹介することが望ましい．

　冷凍凝固，放射線治療のほか5-フルオロウラシル（5-FU），MMCなどの代謝拮抗薬の点眼も有効である[5,6]．腫瘍細胞が基底膜を越え，SCC の状態まで進行した場合の治療は完全切除が基本であるが，CIN の場合は初回より代謝拮抗薬点眼による治療を行うこともある[6]．これら代謝拮抗薬点眼の使用方法に確立されたプロトコールはない．筆者らは1％5-FU 点眼1日3回，1～2週間継続を1クールとし，間に2～4週間の点眼中止期間を置き，1～3クール施行する方法を基本としている．5-FU は健常上皮の増殖も抑制するため，突然の角膜上皮欠損を生じ，眼痛を訴えることがある．また5-FU が眼瞼皮膚に付着して，眼瞼炎を生じることがあるため，点眼液がまぶたについた場合には洗顔により洗い流すように伝える．一方，MMC 点眼は晩発性に強膜融解のリスクがあり，慎重に使用しなければならない．MMC による強膜融解は発症すると制御不可能であるが，5-FU による角膜上皮欠損は投与中止後に治癒するため，筆者らは使用する代謝拮抗薬として5-FU を選択している．

（細谷友雅）

# 3．沈着性実質混濁各論

# 顆粒状角膜ジストロフィ I 型・II 型

　角膜ジストロフィは，両眼性，非炎症性，進行性の角膜混濁を呈する遺伝性疾患と定義できる．病変が生じる部位によって，上皮・Bowman 膜ジストロフィ，実質ジストロフィ，Descemet 膜・内皮ジストロフィと分類されてきた．Munier ら[1]により，*TGFBI* 遺伝子に角膜ジストロフィにおける hot spot が存在することが報告され，遺伝子異常がさらに注目を集めることとなった．これらの遺伝学的な情報の更新を追加することにより，2008 年に角膜ジストロフィの IC3D 分類が発表され[2]，部位別の分類に加え臨床的遺伝学的情報量によって 1〜4 のカテゴリーが加えられた．顆粒状角膜ジストロフィは実質ジストロフィのうち，多くの遺伝子異常が報告されている *TGFBI* 遺伝子関連ジストロフィに分類されている（**表1**）．

文献は p.290 参照．

## 遺伝形式と症状

　顆粒状角膜ジストロフィ I 型は，以前は Groenouw I 型と定義されていたもので，5 番染色体長腕の 31 領域にコードされている *TGFBI* 遺伝子の点変異が原因とされており，R555W をはじめいくつかの遺伝子異常が報告[1,3,4]されている（**図1**）．遺伝形式は常染色体優性遺伝形式をとる．発症は幼少期とされているが，幼児にみられることもある．初期症状としては，羞明感がみられるが，混濁の進行とともに視力低下をきたす．再発性角膜上皮びらんがみられるのも特徴である．

　顆粒状角膜ジストロフィ II 型は，granular-lattice 角膜ジストロフィや Avellino 角膜ジストロフィと呼称されていたもので，このジストロフィも 5 番染色体長腕 31 領域にコードされる *TGFBI* 遺伝子の点変異が原因とされる．I 型と異なり，II 型では *TGFBI* 遺伝子の 124 番目のコドンがアルギニンからヒスチジンに変化した点変異のみ報告[1]されている（**図2**）．遺伝形式は常染色体優性遺伝である．発症は幼少期とされるが，病変は非常に小さく，両親が発症しているなどの情報がなければ，病変を検出するのはきわめて困難である．視力低下の自覚も壮年期になってからのことが多く，健康診断や白内

## 3. 沈着性実質混濁各論

**表1 The IC3D Classification**

| 疾患分類 | | | | カテゴリー |
|---|---|---|---|---|
| 上皮・上皮下ジストロフィ | 上皮基底膜ジストロフィ | | | C1 |
| | 再発性上皮びらんジストロフィ | | | C4 または C3 |
| | 上皮下ムチン性角膜ジストロフィ | | | C4 |
| | Meesman 角膜ジストロフィ | | | C1 |
| | Lisch 上皮性角膜ジストロフィ | | | C2 |
| | 膠様滴状角膜ジストロフィ | | | C1 |
| Bowman 膜ジストロフィ | Reis-Bücklers 角膜ジストロフィ（顆粒状角膜ジストロフィ III 型） | | | C1 |
| | Thiel-Behnke 角膜ジストロフィ | | | C1 または C2 |
| | Grayson-Wilbrandt 角膜ジストロフィ | | | C4 |
| 実質ジストロフィ | *TGFBI* 角膜ジストロフィ | 格子状角膜ジストロフィ | 格子状角膜ジストロフィ I 型 | C1 |
| | | | 格子状角膜ジストロフィ III, IIIA, I/IIIA, IV 型 | C1 |
| | | | ゲルゾリン型（格子状角膜ジストロフィ II 型） | C1 |
| | | 顆粒状ジストロフィ | 顆粒状角膜ジストロフィ I 型 | C1 |
| | | | 顆粒状角膜ジストロフィ II 型（granular-lattice） | C1 |
| | | | 顆粒状角膜ジストロフィ III 型（Reis-Bücklers） | C1 |
| | 斑状角膜ジストロフィ | | | C1 |
| | Schnyder 角膜ジストロフィ | | | C1 |
| | 先天性実質角膜ジストロフィ | | | C1 |
| | Fleck 角膜ジストロフィ | | | C1 |
| | posterior amorphous corneal dystrophy | | | C3 |
| | central cloudy dystrophy of François | | | C4 |
| | pre-Descemet corneal dystrophy | | | C4 |
| Descemet 膜・角膜内皮ジストロフィ | Fuchs 角膜内皮ジストロフィ | | | C1, C2, C3 |
| | 後部多形性角膜ジストロフィ | | | C1, C2 |
| | 先天性遺伝性角膜内皮ジストロフィ 1 | | | C2 |
| | 先天性遺伝性角膜内皮ジストロフィ 2 | | | C1 |
| | X 染色体角膜内皮ジストロフィ | | | C2 |

(Weiss J, et al：The IC3D classification of the corneal dystrophies. Cornea 2008；27〈Suppl 2〉：S1-83.)

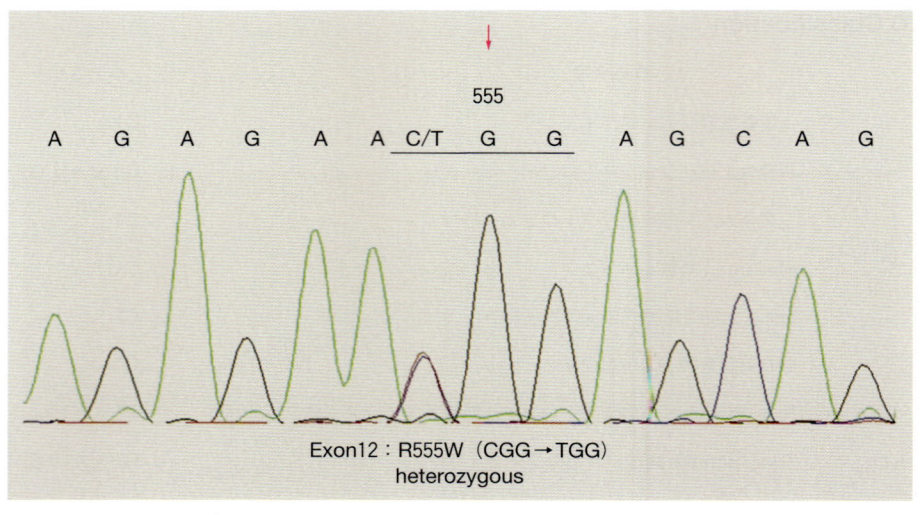

**図1　顆粒状角膜ジストロフィⅠ型の遺伝子シークエンス結果**
5番染色体長腕31領域の555番目のコドンがアルギニンからトリプトファンに変異している．ヘテロ接合体．

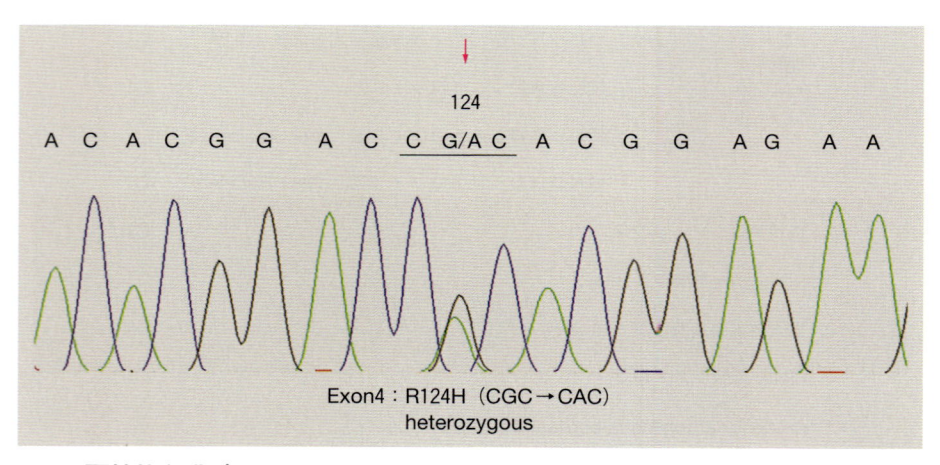

**図2　顆粒状角膜ジストロフィⅡ型のシークエンス結果**
5番染色体長腕31領域の124番目のコドンがアルギニンからヒスチジンに変異している．ヘテロ接合体．

障などの相談で眼科を受診した際に偶然発見されることも少なくないなど，Ⅰ型と比較して自覚症状に乏しいのも特徴である．

## 細隙灯顕微鏡所見

　顆粒状角膜ジストロフィⅠ型は，細隙灯顕微鏡では白色顆粒状病変が実質浅層から中層にかけて観察される．病変は小さく，比較的均一である（図3）．一方，顆粒状角膜ジストロフィⅡ型の細隙灯顕微鏡所見はバリエーションに富む．一般的には，円形や金平糖状の白色混濁が実質浅層に観察されるが，その大きさや形態はさまざま

3. 沈着性実質混濁各論　69

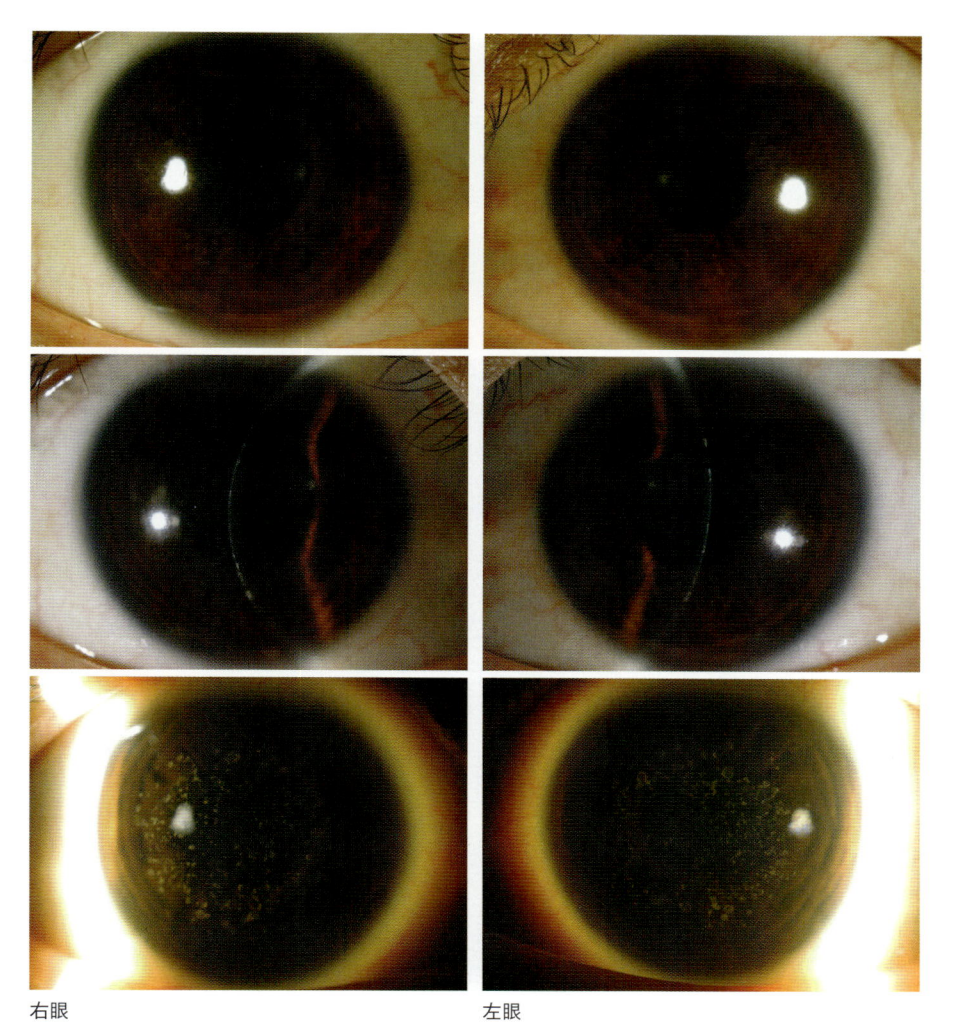

右眼　　　　　　　　　　　　　左眼

**図3　顆粒状角膜ジストロフィⅠ型の前眼部写真**
上段：diffuse光では，混濁は顕著ではない．
中段：スリット光で観察すると混濁が実質表層に多く存在することがわかる．
下段：反帰光で白色の小顆粒病変がよく観察できる．

である．また，角膜実質浅層から中層に白色線状混濁がみられる．この混濁は，円形混濁や金平糖状混濁よりは実質の深い層に存在する（**図4**）．

## 病理組織所見

　顆粒状角膜ジストロフィⅠ型では，角膜実質浅層から中層にかけて，ヒアリン様物質とリン脂質を認める．顆粒状角膜ジストロフィⅡ型では，ヒアリン様物質とアミロイド様物質の沈着が実質浅層から中層にかけて観察される（**図5**）．電子顕微鏡を用いた観察では，

右眼　　　　　　　　　　　　　　　左眼

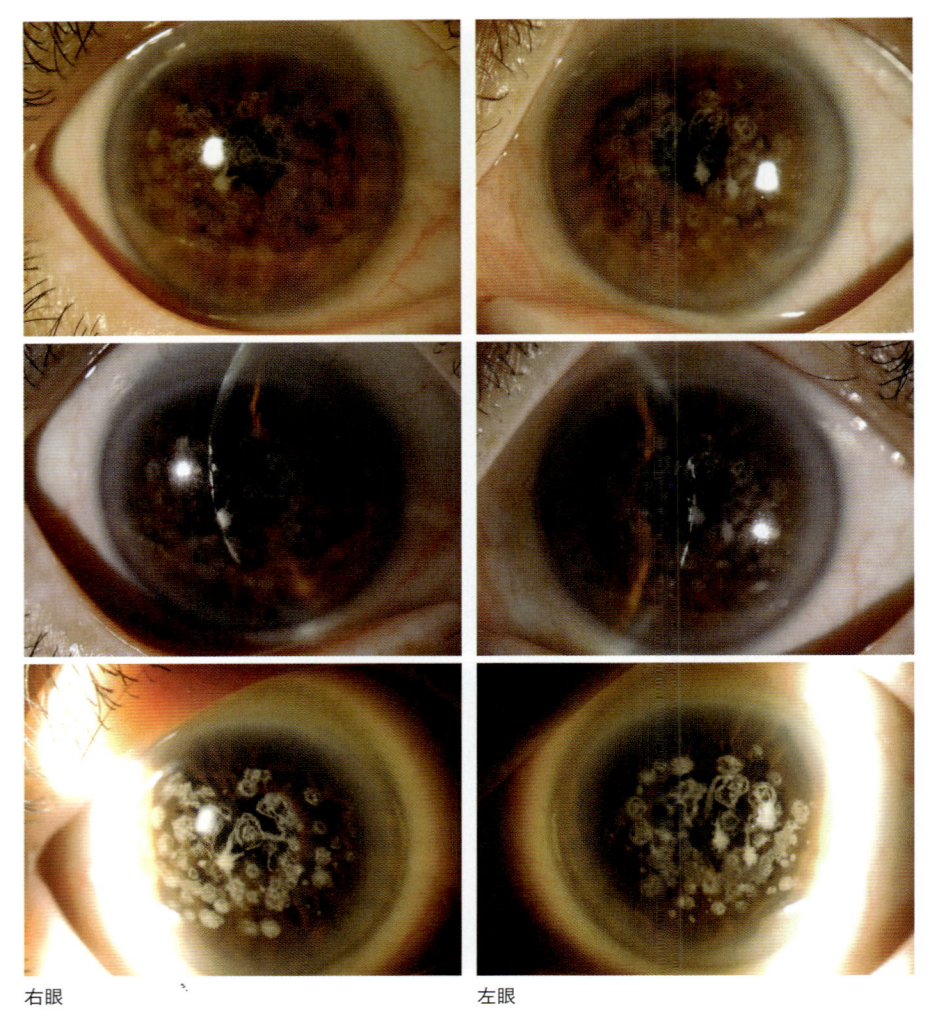

**図4　顆粒状角膜ジストロフィⅡ型の前眼部写真**
上段：diffuse光でも金平糖状の病変や線状混濁が観察できる．
中段：スリット光で観察すると，混濁が実質浅層だけでなく中層にまで及んでいることがわかる．
下段：反帰光で白色病変がよく描出されている．

Reis-Bücklers角膜ジストロフィに類似した棍棒状病変がみられる．顆粒状角膜ジストロフィⅡ型でも実質浅層の病変ではⅠ型に類似した棍棒状病変がみられるが，これに加えて不規則に配列したアミロイドも観察される．

## 治療と予後

　顆粒状角膜ジストロフィの混濁は，角膜実質浅層に多く，中層にまで及ぶ．この混濁を完全に除去することはできなくても，混濁が原因で生じる視力低下をある程度回復させるには，実質浅層の混濁

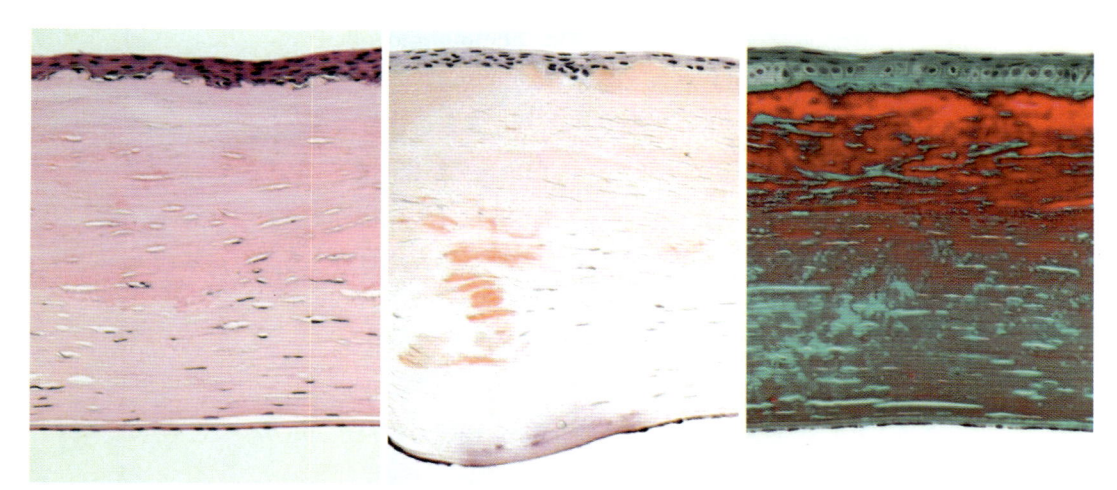

3. 沈着性実質混濁各論　　71

a. ヘマトキシリン-エオジン染色　　b. コンゴーレッド染色　　c. マッソン-トリクロム染色

**図5　顆粒状角膜ジストロフィⅡ型の病理組織写真**
a. ヘマトキシリン-エオジン染色．実質浅層から中層にかけて均一無構造な沈着がみられる．
b. コンゴーレッド染色．実質中層にコンゴーレッド染色陽性に染色される部分があり，アミロイドの沈着があることを示している．
c. マッソン-トリクロム染色．赤紫色に染色され，ヒアリンが沈着していることがわかる．

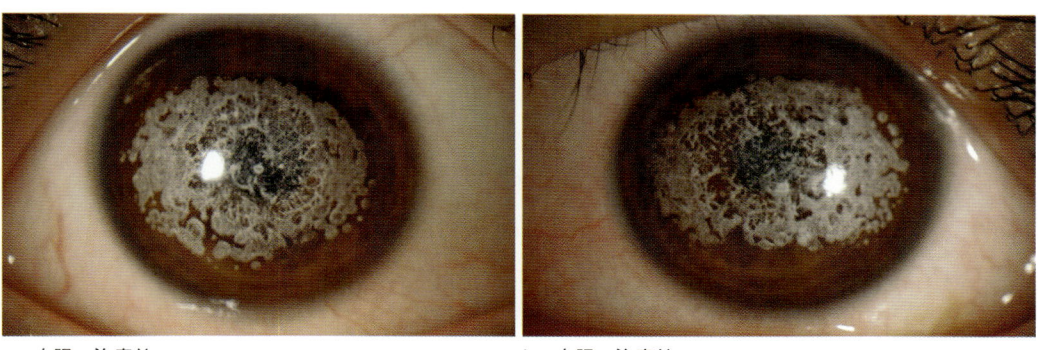

a. 右眼．治療前．　　b. 左眼．治療前．

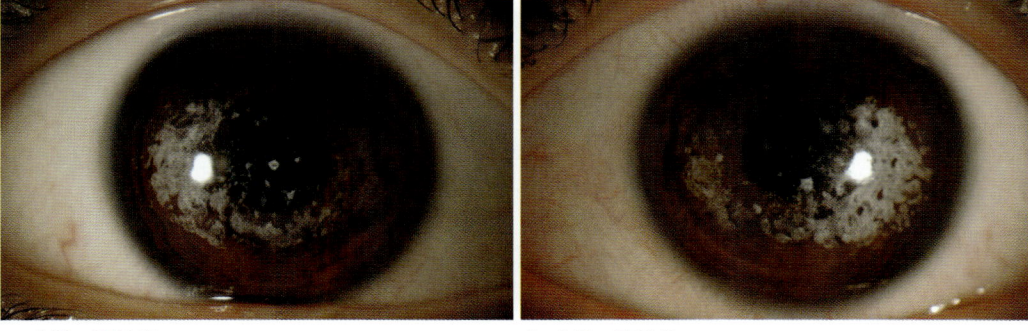

c. 右眼．PTK後．　　d. 左眼．PTK後．

**図6　顆粒状角膜ジストロフィⅡ型ホモ接合体症例に対する治療的レーザー角膜切除術（PTK）**
PTK：phototherapeutic keratectomy

除去を目的とした治療的レーザー角膜切除術（phototherapeutic keratectomy；PTK）がよい適応となる（図6）．顆粒状角膜ジストロフィⅡ型の実質中層混濁が視力に影響していると考えられる場合には，角膜移植が選択されることもある．全層角膜移植よりも，術後合併症の少ない深層角膜移植を行うほうが望ましい．顆粒状角膜ジストロフィを有する高齢者に白内障が合併している場合，判断に迷うことがある．視力低下の原因が水晶体混濁によるものなのか，角膜混濁によるものなのかは判断が難しい．水晶体再建術とPTKの組み合わせが治療の選択肢となるが，その選択も症例によって決定されることとなる．先に水晶体再建術を行う場合，術後視力改善が得られなければPTKを行うため，眼内レンズの度数決定を近視寄りに設定する必要がある．しかしながら，水晶体再建術のみで視力回復が得られることもあり，予想術後屈折値に関しては，角膜の状態を十分に評価しながら患者と相談・決定する必要がある．先にPTKを行う場合，その後の水晶体再建術が角膜混濁の少ない状態で手術ができる利点があるが，水晶体再建術時の眼内レンズ度数決定が難しくなる．最近では，屈折矯正手術を受けた眼に対する眼内レンズ度数決定のノモグラムも米国白内障屈折手術学会より提唱されており，可能な限り屈折誤差を少なくする努力が必要である．顆粒状角膜ジストロフィに対してPTKを行うと約4年で再発する[5]との報告があり，PTKの追加が必要となる．切除量には限界があるため，症例によっては最終的に角膜移植を施行することもある．角膜移植を施行しても，遺伝子異常を有する角膜実質細胞は移植片に移動し混濁を再発する．再発までの期間は10年という報告[6]があり，術後も継続した経過観察が必要である．

　顆粒状角膜ジストロフィの視力経過は，遺伝型すなわちホモ接合体かヘテロ接合体かによって大きく分かれる．ヘテロ接合体の顆粒状角膜ジストロフィの混濁は，加齢とともに徐々に進行するが，角膜ジストロフィを指摘されるのが比較的高齢時であることも少なくない．遺伝学的に角膜ジストロフィを有していて角膜混濁が存在していても，ヘテロ接合体では視力に影響しない症例も多く存在する．一方でホモ接合体の場合，若年期より発症しその混濁は濃密となり，早い段階で視力に影響する[7]．また，ホモ接合体角膜に対してPTKを行った場合，ヘテロ接合体角膜に対するPTKより早く再発する[8]とされており，ホモ接合体はヘテロ接合体と比較して重篤であると考えてよい．

**カコモン読解　第18回 一般問題 31**

角膜ジストロフィで正しいのはどれか．2つ選べ．
a 角膜ジストロフィは全層角膜移植を行わない．
b 斑状角膜ジストロフィはアミロイドが沈着している．
c アベリノ角膜ジストロフィは常染色体劣性遺伝である．
d 顆粒状角膜ジストロフィは治療的レーザー角膜除去を行う．
e 膠様滴状角膜ジストロフィの原因遺伝子は1番染色体上にある．

**解説**　角膜ジストロフィに関する一般的な知識を問う問題である．

a．上皮ジストロフィでは，膠様滴状角膜ジストロフィ以外で移植を行うことはほとんどない．実質ジストロフィでは，深層移植を行うが，結果的に全層移植になることもある．また，内皮ジストロフィでは内皮移植が第一選択となるが，やむを得ず全層移植を行うこともある．したがって誤り．

b．斑状角膜ジストロフィでは，酸性ムコ多糖類が沈着する．誤り．

c．アベリノ（Avellino）角膜ジストロフィ（顆粒状角膜ジストロフィII型）は，常染色体優性遺伝である．角膜ジストロフィで常染色体劣性遺伝形式をとるのは，斑状角膜ジストロフィと膠様滴状角膜ジストロフィである．したがって誤り．

d．顆粒状角膜ジストロフィは，I型もII型も実質表層に混濁を呈する．治療的レーザー角膜切除術の適応である．正解．

e．膠様滴状角膜ジストロフィの原因遺伝子は*TACSTD2*（*M1S1*）遺伝子であり，1番染色体の短腕に位置する．正解．

**模範解答**　d，e

（森重直行，山田直之）

# Reis-Bücklers 角膜ジストロフィ, Thiel-Behnke 角膜ジストロフィ

　Reis-Bücklers 角膜ジストロフィと Thiel-Behnke 角膜ジストロフィは，代表的な Bowman 層ジストロフィである．これらの疾患は，角膜所見が類似しており非常にまれなジストロフィであるため，しばしば鑑別診断が難しく混同されることが多い．

## Reis-Bücklers 角膜ジストロフィ

　*TGFBI* 遺伝子の R124L 変異で生じる，まれな常染色体優性の角膜ジストロフィであり，現在では CDB1 型（corneal dystrophy of Bowman's layer and the anterior stroma, type 1）として分類されている[1]．本症では，5 歳頃から再発性の角膜びらんを生じ，地図状に細かい角膜混濁をきたす（図 1a）．病理組織所見では，アミロイドの沈着はみられず，顆粒状角膜ジストロフィでみられるマッソン-トリクロム染色で赤色に染まるヒアリン様物質が上皮下に強くみられるので，Mashima らはより的確な臨床病名として表在型顆粒状角膜ジストロフィとした[2]．電子顕微鏡では，角膜上皮下に rod-shaped body がみられるのが特徴とされる．レーザー生体共焦点顕微鏡所見では上皮基底層と Bowman 層レベルに，ハローを伴わない高輝度・顆粒状陰影を認める（図 1b）[3]．

文献は p.291 参照．

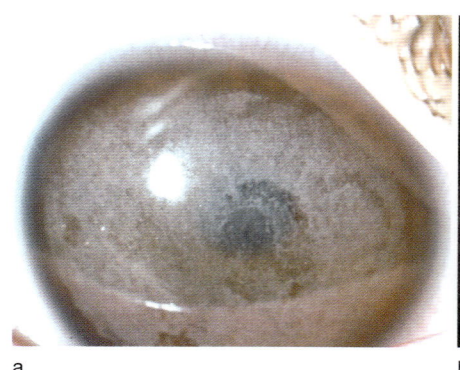

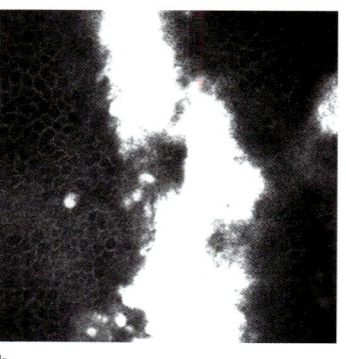

a.　　　　　　　　　　　b.

**図 1　Reis-Bücklers 角膜ジストロフィ**
a. Bowman 層のレベルに，地図状角膜混濁を認める．
b. レーザー生体共焦点顕微鏡による観察では，上皮基底層と Bowman 層レベルに，ハローを伴わない高輝度・顆粒状陰影を認める（画像サイズ 400×400 μm）．

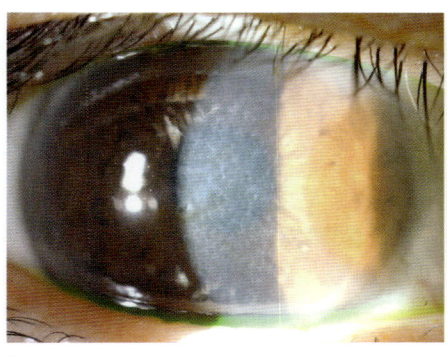

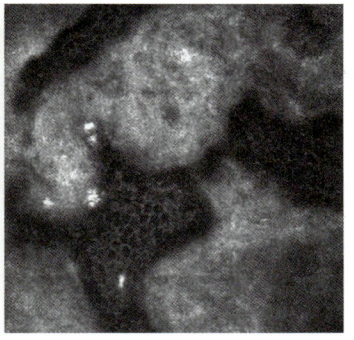

**図2　Thiel-Behnke 角膜ジストロフィ**
a. Bowman 層のレベルに，蜂巣状角膜混濁を認める．
b. レーザー生体共焦点顕微鏡による観察では，上皮基底層と Bowman 層レベルに，低輝度のハローを伴う中輝度・非顆粒状陰影を認める（画像サイズ 400×400 μm）．

## Thiel-Behnke 角膜ジストロフィ

　小児期から角膜上皮びらんを繰り返す，Bowman 膜レベルの蜂巣状角膜混濁をきたす角膜ジストロフィとして，1967 年に Thiel と Behnke により報告された疾患である（**図 2a**）．電子顕微鏡で角膜上皮下に curly fiber がみられるのが特徴とされ，これまで確定診断に必須とされてきた．現在では，CDB2 型として分類されている[1]．*TGFBI* 遺伝子の R555Q 変異で，本ジストロフィが生じると考えられている．レーザー生体共焦点顕微鏡では，上皮基底層と Bowman 層レベルに，低輝度のハローを伴う中輝度・非顆粒状陰影を認め，鑑別の際に参考になる（**図 2b**）．

（小林　顕）

# 格子状角膜ジストロフィ

## 臨床像による分類

　角膜ジストロフィは両眼性，遺伝性の進行性疾患で，その診断は，臨床所見や遺伝形式，手術を施行した場合は得られた病理所見により行われてきた．角膜ジストロフィのひとつである格子状角膜ジストロフィは，角膜実質を中心にアミロイド物質が沈着し，格子状の角膜混濁を生じるジストロフィであるが，角膜混濁の特徴や遺伝形式，全身アミロイドーシスの合併の有無などから，その臨床病型は，I型（Biber-Haab-Dimmer型），II型（Meretoja型），II型，IIIA型に分類されている（**表1**）．

**I型**（**図1**）：常染色体優性の遺伝形式で両眼対称性に発症し，幼少時から角膜中央部の実質浅層に半透明の線状または糸状の混濁が生

**表1　格子状角膜ジストロフィのサブタイプ**

| 型 | I | II | III | IIIA |
|---|---|---|---|---|
| 発症年齢 | 10～20歳代 | 20～30歳代 | 50～70歳代 | 40～60歳代 |
| 臨床症状 | 視力障害，角膜びらん | 全身アミロイドーシスに伴うMeretoja症候群 | 視力障害 | 視力障害，角膜びらん |
| 格子状線条 | 細い | 比較的太く，周辺部に著明 | 太く深層に及ぶ輪部から輪部に至る | 太く深層に及ぶ輪部から輪部に至る |
| 角膜混濁 | 浅層に白色混濁 |  | 深層に小粒状沈着物 | 小粒状沈着物を伴う |
| 左右差 | ほとんどなし |  | 著明な場合あり | 著明な場合あり |
| 遺伝形式 | 常染色体優性 | 常染色体優性 | 常染色体劣性 | 常染色体優性 |
| 原因遺伝子 | *TGFBI*遺伝子 | *gelsolin*遺伝子 | 不明 | *TGFBI*遺伝子 |
| 報告されている変異 | Arg124Cys<br>Ala546Asp<br>Pro551Gln<br>など |  |  | Leu527Arg<br>Pro501Thr<br>Asn544Ser<br>Leu518Pro<br>His626Ala<br>Arg622His<br>など |

*TGFBI*：transforming growth factor beta induced

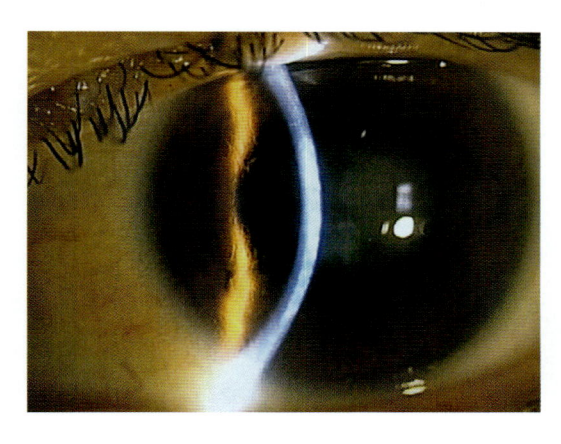

**図1　格子状角膜ジストロフィ I 型**
角膜中央部に白濁とその周辺に比較的細い格子状線条を認める．
（写真提供：東京歯科大学市川総合病院眼科　田　聖花先生．）

じる．混濁は互いに交叉して，クモの巣状，網目状，格子状を呈する．格子状線条は細かく無数にみられ，30歳代までに角膜中央部の実質浅層には白色混濁がみられ，さらに実質深層にまで及び，視力低下をきたす．再発性上皮びらんを起こしやすく，時に激しい眼痛を訴える．繰り返された上皮びらんに対する反応性の表在性血管侵入を伴うこともある．わが国の格子状角膜ジストロフィの多くは，この I 型である．

**II 型**：家族性アミロイドポリニューロパチーの4型（Meretoja 型）に合併してみられ，フィンランド人に多くみられるが，わが国においてはまれである．

**III 型（図2）**：40歳以降に発症し，角膜実質中層に太い線条混濁（アミロイド沈着）を生じ，常染色体劣性遺伝が疑われる疾患として，1987年に Hida らにより報告された[1]．格子状の線条混濁は太く，角膜実質の比較的深い層に存在し，角膜中央部深層に灰白色の粒状沈着物を伴うことがある．再発性の上皮びらんはまれである．両眼非対称で，しばしば片眼にしか所見が認められないことがある．III A 型は，III 型と同じような角膜所見を示す常染色体優性の疾患として，1991年に Stock らにより報告された[2]．III 型と異なる点は，病歴上角膜びらんによる眼痛の既往があること，常染色体優性の遺伝形式で発症することである．

## 原因遺伝子と病理所見

以上のように，長らく臨床像により分類されていたが，1997年に Munier ら[3] によって，格子状角膜ジストロフィ I 型および常染色体優性の遺伝形式で発症する他の三つの角膜ジストロフィが transforming growth factor beta induced（*TGFBI*）遺伝子[*1] という共通

文献は p.291 参照．

[*1] *TGFBI*（*BIG-H3*）遺伝子
常染色体優性遺伝を示す代表的な四つの角膜ジストロフィ（Reis-Bücklers dystrophy，顆粒状角膜ジストロフィ，Avellino〈アベリノ〉角膜ジストロフィ，格子状角膜ジストロフィ）は，ケラトエピテリンという蛋白をコードする *TGFBI*（*BIG-H3*）遺伝子の異常で生じることが明らかになっている．異なる遺伝子変異により，異なる臨床所見を呈する．

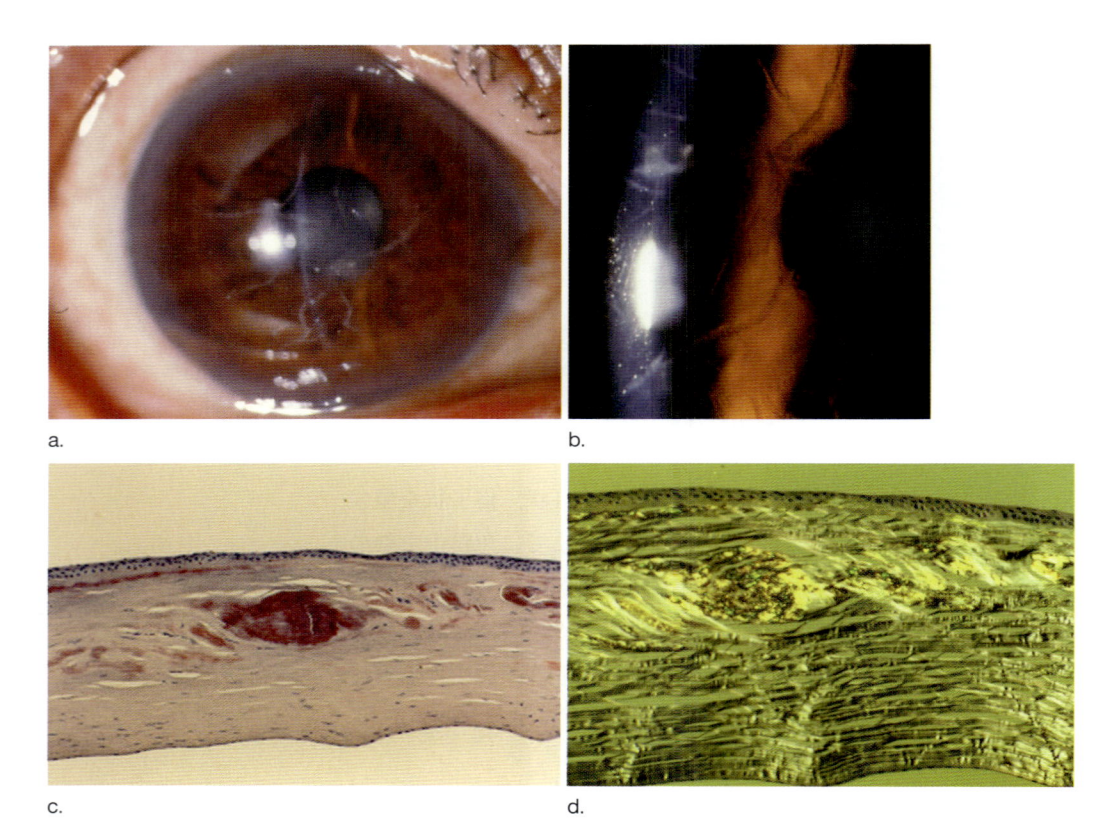

**図2 格子状角膜ジストロフィIIIA型** (72歳, 男性)
a. 太い格子状線条が観察される.
b. 線条の拡大図.
c. コンゴーレッド染色像.
d. コンゴーレッド染色後の偏光顕微鏡像. アミロイド沈着物が観察される. 遺伝子解析の結果, IIIA型であった.

の遺伝子変異により発症することが明らかになって以来, Iおよび IIIA型においては, *TGFBI* 遺伝子の変異による常染色体優性遺伝の角膜ジストロフィであることが判明し, 同遺伝子のさまざまな変異が明らかにされてきた.

病理組織学的には, 角膜のアミロイドーシスの所見, すなわち, ヘマトキシリン-エオジン染色では, 角膜実質線条混濁に一致する部位にエオジン好染の無構造物質が層間にみられ, コンゴーレッド染色を行うとそれに一致した赤橙色の染色像がみられる. 偏光顕微鏡で観察すると沈着したアミロイドに由来する緑色の複屈折が観察される (図2).

## 治療

格子状角膜ジストロフィ患者は, わが国ではI型が多いことから, 再発性上皮びらんが臨床的に問題となる. したがって, 点眼, 油性

眼軟膏点入，治療用のソフトコンタクトレンズ装用などの上皮びらんの管理が重要となる．症状が進行し視力が低下してきた場合は，アミロイド沈着の程度によって，深層表層角膜移植術，表層角膜移植術，全層角膜移植術などが行われる．格子状角膜ジストロフィは再発性であること，Descemet 膜や内皮細胞の変化は生じないことから，全層よりは深層表層角膜移植が選択される．

> **カコモン読解** 第18回 臨床実地問題 15
>
> 54 歳の男性．両眼の視力障害を主訴に来院した．右眼前眼部写真を図 A，B に示す．考えられる組合せはどれか．2 つ選べ．
>
> a 20 歳の娘 ――― 再発性角膜上皮びらん
> b 25 歳の息子 ――― 角膜内皮細胞数減少
> c 40 歳の妹 ――― 水疱性角膜症
> d 45 歳の弟 ――― 辺縁角膜潰瘍
> e 80 歳の父親 ――― 角膜移植術後
>
> 図 A
>
> 図 B

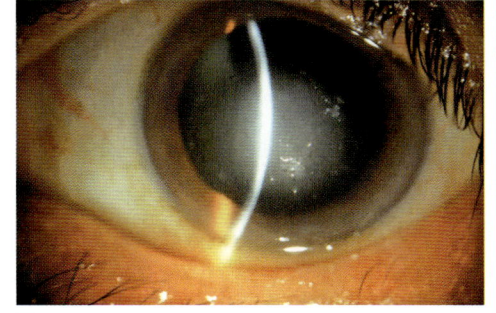

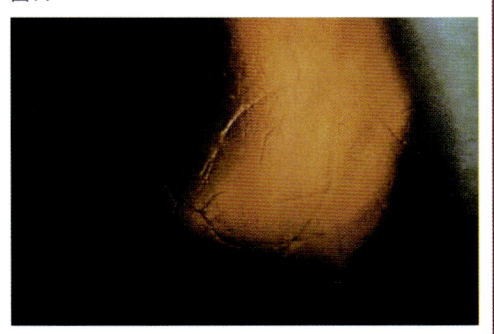

**解説** 図 A では角膜中央部に白色混濁と上皮びらんを認める．また，図 B では角膜周辺部に比較的細い格子状の線条混濁を認める．これらの臨床所見より，格子状ジストロフィ I 型と推察される．I 型は常染色体優性の遺伝形式をとるため，娘に臨床所見が生じている可能性があり，その症状は再発性上皮びらんと考えられる．また，父親はすでに発症してからの時間経過が長く，視力低下の進行による角膜移植術後の可能性が考えられる．格子状角膜ジストロフィでは，角膜内皮密度の減少は通常生じない．

**模範解答** a, e

### カコモン読解　第19回　一般問題34

格子状角膜ジストロフィで正しいのはどれか．
a Ⅲ型が最も頻度が高い．
b 常染色体劣性遺伝である．
c 再発性角膜びらんを生じる．
d 実質にヒアリンが沈着している．
e 実質のコンドロイチン硫酸の代謝異常がある．

**解説**　格子状角膜ジストロフィではアミロイドが沈着する．遺伝形式はタイプによって異なる．Ⅰ型では，しばしば再発性上皮びらんを生じ，激しい眼痛を訴える．わが国ではⅠ型の報告が多い．

**模範解答**　c

### カコモン読解　第20回　臨床実地問題12

37歳の女性．数年前から両眼の視力低下を主訴に来院した．母親は角膜移植の既往があり，姉も同様の疾患がある．右眼前眼部写真を図に示す．左眼にも同様の所見を認める．正しいのはどれか．2つ選べ．
a 眼圧上昇を伴う．
b 内皮細胞の減少を認める．
c M1S1遺伝子の異常がある．
d アミロイドの沈着を認める．
e 角膜移植後も再発を生じる．

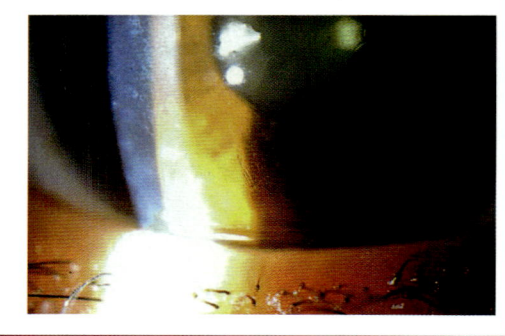

**解説**　家族歴から常染色体優性遺伝の両眼性の疾患と推察され，前眼部写真において細い格子状線条（lattice line）が観察される．これにより格子状角膜ジストロフィ（Ⅰ型）と考えられる．格子状角膜ジストロフィでは，角膜実質にアミロイドの沈着を認める．内皮細胞に病変を認めない．角膜移植術後の再発は顆粒状角膜ジストロフィやAvellino角膜ジストロフィに比較して，非常に緩徐である．遺伝子変異として，ケラトエピテリンをコードする*TGFBI*（*BIG-H3*）遺伝子の点変異が報告されている．

**模範解答**　d, e

（川島素子）

# 斑状角膜ジストロフィ

文献は p.291 参照.

## 病態

　角膜実質は主として実質細胞と細胞外基質からなり，細胞外基質はコラーゲンとプロテオグリカンにより主として構成されている．プロテオグリカンは，その言葉からもわかるように（"プロテオ＝蛋白"と"グリコサミノグリカン＝多糖"），コア蛋白に二つの糖がいくつもつながった糖鎖グリコサミノグリカンからなっている（表1，図1）．角膜実質中，最も多いグリコサミノグリカンはケラタン硫酸で65％を占め，残りはコンドロイチン硫酸，デルマタン硫酸である．いずれのグリコサミノグリカンでも末端に硫酸基が付加されることで，そのグリコサミノグリカンが構成するプロテオグリ

**表1　角膜での主なプロテオグリカンのコア蛋白とグルコサミノグリカンの種類とそれを構成する二糖構造**

| コア蛋白 | グリコサミノグリカン | 二糖構造 |
| --- | --- | --- |
| ケラトカン | ケラタン硫酸 | N-アセチルガラクトサミン＋ガラクトース |
| ルミカン | ケラタン硫酸 | N-アセチルガラクトサミン＋ガラクトース |
| ミメカン | ケラタン硫酸 | N-アセチルガラクトサミン＋ガラクトース |
| デコリン | コンドロイチン硫酸/デルマタン硫酸 | N-アセチルガラクトサミン＋グルクロン酸 |
|  |  | N-アセチルガラクトサミン＋イズロン酸 |

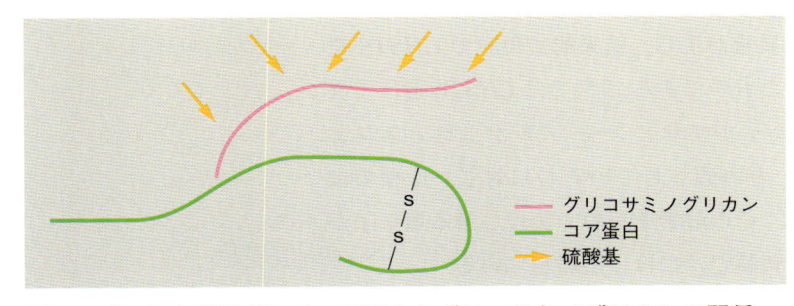

**図1　プロテオグリカンのコア蛋白とグリコサミノグリカンの関係**
プロテオグリカンはコア蛋白とグリコサミノグリカンからなり，正常ではそのグリコサミノグリカンに硫酸基がつき，そのプロテオグリカンは水に溶けるが，硫酸基が付加されないと不溶性になる．

**表2 斑状角膜ジストロフィⅠ型とⅡ型の違い**

|  | Ⅰ型 | Ⅱ型 |
|---|---|---|
| 遺伝子異常 | *CHST6* 遺伝子異常 | *CHST6* 遺伝子のプロモーター遺伝子異常 |
| 斑状角膜ジストロフィ内での頻度 | 60〜80% | 20〜40% |
| 角膜中正常ケラタン硫酸 | 陰性 | 陽性だが（著明）低下 |
| 血清中ケラタン硫酸 | 0〜著明な低値 | 正常〜低値 |

カンの水溶性は高まり，角膜は透明性が維持できることとなる．

しかし，斑状角膜ジストロフィ（macular corneal dystrophy）では，角膜実質に存在するグリコサミノグリカンに硫酸基を付加させる酵素 *N*-アセチルグルコサミン-6-スルホトランスフェラーゼの活性が遺伝的に欠損あるいは著明に低下しており，正常ならつくべき硫酸基が付加されない不完全なケラタン硫酸（グリコサミノグリカン）ができ，そのプロテオグリカンが不溶性となり，それにより角膜実質に不溶ムコ多糖が沈着し混濁することになる．つまり斑状角膜ジストロフィは，角膜での遺伝性 *N*-アセチルグルコサミン-6-スルホトランスフェラーゼ酵素欠損症という，常染色体劣性の遺伝性疾患である．一般的に欧米と比較し，わが国での発症は少ない．

## 原因遺伝子と病型分類（表2, 図2）

斑状角膜ジストロフィは，角膜での *N*-アセチルグルコサミン-6-スルホトランスフェラーゼ活性低下で発症するが，その発症パターンには二通り，Ⅰ型とⅡ型がある．Ⅰ型は角膜における酵素，角膜型 *N*-アセチルグルコサミン-6-スルホトランスフェラーゼ（*CHST6*）遺伝子自体に異常が生じたものである．Ⅱ型はそれとは異なり，*CHST6* 遺伝子自体に異常はないが，その遺伝子を角膜実質で発現させるプロモーター遺伝子に異常が生じ，結果的に角膜で *CHST6* 遺伝子発現ができにくくなったものである．Ⅰ型では *CHST6* 遺伝子異常であるので，*N*-アセチルグルコサミン-6-スルホトランスフェラーゼ活性は全身で消失・著明低下しているのに対し，Ⅱ型では *CHST6* 遺伝子に異常がなく，その酵素を角膜で発現させる遺伝子が異常なので，結果，症状は角膜だけにほぼ限局している．

## 臨床症状（図2）

本症は角膜実質の実質細胞内および外にムコ多糖が沈着し，角膜

#### a. 斑状角膜ジストロフィⅠ型
#### b. 斑状角膜ジストロフィⅡ型

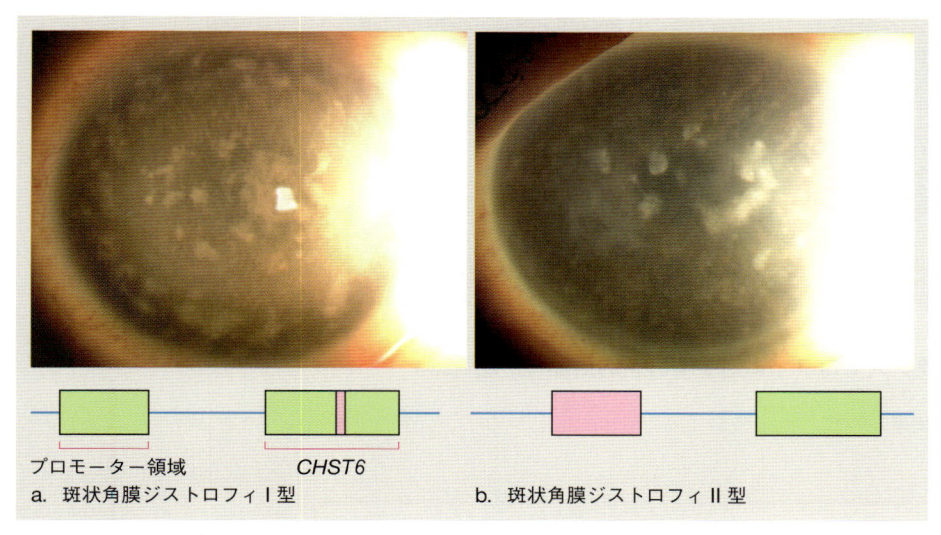

**図2 斑状角膜ジストロフィの臨床所見と，その発症機序**
斑状角膜ジストロフィはⅠ型とⅡ型いずれも遺伝子異常で発症するが，遺伝子異常の部位が異なる（ピンクの部位が遺伝子異常の部位）．角膜の混濁は，いずれも角膜実質のびまん性の乳白色混濁に加え，斑状の少し濃い境界不鮮明の乳白色の混濁が加わる．

が混濁する．ムコ多糖の沈着は角膜以外へもあり，眼の成長，眼軸が伸長するのも困難となり，眼軸長は短く遠視となっていることがほとんどである．角膜混濁は10歳頃から増加し，びまん性，スリガラス様に沈着・混濁する．混濁は角膜中央部の実質表層から全層に，最終的にはDescemet膜付近の深層実質混濁を呈するようになる．20～30歳代になると混濁が進行し，びまん性の混濁に加え，比較的大きい斑状の，やや濃い灰白色で多数の境界不明瞭な混濁が主に実質表層に加わり，視力低下ならびに強い光視症を生じるようになる．一般にⅠ型で臨床症状の角膜混濁は進行が強いといわれているが，Ⅱ型との区別は角膜所見だけでは困難である．

### なぜ，びまん性からさらに斑状に混濁するか？

CHST6の異常で，どうして角膜はびまん性からさらに斑状に混濁にするのか？ そのはっきりとした答えは明らかでないが，以下のように考えると理解しやすい．角膜実質では，本来ケラタン硫酸になるべきものに硫酸基が付加されないため，不溶性のプロテオグリカンはまず，びまん性に混濁する．さらなる斑状混濁は，たとえば，日常生活でてんぷらやパンケーキをつくる際，小麦粉などの粉を水で溶かすとき，粉がダマ状になって溶けなくなっていることを経験する．つまり，このダマとなって溶けないものが斑状の不溶性混濁であると考えると，斑状の混濁パターンは理解しやすい．

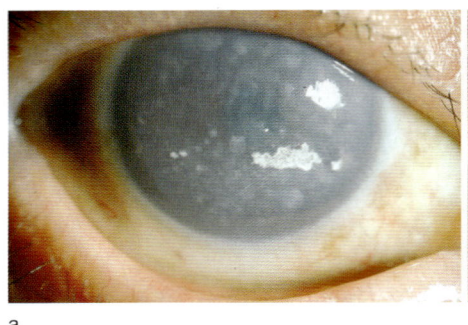

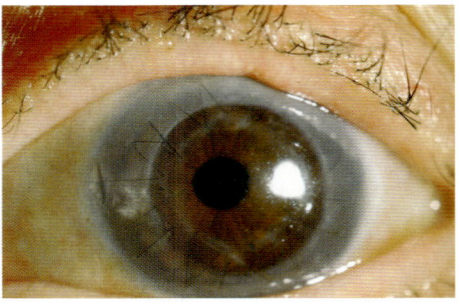

**図3 斑状角膜ジストロフィに対する外科的治療**（67歳，女性）
a. 治療前．
b. 全層角膜移植治療1年後．

## 治療（図3）

　酵素欠損という遺伝性疾患であり進行性であるため，現状では有効な点眼・内服の治療はなく，混濁が進行すれば外科的に治療するしかない．これまでは内皮付近まで混濁があることから全層角膜移植が多く選択されてきたが，実質深層の混濁が強くなければ表層もしくは深層角膜移植も選択できる．術後再発例は報告はあるものの少なく，再発はわずかである．

---

**カコモン読解　第20回 一般問題32**

斑状角膜ジストロフィで正しいのはどれか．
a 視力低下は軽度である．　　b GroenouwⅠ型に相当する．
c 常染色体優性遺伝を呈する．
d 治療的レーザー角膜切除術の適応になる．
e 実質にケラタン硫酸の代謝異常産物が沈着する．

**解説**　aは×．視力低下が著明になり，角膜移植の適応となることも多い．
bは×．GroenouwⅠ型は顆粒状角膜ジストロフィⅠ型である．
cは×．常染色体劣性遺伝．
dは×．混濁は角膜実質深層に及ぶため，PTK（phototherapeutic keratectomy；治療的表層角膜切除術）の適応でない．
eは○．ケラタン硫酸の硫酸基が付加されないため，混濁が生じる．

**模範解答**　e

（渡辺　仁）

# 膠様滴状角膜ジストロフィ

## 概要

　膠様滴状角膜ジストロフィ（gelatinous drop-like corneal dystrophy）は欧米ではまれな疾患であるが，日本人には多い疾患で，約3万人に一人の有病率とされている．日本人で多い理由としては，Q118X変異[*1]がわが国においてかなり古い時代に発生して，その子孫が増えたということや，わが国が遺伝子検査ができる程度の先進国としては，比較的例外的にいとこ婚が許されていることなどが原因と考えられている．多くは10歳代までに発症し，羞明，異物感，

[*1] **Q118X変異**
*TACSTD2*遺伝子の118番目のアミノ酸であるグルタミン（3文字表記でGln，1文字表記でQ）が終始コドンXに変化する遺伝子変異を表す．最近ではHuman Genome Variation Society（HGVS）の命名ガイドラインに従って表記することが奨められており，その場合はp.Gln118Xという表記となる（p. はproteinのp）．

a.

b.

c.

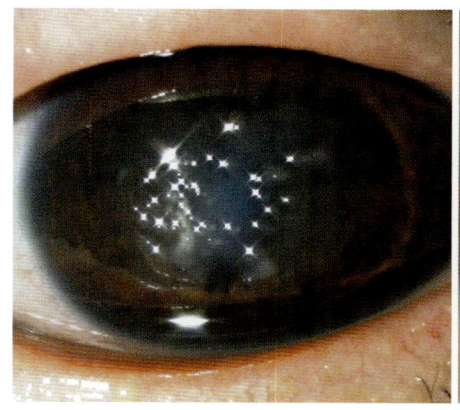

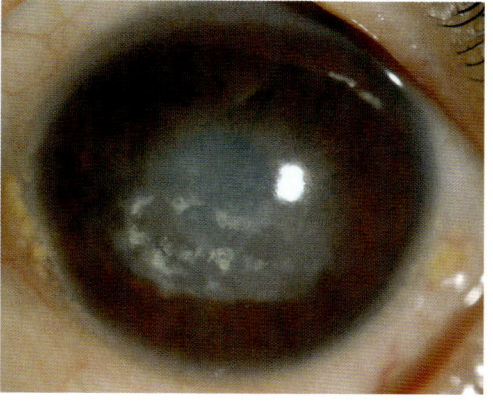

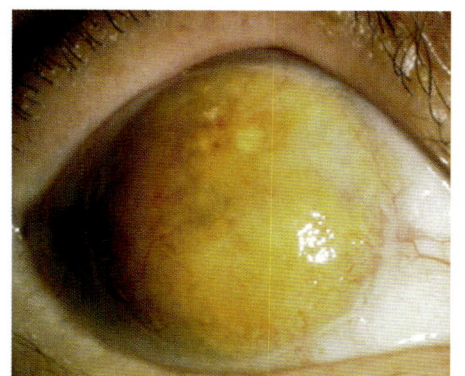

**図1　膠様滴状角膜ジストロフィ**
臨床的には，typical mulberry type（a），band-keratopathy type（b），kumquat-like type（c），stromal opacity typeの四つのサブタイプに分けられる．
（Kawasaki S, et al：Clinical and basic aspects of gelatinous drop-like corneal dystrophy. Dev Ophthalmol 2011；48：97-115.）

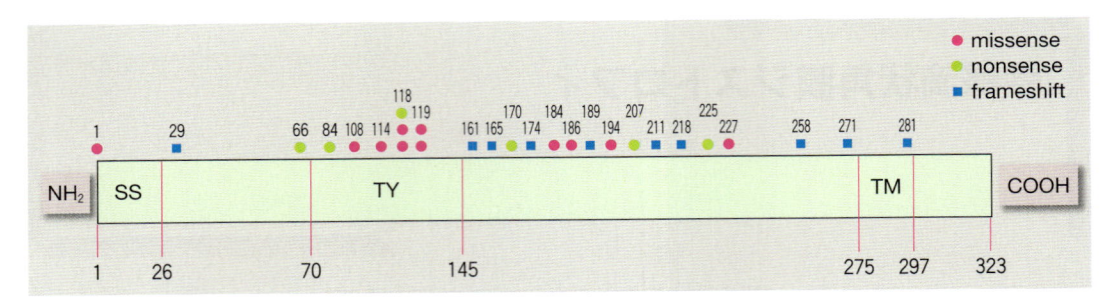

**図2 TACSTD2蛋白のドメイン構造と，これまで報告のある遺伝子変異**
SSは分泌シグナル配列を，TYはthyroglobulinドメインを，TMは膜貫通ドメインを意味する．

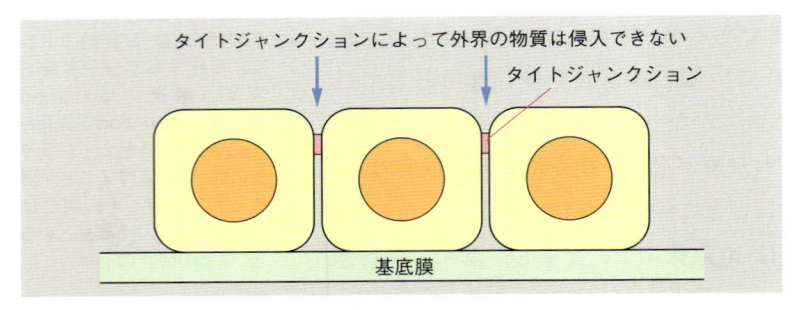

**図3 角膜上皮細胞のタイトジャンクション**
角膜上皮細胞の最表層の最も表面に近い部分の細胞間にはタイトジャンクションが存在して，外界の物質が簡単には侵入できないようになっている．

流涙，視力低下などの臨床症状を示す．典型的には上皮直下に隆起性の灰白色の沈着物を認める．四つのサブタイプが報告されている（図1）．

## 発症のメカニズム

常染色体劣性遺伝疾患であり，*TACSTD2*遺伝子[*2]の両アリルに機能喪失性の遺伝子変異が存在する（図2）．この遺伝子に機能喪失性変異が生じると，タイトジャンクション[*3]関連蛋白であるクローディン1および7の蛋白分解が亢進してタイトジャンクションが形成されなくなり，上皮バリア機能が低下する．これが本疾患の主病態であることが明らかとなっている．

上皮バリア機能が低下するために涙液中のラクトフェリン蛋白が角膜内に侵入して，何らかのメカニズムによってアミロイド線維[*4]を形成して上皮下に沈着していくものと推測されている．

## 診断

組織学的なアミロイドの証明法としてはコンゴーレッド染色が用

[*2] TACSTD2とは"tumor associate calcium signal transducer 2"の頭文字をとったもので，gene symbolと呼ばれるものである．一つの遺伝子に多数の名前がついていることや，複数の遺伝子が同じ名前をもつことによる混乱を避けるために，Hugo Gene Nomenclature Committeeによって，すべての遺伝子について統制だった命名法によるユニークな命名がなされた．現在では，よほど有名な遺伝子であり慣例的に使用されるもの（p53など．p53はgene symbolではTumor Protein p53〈TP53〉となっており，まるで癌抑制遺伝子というより癌遺伝子のような命名となっている）を除いてはgene symbolによって表記することが望ましいとされている．

[*3] 角膜上皮における上皮バリアとは，角膜上皮細胞が主に最表層上皮の細胞間に存在するタイトジャンクションという装置によって，外界と体内を厳密に境界していることを示す（図3）．実験的には，電気抵抗や蛍光色素の透過性で調べる．

[*4] はp.87参照．

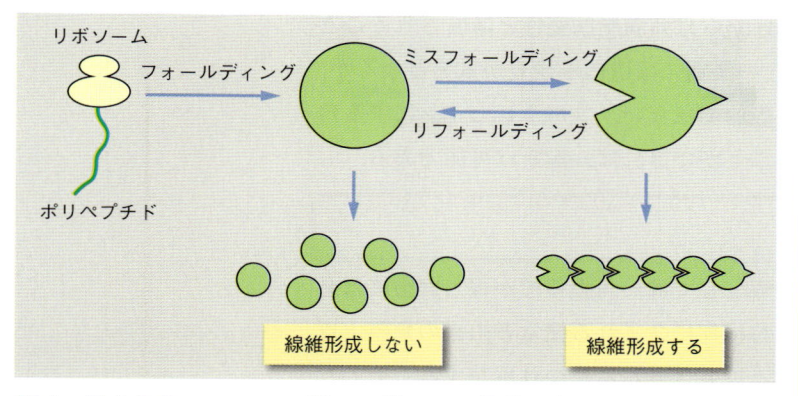

**図4 蛋白のミスフォールディングによる線維形成の模式図**
リボソームによって翻訳を受けた後，蛋白は熱ショック蛋白などの助けによって適切な折り畳み状態に遷移する．この状態は熱力学的に最も低い状態とされているが，遺伝子変異や環境の変化，あるいは蛋白濃度の上昇などによってミスフォールディングが生じて線維形成を起こす状態に遷移することがある．

いられ，偏光顕微鏡で観察するとアップルグリーンの像が認められる．

## 臨床所見

発症年齢は半分が10歳以下で，幼少時から異物感，流涙と羞明を訴える．その後，典型的症例では，角膜中央部を中心に角膜上皮下に灰白色半透明の隆起性混濁が出現する．隆起性混濁は時間とともに数を増し，癒合しながら角膜中央から周辺へと広がっていき，最終的には輪部を含む角膜全領域を覆うようになる．

本疾患には typical mulberry type，band-keratopathy type，kumquat-like type，stromal opacity type という四つのタイプがある．これらの四つのタイプに遺伝子変異の部位が関与するのではないかと当初は考えられたが，関係ないことが明らかとなり，兄弟で異なるタイプを示す家系や左右眼で異なるタイプを示す場合も報告され，環境要因が関与するのではないかと現在では考えられている．

角膜上皮細胞のバリア機能の破綻が本疾患の病態の本質であり，角膜移植を行ったとしてもいずれは再発する運命にある．本疾患の管理においては，いかに合併症の少ない手術を行い再発までの期間を長くするかということに尽きるといえる．

鑑別疾患としては，typical mulberry type では睫毛の慢性接触や円錐角膜による続発性アミロイドーシスに類似している．また，band-keratopathy type は帯状角膜変性に酷似しており，遺伝子検査なしには鑑別が難しい．また，このタイプは Spheroid 角膜変性にも

\*4 アミロイドとは蛋白が直鎖状に線維となったもので，結晶形成と基本的に同じプロセスで起こる．通常，蛋白質は置かれた環境のなかで最も熱力学的に安定な構造をとるとされ，リボソームによって翻訳された後にフォールディングというプロセスによって折り畳まれる．ラクトフェリンのような水溶性蛋白の場合は，蛋白の外側に親水性アミノ酸が多く集まるように，内部に疎水性アミノ酸が集まるような折り畳まれかたをする．通常は進化的な圧力によって蛋白同士は線維形成しないようになっている．しかし遺伝子変異や置かれた環境の変化などによって折り畳まれかたが変化すると（ミスフォールディング），蛋白によっては図4のように鍵と鍵穴の関係が生じ，お互いに結合し線維伸長しうる状態に変化する．そうするとアミロイド線維が形成され，水溶性が低下して沈着することになる．膠様滴状角膜ジストロフィではラクトフェリン遺伝子の変異は存在しないため，涙液という環境と角膜組織内という環境の変化が蛋白のミスフォールディングを起こす原因ではないかと考えられる．

アミロイドは，病的にあるいは加齢によっても沈着する．アミロイドを形成する蛋白（アミロイド原蛋白）には，四次構造に特徴的な構造（クロスβシート構造）があるとされる．疾患に関連するアミロイド原蛋白としては，膠様滴状角膜ジストロフィにおけるラクトフェリンのほか，ウシ海綿状脳症におけるプリオン蛋白，透析患者に起こるアミロイドーシスにおける $β_2$ ミクログロブリン，アルツハイマー病ではアミロイド前駆体蛋白（amyloid precursor protein；APP）など，20種類以上が知られている．

類似している．kumquat-like type は角膜脂肪変性と診断されることもある．これらの類似疾患との鑑別には遺伝子検査が重要となるが，残念ながら遺伝子検査は一般的ではない．フルオレセインによる角膜上皮透過性亢進を認めることができれば，診断は可能である．

## 治療

角膜混濁が生じた後の治療としては，角膜移植が視力回復には必須となる．しかしながら，移植片に含まれる健常者由来の角膜上皮細胞が患者由来の上皮に徐々に置き換わるにつれ再発する．そのため複数回に及ぶ手術となる症例が多く，全層角膜移植よりは合併症の少ない表層移植を選択するケースが多い．ソフトコンタクトレンズを術後に装用することで再発をある程度抑制できることが知られており，ソフトコンタクトレンズ装用は必須の治療といえる．

### カコモン読解　第 21 回　一般問題 32

膠様滴状角膜ジストロフィで誤っているのはどれか．
a 羞明を訴える．
b M1S1 遺伝子の変異による．
c 角膜上皮のバリア機能の低下を認める．
d ハードコンタクトレンズ装用で進行が予防できる．
e 沈着したアミロイドにはラクトフェリンが含まれる．

**解説**　a．膠様滴状角膜ジストロフィは，多くは 20 歳以下で発症し，羞明，異物感，流涙，視力低下などの臨床症状を示す．よって，○．
b．責任遺伝子は *TACSTD2*（*M1S1* や *TROP2* などの別名あり）である．よって，○．
c．角膜上皮細胞の上皮バリア機能が低下することが病態の本態である．責任遺伝子との関連については，TACSTD2 蛋白の機能喪失が生じるとタイトジャンクションの形成不全が起こることが明らかとなっている．よって，○．
d．ソフトコンタクトレンズの装用によって疾患の進行をある程度予防できることが知られているが，ハードコンタクトレンズ装用には予防効果はない．よって，×．
e．アミロイドの原因蛋白はラクトフェリン[*5]が主であるとされている．上皮バリア機能が低下するために涙液中のラクトフェリン蛋

[*5] ラクトフェリン
母乳や涙液などの外分泌液中に含まれる鉄結合性の蛋白で，ラクトトランスフェリンの別名もある．細菌やウイルスに対する抗菌・抗ウイルス活性をもつほか，抗酸化作用や LPS（lipopolysaccharide）と結合することで抗炎症作用があるとされる．

白が角膜内に侵入して，何らかのメカニズムによってアミロイド線維となるものと推測されている．よって，○．

**模範解答** d

---

**カコモン読解** 第 22 回 臨床実地問題 16

55 歳の男性．幼少時から両眼の視力低下を認める．両眼ともに角膜移植を受けた既往がある．右眼前眼部写真を図に示す．正しいのはどれか．2 つ選べ．
a 常染色体優性遺伝の疾患である．
b *TACSTD2*（*M1S1*）遺伝子の異常がある．
c 角膜内皮の異常を認める．
d 酸性ムコ多糖が角膜内に沈着している．
e 表層角膜移植の適応となる．

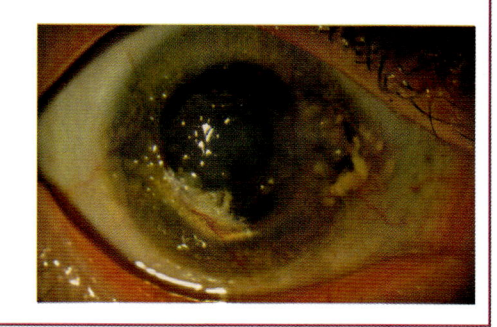

**解説** 問題の症例は幼少時から両眼性の視力低下をきたし，角膜には多数の隆起性の灰白色の沈着物を認める．これらのことから膠様滴状角膜ジストロフィを疑う．

a．膠様滴状角膜ジストロフィは常染色体劣性遺伝疾患であり，責任遺伝子の機能喪失によって生じる疾患である．よって，×．
b．膠様滴状角膜ジストロフィは，*TACSTD2*（*M1S1*）遺伝子の異常によって生じる．遺伝子異常の種類としては，6 割がノンセンス変異あるいは塩基挿入，欠失によるフレームシフト変異であり，残り 4 割がミスセンス変異である．よって，○．
c．角膜上皮細胞のバリア機能に異常が生じるが，角膜内皮細胞には異常を認めない．よって，×．
d．膠様滴状角膜ジストロフィでは，角膜上皮細胞のバリア機能低下によって涙液中のラクトフェリン蛋白が角膜内に侵入して，アミロイド線維を形成して沈着する．酸性ムコ多糖は沈着しない．よって，×．
e．角膜上皮細胞そのものに病態の主座があるため，角膜移植を行ったとしてもドナーの上皮細胞がホストの上皮細胞に置き換わるにつれ再発することになる．そのため，複数回の手術を余儀なくされる症例が多く，合併症の多い全層角膜移植術よりは表層角膜移植術のほうが好ましい選択となる．よって，○．

**模範解答** b，e

### カコモン読解　第24回　臨床実地問題13

50歳の男性．幼少時から羞明と異物感を自覚し，徐々に視力低下が進行している．初診時の前眼部写真を図に示す．この疾患で正しいのはどれか．2つ選べ．

a　欧米と比較して日本での頻度は低い．
b　常染色体優性遺伝である．
c　*TGFBI*遺伝子の異常がある．
d　沈着物の同定にコンゴーレッド染色を用いる．
e　表層角膜移植の適応となる．

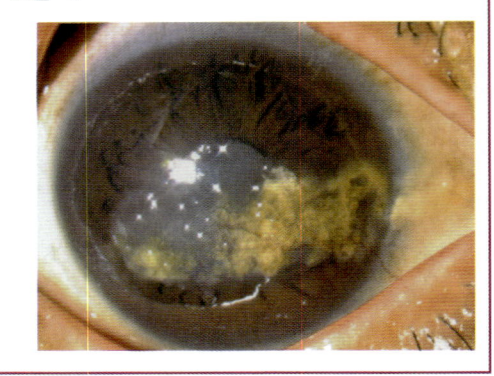

**解説**　問題の症例は幼少時から羞明と異物感を自覚し，視力低下をきたしている．角膜には灰白色の隆起性沈着物を認める．一部には角膜血管新生とそれによる脂肪沈着も認める．これらのことから膠様滴状角膜ジストロフィを疑う．

a．膠様滴状角膜ジストロフィは日本人に多い疾患で，有病率が高く約3万人に一人である．日本人で多い理由としては，Q118X変異がわが国においてかなり古い時代に発生して，その子孫が増えたということや，わが国が遺伝子検査ができる程度の先進国としては比較的例外的にいとこ婚が許されていることなどが原因と考えられている．よって，×．

b．膠様滴状角膜ジストロフィは常染色体劣性遺伝疾患であり，*TACSTD2*遺伝子の両アリル（*TACSTD2*遺伝子は1番染色体上に存在するが，2本ある1番染色体の両方の*TACSTD2*遺伝子のことを指す）に機能喪失性の遺伝子変異が存在する．この遺伝子に機能喪失性変異が生じると，タイトジャンクション関連蛋白であるクローディン1および7の蛋白分解が亢進してタイトジャンクションが形成されなくなり，上皮バリア機能が低下する．これが本疾患の主病態であることが明らかとなっている．よって，×．

c．*TACSTD2*（*M1S1*）遺伝子の異常が存在する．遺伝子変異の6割はノンセンス変異（アミノ酸に対応するコドンが終結コドンに変化する変異）か挿入ないし欠失変異によるフレームシフト変異であるが，残りの4割はミスセンス変異（アミノ酸が変化する遺伝子変異のこと）である（**図4**）．ノンセンス変異およびフレームシフト変異はTACSTD2蛋白のC末端にある膜貫通ドメインよりもN末端側

で翻訳が終了するため(premature termination とか truncation などといわれる),本来膜蛋白である TACSTD2 蛋白の局在が変化して結果として機能喪失となると考えられる(premature termination を起こした TACSTD2 蛋白の局在については,いまだ不明であるが,N 末端側に分泌シグナルが存在するため,細胞外へ分泌される可能性がある).*TGFBI* 遺伝子は顆粒状角膜ジストロフィや格子状角膜ジストロフィの責任遺伝子であり,膠様滴状角膜ジストロフィとは関連しない.よって,×.

d. アミロイドの主成分はラクトフェリンであるとされ,バリア機能の低下した上皮細胞間を涙液成分が透過して角膜実質内にて何らかのメカニズムによってラクトフェリンがアミロイド線維を形成するものと推測されている.組織学的なアミロイドの証明法としてはコンゴーレッド染色が用いられ,偏光顕微鏡で観察するとアップルグリーンの像が認められる.よって,○.

e. 混濁が生じた後の治療としては角膜移植が視力回復には必須となる.しかしながら,移植片に含まれる健常者由来の角膜上皮細胞が患者由来の上皮に徐々に置き換わるにつれ再発する.そのため複数回に及ぶ手術となる症例が多く,全層角膜移植よりは合併症の少ない表層移植を行うケースが多い.ソフトコンタクトレンズを術後に装用することで再発をある程度抑制できることが知られており,ソフトコンタクトレンズ装用は必須の治療といえる.よって,○.

**模範解答** d, e

(川﨑 諭)

# Schnyder 角膜ジストロフィ

## 病態

　Schnyder 角膜ジストロフィ（Schnyder corneal dystrophy；SCD）[*1] は，常染色体優性の遺伝性疾患であるが，時に孤発例もある．コレステロール，リン脂質が角膜に沈着し特徴的な角膜所見を呈する．角膜混濁は幼少期より両眼性に出現するが，進行は緩徐で，中高年になり初めて視力障害を自覚することが多い．角膜中央上皮下の結晶状混濁がこの疾患の特徴とされ，Schnyder crystalline corneal dystrophy の病名が長らく使用されてきたが，結晶状病変を伴わない円板状混濁例も少なからず存在することが指摘され，近年では crystalline の文字を病名から除くことが提唱されている[1)*2]．わが国では，いまだ十数家系の報告があるに過ぎず，まれな疾患である．

　SCD の原因遺伝子は 1 番染色体短腕（1p36）に存在する *UBIAD1* であることが，2007 年に解明された[2,3)*3]．*UBIAD1* はコレステロール代謝に関係する酵素の蛋白構造をコードする遺伝子であり，その異常が SCD の発症原因と考えられた．その後，ビタミン K 同族体であるメナキノン-4（menaquinone-4；MK-4）の生合成酵素を探索していたグループにより *UBIAD1* のコードする蛋白質が MK-4 生合成酵素そのものであることが突き止められた[4)]．2013 年になり，SCD では，その酵素の膜貫通部の構造と残基の活性部分に破綻が生じることより，MK-4 合成が障害され，コレステロールの産生や貯蔵に異常が生じることが判明した[5)]．内因性 MK-4 が角膜の健常性や視力の維持に重要な役割を担っていると考えられ，今後，MK-4 による SCD 治療の可能性も示唆されている．

## 臨床所見

　角膜混濁は幼少期より発症するが，進行は緩徐で視力は比較的良好に保たれ，角膜移植に至る症例はまれとされる．角膜中央部実質浅層の結晶状沈着物が特徴的な所見であり（図 1），沈着物の辺縁では針状の結晶構造が明瞭となる（図 2）[6)]．結晶性病変では，多色素

[*1] Schnyder が 1927 年，1939 年に詳細な報告をしたことよりその名が冠せられたが，最初の報告は van Went と Wibaut による 1924 年の報告である．

[*2] 1996 年に，Weiss らは，約半数に結晶沈着がみられないことより，Schnyder crystalline dystrophy sine crystals との病名を提唱するとともに，結晶の存在に固執すると診断を誤る可能性を指摘している．

文献は p.291 参照．

[*3] *UBIAD1*
UbiA prenyltransferase domain containing 1 遺伝子．

3. 沈着性実質混濁各論　93

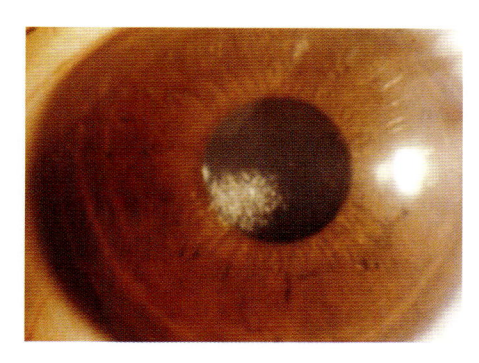

**図1　初期例**
瞳孔領に結晶状混濁が存在.

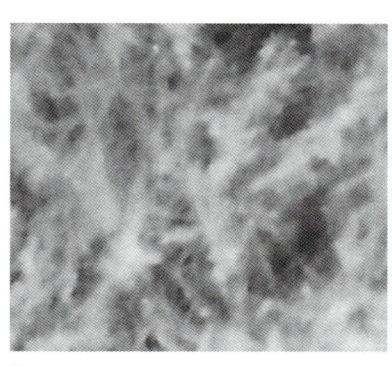

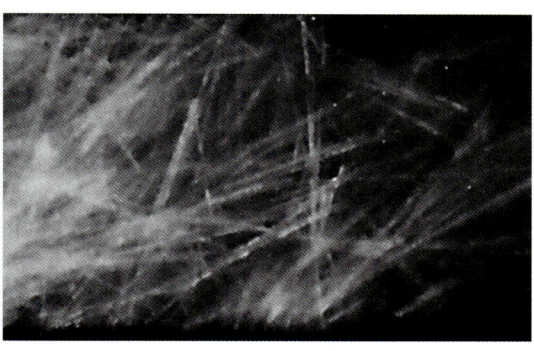

**図2　角膜上皮スペキュラーマイクロスコープ所見**
角膜中央にやや太い棍棒状混濁（a），周囲に繊細な針状結晶（b）が観察される．接触型スペキュラーマイクロスコープで撮影．
（坪田一男ら：スペキュラーマイクロスコープ撮影用コンタクトレンズ〈SMレンズ〉．臨床眼科 1989；43：997-999.）

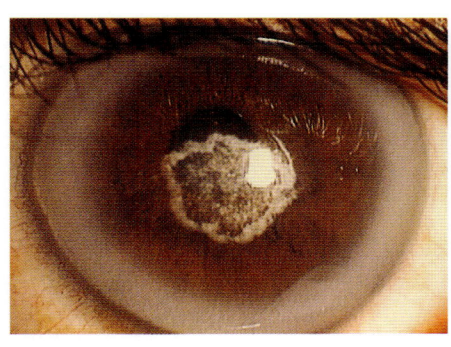

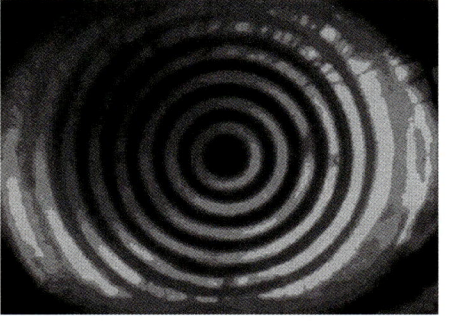

**図3　中等度進行例**
角膜中央の結晶状混濁が濃厚になるとともに辺縁に不整なリング状混濁が出現し，周辺角膜に幅広い老人環様混濁も観察される（a）．フォトケラトスコープのマイヤーリングに乱れはなく，角膜乱視や角膜菲薄部はみられない（b）.

性の反射や，辺縁が濃くなり不整なリング状を呈することもある（**図3a**）．マイヤーリングに不整はなく，角膜乱視や角膜の菲薄化はみられない（**図3b**）．20〜30歳代頃から老人環様の輪部混濁がみら

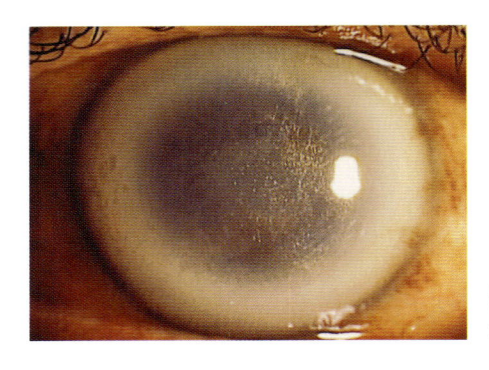

**図4 高度進行例**
角膜全体に混濁が濃厚となる．

れ，40歳代以降になると角膜全層に及ぶびまん性混濁が次第に濃厚となる（図4）．角膜中央に結晶状混濁を認めず円板状混濁を示す症例もあり，同一家系に両者が混在することもある[7]．SCDでは，角膜には炎症所見や血管新生はなく，上皮細胞や角膜内皮細胞にも細隙灯顕微鏡レベルでは特に異常はみられない．角膜厚は正常であるが，沈着物が増加するとやや厚みを増すように思われる．全身合併症として，高脂血症，外反膝[8]，脊椎・手指の奇形などが合併することが多い．鑑別疾患としては，沈着物による角膜混濁をきたす疾患が挙げられる[*4]．

## 治療

混濁が瞳孔領浅層にとどまる場合には，角膜表層切除（メスによる掻爬術あるいはPTK〈phototherapeutic keratectomy〉）が有効とする報告があるが，進行例では深層角膜移植術あるいは全層角膜移植術が必要となる[*5]．高脂血症があれば，その治療もあわせて行う．

### カコモン読解　第24回　一般問題29

角膜の菲薄化が生じないのはどれか．
a Mooren潰瘍　　b Schnyderクリスタル角膜ジストロフィ
c Terrien角膜辺縁変性　　d 関節リウマチ
e ペルーシド角膜辺縁変性

**解説**　aは上皮に対する自己免疫反応が原因と考えられ，隣接結膜の充血・浮腫とともに輪部角膜にえぐられたような深い上皮欠損と菲薄化が出現し，穿孔例も多い（図5）．
bでは，前述したように角膜の変形や菲薄化は生じない．
cは，欧米では若年男性に多く強膜炎など炎症を伴う病型が多いが，

[*4] SCDと鑑別すべき角膜混濁をきたす疾患

| |
|---|
| LCAT欠損症 |
| 二次性脂質性角膜症 |
| 帯状角膜変性 |
| シスチン症 |
| チロシン血症 |
| 高尿酸血症 |
| 多発性骨髄腫 |
| ポルフィリン症 |
| 感染性クリスタリン角膜症　など |

LCAT：lecithin cholesterol-acyltransferase

[*5] 摘出角膜の病理所見では実質全層に微細な脂肪滴が多数観察されるが，上皮や内皮にも観察されたとする報告もある．

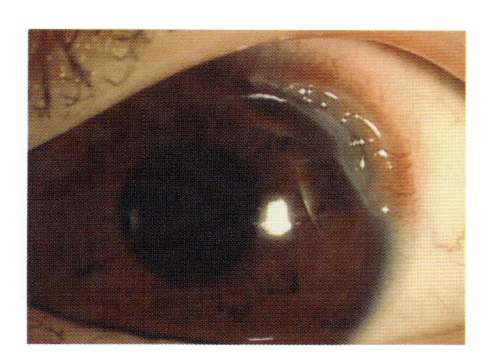

**図5 Mooren潰瘍**
左眼耳側上方の充血と輪部潰瘍が存在．

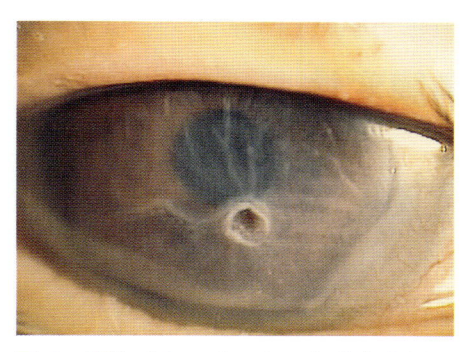

**図6 関節リウマチによる角膜穿孔例**
中央やや下方に穿孔創がみられる．

わが国では中高年の女性に多く，ほとんど炎症を伴わない病型が多い．上皮欠損はなく輪部に沿って角膜の菲薄化，黄白色の脂質沈着，新生血管，時に偽翼状片がみられる．不正乱視により視力は低下し，外傷により穿孔することがある．

dの角膜病変は炎症による非特異的な角膜破壊であり，周辺部角膜が菲薄化し穿孔する場合と，角膜中央部付近に急速に円形の穿孔創が生じる場合がある（**図6**）．

eは角膜下方周辺部に水平に広がる菲薄化とこれに隣接した上方領域の前方突出が特徴であり，円錐角膜の亜型と考えられ，男性に多く，時に急性水腫を発症する．高度の倒乱視のため視力は低下する．

**模範解答** b

（北川和子）

# 帯状角膜変性

帯状角膜変性（band-shaped keratopathy）は，主として Bowman 膜〜角膜実質浅層にリン酸塩カルシウムがハイドロキシアパタイトの状態で沈着する角膜変性疾患であり，瞼裂間角膜の中央部に帯状の沈着がみられるのが特徴である．慢性腎不全，副甲状腺機能亢進症，悪性腫瘍の骨転移，ビタミンD中毒などで，もともと高カルシウム血症である患者にみられることもあるが，ぶどう膜炎，緑内障術後，シリコーンオイル挿入眼，重症ドライアイなど，眼表面および前房内の炎症が持続した状態にある患者にみられることが多く[*1]，沈着性実質混濁のなかでは比較的頻度が高い（**表1**）．本項では帯状角膜変性の病態と治療方法について解説する．

## 病態

初期には角膜3時および9時の輪部に透明帯を伴った沈着として出現し，一般には数か月から数年をかけて徐々に中央に進展して最終的に両端の沈着が融合する．透明帯は輪部の血管がカルシウムの沈着を抑制する一種の"緩衝能"を有しているために生じるといわれている[1]．沈着の内部には虫食い様の透明部がところどころにみられるが，ちょうどここは三叉神経の枝が実質内から上皮下に達している部位である．沈着が瞳孔領を覆ってしまうと，たとえ視力が出ていてもスリガラス越しに見ているような状態となり，視力の質は大幅に低下する．また，白内障などの内眼手術もそのままでは困難となることが多い．さらに沈着部分に上皮障害が出てくるため，異物感を生じやすい．

## 治療

血中カルシウム濃度を正常化することで，角膜へのカルシウム沈着が抑制されるという報告がある[2]ことから，高カルシウム血症をきたす全身疾患がある場合は，他科と連携してそちらの治療を十分に行う必要がある．重症ドライアイがあると帯状角膜変性が急速に進行するといわれている[3]ため，重症ドライアイがある場合はそち

[*1] 帯状角膜変性の動物モデルを作成するためには，持続的な眼表面の炎症に加えて持続的な開瞼を行う必要があることが知られている．このことは涙液の蒸発がハイドロキシアパタイトの沈着を促進していることを示しており，涙液がほかの部位に加えて蒸発しやすい瞼裂部角膜に帯状角膜変性が好発するものと考えられる．

### 表1　帯状角膜変性の主な原因

| 全身性 |
|---|
| 慢性腎不全 |
| 高カルシウム（副甲状腺機能亢進症など） |
| 悪性腫瘍の骨転移 |
| ビタミンD中毒 |
| **眼科的疾患** |
| ぶどう膜炎 |
| 緑内障術後 |
| シリコーンオイル挿入眼 |
| 重症ドライアイ |

全身的に高カルシウム血症をきたす疾患のほか，眼に持続的な炎症をきたす疾患でも帯状角膜変性を発症することがある．

文献は p.292 参照．

3. 沈着性実質混濁各論　97

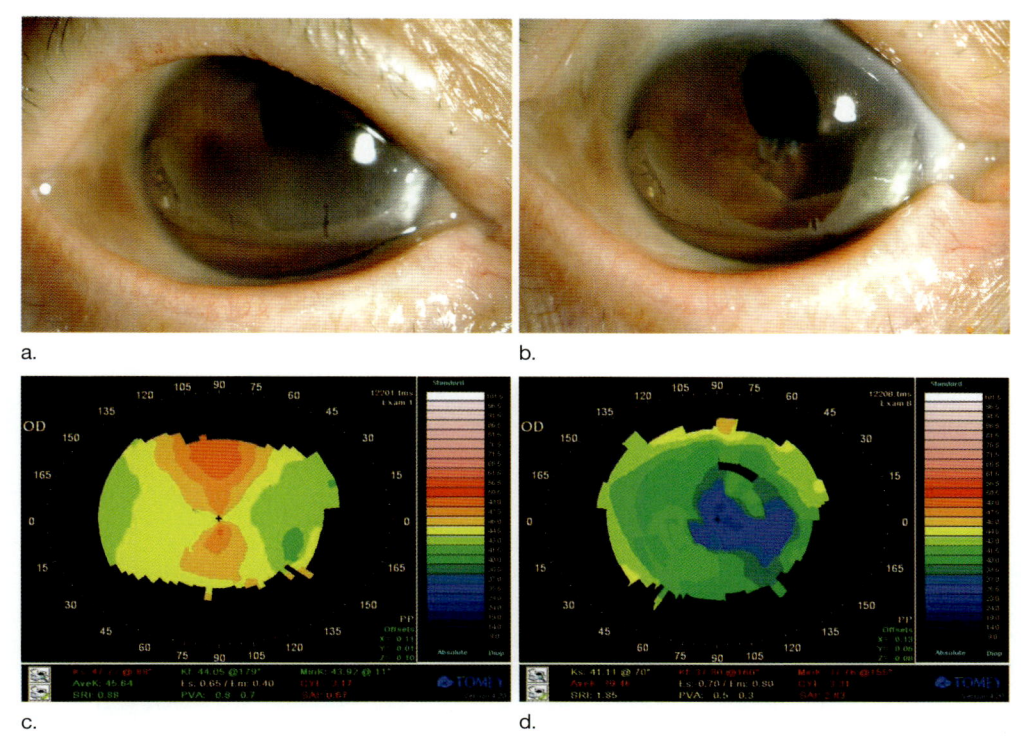

**図1　治療的レーザー角膜切除法が奏効した帯状角膜変性患者**（88歳，女性．水晶体嚢内摘出術の既往あり）
a. PTK 前．沈着の中にひび割れ様の所見がみられる．
b. PTK 後．レーザー照射範囲に一致して円形に沈着が除去されている．
c. PTK 前角膜形状解析．
d. PTK 後角膜形状解析．遠視化がみられる．

らの治療も入念に行う．一方，いったん沈着してしまったハイドロキシアパタイトは自然消滅することはなく，また種々の点眼も無効であるため物理的に除去する必要がある．

　現在では平滑な創面が得られ，創部への上皮伸展が良好な点から，エキシマレーザーによる治療的角膜切除術（phototherapeutic keratectomy；PTK）が第一選択である[4]*2．点眼麻酔のうえ，上皮を剥がずにそのまま 100〜120 μm ほど切除を行う（図1）．術後は上皮化が得られるまで治療用ソフトコンタクトレンズを装用し，抗生物質・ステロイド点眼を一定期間使用する．ただし，PTK 後は遠視化が必発であるため，術後の屈折が変化することと，その修正のために白内障手術，あるいは遠視矯正モードでの LASIK によるタッチアップが必要になる可能性があることを事前によく説明し，十分な了解を得てから手術を行うほうがよい．

　エキシマレーザーがない場合は，1〜3.75％（文献により異なる）

*2 PTK は帯状角膜変性のみならず，角膜表層の沈着性疾患（顆粒状角膜ジストロフィ，Avellino 角膜ジストロフィ，格子状角膜ジストロフィ）における角膜沈着の除去や感染後に生じた瘢痕の除去にも用いることができる．術後は PTK を行った部位にヘイズ（角膜上皮下混濁）が生ずるのを予防するため，ステロイド点眼の使用が必須である．

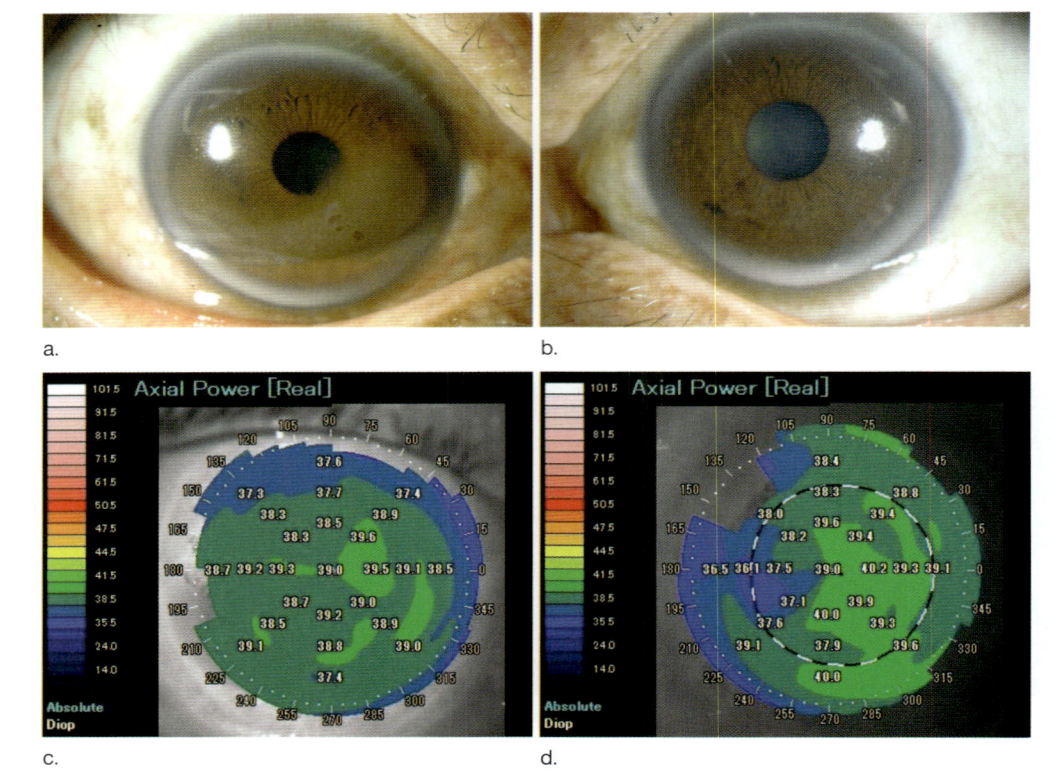

図2　**EDTAによるキレート療法が奏効した帯状角膜変性患者**（67歳，男性．慢性腎不全の既往あり）
a. EDTA前．沈着の中に虫食い様の穴がみられる．
b. EDTA後．
c. EDTA前角膜形状解析．
d. EDTA後角膜形状解析．ほとんど遠視化はみられない．

のエチレンジアミン四酢酸（ethylenediamine-tetraacetic acid；EDTA）をあらかじめ無菌的に準備しておき，沈着部の上皮をゴルフ刀などで剝離した後，EDTAを染み込ませた手術用マイクロスポンジ（M.Q.A.®など）を5〜15分程度静置することで沈着の除去を行う[5]（沈着そのものの擦過は必ずしも必要ではない）．術野を50mL程度の生理食塩水で洗浄し，治療用コンタクトレンズをのせて終了とする（図2）．術後はPTKの場合と同様，上皮が張るまで治療用ソフトコンタクトレンズを装用し，抗生物質・ステロイド点眼を使用する．

## カコモン読解 第22回 一般問題29

帯状角膜変性で誤っているのはどれか.

a 瞼裂間の角膜上皮下に発症する.
b ぶどう膜炎患者の合併症として生じる.
c 治療的レーザー角膜切除術の適応となる.
d 瞳孔領下方の中央部から始まり周辺に拡大する.
e 均一な灰白色の混濁の中に虫食い状の透明部を認める.

**解説** a. 帯状角膜変性は瞼裂間角膜中央部の角膜実質浅層にカルシウムが沈着することで生じる. したがって正しい.

b. 帯状角膜変性は, 全身的に高カルシウム血症をきたすような疾患のほか, ぶどう膜炎や緑内障術後など, 眼表面や眼内に炎症が持続した状態にある患者にみられることが多い. したがって正しい.

c. 帯状角膜変性の治療法は, エキシマレーザーによる治療的レーザー角膜切除術が第一選択であり, このほかEDTAによるキレート療法もある. したがって正しい.

d. 帯状角膜変性は, 3時と9時部付近の角膜周辺にまず沈着が出現し, 瞳孔領の中央に向かって進行するのが特徴である. したがって誤りである.

e. 帯状角膜変性にみられる沈着は均一な灰白色を呈しているが, ところどころに虫食い様の透明部が存在することが多い. したがって正しい.

**模範解答** d

## カコモン読解 第23回 臨床実地問題47

78歳の男性. 数年前からの両眼の視力低下を主訴に来院した. 初診時の左眼前眼部写真を図に示す. 適切な治療はどれか.

a 抗菌薬点眼
b 副腎皮質ステロイド点眼
c 治療用コンタクトレンズ装用
d 治療的レーザー角膜切除
e 全層角膜移植

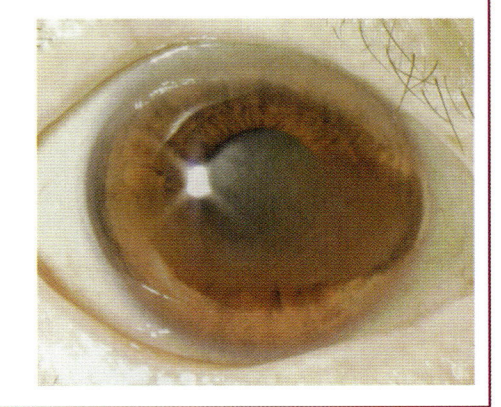

**解説** 瞼裂間に一致して角膜中央部実質に沈着が認められる．問題文からは既往歴は明らかではないが，典型的な帯状角膜変性の所見であると考えられる．

a. 抗菌薬点眼：帯状角膜変性の病変の主体は実質浅層へのカルシウムの沈着であり，感染による浸潤病変とはまったく異なる．このため抗菌薬の点眼は無効である．

b. 副腎皮質ステロイド点眼：帯状角膜変性はぶどう膜炎に続発することがあるが，副腎皮質ステロイド点眼は沈着したカルシウムそのものを除去する効果は有していない．

c. 治療用コンタクトレンズ装用：慢性腎不全とぶどう膜炎がある患者で，無水晶体眼用のソフトコンタクトレンズを装用していたほうの眼に帯状角膜変性が発症せず，コンタクトレンズを装用していないほうの眼には発症したとの報告がある[6]．このことから，発症や進行の抑制効果はある可能性があるが，沈着の改善効果は認められない．

d. 治療的レーザー角膜切除：帯状角膜変性の沈着物は角膜実質浅層にたまるため，エキシマレーザーでの切除が非常に有効である．

e. 全層角膜移植：前述の理由により，角膜全層をとりかえる必要はなく，むしろ治療としては過大である．

**模範解答** d

（横倉俊二）

# 角膜脂肪変性

　角膜脂肪変性は，角膜に脂質が異常に沈着する疾患であり，原発性と続発性に大別される．原発性はまれであり，角膜血管新生や高脂血症を伴わないものである．角膜脂肪変性のほとんどが角膜血管新生に伴って生じる続発性のものである．そのほかに角膜に脂質が沈着する疾患として，老人環，Schnyder角膜ジストロフィ[*1]，脂質代謝異常症に伴うLCAT欠損症などがある．

[*1] 本巻 "Schnyder角膜ジストロフィ（p.92）" の項を参照されたい．

## 角膜脂肪変性とは

　角膜脂肪変性（corneal lipid degeneration, lipid keratopathy）は，1958年にCoganとKuwabaraによって紹介された，角膜実質に脂質が異常に沈着する疾患で，原発性と続発性に分けられる．

**原発性角膜脂肪変性**：きわめてまれな疾患である．診断基準として，脂肪沈着の所見に加えて，① 角膜血管新生がないこと，② 外傷や眼疾患の既往がないこと，③ 高脂血症がないことが挙げられる[1]．通常，両側性である[2-4]．脂質沈着の機序は明らかではないが，輪部血管の透過性亢進，あるいは異常な角膜実質細胞から脂質の産生亢進によるのではないかと考えられている．

**続発性角膜脂肪変性**：角膜の血管新生に続発して生じる脂質の沈着である．角膜の血管新生は，実質型角膜ヘルペス，角膜実質炎，外傷，角膜潰瘍，コンタクトレンズ装用に伴う低酸素などによって起こるが，最も多いのは実質型角膜ヘルペスである（**図1**）．脂質沈着の機序は，血管の透過性亢進，あるいは脂質を除去する働きの低下によって起こると考えられる．

文献はp.292参照．

## 診断と治療

　角膜脂肪変性の診断は，一般に臨床所見に基づいて行われる．脂質の沈着は灰白色〜黄白色で，ウミウチワ状，羽毛状，円板状の形状であることが多い．角膜に新生血管がある場合，血管の末梢側に沈着がみられる（**図2**）．角膜実質の浸潤や瘢痕による混濁と鑑別が難しい場合もあるが，原疾患に対する治療やステロイドに対する反

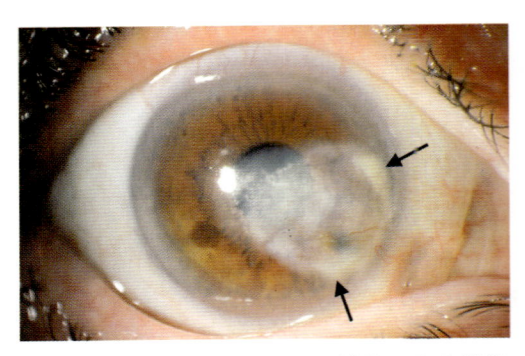

**図1 実質型角膜ヘルペスに続発した角膜脂肪変性**
実質の瘢痕性混濁の周囲に，黄白色の脂質の沈着が観察される（矢印）．

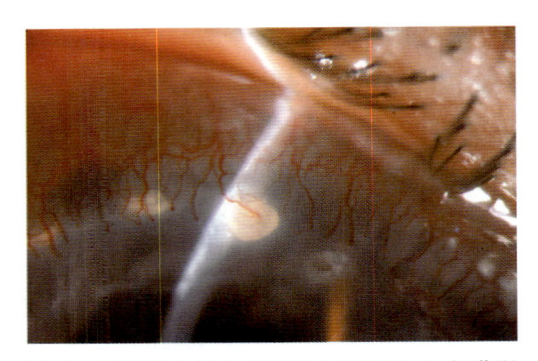

**図2 周辺部角膜血管新生に続発した角膜脂肪変性**
新生血管の先端部に，円形の脂質沈着が観察される．

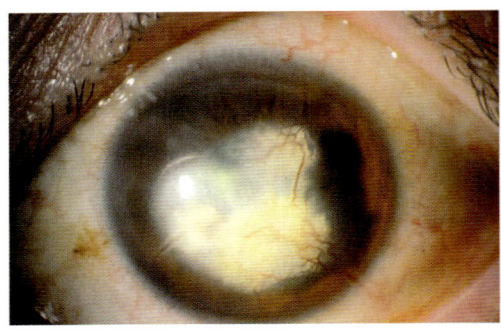

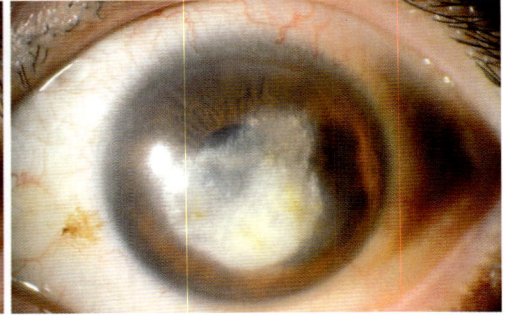

**図3 ステロイド点眼の効果**
a. 実質型角膜ヘルペスに続発した角膜脂肪変性の一例で，新生血管とともに濃厚な黄白色の脂質沈着が観察される．
b. 0.1％ベタメタゾン点眼薬使用3か月後，新生血管は減退し，脂質の沈着は減少した．

応をみながら診断を行う．

　治療は，原発性の場合は角膜移植が考慮される．続発性の場合，レーザーによる新生血管の凝固という報告もあったが，再発が多いようである．角膜ヘルペスの場合は，ステロイドの点眼が有効な場合がある（**図3a, b**）[5]．ステロイド点眼により新生血管が消退し，脂質の沈着が徐々に減少してくる．この場合，ヘルペスの再発に注意する．

## 角膜に脂質が沈着するその他の疾患

**老人環**：高齢者の周辺部角膜にみられる輪状の白濁である．その本態は脂質の沈着である（**図4a**）．輪部と白濁の間に透明帯（lucid interval）がみられることが特徴である．50歳以下で老人環がみられる場合は，高脂血症がないかどうか精査する（**図4b**）．

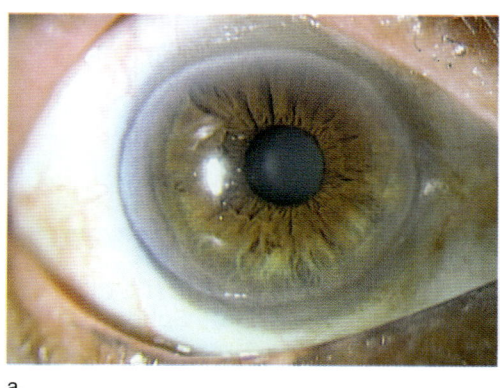

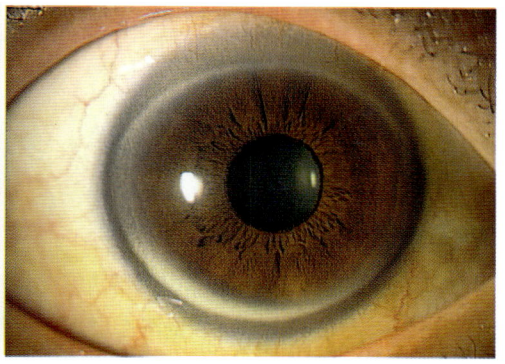

### 図4 老人環
a. 81歳, 男性. 透明帯が観察される.
b. 46歳, 男性. 高脂血症患者にみられた老人環. 50歳以下の老人環は高脂血症を疑う.

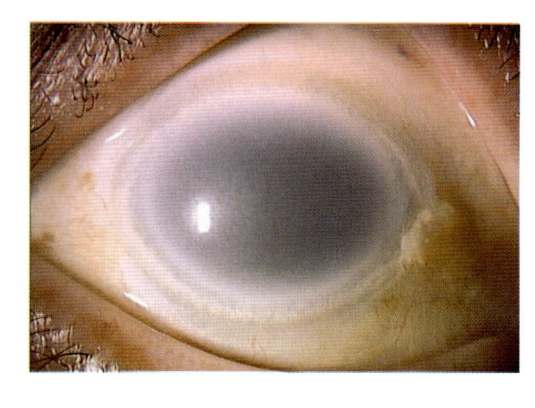

### 図5 LCAT欠損症の角膜混濁
63歳, 女性. 角膜混濁はびまん性で, 実質の全層に及ぶ.
LCAT：lecithin-cholesterol acyltransferase

**脂質代謝異常症**：HDL(high-density lipoprotein；高比重リポ蛋白)代謝に関する, まれな遺伝性疾患で角膜に脂質が沈着することがある. LCAT欠損症は, lecithin-cholesterol acyltransferase (LCAT)活性の先天性欠損によるまれな脂質代謝異常で, コレステロールの沈着により両眼に角膜混濁をきたす (**図5**)[6]. 類縁疾患として, 魚眼病, アポリポ蛋白A-1欠損症, Tangier病などがある.

　両眼性に角膜実質混濁をきたす疾患として, 角膜ジストロフィ以外に脂質代謝異常症の可能性も念頭におく必要がある. 脂質代謝異常の精査は内科専門医に依頼する.

　　　　　　　　　　　　　　　　　　　　　　（小幡博人）

# Spheroid 角膜変性

　Spheroid 角膜変性は加齢や種々の眼疾患，環境因子などにより，角膜および結膜の上皮下に滴状の混濁を認める疾患である．これまでに表1のようなさまざまな呼称で呼ばれてきたが，最近では"Spheroid 角膜変性"が最も広く用いられている[1]．男女別では，男性に多く観察される．ごくまれではあるが，若年性に本症を認める家族性のものも報告され，遺伝的な影響も示唆されている．

## 分類および臨床所見（1）Fraunfelder らによる分類（表2）

　Fraunfelder らは，その原因，発症部位により本症を3型に分類している（臨床上，いずれの Type に属するかを分類することは必ずしも容易ではない）[2-4]．

**Type 1（原発性角膜型）**：ほかの眼疾患とは無関係に，両眼性に角膜に変性を生じるタイプで，加齢に伴い角膜上皮下に比較的透明な滴状物を認める．沈着部位は主に瞼裂間であり，初期には3時および9時の角膜周辺部に生じるが，その後，沈着は融合し，黄褐色もしくは金色を帯び，次第に不透明となると同時に，徐々に角膜中央部へと拡大していく．さらに沈着が拡大すると，瞼裂に一致した帯状となり，noncalcific band keratopathy の状態となる．瞼裂間に生じることから，紫外線や砂埃，乾燥，氷雪などの環境因子によって生じた角結膜の微小障害が，本症の発症に関係していると考えられ

### 表1　これまでにあった Spheroid 角膜変性と同義の呼称

| |
|---|
| hyaline degeneration |
| Labrador keratopathy |
| Bietti's band-shaped nodular dystrophy |
| fisherman's keratitis |
| climatic droplet keratopathy |
| oil droplet degeneration |
| eratinoid corneal degeneration |
| degeneration sphaerularis elaiodes |
| chronic actic keratopathy |

文献は p.292 参照．

### 表2　Fraunfelder らによる分類

| | |
|---|---|
| Type 1<br>（原発性角膜型） | 加齢，環境因子（紫外線，砂塵，乾燥，氷雪など）<br>両眼性<br>瞼裂間　周辺部から拡大 |
| Type 2<br>（続発性角膜型） | 眼疾患に続発（角膜浮腫，角膜外傷，ヘルペス性角膜炎，緑内障，Fuchs 角膜内皮ジストロフィ，格子状角膜ジストロフィなど）<br>片眼もしくは両眼性 |
| Type 3<br>（結膜型） | 単独もしくは角膜型に併発<br>高齢者<br>翼状片や瞼裂斑に併発 |

（Fraunfelder FT, et al：Spheroid degeneration of the cornea and conjunctiva. 1. Clinical course and characteristics. Am J Ophthalmol 1972；74：821-828.）

ている．実際，中近東や南アフリカの砂漠地帯，北極圏に近い氷雪地帯に多くみられる．また，加齢に伴い，これらの環境因子への曝露が増加し，本症の発症率が増加すると考えられる．具体的には南アフリカでは50歳以上の43％，70歳以上の50％以上に認められると報告されている．また，環境因子にさらされやすい戸外従事者に本症は多くみられる．病変が軽微な場合，検眼鏡的に紫外光にて自発蛍光が観察される（Type 2, Type 3でもみられる）．

**Type 2（続発性角膜型）**：ほかの眼疾患に関連して二次性に角膜に変性が生じるタイプで，慢性の角膜浮腫や外傷性の角膜瘢痕，ヘルペス性角膜炎，緑内障，角膜ジストロフィ（Fuchs角膜内皮ジストロフィや格子状角膜ジストロフィ）などに続発する．原発性のType 1とは異なり，原疾患に応じて，両眼性ではなく片眼性の場合や角膜中央部に初発する場合がある．

**Type 3（結膜型）**：結膜に生じるタイプで，単独もしくは角膜型であるType 1, Type 2に併発する．瞼裂間に生じる場合が多く，特に高齢者では翼状片や瞼裂斑に併発する場合が多い．

## 分類および臨床所見（2）Santoらによる分類（表3）

1993年，Santoらは角膜上皮下アミロイドーシスに併発した原発性Spheroid角膜変性の1例を報告し，本症の新しい分類を提案するとともに，本症の呼称についてもspheroidal degenerationに代わって，さまざまな病態を含んでいるspheroidal keratopathyと呼ぶのが適切ではないかと提案している[5]．かれらの新しい分類では，まず本症を原発性および続発性に分類し，原発性はdegenerativeとdystrophicに，続発性は他の眼疾患に併発する場合と環境因子の曝

**表3 Santoらによる分類**（classification of spheroidal keratopathy）

| | | |
|---|---|---|
| primary spheroidal keratopathy | degenerative | related to aging, adjacent to the limbus（加齢に関連し，病変は角膜輪部に隣接） |
| | dystrophic | young patient, no other ocular disease, frequently familial occurrence, involvement of the central cornea（幼少期に発病し，ほかの眼疾患を認めず，しばしば家族性に発症．角膜中央部を病変に含む） |
| secondary spheroidal keratopathy | to other ocular disease | glaucoma, herpetic keratitis, lattice dystrophy, ocular trauma, and so on（緑内障やヘルペス性角膜炎，格子状角膜ジストロフィ，眼外傷など） |
| | to environmental causes | climatic extremes, wind-blown sand, ice, and others（異常な天候，砂塵，氷雪など） |

(Santo RM, et al：Spheroidal keratopathy associated with subepithelial corneal amyloidosis. A clinicopathologic case report and a proposed new classification for spheroidal keratopathy. Ophthalmology 1993；100：1455-1461.)

**表 4　Spheroid 角膜変性 Type 1（原発性角膜型）の重症度分類**

| Grade I | 混濁が角膜周辺部に限局し，反帰光線法を用いると微細な滴状物が検眼鏡的に観察される．臨床症状はない． |
|---|---|
| Grade II | 角膜中央部まで病変が及び，より大きな滴状物が実質浅層に認められる．視力は 0.2 程度に低下する． |
| Grade III | 沈着は黄褐色・金色を帯び，より巨大化し上皮が隆起する．視力は 0.2 以下に低下する． |

（Gray RH, et al：Climatic droplet keratopathy. Surv Ophthalmol 1992；36：241-253.）

露に関連する場合に分類している．

## 症状

　沈着が周辺部にある場合（Fraunfelder らの分類における原発性角膜型の初期など），無症状であるが，進行して沈着が角膜中央部に及んだ場合や，続発性に中央部に病変が生じた場合は，視力低下の原因となる．また，上皮欠損を生じた場合は視力低下と同時に疼痛を自覚する．

　Gray らは，Fraunfelder らの分類における原発性角膜型（Type 1）に関して，重症度により**表 4**の三つの Grade に分類している[4]．

## 組織学的所見

　光学顕微鏡的には好酸性でヒアリン様の，電子顕微鏡的には微細顆粒状の沈着物が細胞外に沈着している．沈着部位は主として，実質浅層および Bowman 膜であるが，実質深層や上皮内に認める場合もある．この沈着物には，チロシンやトリプトファン，シスチンなどを多く含む蛋白質が含まれている．沈着物の由来についてはこれまでにさまざまな報告があり，研究者により意見が分かれている．最近の報告では，これらの沈着物質は実質由来であり，実質細胞から分泌された顆粒状蛋白がコラーゲン線維上に沈着したと推測されている．

## 治療

　ほとんどの症例において無症状であり，多くの場合は治療を要しないか，続発性の場合には原疾患に対する治療にとどまる．しかし，角膜中央部へ病変が及んだ結果，視力の低下を認める場合や角膜上皮欠損が生じた場合は PTK（phototherapeutic keratectomy；治療的角膜切除）や表層もしくは深層層状角膜移植が必要である．

（相馬剛至）

# 続発性角膜アミロイドーシス

## 角膜アミロイドーシス

　アミロイドーシスとは，アミロイドが組織に沈着する疾患の総称である．角膜では，原発性にアミロイドが沈着する疾患と，続発性に沈着する場合がある．原発性のものでは，膠様滴状角膜ジストロフィや格子状角膜ジストロフィが代表的である．それぞれ原因遺伝子は，*TGFBI*, *TACSTD2* とされている[1,2]．一方，続発性のものは，円錐角膜，睫毛乱生，コンタクトレンズ装用などの慢性刺激により発症し（図1）[3,4]，アミロイドの本態は，ラクトフェリンであるとされている[5,6]．沈着したアミロイドはHE（ヘマトキシリン-エオジン）染色でエオジンに均一無構造に，コンゴーレッド染色で橙赤色に染まり，偏光顕微鏡下で緑色複屈折を呈する幅7～15 nmの細線維の集積である（図2）[7]*1．

文献はp.292参照．

## 続発性角膜アミロイドーシス

**臨床所見**：一般的に続発性角膜アミロイドーシスは，中年女性で長期間の刺激すなわち，睫毛乱生や円錐角膜によるハードコンタクトレンズ（hard contact lens；HCL）装用を経験している人に多く，病

[*1] アミロイドの確定診断は，組織検討によってなされる．よって，切除した組織が貴重である．微小組織であるので，できるだけ一塊として切除し，光沢のある写真用紙の上に張りつけて組織を固定，提出するとよい．

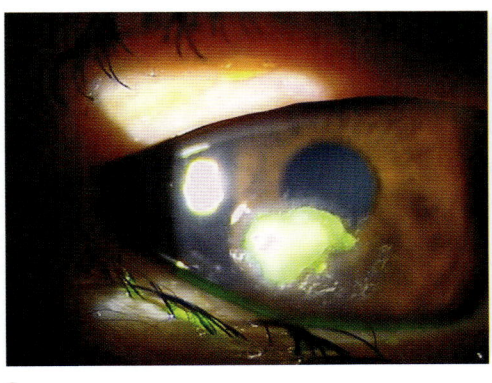

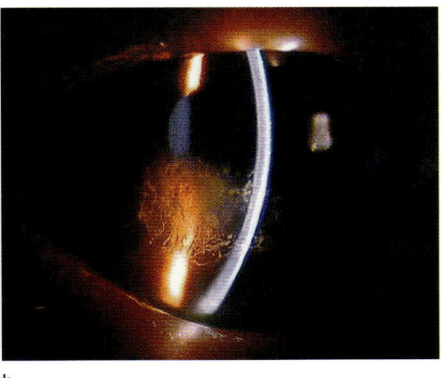

a.　　　　　　　　　　　　　　　b.

**図1　睫毛乱生眼にみられた続発性角膜アミロイドーシス**（62歳，男性）
a. 睫毛乱生に一致した部位に灰白色の隆起性病変を認める．切除により，アミロイドであることが判明した．
b. 切除後，隆起性病変は軽度再発を認めるとともに，その周囲に格子状の紋様が確認される．

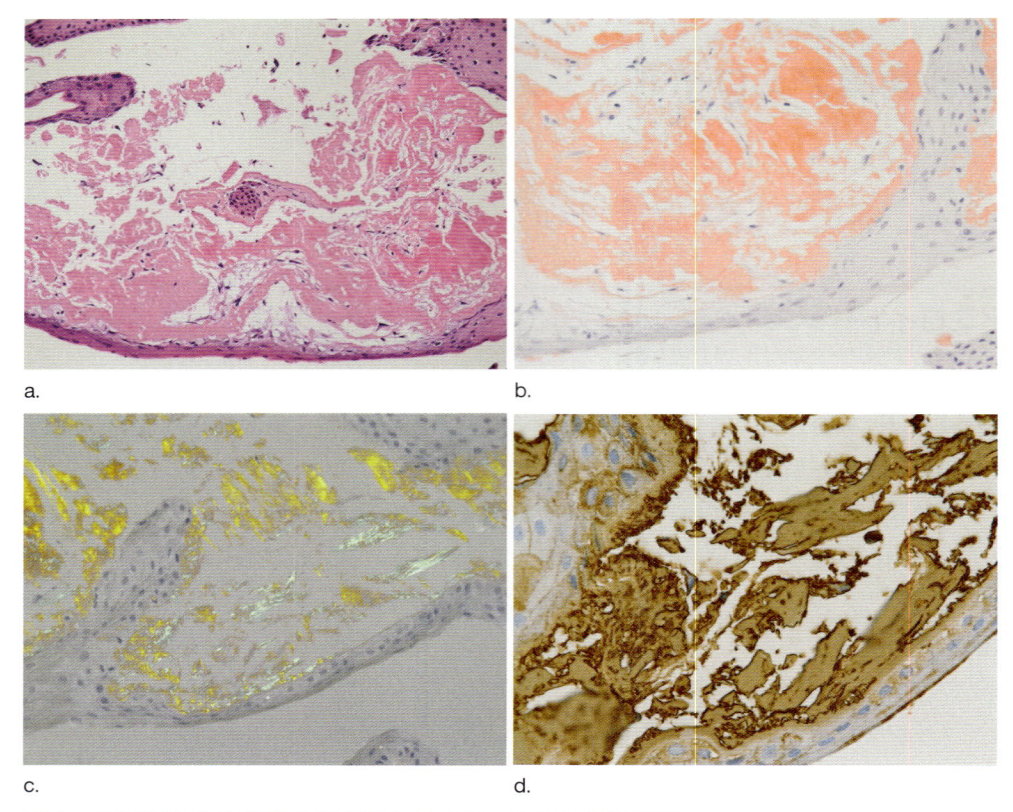

**図2 内反症による続発性角膜アミロイドーシスの組織解析**（42歳, 男性）
a. HE染色にて, 上皮下に均一な組織塊を認める.
b. コンゴーレッド染色にて, 組織塊は橙赤色に染色される.
c. 偏光顕微鏡で観察すると, 緑色複屈折を呈する.
d. 抗ラクトフェリン染色で, 陽性に染色される.
（写真提供：金沢医科大学眼科学教室　北川和子先生.）

変の部位は睫毛やHCLが角膜と接触する部位に生じる[8]. たとえば, 睫毛乱生では睫毛が角膜と接する角膜下方の部位, 円錐角膜ではHCLがタイトに接する角膜中央の部位に多い. 臨床所見の分類[9]としては, 原発性である膠様滴状角膜ジストロフィに類似した灰白色の隆起状病変を示すものや, 格子状角膜ジストロフィと類似した実質浅層の線状病変を呈する場合がある. また, 両者の特徴を備える場合もある. 膠様滴状角膜ジストロフィに類似した続発性角膜アミロイドーシスは, 格子状角膜ジストロフィ類似の症例に比して, 若年者に多く, 長い慢性刺激歴を有し, 女性に多いという特徴をもつ[9]. ラクトフェリンが本態であることに関連していると思われる.

**治療**：睫毛, 円錐角膜のHCL装用ともに長期の刺激が悪化原因であるので, 睫毛はこまめに除去する, HCLを休止するなどの対処をして, 慢性刺激の解除を図る. 臨床所見が分類上, 格子状の場合は自

覚症状を訴えることが少ないが，隆起状の場合には異物感，流涙，充血，眩明などを生じやすいので，自覚症状が強い場合は病変部の角膜切除の適応となる*2．

外科的加療後は治療用コンタクトレンズを使用し，ステロイド，抗生物質点眼にて消炎を図る．再発の可能性もあるので，引き続き刺激除去，角膜保護が必要とされる．

*2 通常，アミロイドの沈着は上皮基底膜上に生じるので切除しやすいが，重症になると基底膜破壊を認める．あらかじめ前眼部OCTにて病変部の深さを確認しておくとよい．

### カコモン読解 第23回 臨床実地問題18

55歳の女性．左眼の異物感を主訴に来院した．左眼前眼部写真を図に示す．正しいのはどれか．2つ選べ．
a 睫毛乱生が誘引になっている．
b 抗真菌薬の局所・全身投与を行う．
c *TACSTD2*（*M1S1*）遺伝子の異常がある．
d 治療的レーザー角膜切除術のよい適応となる．
e 切除病変の病理検査を行うとコンゴーレッド染色陽性である．

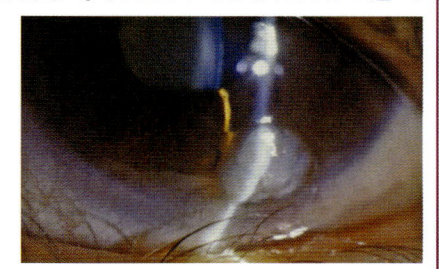

**解説** 中年女性で，睫毛乱生の接触部位に生じた乳白色の膨隆物を認める．周囲の角膜に浸潤などを認めない．続発性角膜アミロイドーシス（secondary corneal amyloidosis；SCA）と診断する．

a．SCAは種々の慢性炎症状態に発症するが，最も高頻度で観察されるのは，睫毛乱生，円錐角膜である．よって，○．
b．病巣周辺に角膜浸潤を認めないこと，高度の輪部充血を認めないことから，真菌をはじめとする角膜感染症は否定される．よって，×．
c．*TACSTD2*（*M1S1*）遺伝子の異常が認められるのは，膠様滴状角膜ジストロフィ（gellatinous drop like dystrophy；GDLD）である．GDLDもSCAも角膜上皮バリアが低下することで，基底膜上にラクトフェリンが沈着凝集してアミロイドを形成するので，膨隆部位の所見は類似している．本症例は睫毛接触部位に一致して認められるので，GDLDは否定される．よって，×．
d．部位が限局しており，周辺部であることから，治療的レーザー角膜切除の適応とはならない．よって，×．
e．アミロイドはコンゴーレッド染色にて橙赤色陽性に染色され，偏光顕微鏡にて緑色複屈折を呈する．また，この組織所見が確定診断となる．よって，○．

**模範解答** a，e

（佐々木香る）

# Terrien 角膜辺縁変性

## 発見の経緯と疫学

　Terrien 角膜辺縁変性（Terrien marginal degeneration）は，1900 年に Terrien によって報告された．両眼性で左右非対称に周辺部角膜が徐々に菲薄化する，慢性進行性で原因不明の疾患である．若年から老年まであらゆる年齢層にみられる．一般的には男性に多いといわれているが，炎症反応を伴う病型は中高年の女性に多いともいわれている．

## 所見と症状

　はじめ角膜周辺部に細かい点状の実質混濁を生じ，角膜輪部に平

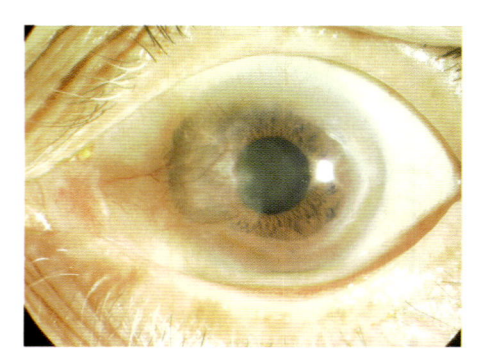

**図1　初期症状のある症例の前眼部写真**
一見，翼状片のようにみえるが，角膜周辺部に瘢痕と菲薄化がある．

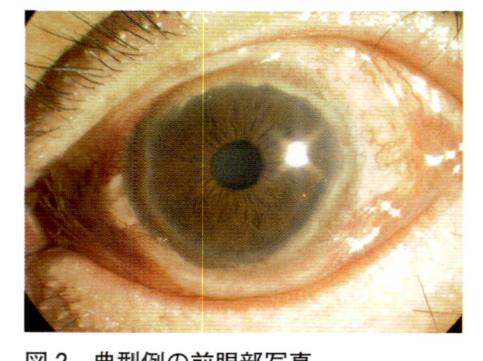

**図2　典型例の前眼部写真**
角膜周辺部の輪部近くに，スカートの裾のような特徴ある丸みを帯びた脂肪沈着がある．

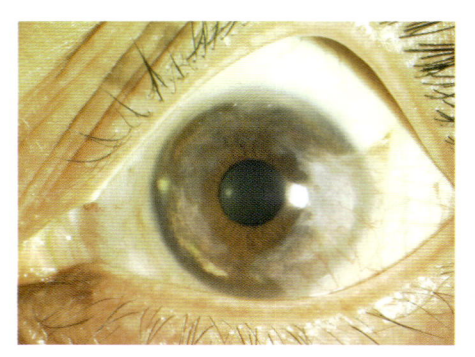

**図3　偽翼状片のみられる症例の前眼部写真**
2〜5 時方向に偽翼状片がみられ，それ以外の周辺部にも脂肪沈着や瘢痕を認める．

3. 沈着性実質混濁各論　111

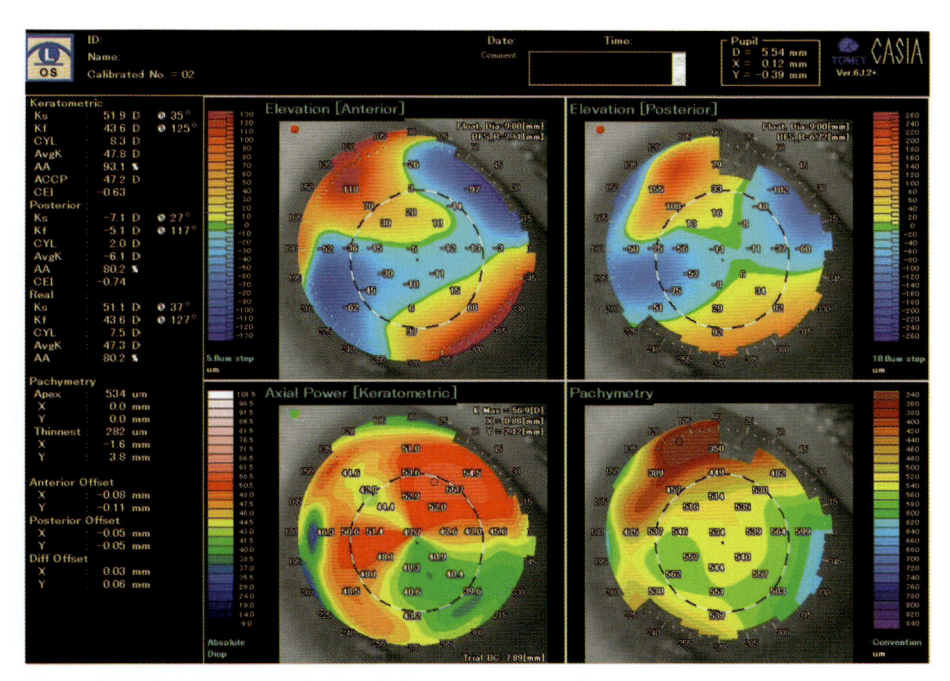

**図4　前眼部光干渉断層計（トポグラフィーマップ）**（図3と同一症例）
角膜厚マップにて上方の角膜周辺部の菲薄化が確認できる．また，前後面のエレベーションマップでは，その部が著明に前方突出している．その結果，Axial Power Map ではその方向が寒色系となり，その部を囲むように急峻化を認める．

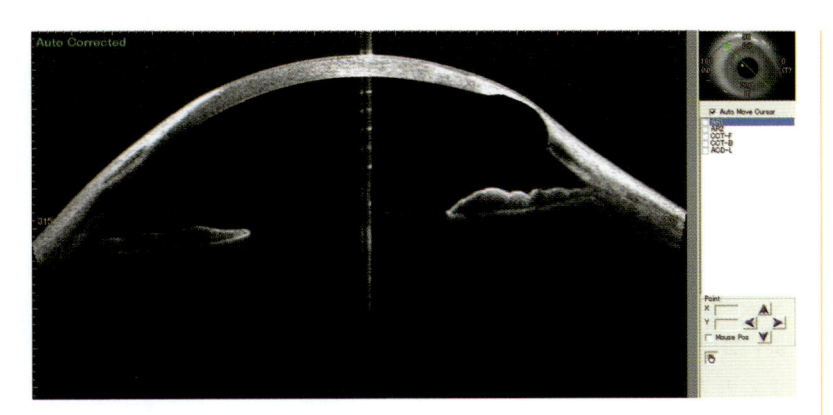

**図5　前眼部光干渉断層画像**（図3と同一症例）
角膜周辺部10時方向の明らかな菲薄化と，5時方向の偽翼状片に被覆された部位も菲薄化が確認できる．

行して実質の混濁，表在性血管侵入と菲薄化が徐々に進んでいく（図1）．典型例では，菲薄化の端はスカートの裾のような特徴ある丸みを帯びる（図2）．安定している時期は，充血などの炎症症状はなく痛みなどの自覚症状に乏しいことが特徴である．菲薄部分の角膜中央側に脂肪が沈着し，輪部と病変部の間に透明帯をみることが多い．両眼性であることが多いが，周辺部菲薄化の程度は左右同程

度とは限らない．

偽翼状片を20％に認める（図3）．菲薄部分の角膜上皮は上皮欠損を伴わず，フルオレセインに染色されない．角膜の菲薄化により強い倒乱視が起こる．不正乱視が生じると視力低下をきたす[*1]．角膜形状解析では，菲薄化している部位の経線方向が最もフラットとなり，その周りの健常部分の境界にスティープな部分がみられる．菲薄化した部分が眼圧により突出してその中央よりがフラットとなり，カップリング効果によりその周囲の角膜は急峻化すると考えられている（図4, 5）．

[*1] 不正乱視は円柱レンズで矯正できない．

## 鑑別診断

Mooren潰瘍，関節リウマチやWegener肉芽腫に伴う周辺部角膜潰瘍などがある．角膜形状解析（topography）や前眼部光干渉断層計（OCT）を診断の補助としながら，角膜全体の細隙灯顕微鏡所見により行う．

## 角膜の病理組織像における特徴

組織学的には角膜実質のコラーゲン線維の配列が乱れ，部分的にBowman膜が欠損している．電子顕微鏡ではライソゾーム活性の高い組織球によるコラーゲンの貪食像がみられる[1]．CD4 ヘルパーT細胞/CD8 サプレッサーT細胞は通常1：1であり，CD8の減少を認めないのが特徴である[2]．

文献はp.293参照．

## 治療

炎症がなければ経過観察でよいとされている．角膜不正乱視にはハードコンタクトレンズがよいが，高齢であると装用は難しい[*2]．

炎症を契機に病変が進行すると考えられ，結膜充血が認められるあいだは進行の予防のため低濃度ステロイドを長期間点眼する．角膜穿孔は最も注意すべき合併症であるが，日常生活において外傷には十分注意を払うよう指導すべきである．これが生じれば，進行例や重症例には周辺部表層角膜移植術を行う．なお，移植の際は菲薄した部分を移植片で補強するが，角膜の形態と惹起乱視などを考慮しながら縫合には注意を払う．

[*2] ハードコンタクトレンズは，カスタム処方が必要．

（植木亮太郎）

# Salzmann 角膜変性

文献は p.293 参照.

## 疾患概念と疫学

　Salzmann 角膜変性（Salzmann nodular degeneration）は，1925 年に Salzmann によって報告された疾患で，当初はジストロフィとされたが，現在では比較的まれな変性（degeneration）疾患と考えられている．角膜病変は黄白色または灰白色の結節状，類円形の隆起病変を特徴とし，病変は 1 個のこともあるが数個のことが多い．

　片眼性の場合と両眼性の場合があり，いずれが多いか報告により異なるが，最近の多数例の報告では 72％ が両眼性とされている．両眼性の例が多く，白人に頻度が高いことから，発症に何らかの遺伝的素因があることが推測される．性別では女性が多く，男女比はおよそ 1：2 程度である．どの年齢でも生じうるが，平均年齢は 60 歳程度であり，中高年の症例が多い．

　角膜フリクテン，トラコーマ，春季カタルなど炎症性角膜疾患の既往があることが多く，特にフリクテンに続発しやすい．角膜の瘢痕や血管新生のある部位に隣接して生じることが多いので，慢性炎症に続発した変性性変化が関与すると考えられている．

## 臨床所見と症状

　異物感，視力低下，羞明，流涙など多彩な症状を呈するが，無症状のことも少なくない．病変が瞳孔領にかかると視力低下や羞明の原因となりやすい．周辺部に生じた病変では疼痛，異物感などの刺激症状が主となる．

　灰白色，結節状，類円形の隆起性病変があり，活動性の炎症所見を伴わない場合に本症を考える（図 1, 2）．血管侵入やパンヌス，瘢痕性実質混濁など角膜炎の既往を示す所見は診断の根拠となり，問診での角膜炎の既往歴も参考となる．

　角膜フリクテンや Thygeson 点状表層角膜炎など，細胞浸潤による上皮下混濁が隆起性となることもあるが，病変の色調や大きさの違い，炎症所見の随伴の有無，ステロイドなどの薬物治療の効果な

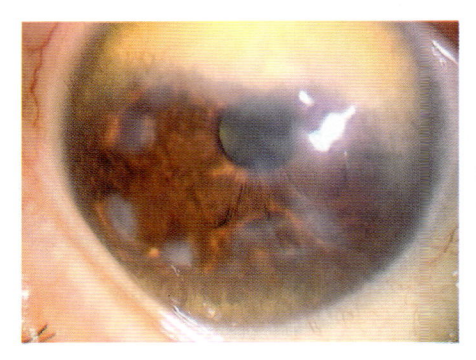

**図1　角膜実質炎に続発したSalzmann角膜変性**
下方を中心に5, 6個の灰白色の結節性病変がみられる．上方は続発性の角膜脂肪変性である．

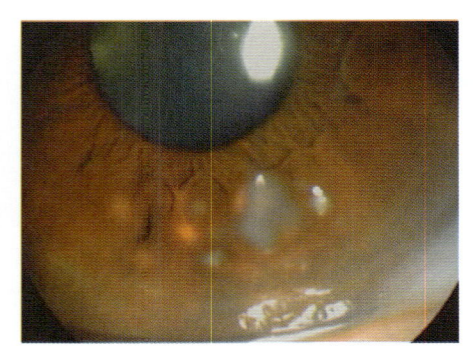

**図2　誘因不明のSalzmann角膜変性**
大きな結節病変をとり囲むように，複数の小さな病変が生じている．

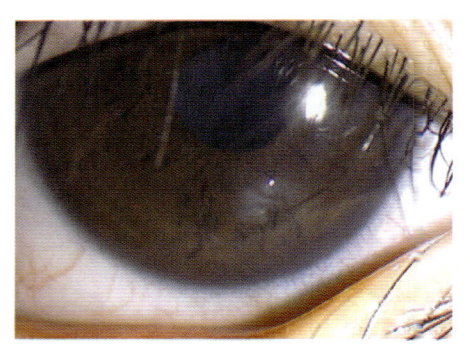

**図3　睫毛乱生症による続発性角膜アミロイドーシス**
臨床所見からSalzmann角膜変性と鑑別するのは困難である．

どから鑑別できる．

　最も鑑別が困難なのが，続発性角膜アミロイドーシスである（図3）．続発性角膜アミロイドーシスは慢性の局所刺激によって生じる角膜変性であり，円錐角膜や睫毛乱生などで生じやすい．格子状角膜ジストロフィに類似した線状・格子状病変がみられる場合には鑑別が容易であるが，膠様滴状角膜ジストロフィに類似した顆粒状，結節状の隆起性病変を呈した場合には臨床的な鑑別は困難である．最終的には病理所見により鑑別される．

## 病理所見

　病理学的には隆起した病変部位の上皮は菲薄化しており，Bowman膜は消失している．結節内は変性したコラーゲン線維で満たされており（図4），ヒアリン変性を伴うことがある．

　病変部の角膜上皮基底細胞の幼若化，角膜実質細胞の筋線維芽細胞への変化，matrix metalloproteinase-2（MMP-2）の活性化などの報告もあり，これらを重ねあわせると創傷治癒過程の何らかの異

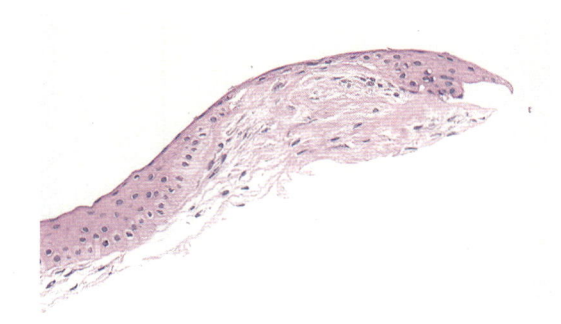

**図4 図2の症例の病理所見**（HE染色）
病変部の上皮の菲薄化と変性したコラーゲン線維がみられる．
HE：ヘマトキシリン-エオジン

常，特にリモデリング過程の異常によって結節性病変が形成されるものと推測される．

## 管理と治療

　視力障害や異物感など，自覚症状がない場合には治療の対象とならない．異物感や流涙など刺激症状が主体の場合には，ヒアルロン酸や低濃度ステロイドの点眼で保存的に治療することも可能である．外科的治療の対象となるのは，点眼治療が無効の例，視力低下や羞明を伴う例などであり，全体のおよそ20％が手術の適応となる．

　外科的治療として，角膜表層切除，エキシマレーザーによる治療的角膜表層切除術（phototherapeutic keratectomy；PTK），表層角膜移植などが報告されているが，ほとんどの場合は角膜表層切除で十分である．いずれの術後でも再発例が報告されている．

（山田昌和）

# 多発性骨髄腫

## 疾患概念

多発性骨髄腫（multiple myeloma）は，形質細胞腫が骨髄内で増殖する疾患である．わが国における罹病率は10万人に2〜3人，男女比は1.6：1で，発症年齢のピークは65〜70歳の高齢者に多い．全身症状として骨破壊に伴う疼痛や高カルシウム血症，貧血に加え，腫瘍化細胞が生成分泌する免疫グロブリンの異常高値に伴う腎障害，神経障害，アミロイドーシス，免疫不全による感染症などを呈

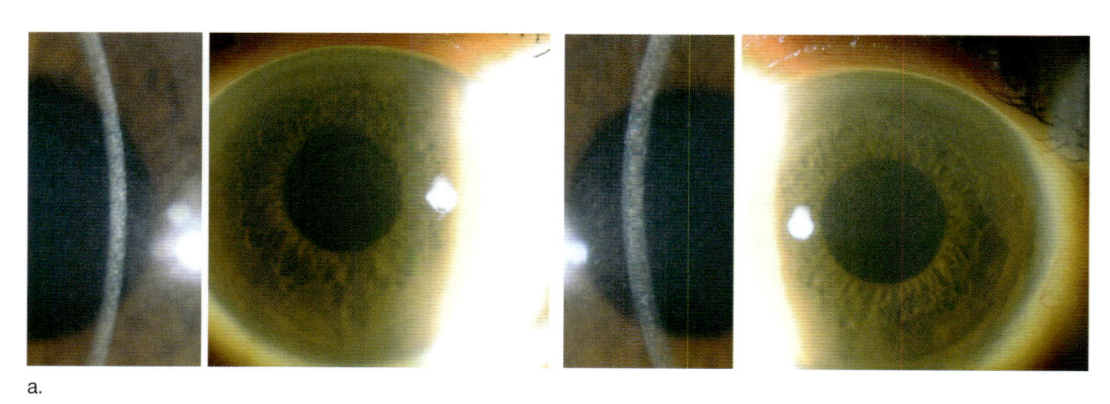

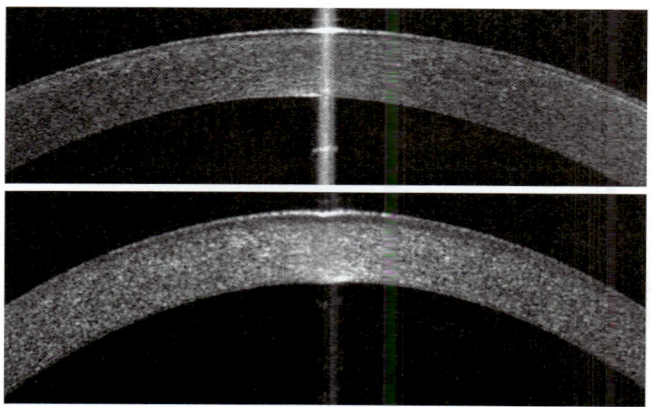

**図1 多発性骨髄腫**（55歳，男性）
a. 細隙灯顕微鏡所見．左側2点が右眼，右側2点が左眼で，それぞれスリット拡大所見（左図）およびスクレラルスキャタリング（右図）．両眼にびまん性で微細な角膜混濁がみられ，混濁は角膜上皮下から実質中層に局在している．
b. 前眼部OCT所見（SS-1000 CASIA，トーメーコーポレーション）．上段は健常例，下段に本症例を示す．本症例では角膜上皮下から実質深層にかけて，微細な高輝度反射が観察された．

c.

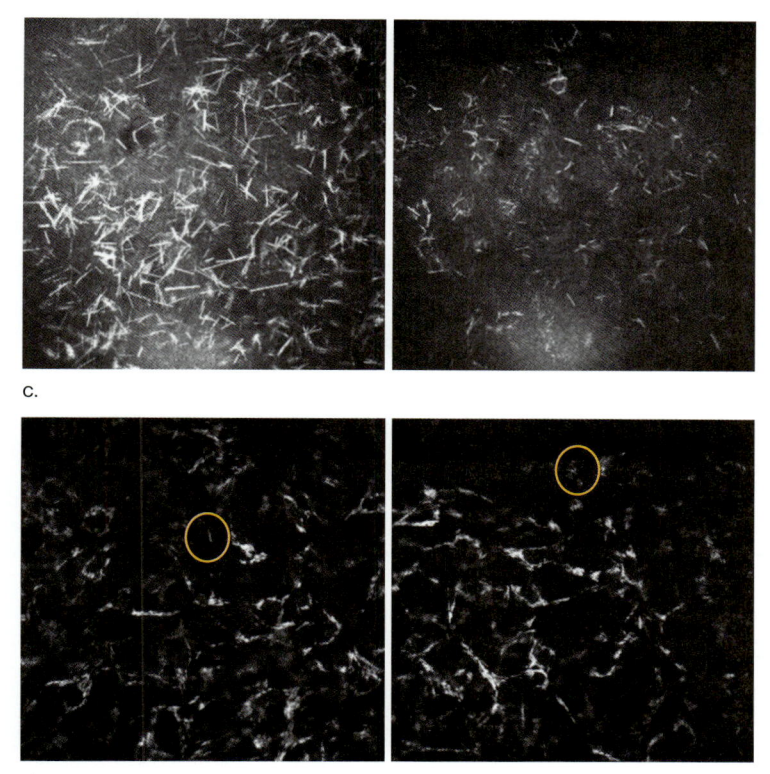

d.

（図1のつづき）
c. 角膜表層におけるレーザー生体共焦点顕微鏡（HRT III-RCM）所見（左図：右眼，右図：左眼）．両眼ともに高輝度な細長い針状の結晶様沈着物が細胞外に観察された．表層に近いほど沈着物の数が多く，細長い形状が目立つ．
d. 角膜実質深層における HRT III-RCM 所見（左図：右眼，右図：左眼）．両眼ともに角膜実質細胞の輝度が健常よりも高く，細胞外に針状あるいは点状の沈着物（丸印）が観察された．

する．比較的まれな合併症として角膜混濁があり，角膜混濁の原因は，病理組織学的検討により免疫グロブリン（M蛋白）の角膜全層またはその一部への沈着であると報告されている[1,2]．

文献はp.293参照．

## 病態

細隙灯顕微鏡検査では，両眼性びまん性角膜混濁および角膜実質のさまざまな層に微細な沈着がみられる．角膜内沈着物の性状は，電子顕微鏡検査結果より角膜上皮，実質，内皮の各層に生じる微細な結晶状沈着で，沈着部位が細胞内か細胞外かは報告により異なり，統一されていない[2-4]．沈着の機序として，結晶を有する形質細胞が結膜炎や虹彩炎などの炎症により角膜内に浸潤するか，角膜に浸透した免疫グロブリンの結晶化により角膜内に沈着する可能性が報告されている[2]．つまり，沈着が細胞外であれば前者が，細胞内で

あれば後者が推測されるが，統一した見解がない．診断は，貧血やM蛋白の増加，Bence-Jones蛋白などに加え，確定診断は免疫電気泳動によるM蛋白の検出と骨髄穿刺にて骨髄腫細胞を同定することによって行われる．

## 治療

両眼の角膜混濁が強く視力低下をきたしている場合は，角膜移植が行われる．術式は角膜実質内への沈着の深さにより表層あるいは全層角膜移植が選択されるが，術後に移植角膜への沈着が再発した報告[5]が散見されるため，原疾患の治療が大変重要である．骨髄腫に対する治療は，標準的治療として化学療法や同種造血幹細胞移植，近年は分子標的療法が導入されている[6]．

## 症例

55歳，男性で，多発性骨髄腫の加療中に角膜変性症を疑われ，広島大学病院眼科に受診した．細隙灯顕微鏡検査では両眼にびまん性で微細な角膜混濁がみられ，混濁は角膜上皮下から実質中層に局在していた（図1a）．前眼部 optical coherence tomography（OCT）にて，両眼ともに角膜上皮下から実質深層にかけて，微細な高輝度反射が観察された（図1b）．レーザー生体共焦点顕微鏡（Heidelberg Retina Tomograph III-Rostock Cornea Module；HRT III-RCM）により，角膜上皮下では細胞外に高輝度な細長い針状の結晶様沈着物が観察され（図1c），角膜実質深層では細胞外に針状あるいは点状の沈着物が観察された（図1d，丸印）．

〔戸圧良太郎，門廣祐子，近間泰一郎〕

# infectious crystalline keratopathy

infectious crystalline keratopathy（ICK）は非常にまれな慢性の角膜感染症で，1983 年に初めてその疾患概念が報告されている[1]．角膜移植後などで，長期間ステロイドを投与されている状態で，臨床所見として角膜実質内に分枝状もしくは棘状の白色混濁を示し，角膜浮腫などの炎症所見が乏しいと[1,2]，ステロイドを投与されることによって，炎症所見を伴わずに，病原体がゆっくりと増殖した結果，塊（バイオフィルム形成した菌塊）となって，認められていると考えられている．原因となる病原体としては，緑色レンサ球菌（*Streptococcus viridans*）が多いが，表皮ブドウ球菌（*Staphylococcus epidermidis*），肺炎球菌（*Streptococcus pneumoniae*），インフルエンザ菌（*Haemophilus* sp.），マイコバクテリウム属（*Mycobacterium* sp.），腸球菌（*Enterococcus* sp.），コリネバクテリウム（*Corynebacterium* sp.），カンジダ（*Candida* 属），アカントアメーバ（*Acanthamoeba* sp.）なども ICK を引き起こす[*1]．

文献は p.293 参照．

[*1] 毒素産生が少なく病原性が低い細菌や真菌によって，ICK が引き起こされることが多い．

## 臨床所見

前述のように分枝状，もしくは棘状の白色混濁が特徴的であり

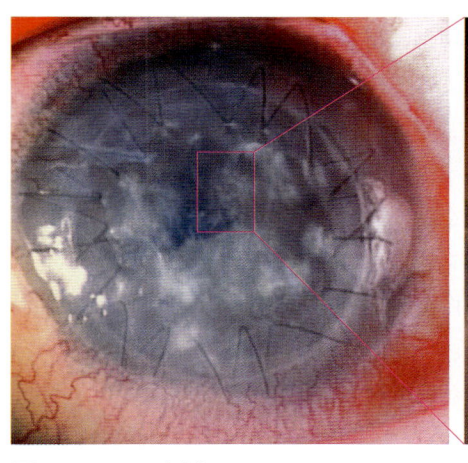

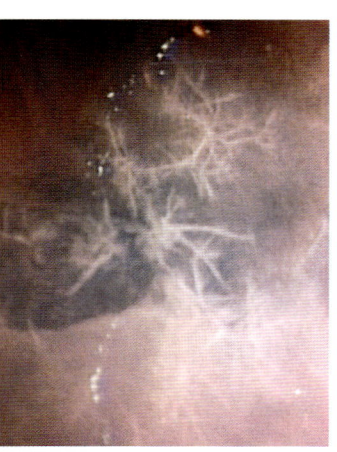

**図 1　ICK の症例**
角膜移植後に角膜中央部に分枝状の角膜混濁を認める．
（写真提供：木村眼科内科　木村　格先生．）

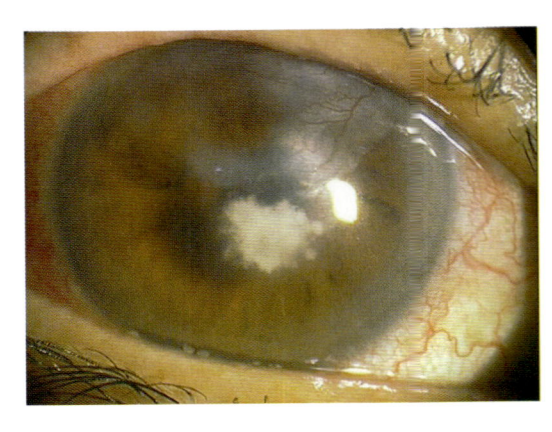

図2 周辺部角膜潰瘍に対してステロイド点眼を長期間に投与されていた症例 (75歳, 女性)
角膜中央部辺縁が不整な混濁を認める. 病巣部からカンジダが検出されている.

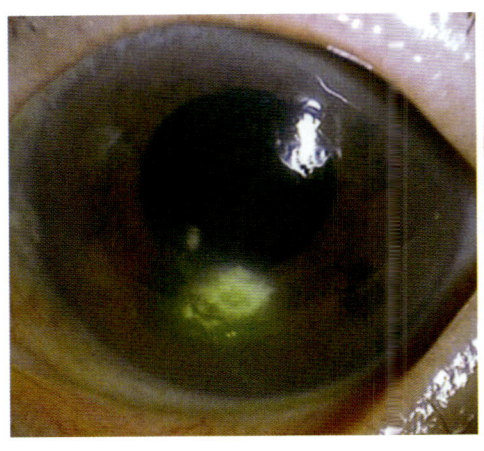

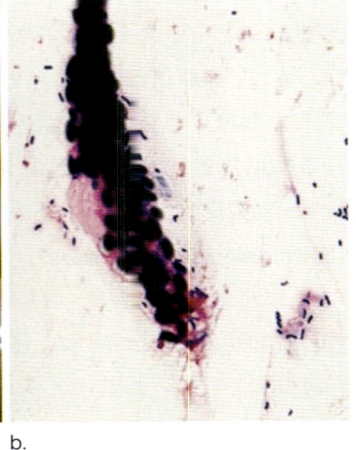

図3 コリネバクテリウムとカンジダによるICKの症例 (86歳, 女性)
a. 角膜下方に白色物の沈着を認める.
b. 病巣部の塗抹標本 (グラム染色). 酵母菌とグラム陽性桿菌の集合体を認める.

(図1), 角膜浮腫などの炎症所見が乏しいため, 沈着物が蓄積したようなイメージを受けることが多い. さらに, 症例によって辺縁がギザギザした不整な白色病変を示す場合もある (図2). さらに, 似たような病態 (炎症所見を伴わない病原体のバイオフィルムが混濁の原因) をもつもので, 棘状ではないものの, 白色塊を示すものもある. 図3の症例では, ステロイドとフルオロキノロン系抗菌薬を長期間に点眼していた症例に認められた角膜実質内の白色の沈着物で, その白色塊を採取し, 塗抹標本を作製し, グラム染色を行うと, カンジダと思われる酵母菌とコリネバクテリウムと思われるグラム陽性桿菌の集合体を認め, 白血球などの炎症細胞は認めなかった. すなわち, ICKでは白色塊自体が病原体の塊である可能性がある[*2]. これらの所見もステロイドの投与を中止すると, 炎症細胞が主体と

[*2] 病原体の増殖形式や分泌成分によって, 混濁の形態は変化する可能性が高い.

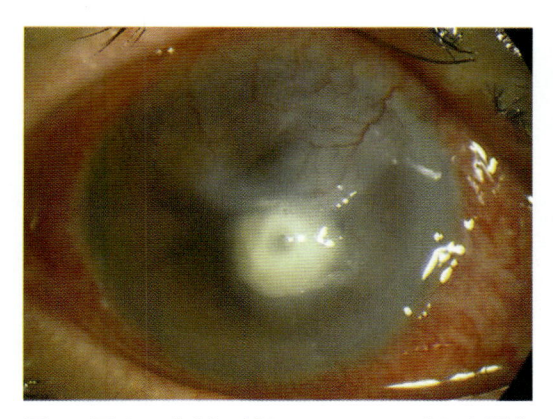

**図4** 図2の症例に対して，ステロイド点眼を中止した2週間後の前眼部所見
角膜実質内の細胞浸潤が拡大し，炎症所見を呈する．

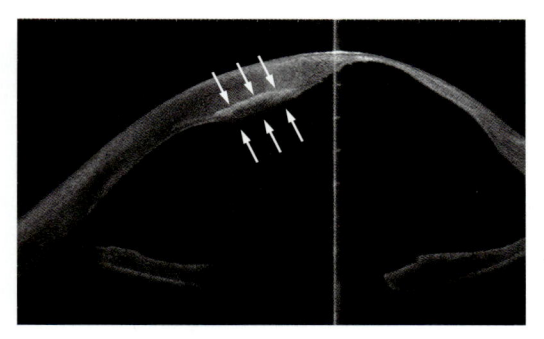

**図5** 図2の症例の前眼部OCT所見
角膜実質の深層に混濁を認める（矢印）．

なって，免疫反応を引き起こすために実質内の棘状の病変は消失し，細胞浸潤が拡大することがある（図4）．

### 検査

特徴的な臨床所見に加えて，病原体の存在を明らかにすることが必要となってくる．そのため，角膜内の混濁を採取し，塗抹標本鏡検や培養検査などの微生物学的検査が必要となるが，増殖力が抑制されている場合もあり，検出感度は必ずしも高くない[*3]．PCRを利用することで，病原体の遺伝子を増幅し，診断する試み[3]や生体共焦点顕微鏡を用いて，非侵襲的に病原体の存在を示すことで補助的に診断することも報告されている[4]．

### 治療

原因微生物に対して，感受性のある抗微生物薬の投与が望ましい．また，投与中のステロイドは中止すると炎症が出現することが多いため，ステロイドの続行・減量・中止については慎重に考慮する必要がある．混濁（病原体）が角膜実質の奥深くに存在している場合（図5）などは，薬物治療に対して反応が乏しく，治療的角膜移植が必要な場合も存在する．

（鈴木　崇）

[*3] 混濁が実質奥深く存在している場合は，角膜擦過では検体が採取できない場合もあり，治療反応をみることで総合的に診断する場合も多い．

## 4. 炎症性実質混濁各論

# カタル性角膜潰瘍

　カタル性角膜潰瘍は，眼瞼縁の黄色ブドウ球菌の増殖に関連して，角膜周辺部に生じる非感染性，炎症性の病変であり，日常診療において，しばしば遭遇する．周辺部角膜潰瘍，周辺部角膜浸潤，ブドウ球菌アレルギーは，いずれも同義と考えてよい．本疾患は，抗菌治療ではなく，局所ステロイド治療を必要とするという意味において，感染アレルギーという病態の考えかたを必要とする疾患であり，多彩な表現型を呈する黄色ブドウ球菌に関連する疾患（図1）として，知っておかねばならない重要な疾患の一つといえる．ここでは，本疾患を黄色ブドウ球菌による眼病変の一つとしてとらえながら，そのポイントをまとめてみる．

## 眼瞼（縁）炎の診かた

　眼瞼縁とは，睫毛後縁から眼瞼後縁までの幅2.5 mm，前方3/4が皮膚，後方1/4が粘膜（結膜）からなる領域を指し，眼瞼縁炎とは，この領域に生じる慢性の炎症性疾患である．慢性眼瞼（縁）炎は，McCulleyら[1]によって睫毛近傍に病変の主座をもつ前部眼瞼（縁）炎とマイボーム腺開口部近傍に病変の主座をもつ後部眼瞼（縁）炎に分ける考えかたが提唱されており，日常診療においては，両者を区別しながら眼瞼縁の病変をとらえると理解しやすく，病態や治療を考えるうえで役立つ（表1）．

　ブドウ球菌性眼瞼（縁）炎は，前部眼瞼（縁）炎の1病型であり，睫毛付近における黄色ブドウ球菌の増殖を背景に生じる．本疾患は，1946年にThygesonによって，collarette[*1]，皮膚潰瘍（図2），痂皮形成，毛嚢炎（図3）をその臨床所見とし，黄色ブドウ球菌陽性の眼瞼炎として，初めて記載された[2]．しかし，黄色ブドウ球菌は，健常の眼瞼縁においても培養で陽性となりうるため，その診断には臨床所見がより重要であり，その臨床所見は菌の増殖による病変，細菌の毒素（α-トキシンなど）や菌の酵素（コアグラーゼ）による病変，菌体抗原に対する免疫反応による病変に区別され，非常に多彩である（図1）．

文献はp.294参照．

**[*1] collarette**
睫毛のまわりにフィブリンがリング状にとり巻く異常所見．毛嚢で増殖した黄色ブドウ球菌がフィブリンを形成させ，睫毛の伸長とともにそれが見えるようになることで生じるとされる．

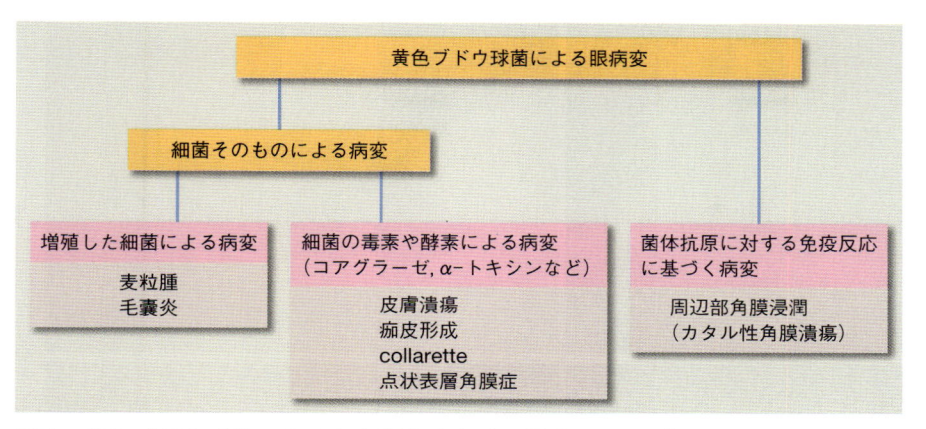

**図1 黄色ブドウ球菌による主な眼病変とその発症メカニズム**

**表1 慢性眼瞼（縁）炎の分類**

| 分類 | 炎症の主座 | 原因 | 好発年齢 |
|---|---|---|---|
| 前部眼瞼（縁）炎 | 睫毛付近 | ブドウ球菌性 | 中高年 |
|  |  | 脂漏性 |  |
|  |  | 混合性 |  |
| 後部眼瞼（縁）炎 | マイボーム腺開口部付近 | マイボーム腺機能不全 | 中高年 |
|  |  | マイボーム腺炎 | 若年 |

(McCulley JP, et al：Classification of chronic blepharitis. Ophthalmology 1982；89：1173-1180 より引用改変.)

　本項のテーマであるカタル性角膜潰瘍は，ブドウ球菌の菌体抗原（protein A）に対する免疫反応に基づく病変が推察されており，非感染性のアレルギー性炎症であるため，その治療にはステロイド点眼液を必要とするが，しばしば抗菌点眼液が奏効しない角膜感染症と診断されていることもあるため，その診断や治療によく精通しておく必要がある．本疾患は，感染アレルギーという病態の考えかたを必要とする疾患の基本病型といえ，この考えかたは，マイボーム腺内での *Propionibacterium acnes* の増殖を背景に後部眼瞼（縁）炎（マイボーム腺炎）が生じ，角膜フリクテン，点状表層角膜症といった角膜病変が引き起こされるマイボーム腺炎角膜上皮症[3,4]と類似点があり，重要である．

　ブドウ球菌性眼瞼（縁）炎は，高齢者において，慢性後部眼瞼（縁）炎の代表疾患であるマイボーム腺機能不全を合併することもあり（図4），両者の発症にブドウ球菌が関係している可能性がある．すなわち，黄色ブドウ球菌は，菌の増殖，菌体外毒素，マイボーム

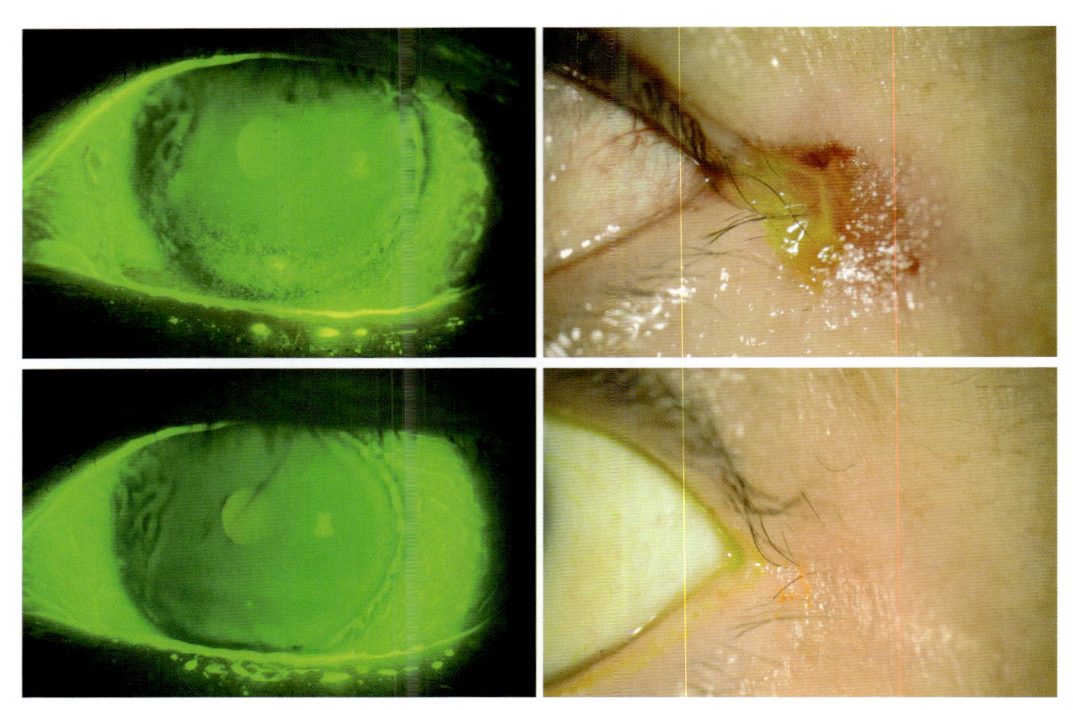

**図2 黄色ブドウ球菌による点状表層角膜症**（左上図）と**皮膚潰瘍**（右上図）
それぞれ，抗菌点眼液と抗菌眼軟膏（ステロイド眼軟膏併用）にて治癒した（左下図，右下図）．

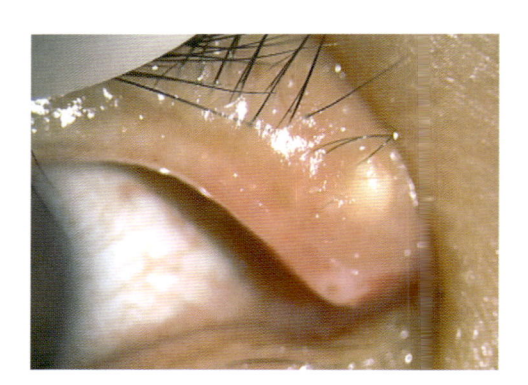

**図3 黄色ブドウ球菌によると考えられる毛嚢炎**

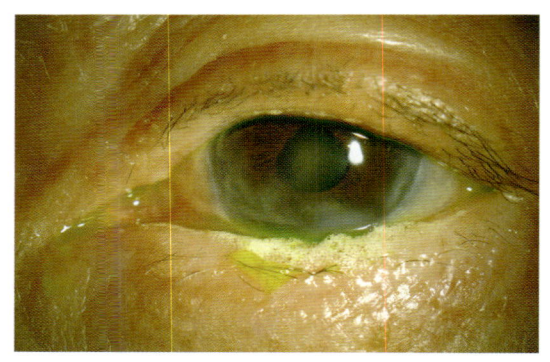

**図4 眼瞼縁にみられた foaming（泡形成；meibomian foam）**
ブドウ球菌などの細菌由来のリパーゼやエステラーゼによりマイボーム腺脂質（エステルが主体）が融解することで脂肪酸が産生され，脂肪酸の界面活性作用により泡が形成される．

腺脂質の分解酵素を介して，眼瞼縁に炎症を引き起こし，眼瞼縁炎を修飾しうる．マイボーム腺脂質に，ワックスとコレステロールのエステルを主成分とするが，マイボーム腺脂質のなかにコレステロールが多いと，ブドウ球菌が増殖しやすいという報告もある[5]．

## 臨床所見

カタル性角膜潰瘍は，眼瞼縁に増殖したブドウ球菌と周辺部角膜との関係で生じうるため，眼瞼縁と周辺部角膜が交差する2時，4時，8時，10時の角膜部位が好発部位となるが，ブドウ球菌は睫毛付近をその増殖の舞台とするため，必ずしも好発部位だけに病変が生じるわけではない．カタル性角膜潰瘍と同様，ブドウ球菌の増殖が関係する，毛嚢炎（図3），collarette，点状表層角膜症（図2），フィブリンを伴う眼瞼皮膚炎（図2）が同時にみられることもある．また，炎症細胞の浸潤による白色病変は，角膜輪部から一定の透明帯を有して存在するのが特徴（図5）で，角膜周辺部に，楕円形の単独病巣（図6），あるいは数珠状に連なった病巣（図5）をつくる．一般には，浸潤巣のみられる角膜領域で球結膜の充血が強い．発症初期には浸潤病変のみであるが，数日が経過すると，その部にフルオレセインの貯留を伴う上皮欠損を生じる（図6）．結膜充血とともに，羞明，異物感，眼痛を訴えうる．病巣の進行は，角膜中央に向かわず，円周方向に伸展する形をとる（図5,6）．

## 病態生理の考えかた

カタル性角膜潰瘍の発症メカニズムとして，二つの仮説が提唱されており[6]，いずれの説も，その再発性を説明しうるものである．

一つ目は，リウマチなどの膠原病の場合と同様，III型アレルギーのメカニズムによるとするもので，免疫複合体の存在が重要とされる．免疫複合体は，眼瞼から涙液を介して角膜にもち込まれた黄色ブドウ球菌（ヒトでは，表皮ブドウ球菌はカタル性角膜潰瘍に関係しないとされる）の細胞壁抗原（protein A），IgM，および補体（C1，あるいはそのカスケードで生じるC5a）から構成され，角膜周辺部に沈着して，免疫反応（III型アレルギー反応）を引き起こし，最終的に好中球の浸潤を招いて，上皮欠損を伴う組織障害に発展するという説である（図7）．

もう一つの説は，黄色ブドウ球菌の細胞壁抗原（protein A）を認識した抗原提示細胞であるランゲルハンス（Langerhans）細胞が，サイトカインを介してTh1型ヘルパーT細胞を中心とする単核球を遊走させ，遅延型過敏反応が引き起こされるとする説である．そして，実際のヒトによる検討でも，慢性眼瞼（縁）炎患者の約40％に，黄色ブドウ球菌のprotein Aに対する遅延型過敏反応が誘導さ

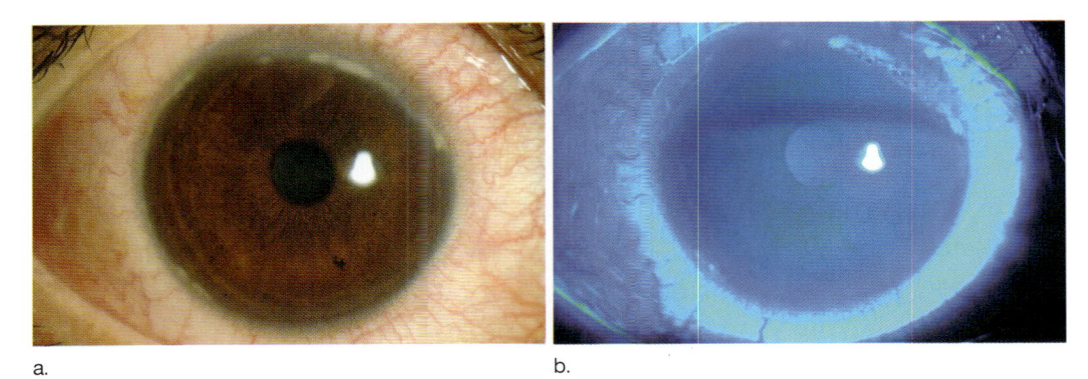

**図5 周辺部角膜浸潤の典型例**
12〜3時の輪部に沿って円周方向に広がる透明帯を伴う数珠状の浸潤病巣を認める（a）．病変部存在領域の球結膜の充血が比較的強い（a）．フルオレセイン染色にて浸潤巣の一部に角膜上皮欠損が認められる（b）．

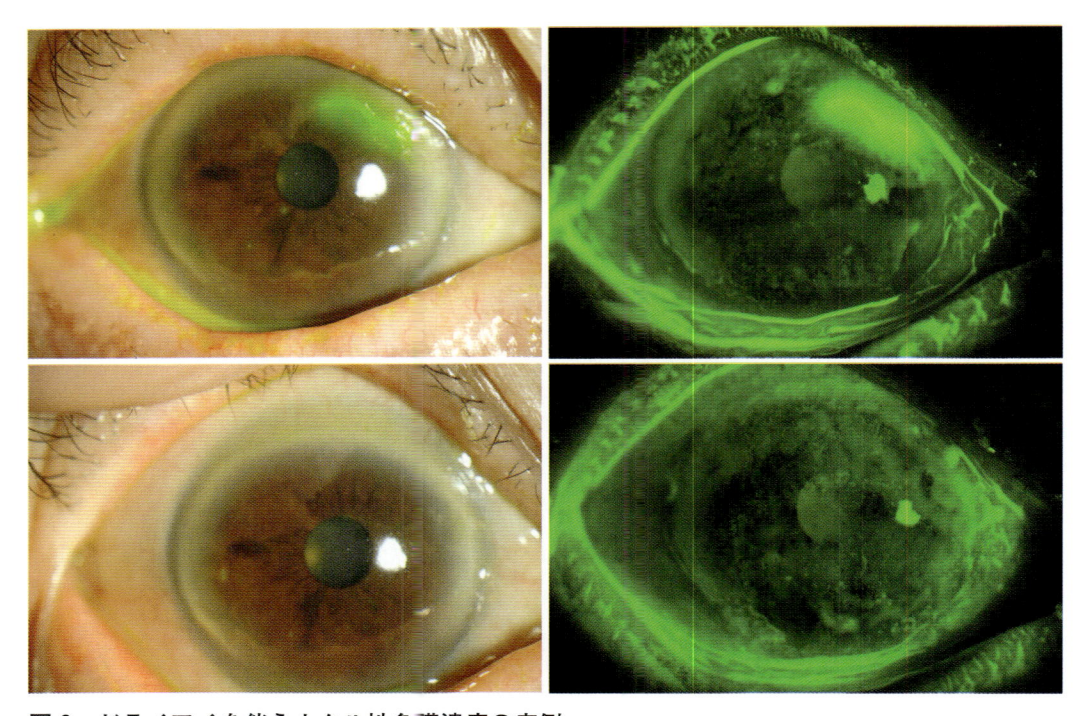

**図6 ドライアイを伴うカタル性角膜潰瘍の症例**
1〜3時に輪部に沿い円周方向に広がる，透明帯を伴う浸潤病巣を認める（上左図）．フルオレセイン染色にて，フルオレセインの拡散を伴う角膜上皮欠損が認められる（上右図）．抗菌点眼液とステロイド点眼液にて1週間で完治した（下左・右図）．本症例では，角膜混濁を残さず治癒している．

れ，それは健常対照ではみられないという[6]．

## 治療

　先に述べた仮説はいずれも，本疾患の病態が非感染性の角膜炎症（感染アレルギー）であることを示し，局所ステロイドがその治療に

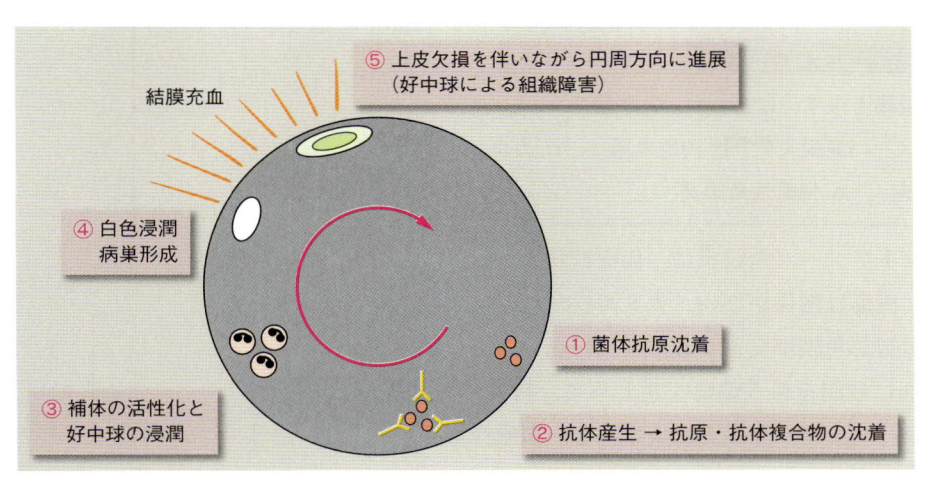

**図7 カタル性角膜潰瘍の発症メカニズム（III型アレルギー説）とその進行様式**
矢印の方向に進行する．

①菌体抗原沈着
②抗体産生 → 抗原・抗体複合物の沈着
③補体の活性化と好中球の浸潤
④白色浸潤病巣形成
⑤上皮欠損を伴いながら円周方向に進展（好中球による組織障害）
結膜充血

奏効する根拠となる．治療は，ブドウ球菌に対する減菌治療と免疫抑制治療を併用する．そのため，キノロン系の抗菌点眼液の局所治療に加えて，ステロイド点眼液（0.1％フルオロメトロンあるいは0.1％ベタメタゾンリン酸エステルナトリウム）を用いる．一般に1週間程度の治療で，軽度の角膜混濁を残して治癒することが多い（図6）が，再発しうる．皮膚潰瘍を伴うものでは，キノロン系眼軟膏（しばしばプレドニゾロン眼軟膏の併用が効果的）の塗布を併用する．

## 鑑別診断

まず，ほかの微生物による角膜感染症との鑑別を要する．カタル性角膜潰瘍でも眼脂を伴うことはあるが，ほかの感染のように多量の眼脂を伴うことはない．また，その進行様式は，感染症では，浸潤病巣が角膜中央へと向かうのに対して，本疾患は円周方向に進行する点が異なる．さらに，一般に抗菌治療の単独では，改善が得られないのも特徴である．

## まとめ

本疾患は，前部眼瞼（縁）炎の一つの病型である．黄色ブドウ球菌による多彩な眼病変の一つとしてとらえ，後部眼瞼（縁）炎のマイボーム腺炎とも区別しながら，その臨床像の特徴をよく頭に入れておきたい．本症例には，非常に再発しやすい例も存在する．今後は，再発予防を目的とする治療についても検討される必要がある．

**カコモン読解　第 21 回　一般問題 35**

角膜周辺部に潰瘍を来すのはどれか．2つ選べ．
a アカントアメーバ角膜炎　　b 円錐角膜　　c カタル性角膜潰瘍
d 関節リウマチ　　e 梅毒性角膜炎

**解説**　アカントアメーバ角膜炎は，偽樹状角膜炎が特徴的である．円錐角膜と潰瘍は関係がない．カタル性角膜潰瘍は，前述のように眼瞼縁と周辺部角膜が交差する部位に好発する．関節リウマチは，角膜周辺部に浸潤を伴う潰瘍を生じうる．梅毒性角膜炎では，血管侵入や角膜浸潤を伴う角膜実質炎を生じ，角膜浮腫を生じうるが，一般に角膜潰瘍は生じない．

**模範解答**　c, d

（横井則彦）

4. 炎症性実質混濁各論　131

## クリニカル・クエスチョン

# マイボーム腺炎角結膜上皮症とocular rosaceaは，どう違うのでしょうか？

**Answer**　マイボーム腺炎角結膜上皮症は，閉塞性マイボーム腺機能不全をもとに細菌によるマイボーム腺炎を発症し，さらに眼表面に異常を生じる病態です．一方，ocular rosaceaは，顔面の紅斑を特徴とする慢性的な皮膚疾患（acne rosacea）に伴う眼瞼・角結膜疾患です．病期・病型によっては，この二つの病態は同一のclinical entityとしてとらえられるかもしれません．

## マイボーム腺炎角結膜上皮症

もともと閉塞性マイボーム腺機能不全があるところに，細菌増殖によるマイボーム腺そのものの炎症（マイボーム腺炎）を生じ，角膜に点状表層角膜症（superficial punctate keratopathy；SPK），炎症細胞浸潤，血管侵入などを生じる病態である．その病型は，角膜上の結節病変を特徴とする"フリクテン型"（いわゆる"角膜フリクテン"，図1a, b）と，結節性病変は認めずSPKが主体である"非フリクテン型"の二つに大別できる[1]．どちらの病型も，マイボーム腺炎の重症度と角膜上皮障害の重症度は，よく相関する．フリクテン型は，思春期を中心とした若年女性に多いこと，乳幼児期より霰粒腫の既往歴がある例が多いこと，HLAとの関連があることなども

文献はp.294参照．

a.　　　　　　　　　　　　　　b.

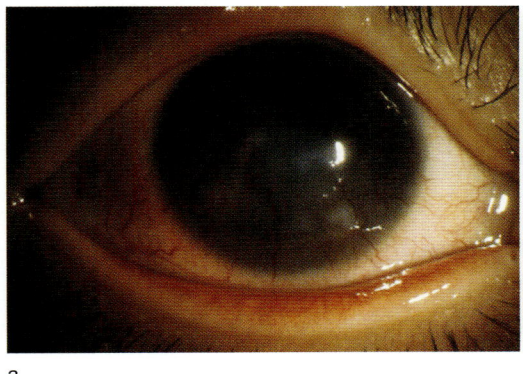

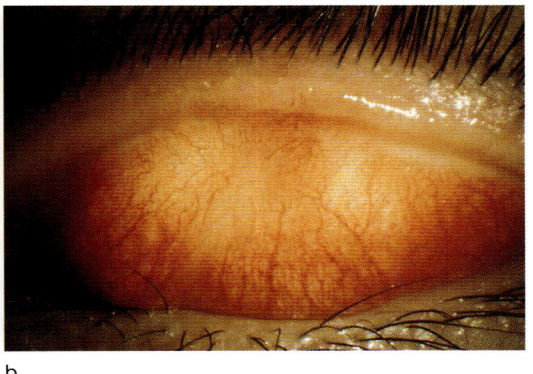

**図1　マイボーム腺炎角結膜上皮症（フリクテン型）**
a．上眼瞼縁のマイボーム腺開口部の閉塞および炎症が認められる．角膜には，結節性細胞浸潤と表層血管侵入を認める．
b．上眼瞼を翻転すると，マイボーム腺開口部付近の炎症が明らかである．

特徴である[2]．マイボーム腺内で増殖していると考えられる細菌（*Propionibacterium acnes*；*P. acnes*）をターゲットとした抗菌薬（セフェム系やクラリスロマイシンなど）の内服治療が奏効する[2]．

## ocular rosacea

一方，酒皶（acne rosacea）は，顔面，特に鼻を中心とした頬や額などの紅斑（erythema），丘疹膿疱性皮疹（papulopustular rash），毛細血管拡張（telangiectagia）を特徴とする慢性的な皮膚疾患で，30歳代以上に好発する．欧米人に多く，米国では人口のおよそ3％を占めるのに対して，東洋人ではまれである．原因はいまだ明らかではない．しばしば，眼瞼結膜炎や上強膜炎，角膜炎などの眼病変を合併する（ocular rosacea）が，約20％の症例では眼病変が皮膚病変に先行することが報告されている．小児での発症はまれだとされてきたが，近年，欧米では小児に発症したocular rosaceaの報告が散見される[3]．これらの報告の共通点は，両眼性であること，マイボーム腺炎や再発性の霰粒腫がみられること，角膜下方のSPKやパンヌスがみられること，テトラサイクリンやエリスロマイシンなどの抗菌薬の内服治療が奏効することである．また，小児では皮膚病変に先行して眼病変が認められることが多く，成人では性差が目立たないが小児では女児に多いという特徴もある．

## 二つの病態の共通点

このように，マイボーム腺炎角結膜上皮症（特にフリクテン型）とocular rosaceaには多くの共通点がみられる．元来，東洋人の小児のrosaceaは非常にまれであり，皮膚病変を伴わない眼病変が存在しうることを考えると，マイボーム腺炎角結膜上皮症と欧米における小児のocular rosaceaは，一つのclinical entityとしてとらえられるのではないかと考えられる[4]．

近年，acne rosaceaでは，皮膚常在細菌叢の変化により抗菌ペプチドの一つであるcathelicidinが増加し，これが遷延する炎症に関与する可能性が報告されている[5]．ocular rosaceaでは，肉芽腫性のIV型アレルギー反応が結膜炎で生じること[6]，角膜に*P. acnes*に対するIV型アレルギー反応によるフリクテンが生じること[7]からも，両疾患に共通して常在細菌に対する自然免疫系（innate immunity）の異常が関与していることを想像させる．

（鈴木　智）

# Mooren 角膜潰瘍

　Mooren 角膜潰瘍は，若年あるいは壮年患者の片眼もしくは両眼に突然に発症し，急速に進行する原因不明の特発性周辺部角膜潰瘍である[1]．典型的な所見では，灰白色の浸潤巣を伴い，輪部に沿って円弧状に生ずる潰瘍で，潰瘍辺縁は急峻な掘れ込みを呈し，輪部との間に透明帯は有さない（**図1**）．さらに進行すると，角膜中央方向あるいは強膜側へも潰瘍が広がる．その潰瘍の形状と進行の様子から蚕食性角膜潰瘍とも呼ばれる．毛様充血を伴った強い炎症所見と痛みがみられ，しばしば角膜穿孔をきたす．

文献は p.294 参照．

## 診断と分類

　Mooren 角膜潰瘍の診断は，リウマチやその他の原因のわかっている角膜潰瘍を除いた除外診断によりなされ，また炎症を伴わない Terrien 角膜辺縁変性とは区別される．原因として何らかの自己免疫疾患による病態が考えられている[*1]．比較的高齢者に発症し，多くは片眼性で，潰瘍が限局し，治療によく反応するタイプと，若年で両眼性に発症し，進行が非常に激しく，治療に難渋するタイプがある[1]．外傷，白内障手術，ヘルペス角膜炎後に二次性に発症する場合があるが，これらの多くは限局性で治療によく反応するタイプである[1]．

[*1] Gottsh らは Mooren 角膜潰瘍患者血清中の抗体が，角膜実質内の自己抗原と強く反応することを見いだしており，この自己抗原を CO-Ag と名づけている．CO-Ag のアミノ酸配列は好中球内のカルシウム結合蛋白 cal-granulin C と一致することがわかっている[2]．

## 治療

　Mooren 角膜潰瘍の活動性と治療に対する抵抗性を細隙灯顕微鏡で観察しながらの，段階的な治療の強化が推奨されているが，特定の治療指針は定まっていない．

　初期治療ではステロイドの1時間おきの点眼による局所療法が中心で，抗菌薬とシクロスポリンなどの免疫抑制薬の点眼も併用して行われる．炎症が強い場合は，潰瘍に沿った結膜切除術（Brown の手術）も行われる[3]．この場合，潰瘍両端から2時間分くらいまでの距離で，輪部から3〜4mm の幅の結膜を切除し，強膜を露出させる．強膜露出部が防御壁となって，免疫反応やコラゲナーゼの反

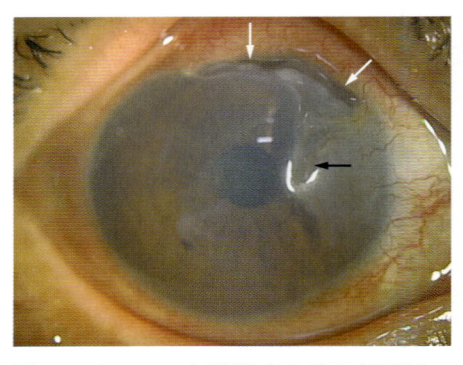

**図1　Mooren角膜潰瘍の前眼部所見**
62歳，女性．輪部に沿って11時から2時に突く急峻な掘れ込みの潰瘍を認め（白矢印），さらに著しい灰白色の浸潤を伴って，あたかも蚕が葉を食べていくような形状で潰瘍が中央方向へ進行している（黒矢印）．進行したMooren角膜潰瘍の所見である．

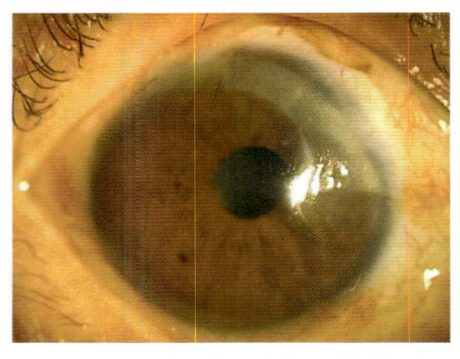

**図2　図1と同症例の術後前眼部所見**
表層角膜移植術を行い，炎症は鎮静化している．

応を抑制するといわれている．

上記の治療で潰瘍の進行を抑制できない進行性や両眼性の潰瘍の場合は，ステロイドや免疫抑制薬の全身投与が行われる[*2]．また，潰瘍の進行の抑制，潰瘍が穿孔した場合の修復，あるいは最終的に潰瘍が落ち着いた段階での視力の改善などの目的で，以下の手術も選択される．

**角膜上皮形成術**：潰瘍部の角膜組織と近傍の結膜を除去した後，露出した強膜に上皮つきのドナー角膜残存部を縫着する[8]．

**表層角膜移植術（図2）**：角膜厚の少なくとも4/5を潰瘍部の壊死組織を含めて切除し，ドナー角膜残存部を用いて再構築する．潰瘍が輪部の半周以下であれば半月状の移植片を縫着するが，2/3周以上である場合や角膜中央部まで及ぶ場合はドーナツ型の移植片を縫着する[9]．

**生体接着材，ソフトコンタクトレンズ，羊膜移植**：穿孔部が小さい場合に，生体接着材と医療用ソフトコンタクトレンズで被覆する方法や，羊膜移植が行われる場合もある[10]．

**全層角膜移植術**：瘢痕を残して治癒し，炎症が鎮静化した段階で，視力改善の目的で行われる場合がある[1]．

Mooren角膜潰瘍は自己免疫疾患と考えられるため，いずれの移植方法においても術後の強力な免疫抑制が推奨される．両眼性や進行が早い場合は，いたずらに初期治療を長引かせずに次の段階の治療に進むべきである．

[*2] 経口のプレドニゾロンの投与量は1〜1.5mg/kg/dayが用いられている[4]．その他の免疫抑制薬では，シクロホスファミド（2mg/kg/day），メトトレキサート（7.5〜15mg，週1回），アザチオプリン（2mg/kg/day），シクロスポリン（3〜4mg/kg/day）などが用いられている[4-7]．

## カコモン読解　第 21 回　臨床実地問題 15

65 歳の男性．1 か月前から左眼の充血と疼痛とを自覚していたが放置していた．最近症状が悪化したため来院した．左眼前眼部写真を図に示す．適切な治療はどれか．3 つ選べ．

a 副腎皮質ステロイド薬点眼
b 非ステロイド性抗炎症薬点眼
c 結膜切除術
d 角膜上皮形成術
e 周辺部全層角膜移植術

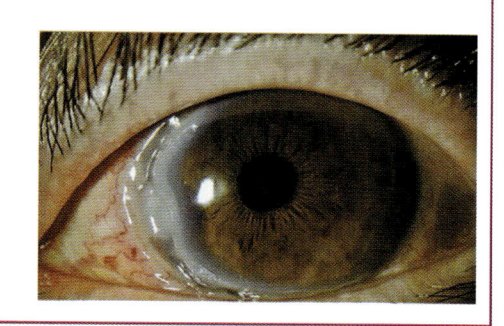

**解説**　6 時から 11 時にかけて灰白色の浸潤層を伴い，輪部に沿って急峻な掘れ込みの潰瘍を認める．著明な充血と疼痛も認め，典型的な Mooren 角膜潰瘍であり，活動期にあると考えられる．

a. Mooren 角膜潰瘍に対し必須かつ最初に行われる治療である．よって，○．

b. 非ステロイド性抗炎症薬点眼は有効性が認められていない．よって，×．

c. 結膜切除術（Brown の手術）も積極的に行われるべき治療である．よって，○．

d. 進行性のものは角膜上皮形成術の適応になる．よって，○．

e. 全層角膜移植術は，通常，潰瘍が瘢痕治癒し，炎症が鎮静化したあとで行われる場合があるが，本症例のような活動期には角膜上皮形成術や表層角膜移植術で対処するのが一般的である．よって，×．

**模範解答**　a，c，d

## カコモン読解　第 24 回　臨床実地問題 49

68 歳の女性．両眼の充血を主訴に来院した．初診時の前眼部写真を図に示す．適切な治療はどれか．2 つ選べ．

a 結膜切除術
b 全層角膜移植術
c アシクロビル眼軟膏点入
d 副腎皮質ステロイド点眼
e ハードコンタクトレンズ装用

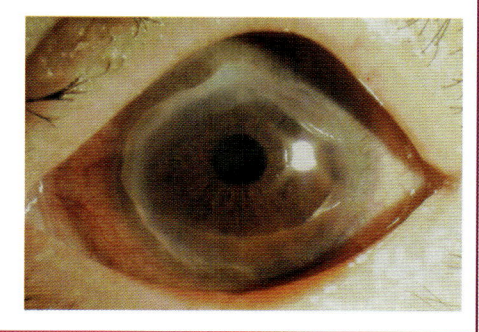

**解説** これも6時から12時にかけて輪部に沿った急峻な掘れ込みの潰瘍と著しい充血を認め，Mooren角膜潰瘍の所見である．
a. 結膜切除術（Brownの手術）は適応である．よって，○．
b. 全層角膜移植術は，通常，活動期には行われない．よって，×．
c. ヘルペス角膜炎を想定したひっ掛けである．上皮型角膜ヘルペスでは樹枝状あるいは地図状角膜炎を呈するのが典型であり，本症例の角膜潰瘍の形状からはヘルペスは考えにくい．よって，×．
d. 必須かつ最初に行われる治療である．よって，○．
e. 医療用ソフトコンタクトレンズが用いられる場合はあるが，ハードコンタクトレンズは用いられない．ひっ掛けの選択肢．よって，×．

**模範解答** a，d

（羽藤　晋）

## エビデンスの扉

# 特発性周辺部角膜潰瘍の多施設調査について教えてください

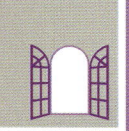

文献は p.295 参照.

## 疾患の特徴

特発性周辺部角膜潰瘍（Mooren 潰瘍）は急性に発症し，著明な眼表面の炎症とともに急速に進行して角膜穿孔をきたす難治な眼疾患である．視力予後が著しく不良であるが，発症頻度がまれなために診断ならびに治療法ともに確立しておらず，発症機序・病態も未解明である．

## 多施設調査の手順と内容

厚生労働科学研究費補助金 難治性疾患克服研究事業"特発性周辺部角膜潰瘍の実態調査および診断基準の確立（平成 22 年度）"では，研究班 5 施設（京都府立医科大学，鳥取大学，愛媛大学，慶應義塾大学，大阪大学）における過去 5 年の症例経過を討議・検討し，診断基準を作成した（表 1）．潰瘍は急性に発症，輪部にそって円弧状に進行し，急峻な掘れこみを呈する（図 1）．毛様充血を伴うが，結膜充血は必ずしも伴わない．関節リウマチなどの膠原病に伴う周辺部角膜潰瘍，兎眼や眼球突出に伴う潰瘍，カタル性角膜浸潤を除外

**表 1 特発性周辺部角膜潰瘍（Mooren 潰瘍）診断基準**

| 概念 | 角膜周辺に生ずる進行性角膜潰瘍で膠原病を伴わないもの | |
|---|---|---|
| 主要所見（必須） | 1. 急性に発症 | |
| | 2. 輪部に沿って生ずる円弧状潰瘍 | ① 細胞浸潤を伴う |
| | | ② 潰瘍は急峻な掘れ込みを伴う |
| | | ③ 透明帯を伴わない |
| | 3. 輪部に平行して潰瘍が進展 | |
| | 4. 毛様充血を伴う | |
| 除外 | 1. 膠原病 | |
| | 2. 兎眼，眼球突出，感染症等に起因する角膜潰瘍 | |
| | 3. カタル性角膜潰瘍（角膜浸潤） | |

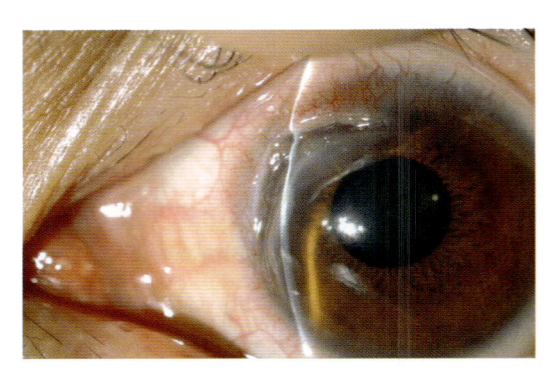

**図1 特発性周辺部角膜潰瘍**

とした.

　この診断基準をもとに"特発性周辺部角膜潰瘍の診断および治療に関する研究（平成23〜24年度）"において多施設の実態調査を行った．日本角膜学会会員を対象にアンケートを行い，2006年1月からの5年間に新規発症例の治療経験があると回答した42施設の協力を得て，発症背景と臨床所見，治療と効果，合併症に関する調査を行った．

　本疾患は治療を行ってもなお悪化することが多く，また，保存治療に抵抗する症例では手術治療を実施する．片眼性で発症し，途中で両眼性になることもあり，いったん治癒後に再発することもある．このように左右差があり，保存的治療と観血的治療の両方があり，再発性もある疾患についての調査は複雑であり，これらを勘案し，今回の調査は初診時を起点に置くこととした．

## 調査結果とその解析

　解析対象症例数は100例120眼であり，発症時年齢は16〜93歳（平均62.2歳），男性45例，女性55例であった．

　100例の初診時治療内訳はベタメタゾン点眼78例，ステロイド内服39例，シクロスポリン内服25例，治療用コンタクトレンズ15例であり，ベタメタゾン点眼とシクロスポリン内服に有意な治療効果を認めた．42例46眼で手術が実施されており，内訳は結膜切除30眼，輪部移植/角膜上皮形成術19眼，表層角膜移植24眼，羊膜移植5眼であった．このうち輪部移植/角膜上皮形成術に最も効果を認めた．合併症として白内障（19眼），眼圧上昇（14眼）を認めた．今後は，全国ベースでプロスペクティブに治療と効果について検討することが望ましい．

（外園千恵）

# 関節リウマチ関連の周辺部角膜潰瘍

## 病態

　関節リウマチ（rheumatoid arthritis；RA）は 40 歳以上の中年女性に多く認められる慢性で進行性の自己免疫疾患である[1]．本症患者はリウマチ因子を有し，このリウマチ因子はヒトの IgG グロブリンに対する自己抗体である．抗体は抗原抗体複合体を形成し，補体と結合して炎症を引き起こし，コラーゲン線維や軟骨，骨が傷害される[2]．眼科的にはドライアイの合併が多く，Sjögren 症候群[*1]となるが，頻度は低いながら周辺部角膜潰瘍をきたすことがある．この周辺部角膜潰瘍の病態については，リウマチに伴う免疫複合体が角膜輪部や結膜に沈着し，補体が活性化され，炎症による非特異的な組織破壊を生ずるためと考えられている（III 型アレルギー反応）．本疾患は両眼性のことが多く，潰瘍は角膜輪部に沿って拡大し Mooren 潰瘍に似た所見を呈する（図 1）．しかし，RA に伴う角膜菲薄化にはほかにもいろいろなパターンがあり，中間部に浸潤や血管侵入を伴った菲薄化を生じ，穿孔をきたすこともある（図 2, 3）．また角膜傍中心部に，血管侵入を伴わずに急速に角膜穿孔に至る paracentral corneal perforation（図 4）が知られている．このように，多彩な所見を示すために注意深い経過観察が必要となる．

文献は p.295 参照．

[*1] **Sjögren 症候群**
ドライアイ，ドライマウスを主徴とする原因不明の自己免疫疾患である．病理組織学的には，涙腺，唾液腺など外分泌腺の腺房および導管周囲へのリンパ球浸潤を特徴とする．

## 臨床所見

　臨床症状は強い充血と眼痛・異物感である．穿孔を伴った場合は，

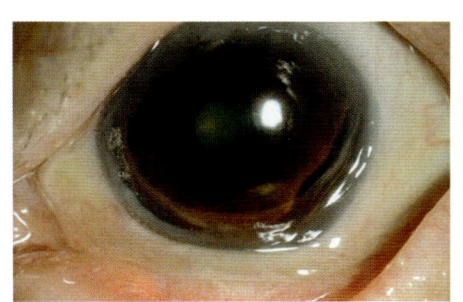

**図 1　浸潤を伴った円弧状潰瘍を認めた症例**
（75 歳，女性）
角膜輪部に沿って浸潤を伴った円弧状潰瘍を認め，Mooren 潰瘍に似ている．

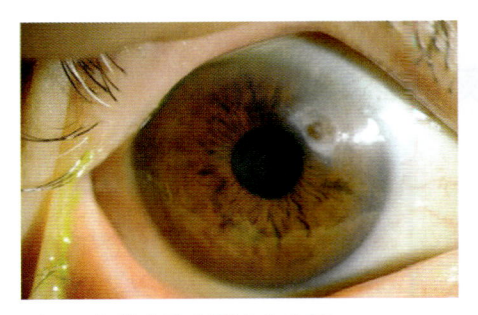

**図2 角膜穿孔を認めた症例**（80歳，女性）
角膜周辺部2時の中間部に角膜穿孔を認め，虹彩が嵌頓している．

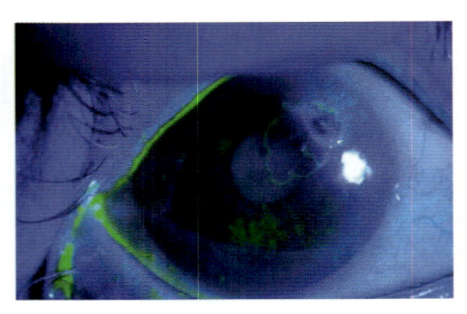

**図3 図2の症例のフルオレセイン染色所見**
穿孔部 Seidel 試験陽性，下方にドライアイによる SPK（superficial punctate keratopathy；点状表層角膜症）を認める．

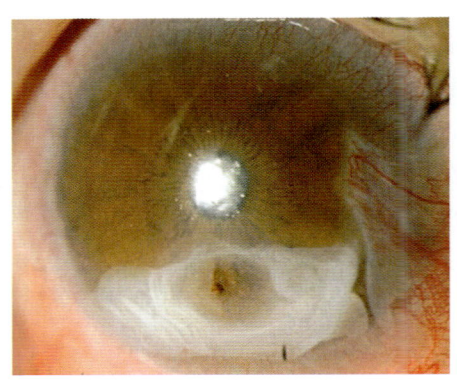

**図4 paracentral corneal perforation**（58歳，男性）
角膜6時の傍中心部に穿孔を伴う潰瘍病巣があり，同部位に虹彩嵌頓を認め，潰瘍周囲はフィブリン膜で覆われている．入院後の精査で関節リウマチと診断された．

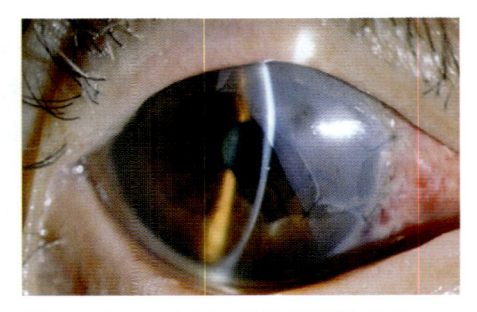

**図5 図2の症例の羊膜被覆施行後**

急激な視力低下を訴える．他覚所見としては，周辺部角膜の角膜浸潤と潰瘍をきたす．特に細胞浸潤と急峻な掘れ込みを伴い，透明帯を伴わない円弧状潰瘍を認めた場合，Mooren 潰瘍との鑑別が必要であるが，血液検査でリウマチ因子陽性である以外，所見上変わりがないことがある．ただ，関節リウマチによる場合は，眼痛は比較的軽度で，浸潤に比べて菲薄化がより目立つ症例が多い．また，強膜炎の合併が多く，Mooren 潰瘍では通常認められない虹彩炎を合併することがある．

## 診断

関節リウマチ以外にも，Wegener 肉芽腫，結節性動脈炎，全身性エリテマトーデスなど他の膠原病で同様の周辺部角膜潰瘍をきたす

ので，その検索が必要である．

## 治療法

　ステロイド点眼が主体であり，二次感染予防のため抗菌点眼薬を併用する．関節リウマチ患者ではMRSA（methicillin-resistant *Staphylococcus aureus*；メチシリン耐性黄色ブドウ球菌）を保有していることがあるので，注意が必要である．涙液減少症を伴っていることがほとんどであるので，人口涙液の補充，涙点プラグの挿入も必要に応じて行う．角膜穿孔をきたした場合[*2]には，保存的治療として治療用SCL（ソフトコンタクトレンズ）の装用や，外科的治療として結膜被覆，羊膜被覆（**図5**），（周辺部）表層角膜移植などを考慮する．また，並行して原疾患の治療を行い，専門科との連携も考慮する必要がある．RAを含めた膠原病による周辺部角膜潰瘍の場合，Mooren潰瘍よりも薬物治療に対する反応がよい．

（唐下千寿）

[*2] 角膜穿孔は，重症周辺部角膜潰瘍の視力予後不良因子のひとつである[3]．また，生命予後不良の因子でもある．

# 栄養障害性角膜潰瘍

　角膜は，皮膚の 300〜400 倍の神経密度を有する生体内で最も鋭敏な組織である．角膜内神経は三叉神経第 1 枝支配であり，神経線維から栄養成分を角膜内に補給し角膜の恒常性維持に重要な役割を果たしている．

　神経麻痺性角膜症は，1824 年に Magendie により報告された比較的まれな角膜変性疾患であり，角膜知覚低下，角膜上皮障害，治癒遅延が特徴的で，角膜潰瘍，実質融解，角膜穿孔を生じる疾患である[1]．角膜融解を生じ透明性が低下する栄養障害性角膜潰瘍は，神経麻痺性角膜症の最も重症な病態であり，場合によっては角膜穿孔に至ることもある．

文献は p.295 参照．

## 神経麻痺性角膜症

**病態**：角膜には，知覚神経と自律神経が分布しており，知覚神経が触覚，温度変化，化学刺激による痛みなどの感覚をつかさどる．角膜知覚神経が障害・喪失すると，角膜上皮細胞の分裂能低下に伴う上皮層の菲薄化，細胞表面の微絨毛の喪失，上皮細胞間結合の低下などにより角膜上皮の恒常性が破綻し，創傷治癒遅延や遷延性角膜上皮欠損を生じることが知られている．また，涙腺は神経分泌反射を介して増殖因子など栄養物質を涙液中に分泌することにより，健常な眼表面粘膜の構造や機能維持の重要な役割を果たしている．しかしながら，健常な角膜の維持と創傷治癒の促進作用において，角膜神経がどのように関わっているかはいまだに十分にわかっていない．三叉神経由来の栄養物質は神経伝達物質と総称されるものであり，これまでの研究で，substance P（SP）と nerve growth factor（NGF）について，神経麻痺性角膜症に対する臨床的有効性まで確認されている．SP は，角膜上皮細胞の伸展・接着を促し insulin-like growth factor-I（IGF-1）の共存下で角膜上皮創傷治癒を促進する．また，NGF は epidermal growth factor（EGF），ciliary neurotrophic factor（CNTF），brain-derived neurotrophic factor（BDNF），glialcell-derived neurotrophic factor らとともに，角膜内の栄養物質供給と

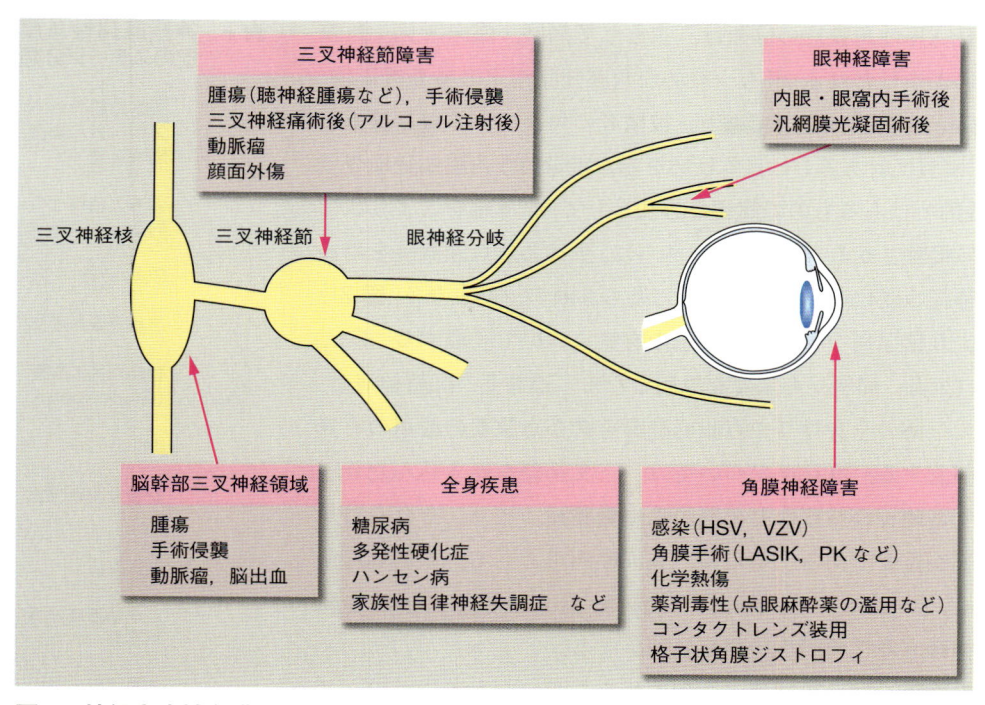

**図1 神経麻痺性角膜症を生じる三叉神経障害の原因**
HSV：herpes simplex virus
VZV：varicella zoster virus
PK：penetrating keratoplasty（全層角膜移植）
(Bonini S, et al：Neurotrophic keratitis. Eye 2003；17：989-995.)

創傷治癒を調整する神経-上皮間クロストークの代表因子である[2]．
**原因**：三叉神経障害は全身疾患や眼疾患などにより，さまざまな程度で生じる（**図1**）[3]．そのうち，最も頻度の高いものはヘルペスウイルスによる角膜炎で，頭蓋内腫瘍などの占拠性病変による三叉神経の圧迫や脳外科手術に伴う三叉神経損傷が続く．眼局所による三叉神経障害は，眼科手術や化学熱傷，長期にわたる点眼麻酔薬などの薬剤使用，角膜ジストロフィなどにより引き起こされる．さらに，糖尿病や多発性硬化症，先天性疾患，ハンセン病などの全身疾患によっても角膜知覚が低下する．
**臨床所見**：神経麻痺性角膜症の臨床所見は多彩である．点状表層角膜症（superficial punctate keratopathy；SPK），角膜浮腫，遷延性角膜上皮欠損や角膜潰瘍が代表的所見であり，眼表面異常の重症度に基づくステージ分類がある（**表1**）[4]．また，瞬目が減少し涙液層破壊時間（tear film breakup time；BUT）短縮といった涙液層の不安定さを伴う．また，自覚症状として痛みを訴えることは少なく，角膜の浮腫や瘢痕による不快感や霧視を訴えることが多い．

**診断**：神経麻痺性角膜症の診断は，主として病歴，臨床所見，角膜知覚検査により行われる．最も一般的な角膜知覚測定の検査機器は，Cochet-Bonnet角膜知覚計であり，被検者の角膜にナイロン線維を接触させ，瞬目反射あるいは自覚反応をみる定量的な角膜知覚検査である．定性的ではあるものの簡便な方法として，拭き綿をこより状にして角膜に接触させる方法もある．さらに，生体共焦点顕微鏡を用いて角膜内神経の変化を直接観察することも診断の一助となる（図2）．

問診により糖尿病などの全身疾患の有無について聴取する．また，使用薬剤（全身，局所）も重要な原因となる．鎮痛薬，抗精神病薬，抗ヒスタミン薬の全身投与や点眼麻酔薬を含む点眼薬の濫用の有無について確認する．既往歴については，三叉神経を巻き込んだり圧迫したりする聴神経腫瘍などの脳腫瘍や動脈瘤，また，それらに対する手術歴が重要である．さらに，先天性疾患として，家族性自律神経失調症，メビウス（Möbius）症候群，Goldenhar-Gorlin症候群などが神経麻痺性角膜症の発症に関与する．

眼表面の検査では，角結膜上皮の変化をフルオレセイン，ローズベンガル，リサミングリーンなどの生体染色を用いて，正確に評価することが重要である．角膜知覚低下が確認された後に，Schirmerテストによる涙液分泌能とBUT測定などによる涙液の量的・質的評価を行う．また，眼瞼も診断的側面と予後を予測する側面から注意深く検査する必要がある．実際に，顔面神経麻痺に伴う兎眼にみられる角膜表面の曝露が角膜上皮障害の悪化につながる．さらに，しばしば角膜知覚低下を生じる糖尿病網膜症，頭蓋内病変によるうっ血乳頭や視神経萎縮の検出のために眼底検査も施行する必要がある．

**鑑別診断**：SPKや涙液層の異常などの軽症の神経麻痺性角膜症の所見は，ドライアイ，マイボーム腺機能不全，中毒性角膜症，コンタクトレンズ関連角膜上皮障害や角膜上皮幹細胞疲弊症などのほかの疾患でもみられる．これらの疾患においても角膜の局所における角膜神経障害により角膜知覚低下が生じることがあるので，病歴やほかの検査データなどから総合的に判断する必要がある．また，角膜潰瘍を呈する症例では，自己免疫疾患や細菌・ウイルス感染症の可能性について血液検査や病原体検査を行う．

## 栄養障害性角膜潰瘍に対する治療

治療は，その病態から考えると角膜知覚の回復が得られれば最も効果的であることは想像に難くない．しかしながら，現実的には中枢

**表1　神経麻痺性角膜症のステージ分類**

| | |
|---|---|
| Stage 1 | 眼瞼結膜のローズベンガル染色陽性所見 |
| | 涙液の粘稠性の向上 |
| | BUT短縮 |
| | 点状表層角膜症 |
| | 乾燥角膜の表面（Gaule spots） |
| | dellen |
| | 表層角膜新生血管 |
| | 実質瘢痕 |
| | 上皮過形成と表面不整 |
| | 角膜前膜の形成 |
| Stage 2 | 上皮欠損（角膜上方） |
| | 欠損周辺部の上皮の接着不良 |
| | 実質浮腫 |
| | 前房内炎症（まれ） |
| | 欠損部辺縁のロールアップ |
| Stage 3 | 角膜潰瘍 |
| | 実質融解 |
| | 角膜穿孔 |

BUT：tear film breakup time
(Gross EB Jr.：Neurotrophic keratitis. In：Krachmer JH, et al, editors. Cornea. vol.1. St. Louis：Mosby；1997. p.1340.)

4. 炎症性実質混濁各論　145

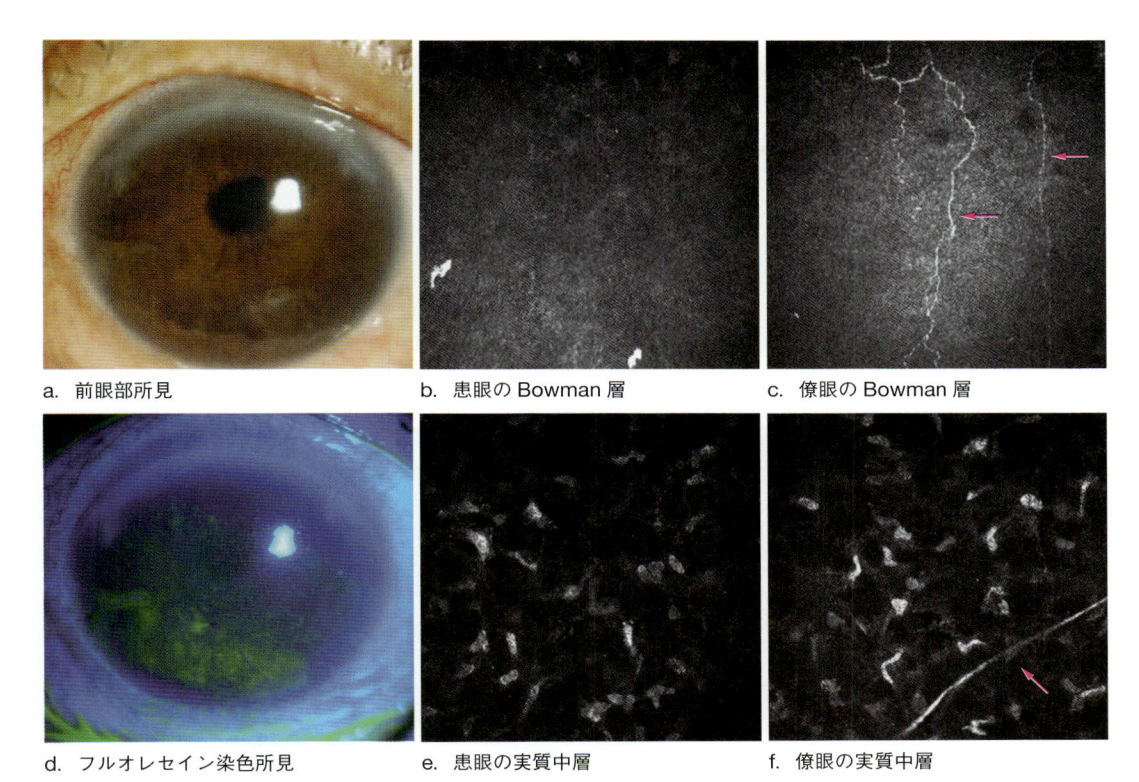

a. 前眼部所見　　b. 患眼の Bowman 層　　c. 僚眼の Bowman 層

d. フルオレセイン染色所見　　e. 患眼の実質中層　　f. 僚眼の実質中層

**図2　三叉神経ブロック後に生じた神経麻痺性角膜症**
角膜知覚は5mm以下（僚眼60mm）．フルオレセイン染色では，高度のSPK（superficial punctate keratopathy；点状表層角膜症）がみられる（d）．生体共焦点顕微鏡検査では，角膜上皮下および実質内神経線維（矢印）がまったく観察されない．

性の三叉神経障害は神経の再生はほとんど期待できない．したがって，神経麻痺により生じる角膜上皮細胞の移動能や増殖能，あるいは細胞間結合に低下を補塡する可能性のある薬剤を使用することにより，角膜上皮障害を最小限にとどめる．実際に現時点で上市されている点眼薬のなかで栄養障害性角膜潰瘍を適応とする薬剤はない．

**Stage 1 の治療**：まずは，すべての眼局所治療を中止して防腐剤フリーの人工涙液のみで薬剤毒性の要素を除外する．このStageの治療目標は，上皮の質と透明性の向上である．兎眼やドライアイなどを合併している場合には，必要に応じて眼瞼形成や涙点閉鎖などを考慮する．

**Stage 2 の治療**：このStageの治療目標は，角膜潰瘍への進行を防ぎ，創傷治癒を促し上皮細胞の脱落防止を図ることである．すべての眼局所治療は中止して防腐剤フリーの人工涙液で眼表面の状態の改善を図る．治療用コンタクトレンズの使用も考慮するが，二次感染や無菌性の前房蓄膿の危険性が高まることを理解しておく．これ

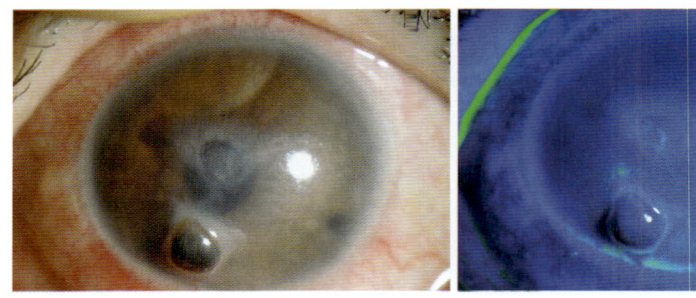

a. 前眼部所見　　　　　　　　　　　　b. フルオレセイン染色所見

**図3　角膜ヘルペス症例に生じた角膜穿孔**
角膜知覚5mm（僚眼50mm）．角膜穿孔部に虹彩が陥頓している．

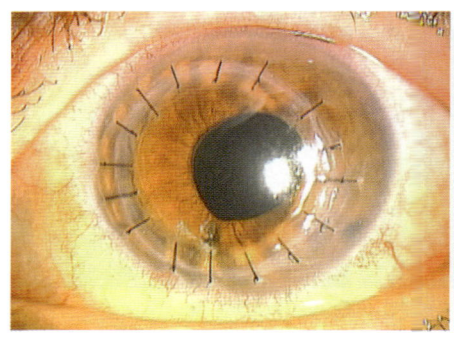

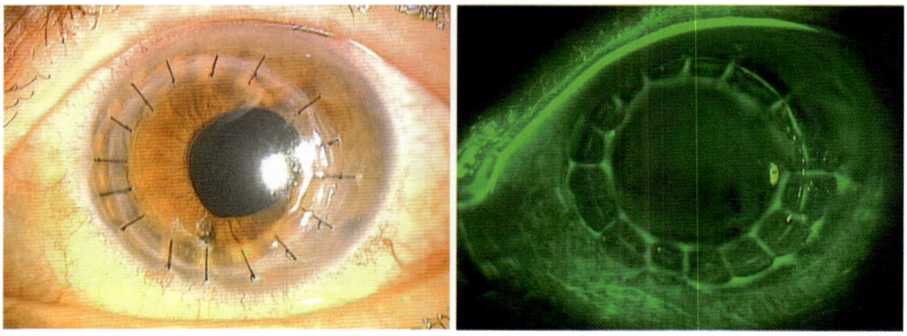

a. 前眼部所見　　　　　　　　　　　　b. フルオレセイン染色所見

**図4　図3の症例の全層角膜移植施行後**
注意深い経過観察および上皮管理を行っている．視力は30cm指数弁から0.6に改善している．

らの治療に抵抗する場合には，瞼板縫合の適応になるが，アイパッチなどを用いた強制閉瞼も効果を確認する方法として手軽で有用である．また，上皮創傷治癒促進，血管新生抑制，眼表面炎症の抑制を目的とした羊膜移植も有用とされている．また，ステロイド点眼は消炎効果から使用を推奨されているが，角膜融解や穿孔の危険性も理解して注意深い経過観察のもと使用する．さらに，非ステロイド性抗炎症点眼薬は，消炎効果の低さと薬剤毒性の面から使用はひかえる．

**Stage 3の治療**：角膜潰瘍の進行例や角膜穿孔例に対しては，上述の瞼板縫合や結膜被覆術に加えて羊膜移植が適応となる．いずれも，閉瞼あるいは羊膜により角膜の透明性を落とすため，美容および視機能が犠牲となる．透明性の回復を目的とした角膜移植などの外科的治療は，上皮欠損の遷延化，角膜潰瘍，穿孔の危険性が高く施行すべきではない．ただし，穿孔が生じた際の眼球形状維持目的で行う羊膜移植や治療的角膜移植は，緊急避難的に必要と考える（**図3, 4**）．

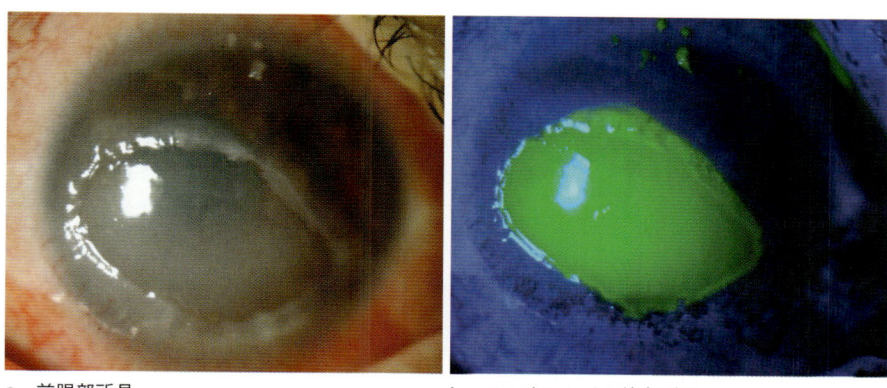

a. 前眼部所見　　　　　　　　　　b. フルオレセイン染色所見

**図5　副咽頭間隙腫瘍術後に生じた栄養障害性角膜潰瘍**
角膜知覚 5 mm 以下（僚眼 60 mm），Schirmer テスト第 I 法 2 mm（僚眼 8 mm）．欠損部周囲がロールアップし，上皮の接着不良と実質浮腫がみられる．

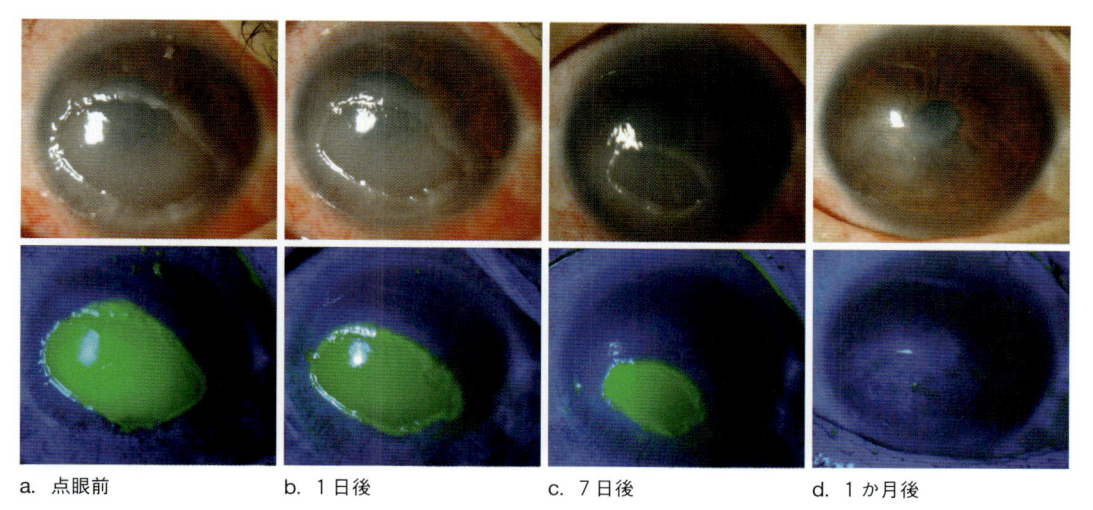

a. 点眼前　　　b. 1日後　　　c. 7日後　　　d. 1か月後

**図6　図5の症例に対する FGLM＋SSSR 点眼の有効性**
翌日より欠損面積の縮小がみられ，約2週間で上皮欠損は消失した．1か月後には，実質浮腫はほぼ消失し，実質に淡い瘢痕を残し治癒した．
FGLM amide：phenylalanine-glycine-leucine-methionine amide
SSSR：serine-serine-serine-arginine

**積極的な治療法**：上皮細胞の接着・移動を促進する働きを有するフィブロネクチン点眼は臨床的有用性が報告されている[5]．しかしながら，患者自身の血液から特殊な機器を用いて精製する必要があり煩雑なため，自動点眼作成装置の開発が試みられている．また，われわれが臨床応用している substance P 由来ペプチドである FGLM アミドと IGF-1 由来ペプチドである SSSR の合剤点眼（**図5, 6**）[6-8] や欧州で臨床試験がなされている NGF（神経成長因子）点眼がある[9]．これらの治療薬がどこでも処方できる日を待ち望んでいる．

（近間泰一郎）

# シールド潰瘍

## 関連する疾患

　シールド潰瘍（楯型潰瘍，**図1**）は，重症例の春季カタルで認める角膜所見である．類円形の上皮の膨化混濁した像や鮮明な角膜潰瘍であるのが特徴である．アレルギー性結膜疾患診療ガイドラインによると，シールド潰瘍はアレルギー性結膜疾患と診断するにあたり，特異性の高い他覚所見の一つとして記載されている（**表1**）．巨大乳頭（**図2**），輪部増殖（堤防状隆起，Trantas斑，**図3**）も特異性の高い他覚所見であり，これらの所見は春季カタルで認められる所見である．一方，アレルギー性結膜疾患で最も多く認められる所

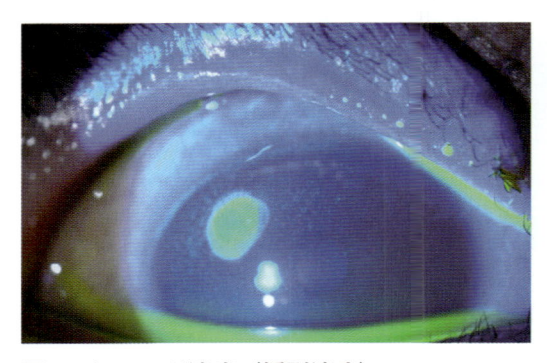

図1　シールド潰瘍（楯型潰瘍）

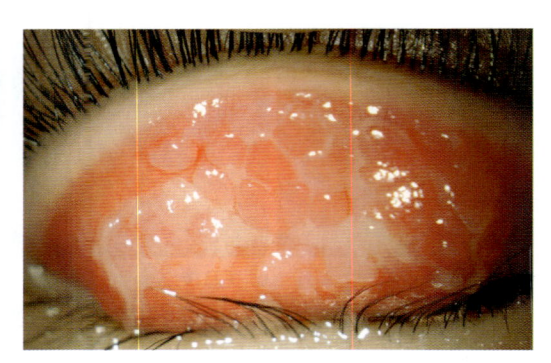

図2　巨大乳頭

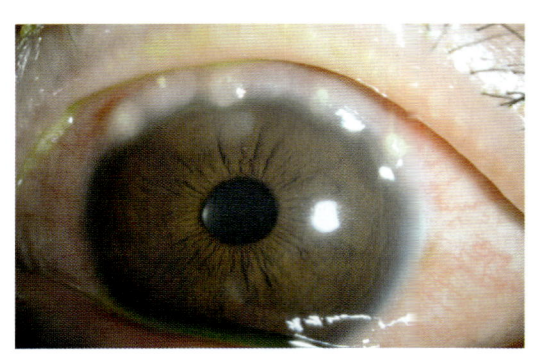

図3　輪部増殖（堤防状隆起，Trantas斑）

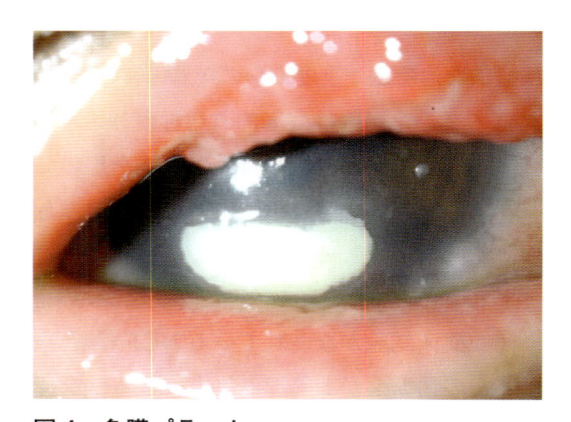

図4　角膜プラーク

表1 アレルギー性結膜疾患における臨床像

| 特異性 | 自覚症状 | 臨床症状（他覚所見） |
|---|---|---|
| 高 | 眼瘙痒感強度 | 巨大乳頭，輪部増殖，シールド潰瘍（楯型潰瘍） |
| 中 | 眼瘙痒感中等度 | 結膜浮腫，結膜濾胞，乳頭増殖，角膜びらん，落屑様点状表層角膜症，角膜プラーク |
| 低 | 眼瘙痒感軽度，眼脂，流涙，異物感，眼痛，羞明 | 結膜充血，点状表層角膜症 |

見である充血は，特異性が低いとされている（表1）．

## アレルギー性結膜疾患

**病態**：アレルギー性結膜疾患のうち，患者の大半を占めるアレルギー性結膜炎（季節性アレルギー性結膜炎と通年性アレルギー性結膜炎）では，角膜上皮障害が起こることは少ないが，春季カタルやアトピー性皮膚炎に合併するアトピー性角結膜炎では，角膜上皮障害を伴いやすい．角膜上皮障害は点状表層角膜症，落屑様点状表層角膜症，角膜上皮びらん，シールド潰瘍の順に重症化を示す．シールド潰瘍はBowman膜の保たれた上皮欠損に相当し，潰瘍底にはムチンや変性上皮などからなる角膜プラーク（図4）といわれる炎症性残渣に覆われることもあるが，角膜プラークは炎症が鎮静化しても持続する．

**自覚症状**：軽症時では眼瘙痒感，充血，眼脂，流涙が中心である．眼瘙痒感はアレルギー性結膜疾患と診断するうえで特異性の高い自覚症状であるが，瘙痒感以外の自覚症状は特異性が低いとされている（表1）．しかし，角膜所見の悪化に伴い異物感，眼痛，羞明が出現する．角膜障害を伴う重症例では，霧視，視力低下を認める．

**好発年齢**：アレルギー性結膜疾患は10代にピークがあり，加齢に伴い減少する．男女比は，アレルギー性結膜炎では女性が男性の約2倍であり，春季カタルでは男性が女性の2倍である．5歳前後で発症し，10歳前後にピークとなり15歳前後で軽症化する．また，アトピー性皮膚炎や鼻炎，喘息などのほかのアレルギー性疾患を合併することが多い．そのため，アレルギー素因のある幼児期から学童期の患児の診察においては，上眼瞼の翻転は必須である．

**診断**：臨床症状に加え，結膜あるいは全身におけるⅠ型アレルギー素因の証明，眼局所（結膜）でのⅠ型アレルギー反応の存在の証明が必要である．結膜におけるⅠ型アレルギー反応を証明する臨床検

査法としては，① 結膜における好酸球の同定，② 点眼誘発試験，③ 涙液中総 IgE 抗体測定がある．全身における臨床検査法としては，① 皮膚テスト，② 血清抗原特異的 IgE 抗体測定があるため，診断には細隙灯顕微鏡による前眼部の診察に加え，これらの検査を施行する．

## 春季カタルの病態と治療

　春季カタル患者の巨大乳頭の粘膜固有層には，多数の T 細胞が存在している．春季カタルにおいては，I 型アレルギー反応に加え IV 型アレルギー反応が関係していることもわかっている．そのため春季カタルにおける治療においては，I 型アレルギー反応の抑制として抗アレルギー点眼薬と，IV 型アレルギー反応の抑制として免疫抑制点眼薬やステロイドが有効である．特に免疫抑制点眼薬は T 細胞に選択的に働くため，その発症機序から非常に理にかなった春季カタルの治療薬といえる．また，免疫抑制点眼薬はステロイド点眼で認める眼圧上昇の副作用がないうえ，ステロイド点眼薬と同等，またはそれ以上の効果が期待される．春季カタル患者は幼児期から学童期に多く，症状が落ち着くまでにある程度の期間を要するため治療期間が長期となる．より副作用の少ない点眼薬の使用が望まれる．現在の治療ガイドラインでは，抗アレルギー点眼薬で効果不十分な中等症以上の春季カタル症例に対しては，ステロイド点眼薬を追加するのではなく，免疫抑制点眼薬を追加投与することが推奨されている．現在，2 種類の免疫抑制点眼薬（シクロスポリン，タクロリムス）が春季カタル治療薬として認可されている．ただし，両剤ともに点眼時の刺激感があること，薬価が高価であること，ステロイド点眼薬に認める即効性という点では劣っているため治療効果が得られるまでに数週間要する場合があること，症状が改善しすぐに中止すると再燃する場合があるため漸減のうえ悪化がないことを確認してから使用を中止する，などの注意点を患者，保護者に説明することも処方の際には重要である．ステロイド点眼薬の追加は，抗アレルギー点眼薬と免疫抑制点眼薬の 2 剤でも症状の改善がみられない重症例に対してのみ行う．

## 4. 炎症性実質混濁各論

**カコモン読解　第19回 臨床実地問題9**

14歳の男子．2年前から両眼の眼脂と搔痒感とを認める．2日前から右眼痛と霧視とを訴えて来院した．右眼前眼部写真を図に示す．診断上重要なのはどれか．

a 角膜知覚検査
b 角膜擦過物の塗抹検鏡
c 結膜擦過物の塗抹検鏡
d 涙液のPCR法
e 角膜擦過物のウイルス分離培養

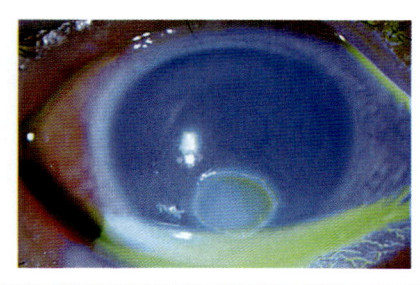

**解説**　前眼部写真では，眼球結膜の充血と浮腫だけでなく，角膜下方のシールド潰瘍と，角膜全体の点状表層角膜炎を認めている．2年前から症状が出現し，かつ両眼性であることより細菌やウイルス感染症などの急性疾患は考えにくく，慢性疾患を考える．10代男子であることより，春季カタルの急性増悪と診断する．アレルギー性結膜疾患ではかゆみ，異物感，眼脂などが代表的な自覚症状であるが，角膜病変を伴うと眼痛や視力低下が出現する．

a．×．角膜ヘルペスでは角膜知覚検査は低下する．本症例の角膜潰瘍はシールド潰瘍であり，地図状潰瘍ではない．

b．×．細菌性角膜潰瘍では有効である．

c．○．好酸球が証明される．結膜における I 型アレルギー反応の存在を証明する臨床検査法である．眼脂にも好酸球を認める．好酸球の検出にはHansel染色，ギムザ染色などが有効である．

d．×．涙液中総IgE抗体測定は診断上重要である．

e．×．ウイルス感染ではない．

**模範解答**　c

### カコモン読解　第 21 回　臨床実地問題 14

9歳の男児．1年前から両眼の眼脂と搔痒感を認める．2日前からの右眼の疼痛と霧視とを自覚して来院した．右眼前眼部写真を図に示す．適切な治療はどれか．

a 圧迫眼帯
b 抗菌薬点眼
c 副腎皮質ステロイド薬点眼
d アシクロビル眼軟膏点入
e 治療用ソフトコンタクトレンズ装用

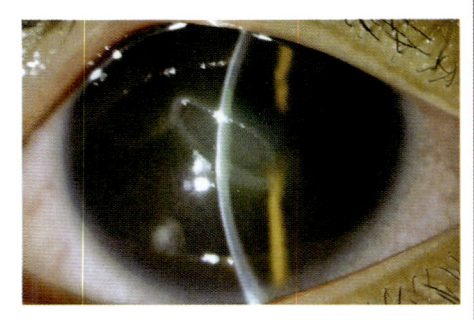

**【解説】** 角膜中央のシールド潰瘍で，現病歴から春季カタルの急性増悪と判断する．春季カタルの治療では，抗アレルギー点眼薬だけで効果不十分な中等症以上の症例に対しては，免疫抑制点眼薬を追加投与する．抗アレルギー点眼薬と免疫抑制点眼薬の2剤で症状の改善がみられない重症例に対しては，さらにステロイド点眼薬を追加投与する．

a. ×．角膜病変はシールド潰瘍．瞬目運動の禁止，止血，眼圧の維持に用いられる圧迫眼帯は用いない．
b. ×．感染症による角膜潰瘍ではない．
c. ○．免疫抑制点眼薬の選択肢がないため，本選択肢が正解．
d. ×．角膜ヘルペスで生じる樹枝状潰瘍や地図状潰瘍ではない．
e. ×．シールド潰瘍は春季カタル自体の治療で改善することが多い．治療用コンタクトレンズは角膜表面の保護である bandage 効果，点眼薬や涙液の pooling を目的としては水疱性角膜症の疼痛軽減や角膜穿孔，反復性角膜びらんの治療で用いられる．

**【模範解答】** c

## カコモン読解　第24回 臨床実地問題45

9歳の男児．両目の掻痒感と左眼の視力低下を主訴に来院した．左眼前眼部写真を図A，Bに示す．適切な治療はどれか．3つ選べ．

a シクロスポリンA点眼　　b タクロリムス水和物点眼　　c 副腎皮質ステロイド点眼
d 治療用コンタクトレンズ装用　　e 表層角膜移植術

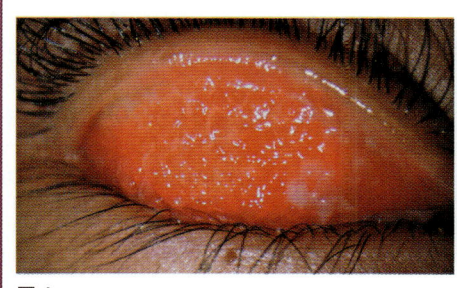

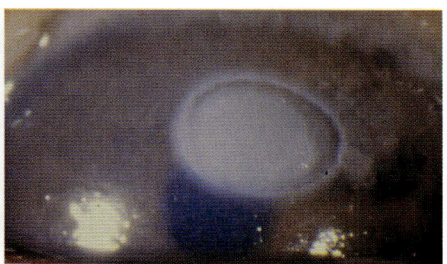

図A　　　　　　　　　　　図B

**解説**　上眼瞼結膜には，春季カタルで特異的に認められる巨大乳頭に加え，充血，腫脹，粘液性眼脂を認める．角膜にはシールド潰瘍と潰瘍周辺の落屑様点状表層角膜症，潰瘍底には角膜プラークを認める．若年男子に認める両眼性疾患であることより，重症例の春季カタルと考える．

a. ○．免疫抑制点眼薬，第一選択．
b. ○．免疫抑制点眼薬，第一選択．
c. ○．免疫抑制点眼薬で効果が十分でないときに追加する．
d. ×．
e. ×．シールド潰瘍は春季カタル自体の治療で改善することが多い．角膜プラークは炎症が鎮静化しても持続することもある．その際は外科的掻爬（角膜プラーク切除）を行うが，掻爬は病勢が鎮静化しているときに行う．

**模範解答**　a，b，c

（角　環）

### サイエンティフィック・クエスチョン

# 春季カタルにおいて結膜と角膜の間でどのような分子の相互作用がありますか

**Answer** 結膜組織に浸潤した免疫系細胞より放出される分子・サイトカインと，ネクローシスを起こした角結膜上皮細胞より放出されるアラーミン分子[*1]が関与しています．

## 相互作用の概略

春季カタル病態形成における結膜組織と角膜組織間の分子相互作用は，以下の二つの相に分けることができる．

1. 結膜組織に浸潤している好酸球・肥満細胞・T細胞より放出される分子やサイトカインの角膜組織への影響．
2. 結膜・角膜上皮細胞由来アラーミン（alarmins）分子を介した相互作用．

## 結膜に浸潤した免疫系細胞による角膜病変形成

春季カタルの角膜上皮障害は，結膜組織（巨大乳頭組織）に多数浸潤している好酸球から放出される強塩基性細胞障害蛋白（major basic protein；MBP，eosinophil cationic protein；ECP）や，肥満細胞より放出される特異的プロテアーゼ（chymase）によると考えられている．なぜなら，MBP，ECP，chymase は患者涙液中に検出される同程度の活性で培養角膜上皮細胞を障害したり，細胞移動を抑制する[1-3]．また，角膜上皮層の tight junction 関連蛋白である occludin を分解し，上皮バリア機能を低下させる[3]．バリア機能の低下した上皮細胞間隙より，T細胞より産生された涙液中の IL-4 や IL-13 などの Th2 サイトカインと，角膜上皮細胞が障害され放出されるアラーミン分子である IL-1α が相乗的に角膜実質細胞を刺激し，好酸球遊走因子である eotaxin を産生させ，角膜上皮欠損部へ好酸球を遊走させる[4,5]．そして，春季カタル特有の角膜病変であるシールド潰瘍や角膜プラークが形成される．シールド潰瘍の潰瘍底の細胞残渣やプラークは好酸球の細胞残渣で構成されている．

[*1] **アラーミン分子**
細胞がネクローシスを起こすことによって放出される核内物質の総称で，サイトカインでは IL-1α と IL-33 がある．それ以外では，HMGB-1，HSP，ATP，尿酸などが知られている．

文献は p.296 参照．

## 結膜・角膜上皮細胞のネクローシスにより放出されるアラーミン分子を介した相互作用

　最近，上皮細胞由来Th2誘導サイトカインであるIL-33が注目されている．IL-33は結膜上皮細胞をダニや花粉などのプロテアーゼ活性を有する抗原で刺激すると放出されるだけでなく，アラーミン分子として細胞がネクローシスを起こすと放出される．IL-33は結膜固有層のTh2細胞やILC2（innate lymphoid cell 2）を刺激して大量のIL-5，IL-13産生を誘導し，アレルギー反応を起動させる．実際にIL-33は春季カタル巨大乳頭組織の上皮層に強く発現している[6]．また，IL-33の受容体であるST2は角膜上皮細胞にも発現しており，その刺激で角膜上皮よりTNF-α，IL-1β，IL-6，IL-8などの炎症性サイトカインが産生される[7]．また，IL-33/ST2は緑膿菌による角膜炎の病態を制御しているという報告もある[8]．このことから，結膜上皮細胞より放出されるIL-33が角膜の炎症や感染防御に関与していると考えられる．一方，MBP，ECP，chymaseなどにより，角膜上皮細胞がネクローシスを起こし角膜上皮細胞由来のIL-33が放出されると，さらなるアレルギー反応が結膜に惹起される．以上のように，結膜上皮細胞と角膜上皮細胞より放出されるアラーミン分子が相互に作用している．

（海老原伸行）

# 細菌性角膜炎

## 起炎菌と誘因

　主たる起炎菌としてグラム陰性桿菌の緑膿菌，セラチアやモラクセラ，グラム陽性球菌の肺炎球菌やブドウ球菌などが挙げられる．その他，ブドウ糖非発酵グラム陰性桿菌，レンサ球菌，非結核性抗酸菌などが挙げられ，局所免疫低下など条件がそろえば，結膜常在細菌叢とされる表皮ブドウ球菌やコリネバクテリウムも角膜炎を惹起しうる．また，淋菌性結膜炎でも角膜炎を併発し，穿孔することがあるので，注意が必要である．

　誘因として，以前は，突き目や角膜異物などの外傷が多かったが，近年ではコンタクトレンズ（CL），特にソフトコンタクトレンズ（SCL）に関連した緑膿菌による角膜炎（図1）が増加している．年齢別では，中高年では誘因として外傷が多いのに対し，若年者ではCLによるものが多い．参考情報として，CL関連角膜炎では緑膿菌，涙囊炎を伴う角膜炎では肺炎球菌，角膜移植後の角膜炎ではメチシリン耐性黄色ブドウ球菌（methicillin-resistant *Staphylococcus aureus* ; MRSA），また，LASIK後の角膜炎では非結核性抗酸菌を疑う．

## 病態

　細菌の角膜への侵入・増殖に対する多核白血球を主体とした生体反応であり，血管拡張（結膜充血，毛様充血），血管透過性亢進（結膜浮腫），炎症細胞浸潤（眼脂，角膜内細胞浸潤，膿瘍），組織破壊（角膜潰瘍）や疼痛がみられる．角膜病変として，グラム陰性桿菌，特に，緑膿菌による場合，輪状膿瘍（図1）がみられ，病変周囲角膜はスリガラス状混濁を呈することが多い．一方，グラム陽性球菌による場合は限局性膿瘍（図2）を呈することが多い．しかし，緑膿菌による角膜炎でも初期では不整形，棘状病変を呈することがあり，注意が必要である．また，肺炎球菌や黄色ブドウ球菌による角膜炎でも，糖尿病など全身状態不良例などでは重篤な角膜潰瘍を呈することがある．

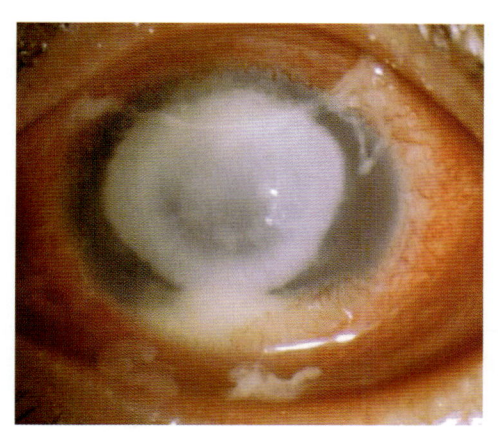

図1　緑膿菌による角膜炎にみられる輪状膿瘍

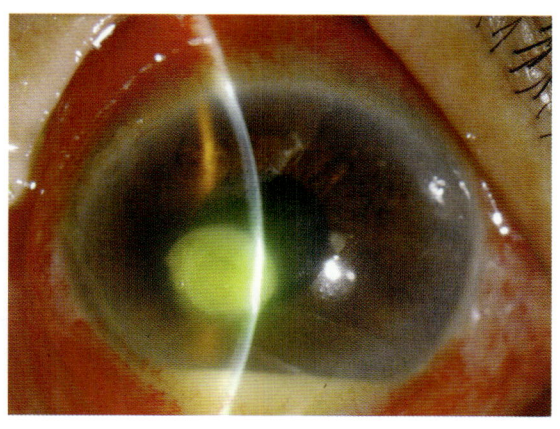

図2　グラム陽性球菌による角膜炎にみられる限局性膿瘍

## 診断

　臨床所見から起炎菌を推測することも可能であるが，確定診断には角膜擦過を行い，塗抹検鏡，培養検査が必要である．塗抹標本の染色にはグラム染色などを用いる．菌の染色性と形態から，ある程度の起炎菌の推定は可能である．培地は血液寒天培地（溶血性が判定できる），チョコレート寒天培地（淋菌，モラクセラ，ヘモフィルスが生えやすい）が有用であるが，輸送用培地（シードスワブ®，トランスワブ®など）に接種し，しかるべき検査施設に依頼してもよい．近年，多くの微生物のDNAを検索するDNAチップが開発されたが，塗抹検鏡，培養検査が基本であることに変わりはない．

## 治療

　有効な抗菌薬の頻回点眼が基本になる．結膜下注射も必要に応じて考慮する．細菌性角膜炎では，穿孔しない限り前房内には菌は存在しなく，反応性炎症であるので，抗菌薬の全身投与は必要ないが，角膜穿孔や強膜への波及がみられる場合は抗菌薬の全身投与が必要である．緑膿菌などのグラム陰性桿菌では，フルオロキノロン系やアミノ配糖体系抗菌薬が第一選択となり，肺炎球菌やブドウ球菌ではセフェム系抗菌薬が第一選択となる．起炎菌が不明で重篤な場合は，作用機序の異なる2種類の抗菌薬を交互で使用することが奨められる．たとえば，フルオロキノロン系とアミノ配糖体系，フルオロキノロン系とセフェム系などである．MRSAに対しては，0.5％バンコマイシン点眼薬や0.5％アルベカシン点眼薬を自家調製し，使

用する．淋菌性結（角）膜炎では，セフェム系抗菌薬の点眼に加え，セフトリアキソン点滴など全身投与を併用する．

細菌性角膜炎に伴う眼圧上昇（続発緑内障）には，眼圧下降薬の内服や虹彩後癒着予防のための散瞳薬（トロピカミドやフェニレフリンなど）点眼を考慮する．

**カコモン読解** 第18回 臨床実地問題12

70歳の女性．2か月前に左眼角膜移植を受けている．術後経過は良好であったが，3日前から左眼の充血と視力が低下したため来院した．左眼前眼部写真を図に示す．適切な治療はどれか．

a 鎮痛薬
b 抗菌薬
c 副腎皮質ステロイド薬
d 角膜抜糸
e 硝子体手術

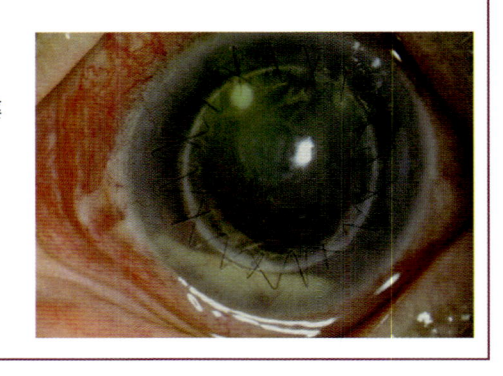

**解説** 角膜移植後の縫合糸感染であり，前房蓄膿が認められる．11時方向の端々縫合糸を中心に円形の浸潤巣（膿瘍）がみられる．角膜移植後は長期にわたって抗菌薬と副腎皮質ステロイド薬の点眼が使用されるので，メチシリン耐性黄色ブドウ球菌（MRSA）などの耐性菌による感染症や真菌感染を生じやすい．本症例での治療方針としては，まず，端々縫合糸を抜糸し，有効な抗菌薬の点眼を使用する．病変部の角膜擦過，塗抹鏡検や培養検査を行い，起炎菌の検索を行うことが重要である．副腎皮質ステロイド点眼を中止するかどうかは議論の分かれるところである．拒絶反応の問題もあり，通常は，副腎皮質ステロイド点眼を継続し，有効な抗菌薬点眼で鎮静化が得られると考えられる．

a．**鎮痛薬**：疼痛があるときに鎮痛薬を使用することに問題はないが，重要度は低い．

b．**抗菌薬**：有効な抗菌薬の点眼は必要である．角膜擦過の塗抹鏡検や培養検査に基づいて抗菌薬を選択するのがベストであるが，起炎菌不明の段階ではMRSAなどの耐性菌を考慮し，0.5%バンコマイシンや0.5%アルベカシン点眼（自家調製）を追加併用するとよ

いと考えられる．

c. **副腎皮質ステロイド薬**：拒絶反応を抑制するため，通常，長期にわたって使用される．有効な抗菌薬と併用することは可能である．

d. **角膜抜糸**：角膜にとってナイロン糸は異物であり，それを足場に細菌がバイオフィルムを形成して好中球による貪食や抗菌薬から免れることがあり，有効な抗菌薬を使用しても，なかなか鎮静化が得られないことが多い．そこで，細菌の足場としての縫合糸をとり除くことは，ことのほか重要である．

e. **硝子体手術**：起炎菌が硝子体内に波及している眼内炎では必要かもしれないが，起炎菌が角膜内にとどまっている状態ではまったく必要ない．

**模範解答** d

---

**カコモン読解** 第18回 臨床実地問題16

61歳の男性．右眼に異物が飛入し近医で除去している．点眼薬を処方されたが，3日目に悪化したため来院した．右眼前眼部写真を図に示す．正しいのはどれか．

a 角膜真菌症
b 淋菌性角膜炎
c 緑膿菌性角膜炎
d アカントアメーバ角膜炎
e MRSA角膜炎

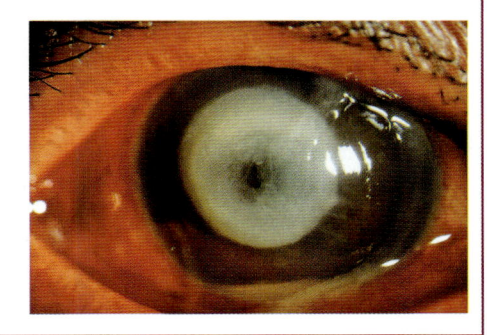

**解説** 角膜に典型的な輪状膿瘍がみられ，中央部は溶けているような潰瘍性病変である．周囲角膜はスリガラス状混濁を呈しており，また膿性眼脂が角膜表面に付着してみられる．緑膿菌角膜炎の典型的所見である．中高年では外傷（突き目や角膜異物）を契機として，また，若年者ではコンタクトレンズ（特に，連続装用のソフトコンタクトレンズ）装用を誘因として緑膿菌性角膜炎を発症する．診断治療が遅れると急速に輪状膿瘍は拡大し，強膜に波及したり，角膜潰瘍が進行し，穿孔することがある．緑膿菌は内毒素（エンドトキシン）に加え，エキソトキシン，種々のプロテアーゼを産生することが知られており，角膜に液化壊死（潰瘍）などの病変をきたし，視機能予後は不良になる．

a. **角膜真菌症**：輪状混濁はみられるが，硬い感じの角膜病変であり，このような軟らかい感じの輪状膿瘍とは区別される．また，角膜真菌症では病変の辺縁が羽毛状とか不規則とか表現されるように，菌糸が周囲に伸びた状態とそれに伴う好中球による生体反応と考えられる所見がみられる．その他，角膜真菌症にみられる，盛り上がった汚い角膜潰瘍，硬い感じの病変，衛星病変などが鑑別点になる．

b. **淋菌性角膜炎**：淋菌は通常，結膜炎を起こすが，合併症として周辺角膜に浸潤巣や穿孔をきたすことがあるため，注意が必要である．淋病は *Neisseria gonorrhoeae* によるもので，男性では尿道炎，女性では子宮頸管炎を起こすが，結膜や咽頭にも感染症を起こす．クリーム状膿性眼脂が多量（"おびただしい"と表現される）に生じ，"拭いても拭いても湧き出てくる"と表現される．治療はセフメノキシムの頻回点眼に加えてセフトリアキソン点滴などの全身投与が必要である．

c. **緑膿菌性角膜炎**：外傷やコンタクトレンズ装用を契機として，典型的には輪状膿瘍，角膜潰瘍の周囲がスリガラス状混濁を呈する．感染極初期では，棘状や不規則な浸潤巣を呈するが，速やかに輪状膿瘍に移行すると考えられる．治療は，フルオロキノロン系やアミノ配糖体系抗菌薬を使用する．

d. **アカントアメーバ角膜炎**：自由生活性の原虫であるアカントアメーバによる角膜炎である．コンタクトレンズを介して角膜炎を起こすのがほとんどであるが，プール水を介しての感染など例外もみられる．感染初期には偽樹枝状病変，上皮下混濁や放射状角膜神経炎などがみられ，進行に伴い輪状浸潤（潰瘍）や円板状潰瘍に移行する．結膜・毛様充血や眼痛が強いのが特徴である．治療は，PHMB（poly hexamethylene biguanide），プロパミジンが有効であるが，入手が困難であるため，抗真菌薬（ボリコナゾール，ミコナゾールなど）の点眼，0.02％クロルヘキシジンの頻回点眼を使用する．また，週2〜3回の病巣掻爬が有効である．

e. **MRSA角膜炎**：角膜移植後など，抗菌薬および副腎皮質ステロイド薬を長期使用することにより，メチシリン耐性黄色ブドウ球菌（MRSA）などの耐性菌や真菌，特に酵母型真菌による感染を起こすことがある．この場合，感受性のある0.5％バンコマイシンや0.5％アルベカシン点眼薬を自家調製する．

**模範解答** c

> **カコモン読解** 第19回 一般問題36
>
> コンタクトレンズ装用による角膜感染症の起炎菌で多いのはどれか．3つ選べ．
> a 緑膿菌　b セラチア　c 肺炎球菌　d モラクセラ菌
> e コアグラーゼ陰性ブドウ球菌

**解説**　この問題文は，いくつかの問題を含んでいる．起炎菌とするには角膜擦過で細菌を証明すること，培養検査にて菌が検出され，角膜擦過の結果と矛盾しないこと，つまり，細菌が角膜に感染・増殖して炎症反応を惹起させるものでなければならないからである．培養検査では，偶然そこにいた常在細菌を拾うことがある．その場合は起炎菌ではなく，検出菌となる．真のコンタクトレンズ装用による角膜感染症の起炎菌とする場合は，緑膿菌，セラチア，黄色ブドウ球菌が多いと考えられる．

a．**緑膿菌**：コンタクトレンズ装用による角膜感染症の主たる起炎菌である．緑膿菌は水まわりなど至るところに存在し，コンタクトレンズケースなどを汚染し，コンタクトレンズを介して角膜炎を惹起する．

b．**セラチア**：緑膿菌と同様にコンタクトレンズケースからよく検出される．角膜炎の起炎菌となるのは緑膿菌が多いが，条件がそろえば，セラチアも角膜炎を惹起する．セラチアには赤い色素（プロジギオシン）を産生する株もあるが，臨床例から分離されるのはほとんどが色素非産生株である．セラチアは，もともと多くの抗菌薬に耐性を示すため，院内感染を起こす菌として有名である．プロテアーゼを産生することが知られており，プロテアーゼの多寡が病原性に関連するとの報告がある．

c．**肺炎球菌**：緑膿菌と並んで細菌性角膜炎の主たる起炎菌である．肺炎球菌は上気道に存在し，肺炎はもとより，眼科領域では結膜炎，涙囊炎の起炎菌として有名である．角膜炎は限局性膿瘍であるが，一方が進展，他方が治癒傾向を示し，角膜潰瘍病変が移動するようにみえ，匐行性角膜炎と呼ばれる．莢膜を有する肺炎球菌は好中球による貪食・殺菌に抵抗し，角膜病変が重篤になる可能性がある．

d．**モラクセラ菌**：眼角眼瞼結膜炎の主たる起炎菌であるが，全身状態の不良例に角膜潰瘍をきたすことがある．モラクセラ菌はグラム陰性桿菌である．

e．**コアグラーゼ陰性ブドウ球菌**　結膜常在細菌叢を形成する細菌の一つで，通常は角膜炎を惹起しないが，副腎皮質ステロイド薬点眼の長期使用などを契機にして角膜炎を起こすことがある．

**模範解答**　a，b（適切なものは二つしかないと思われる．）

**カコモン読解**　第20回　一般問題 32

細菌性角膜炎の起炎菌で頻度が高いのはどれか．3つ選べ．
a *Corynebacterium macginleyi*　　b *Enterococcus faecalis*
c *Pseudomonas aeruginosa*　　d *Staphylococcus aureus*
e *Streptococcus pneumoniae*

**解説**　a．*Corynebacterium macginleyi*：本菌は最近，条件がそろえば，角膜炎を惹起する能力のある菌として注目を集めている．通常，*Corynebacterium* は表皮ブドウ球菌や嫌気性の *Propionibacterium acnes* と結膜常在細菌叢をなしており，通常，角膜炎を惹起しない．しかし，抗菌薬長期使用，副腎皮質ステロイド薬長期使用など，局所の免疫低下に乗じて角膜炎を起こすことがある．本菌は耐性化が注目され，治療上問題である．

b．*Enterococcus faecalis*：腸球菌は腸内細菌の一つであるが，術後眼内炎の主たる起炎菌である．角膜炎を起こすことはまれである．

c．*Pseudomonas aeruginosa*：緑膿菌はグラム陰性桿菌で，角膜炎を起こす細菌の代表的存在であり，中高年では突き目や角膜異物などの外傷を契機に角膜炎を起こすことが多いが，若年者ではコンタクトレンズ装用に関連して角膜炎を起こすことが多い．輪状膿瘍，スリガラス状角膜混濁が典型的な角膜所見である．温暖な気候での頻度が高い．

d．*Staphylococcus aureus*　黄色ブドウ球菌はグラム陽性球菌で，結膜炎，角膜炎，涙嚢炎，眼内炎など多くの眼感染症を惹起する．緑膿菌と違って寒冷地での頻度が多いようである．グラム陽性球菌では肺炎球菌とともに主たる角膜炎の起炎菌である．血液寒天培地上では完全溶血（β溶血）を示す．抗菌薬に対する耐性を獲得しやすく，治療上問題となる．

e．*Streptococcus pneumoniae*：肺炎球菌は緑膿菌と並んで角膜炎の主たる起炎菌である．グラム陽性球菌で，上気道におり，肺炎のほか，眼科領域では結膜炎，涙嚢炎，眼内炎を惹起する．ほとんどが莢膜を有し，グラム染色などで，菌の周囲が透明になる．血

液寒天培地上では不完全溶血（α溶血）を示す．

**模範解答** c, d, e

### カコモン読解 第24回 一般問題27

角膜感染症で正しいのはどれか．
a 黄色ブドウ球菌の感染では輪状膿瘍を認める．
b 酵母状真菌による病巣は境界が比較的明瞭な類円形を呈する．
c 緑膿菌感染で前房蓄膿を認めるときには前房に感染が及んでいる．
d アカントアメーバ角膜炎はコンタクトレンズ非装用者では認めない．
e 肺炎球菌はコンタクトレンズ関連角膜感染症の3大起炎菌の一つである．

**解説** a．黄色ブドウ球菌では通常，限局性膿瘍を呈する．全身状態が不良で，治療が遅れた場合，広範な膿瘍を呈することもあるが，輪状膿瘍は呈しない．輪状膿瘍はグラム陰性桿菌，特に，緑膿菌による角膜炎のときにみられる．輪状膿瘍の本態は集簇した炎症細胞（ほとんどは好中球）であり，種々の程度の組織障害を伴う．この輪状膿瘍の形成には緑膿菌エラスターゼが重要な役割を演じている．
b．真菌のなかでもフザリウムやアスペルギルスなどの糸状型真菌による角膜炎では角膜実質内に菌糸が放射状に伸び，そのため羽毛状や不規則な辺縁を呈するのに対し，カンジダなどの酵母型真菌では細菌に類似した境界比較的明瞭な類円形の病変を呈することが多い．糸状型真菌は農村型真菌，一方，酵母型真菌は都市型真菌と呼ばれ，前者はミカンの枝，稲穂などの植物による突き目を契機に健康人にも角膜炎を起こすのに対し，後者では長期にわたる副腎皮質ステロイド薬使用など局所の免疫低下に乗じて角膜炎を惹起することが多い．
c．緑膿菌をはじめ，細菌による角膜炎の場合，穿孔しない限り菌は前房内には達していない．菌が角膜に感染した場合，炎症反応として眼瞼結膜から好中球が感染病巣に到達する（眼脂），角膜輪部血管網から遊走した好中球により角膜実質内細胞浸潤として，また，虹彩から遊出した好中球が前房内に出て前房内細胞，多くなれば沈殿して前房蓄膿を生じる．緑膿菌による角膜炎で，穿孔した場合は前房内に菌が侵入し，いわゆる眼内炎となる．
d．アカントアメーバ角膜炎の多くは，コンタクトレンズ（CL）ケース内で増殖したアカントアメーバがCLを介して角膜上皮欠損部か

ら感染し，角膜炎を惹起するが，必ずしもCLが必須とはいえない．井戸，プール，河川や土壌などに存在するアカントアメーバは必要条件（角膜上皮欠損など）がそろえば，角膜炎を惹起すると考えられる．

e．肺炎球菌は上気道にいて肺炎を起こす細菌であるが，眼科領域では結膜炎，角膜炎，涙嚢炎や眼内炎の起炎菌となる．しかし，コンタクトレンズ関連角膜感染症は緑膿菌，セラチアが多く，まれにブドウ球菌によるものがみられる．

**模範解答** b

---

**カコモン読解** 第24回 一般問題91

LASIKにおける晩期発症（2週以降）の角膜感染症で疑うべき起炎菌はどれか．
a 連鎖球菌　　b 肺炎球菌　　c 非定型抗酸菌
d 黄色ブドウ球菌　　e アカントアメーバ

**解説**　a．連鎖球菌：上気道に存在し，結膜炎，角膜炎，涙嚢炎，眼内炎の起炎菌となる可能性はあるが，LASIK後の晩期発症の角膜炎をきたすことはまれである．

b．肺炎球菌：上気道に存在し，結膜炎，角膜炎，涙嚢炎，眼内炎などの起炎菌として有名であるが，LASIK後の晩期発症の角膜炎をきたすことはまれである．

c．非定型抗酸菌（非結核性抗酸菌）：LASIK後の晩期発症の角膜炎をきたすことで有名である．不適切な滅菌器具の使用などで感染を起こすが，発育速度が遅いため，晩期発症を生じやすい．

d．黄色ブドウ球菌：眼表面や鼻腔内などに存在し，結膜炎，眼瞼炎，角膜炎，涙嚢炎，眼内炎や濾過胞感染など多彩な眼感染症を引き起こす．ただ，LASIK後の晩期発症の角膜炎をきたすことはまれである．

e．アカントアメーバ：自由生活性の原虫で，淡水，井戸水，プール，土壌など，いたるところに存在し，角膜炎をきたすことがある．大半はコンタクトレンズ装用に関連して角膜炎を起こす．しかし，LASIK後の晩期発症の角膜炎をきたすことはまれである．

**模範解答** c

（松本光希）

# 真菌性角膜炎

　真菌性角膜炎は日常臨床では比較的まれな疾患であるが，難治性でかつ重篤な視力障害が残りやすいことから，角膜感染症の病原微生物のひとつとして真菌は重要な位置を占めている．自覚症状として初期には異物感，充血，軽度の視力低下などがある．軽微な外傷が誘因の場合には，本人が忘れてしまっていることもある．病期が進行すると強い眼痛ならびに充血および高度の視力低下を訴える．形態学的に糸状菌によるものと酵母菌によるものとに大別される．

## 原因真菌と誘因（表1）

**糸状菌**[1]：原因真菌として *Fusarium solani* を代表とするフサリウム属が多く，次いでアスペルギルス属，ペニシリウム属およびアルテルナリア属などが比較的高頻度に検出される．糸状菌は植物の表面や土壌に生息しているため，植物による突き目や農作業中の眼外傷などが契機になることが多い．また，コンタクトレンズ消毒剤との関連からコンタクトレンズ装用者にフサリウム属による角膜炎が多発した報告がある．糸状菌の発育は一般に緩慢で，外傷から自覚症状を呈するまで時間を要することが多い．臨床所見として，hyphate ulcer と呼ばれる白色ないし灰白色の境界不鮮明な病巣（羽毛状の浸潤，図1）や endothelial plaque（好中球を主体とする角膜裏面の沈着物）を特徴とし，病巣の大きさや混濁の程度に比較して強い前房内の炎症があり Descemet 膜皺襞および前房蓄膿を伴うことが多い．一方で，病巣の表層にある角膜浅層組織が融解することは少ない．進行例では，実質の融解が生じ角膜穿孔に至ることがある．ただし，アルテルナリア属やコレトトリカム属などでは，発育条件の違い（特に温度，図2）から長期間角膜実質の表層に病巣が限局する傾向がある．

**酵母菌**[1]：*Candida albicans* を中心とするカンジダ属が多い．しかし最近では *C. parapsilosis*, *C. tropicalis*, *C. glabrata* などの non-*C. albicans* の頻度も高くなりつつある．カンジダ属は健常成人の結膜囊から培養検査で数％の確率で検出される常在菌のひとつである．角膜手術

文献は p.296 参照.

表1 真菌性角膜炎における酵母菌と糸状菌の比較

| | 酵母菌 | 糸状菌 |
|---|---|---|
| 誘因ならびに背景因子 | ステロイドあるいは抗菌点眼薬<br>糖尿病など基礎疾患や角結膜疾患 | 外傷（特に植物，突き目）<br>コンタクトレンズ装用 |
| 主な病原微生物 | Candida 属<br>　C. albicans<br>　C. parapsilosis<br>　C. tropicalis など | Fusarium 属，Aspergillus 属，<br>Penicillium 属，Paecilomyces 属，<br>Alternaria 属 |
| 炎症所見 | 初期には少ない | 強い |
| 臨床所見　病巣の色調 | 白色ないし黄白色 | 白色ないし灰白色 |
| 　　　　　潰瘍の境界，形状 | 潰瘍の境界明瞭，類円形<br>（カラーボタン様） | 潰瘍辺縁不鮮明，羽毛状<br>（hyphate ulcer） |
| 　　　　　病巣の進展 | 水平方向（表在性）<br>潰瘍中心に放射状 Descemet 膜皺襞 | 前房へ進展（endothelial plaque）<br>前房蓄膿 |
| 　　　　　角膜上皮欠損 | 病巣と同じ | 病巣より小さい |
| 　　　　　感染部位 | 角膜中央部 | 周辺部〜中央部 |
| 　　　　　角膜融解 | 多い | 少ない |
| 　　　　　病巣の硬さ | 軟らかい | 硬い |
| 培地 | サブロー・グルコース寒天培地<br>ポテトデキストロース寒天培地<br>CHROMagar™ Candida | サブロー・グルコース寒天培地<br>ポテトデキストロース寒天培地<br>Czapeck-Dox 培地 |
| コロニー | クリーム色の平滑なコロニー<br>（細菌と類似） | 羽毛状 |
| 予後 | 角膜穿孔はつない | 不良（角膜穿孔） |

（感染性角膜炎診療ガイドライン〈第2版〉．日本眼科学会雑誌 2013；117：467-509 より改変．）

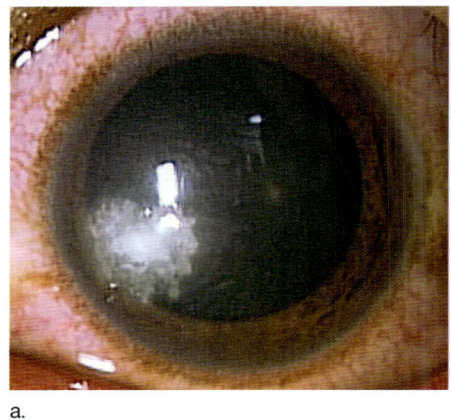

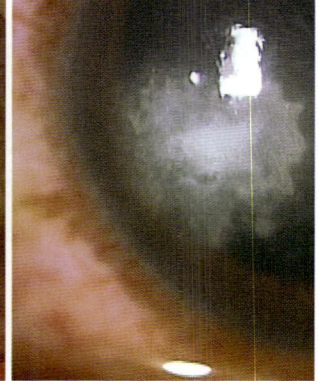

a.　　　　　　　　　　　　　　b.

### 図1　hyphate ulcer

32歳，男性．作業中ガラス片が左眼に飛入．数日後，眼痛ならびに流涙を訴え受診．鼻側角膜に辺縁不規則の白色病変を認める．角膜擦過物から Fusarium solani が検出された．b は a の拡大．

4. 炎症性実質混濁各論　167

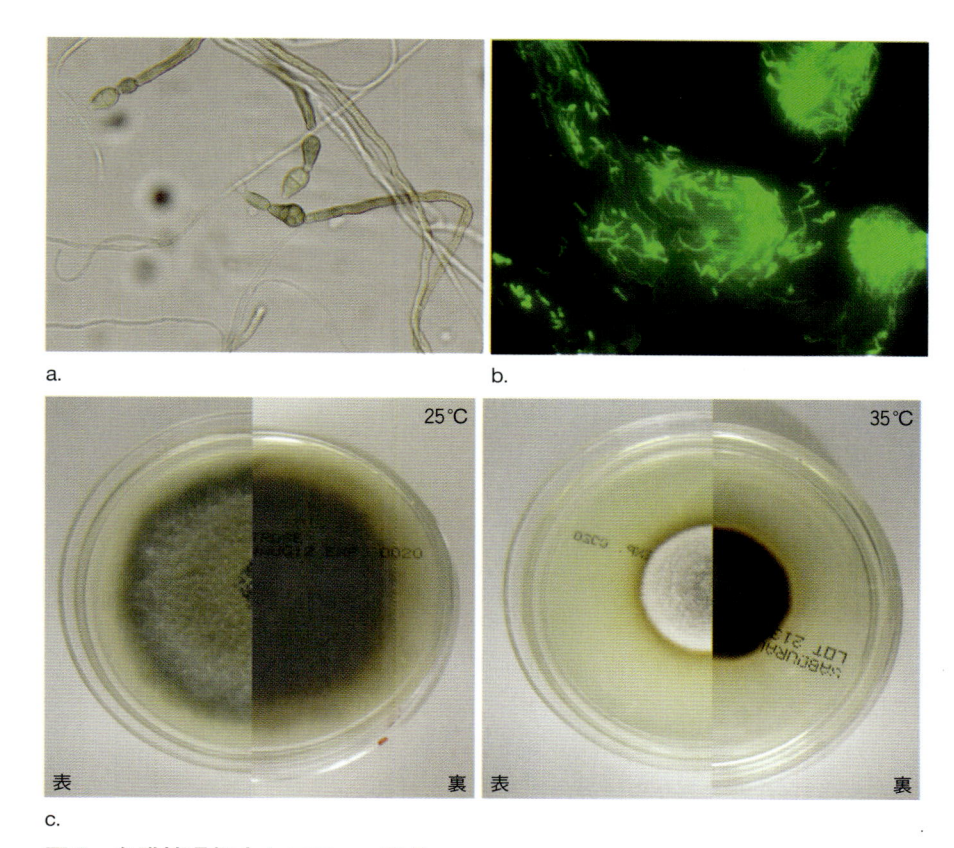

#### 図2　角膜擦過標本とコロニー所見
74歳，男性．角膜擦過物から *Alternaria alternata* が同定された．
a. スライドカルチャー所見（ラクトフェノール染色）．縦横に隔壁のある茶褐色の倒棍棒状分生子を認める．
b. ファンギフローラY染色．蛍光を発する菌糸を多数認める．
c. サブロー・グルコース寒天培地で25℃（左図）および35℃（右図），7日間培養後のコロニー所見．25℃に比し35℃では発育が遅い．

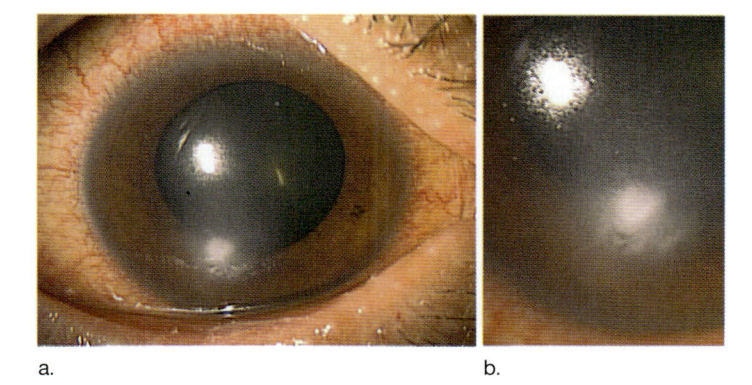

#### 図3　酵母型真菌による比較的明瞭な類円形の病巣
30歳，女性．Stevens-Johnson症候群による角結膜障害に対する治療中に，右眼角膜真菌症を発症した．角膜擦過物から *Candida albicans* が検出された．bはaの拡大．

後や慢性角結膜疾患など先行する眼表面疾患を有する人において副腎皮質ステロイドや抗菌薬などの眼局所長期使用により角膜の免疫力が低下すると，常在菌である酵母菌が角膜に侵入し発症する．糸状菌と異なり，病巣は比較的明瞭な類円形の病巣を呈し（図3），また，表層に限局し融解傾向を示す．グラム陽性球菌による角膜炎に類似した所見を示すので，臨床所見のみでは鑑別が困難なことが多い．

**その他**：近年，海外で以前は原生生物と理解されていた微胞子虫（*Microsporidia*）による角膜炎が報告されている[2]．外傷などに起因した角膜炎では，原因真菌として今後注意すべきである．

## 検査と診断（表1）[1,3]

典型的な真菌性角膜炎の眼科的所見がみられ，角膜病変内に酵母や菌糸が証明される場合は確定診断といってよい．スパーテル，ゴルフ刀あるいは円刃刀などを用い角膜病巣部の擦過あるいは角膜生検を行う．その際，潰瘍底ではなく健常と思われる部分も含め潰瘍縁を擦過することが大切である．また，できるだけ多くの検体を採取することが診断を容易にする．擦過物は塗抹・検鏡ならびに分離培養に供する．検鏡に用いられる主要な真菌染色法としてグラム染色，蛍光色素染色法（ファンギフローラY染色，カルコフロール・ホワイト染色）あるいはPAS染色（periodic acid-Schiff stain）などがある（図2）．真菌の分離培地としてサブロー・グルコース寒天培地，ポテトデキストロース寒天培地や抗菌薬添加普通寒天培地などを用い，各培地それぞれ2枚用意し室温と35℃（あるいは37℃）で培養する（図2）．カンジダ属の菌種を分別するためにCHROMagar™ Candida（図4）が用いられることがある．発育速度は真菌の種類によりばらつきがあり，少なくとも2週間は培養する．なお，真菌用の培地が準備できない場合には細菌培養用の培地（たとえばヒツジ血液寒天培地）が代用可能である．分離された真菌は可能であればCLSI（Clinical and Laboratory Standards Institute）ガイドラインに基づいた抗真菌薬感受性試験を行う[4]．酵母菌に関しては大半の施設で市販キットが用いられている[4]．糸状菌に関しては感受性検査が行える施設が限られ，また，ミカファンギンナトリウムやカスポファンギン酢酸塩などキャンディン系薬では他剤と異なりMEC（minimum effective concentration）というパラメータが用いられる[4]．また，一部の施設では病巣擦過物あるいは分離された真菌を用い，遺伝子学的に真菌の検出ならびに同定が行われている．

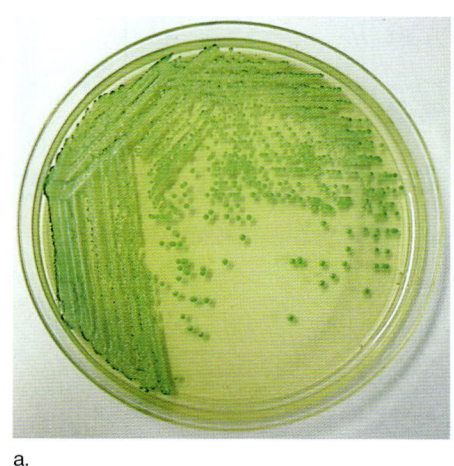

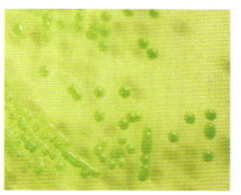

**図4 図3の症例のコロニー所見**

CHROMagar™ Candida 培地で36℃, 48時間培養後のコロニー所見. *Candida albicans* に特徴的な緑色のコロニーを認める. b は a の拡大.

　なお，微胞子虫の診断は直接検鏡によるが，遺伝子診断も報告されている．

　糸状菌による角膜潰瘍部に対する生体共焦点顕微鏡での観察では特異的な形態を得ることが可能であり，診断ならびに治療効果の評価に有用である．

　鑑別すべき疾患として，初期には細菌性角膜炎あるいは角膜ヘルペスなど，また潰瘍形成期には細菌性角膜潰瘍やアカントアメーバ角膜炎などがある．

（望月清文）

### エビデンスの扉

# コンタクトレンズ関連角膜感染症の多施設調査

コンタクトレンズ（CL）関連角膜感染症のわが国における現状を把握する目的で全国多施設における調査が行われた[2]．対象は入院加療を行った症例であり，いわば重症症例に限定したものである．起炎菌などの細菌学的な結果のほか，使用しているCLの種類やケアの現状などの情報も含まれており，今日においても疫学的な価値は高い．

文献はp.296参照．

## 重症コンタクトレンズ関連角膜感染症全国調査

本調査は日本コンタクトレンズ学会および日本眼感染症学会の主導で実施されたものである．全国24施設を定点とし，2007年4月から2年間，入院加療を必要としたCL関連角膜感染症症例について臨床所見・細菌検査・CL装用管理の状況などを調査した．

350例が集積され，男性は195例，女性が155例であった．年齢は平均28.0歳（9〜90歳）であった．20歳代以下が全体の67.1％，すなわち全体の2/3を占めていた（図1）．

## 発症時装用していたCL

感染症を発症した時点で装用していたCLの種類を表1に示す．

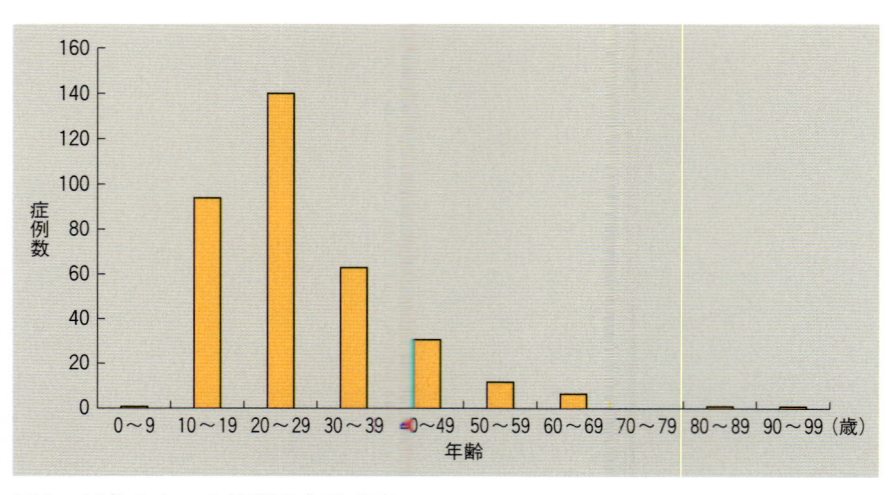

図1　対象となった症例の年齢分布

表1　発症時使用していたCL

|  | 症例数 | % |
|---|---|---|
| 1日ディスポーザブルSCL | 26 | 7.4 |
| 1週間連続装用ディスポーザブルSCL | 4 | 1.1 |
| 2週間FRSCL | 196 | 56.0 |
| 定期交換（1か月, 3か月）SCL | 56 | 16.0 |
| 従来型SCL | 9 | 2.6 |
| カラーCL | 17 | 4.9 |
| ハードCL | 17 | 4.9 |
| オルソケラトロジーレンズ | 2 | 0.6 |
| 無回答 | 23 | 6.6 |

FRSCL : frequent replacement soft contact lens

表2　分離培養にて検出された主要菌

| 菌種 | 症例数 |
|---|---|
| 黄色ブドウ球菌 | 3 |
| 表皮ブドウ球菌 | 5 |
| コリネバクテリウム | 6 |
| 緑膿菌 | 70 |
| セラチア | 3 |
| その他 グラム陰性桿菌 | 4 |
| アスペルギルス | 0 |
| アカントアメーバ | 56 |

発症のリスクを考えるうえでは，装用人口と対比する必要があろう．本調査とほぼ同時期において，1日ディスポーザブルCL，2週間頻回交換SCL（frequent replacement soft contact lens；FRSCL），ハードCL（HCL）の装用人口が約600万人という報告もある[2]ことを鑑みると，FRSCL装用者の感染症発症リスクの高さが際立っている．この一方，1日ディスポーザブルCLとHCLは感染症リスクの低いCLであることがわかる．

## 起炎菌

角膜病巣から検出された菌種を表2に示す．緑膿菌が検出された症例が最も多く，アカントアメーバが続いていた．この2菌種以外の菌は数例以下でみられるのみであった．対象症例のなかにはCLあるいはCLケースの培養を行っているものもあったが，ここで検出された菌の多くは緑膿菌をはじめとするグラム陰性桿菌とアカントアメーバであった．

入院加療を考慮する重症なCL関連角膜感染症では，緑膿菌とアカントアメーバの"2大起炎菌"をまず考慮する必要があることを示すものであろう．

## CLケアについて

対象となった症例にはCLケアの状況などを問うアンケート調査も行われた．こすり洗いの現状を図2に示す．"毎日こすり洗いして

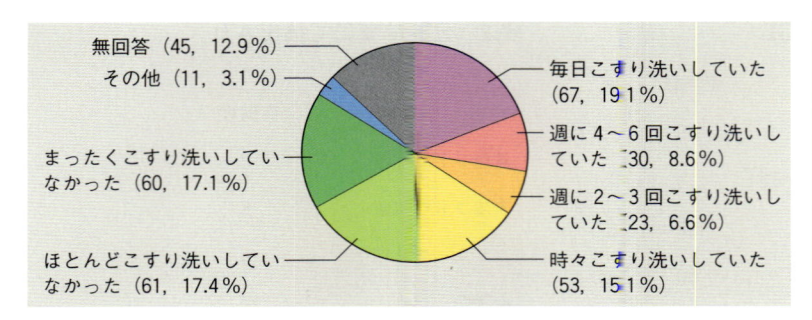

図2 CLケア（こすり洗い）についての患者アンケート

いた"のは19.1%にとどまり，"時々こすり洗いしていた"53例（15.1%），"ほとんどこすり洗いしていなかった"61例（17.4%），"まったくこすり洗いしていなかった"60例（17.1%）の三つを合わせると174例（49.7%）にものぼった．1日ディスポーザブルCLなどケアの質問がそぐわない症例の回答が一部含まれている問題はあるが，FRSCLなどのケアを必要とするSCLを装用する者が大多数であり，重症感染症の発症につながったケアの現状を反映しているものと思われる．

## 全国調査後の現状

先述の通り，本調査は，2007年1月から2年間症例を集積したものである．CLの素材やデザインの進化，ケア用品の改良，1日ディスポーザブルCLのさらなる普及，各種啓発活動などにより状況は刻々と変化しているだろう．2010年頃よりCL装用者のアカントアメーバ角膜炎発症数が減少しているという報告[3]もあり，一定の改善がみられる面もある．しかしこの一方，眼科施設を介しないカラーCLの無秩序な蔓延の影響についても注視していく必要があろう．

（宇野敏彦）

# アカントアメーバ角膜炎

## 病原体

アカントアメーバ (*Acanthamoeba*, 以下アメーバ) は自由生活性のアメーバの一種で，自然界では土壌や水中に広く存在している．アメーバの生活環には栄養体 (trophozoite) と囊子 (cyst) の二つの生活環があり (**図1**)，温度や栄養状態によって変化する．アメーバにとって生活しやすい環境では栄養体となって盛んに運動し，分裂増殖を行う．一方，環境が悪化 (低温，栄養不足など) すると二重壁をもつ囊子となって，種々の薬物治療に抵抗性をもつ．

アメーバには多くの種類が報告されており，これまでわが国ではアメーバを囊子の形態によって分類し命名することが多かった[1]*1．近年では分子生物学的手法による遺伝学的分類が盛んになり，わが国でも広まりつつあり[2]，ヒトに病原性を示すアメーバはある一定の遺伝的傾向を示すことがわかってきている*2．

## 疫学

アカントアメーバ角膜炎 (Acanthamoeba keratitis；AK) は，時

文献は p.296 参照．

**＊1** "*A.*(*Acanthamoeba*) *castellanii*"，"*A. polyphaga*" などの表記は形態学的分類によって種を特定したものである．

**＊2** 詳細は，本巻 "アカントアメーバの分子疫学について教えてください" (p.181) を参照されたい．

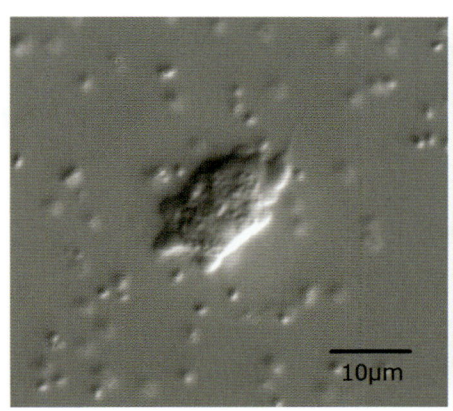

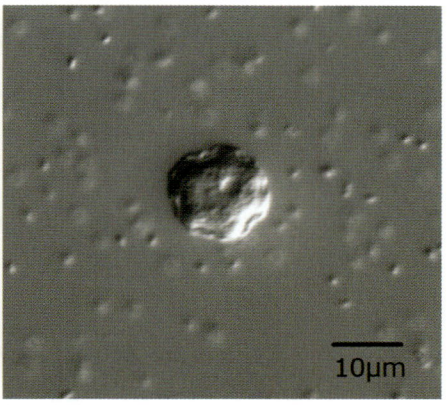

**図1 アメーバの二つの生活環** (微分干渉顕微鏡像)
a は栄養体 (trophozoite)，b は囊子 (cyst) である．周囲にみえる細かい点は大腸菌である．

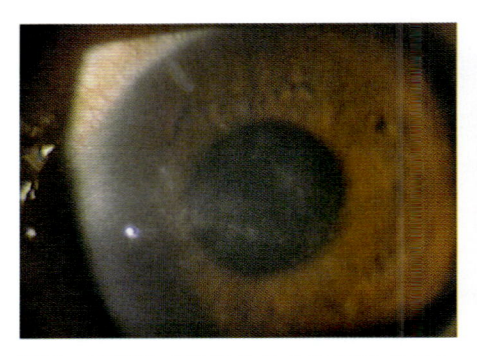

**図2 初期のAKにみられるRK**（細隙灯顕微鏡写真）
9時と11時にみられる角膜周辺部から中央に向かう淡い線状の浸潤がRKである．9時のRKは瞳孔領付近に斑状の浸潤を伴っている．

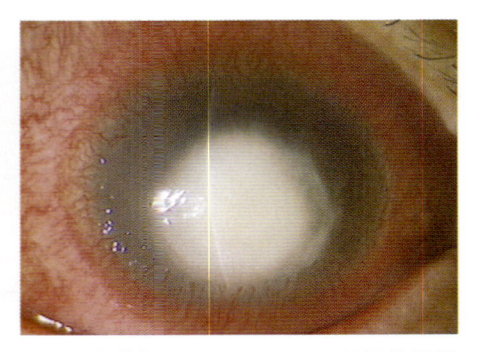

**図3 完成期のAKにみられる円板状浸潤**（細隙灯顕微鏡写真）
角膜中央のやや横長の円板状の浸潤．輪部には，全周に強い血管侵入を認める．

に重症化する角膜感染症で，わが国での発症は1988年に石橋らによって初めて報告[3]された．感染の契機となるのは角膜の微細な外傷といわれており，近年のコンタクトレンズ（contact lens；CL）ユーザーの増加に伴いAK患者は増加している．これまでAKは稀有な疾患といわれていたが，"CL関連角膜感染症全国調査"[4]では重症の感染性角膜炎患者のうち，角膜からの微生物学検査でアメーバが検出された割合は驚くべきことに約30％と報告されており，いまや外来で当たり前のように遭遇する疾患といっても過言ではない．

## 臨床所見

石橋らの病期分類[5]によって考えると理解しやすく，病期とともに現れる特徴的な所見を見逃さないことが大切である．なお，毛様充血や輪部浮腫などの炎症反応は経過中一貫して強くみられる．

**初期**：一般的には感染から1か月程度の時期にみられる．

放射状角膜神経炎（radial keratoneuritis；RK，図2） 角膜周辺部から中心に向かう角膜上皮～実質の浅層にみられる線状の浸潤で，初期にきわめて特徴的な所見である．初めこの浸潤の長さは2～4mm程度と短く[6]，本数は1～数本のことが多いが，進行すると中心へと長く伸び，本数も増す．線状浸潤の周囲に細かい斑状の浸潤を伴うことが多い．

偽樹枝状角膜炎：ヘルペスでみられる樹枝状角膜炎との最大の違いは末端膨大部（terminal bulb）の有無であり，AKでは膨大部はみられない．また，細隙灯顕微鏡による観察では，フルオレセイン染色を行ったときにみられる病変部と染色部の形が必ずしも一致しな

いことも特徴の一つである．

**移行期**：初期の段階を経て，病変は次第に角膜中央に限局してくる．やや横長の輪状浸潤がみられるようになる．この所見は移行期に限定され，非常に短期間（数日〜1週間程度[5]）といわれている．

**完成期**：一般的には感染から1か月以降の時期に相当する．

**円板状角膜病変（図3）**：移行期の輪状浸潤が進行し，角膜中央にも強い混濁や浮腫を生じる．輪部からの強い血管侵入，前房蓄膿や角膜後面沈着物，また治療目的で繰り返される角膜搔爬もあいまって角膜穿孔をきたすこともある．

## 診断

**臨床診断**：まずは詳細な病歴聴取からAKを疑うことが大切である．AK患者にはCL使用者が多いため，使用している場合は種類・装用時間・洗浄法・水道水使用の有無・こすり洗いの有無などについて誤使用がないか問う．可能ならば患者にレンズケースを持参してもらい，ケース内の微生物学的検査を行うことも診断に有用である．他院受診歴がある場合は，ステロイド点眼の使用歴も聴取する．ステロイドの使用はAKを進行，重症化させ，所見を修飾するからである．これらを問診のうえで前眼部を詳細に観察する．

**微生物学的診断**：経過や所見からある程度原因微生物を予測したのち，実際に角膜病巣を搔爬して同定する．（実際の搔爬法に関しては"治療"に後述．）特にAKにおいては，角膜搔爬は治療にもつながるため，AKが疑われた際には積極的に行うべきである．搔爬後の診断法には種々あるが，各施設で可能な方法を行うとよい．角膜からの擦過物は検体量が少ないが，十分量採取できた際は複数の検査法を併用するとより確実な診断となる．

**塗抹鏡検[7]**：染色自体はどれも平易であるが，観察にやや慣れが必要*3 なため日頃からトレーニングしておく．**表1**に各染色の特徴をまとめた．

**培養法**：塗抹鏡検より時間はかかるが，初心者でも診断は容易である．培地にはアメーバの餌となる納豆菌や死菌大腸菌を塗布したものを用いる．培養開始後，条件にもよるが早ければ1〜2日，遅くとも4〜5日で栄養体の増殖が観察され，培地上をゆっくりと運動している様子や，移動した軌跡もみられる（**図4**）．数日後には栄養体は囊子になる．

**PCR（polymerase chain reaction）法**：角膜擦過物内のアメーバか

[*3] 染色方法によって角膜細胞や炎症細胞もプレパラート上に観察され，初心者はそれらをアメーバと混同することがあるので注意．

表1 アメーバの塗抹鏡検に用いられる主な染色法

| 染色法 | 特徴 | アメーバの染色 |
|---|---|---|
| グラム染色 | 細菌，真菌，アメーバなどを染色する．フェイバーGで簡易染色可能． | 嚢子・栄養体ともに染色される．グラム陽性（青紫）に染色． |
| ギムザ染色 | 炎症細胞を検出するほか，細菌やアメーバも染色可．ディフ・クイック（Diff-Quik）で簡易染色可能． | 嚢子・栄養体ともに染色される．嚢子は全体が紫色，栄養体は細胞質が青〜紫色，核は赤色に染色． |
| ファンギフローラY | 真菌検出も可能．蛍光顕微鏡が必要．発光して観察されるため診断が容易． | 嚢子のみ検出（緑色に発光）． |
| パーカーインクKOH | 真菌検出も可能．有膜細胞は融解されてしまうためアメーバの観察が容易．現在インクの入手困難． | 嚢子のみ検出（青色）． |

a.　　　　　　　　　　　　b.

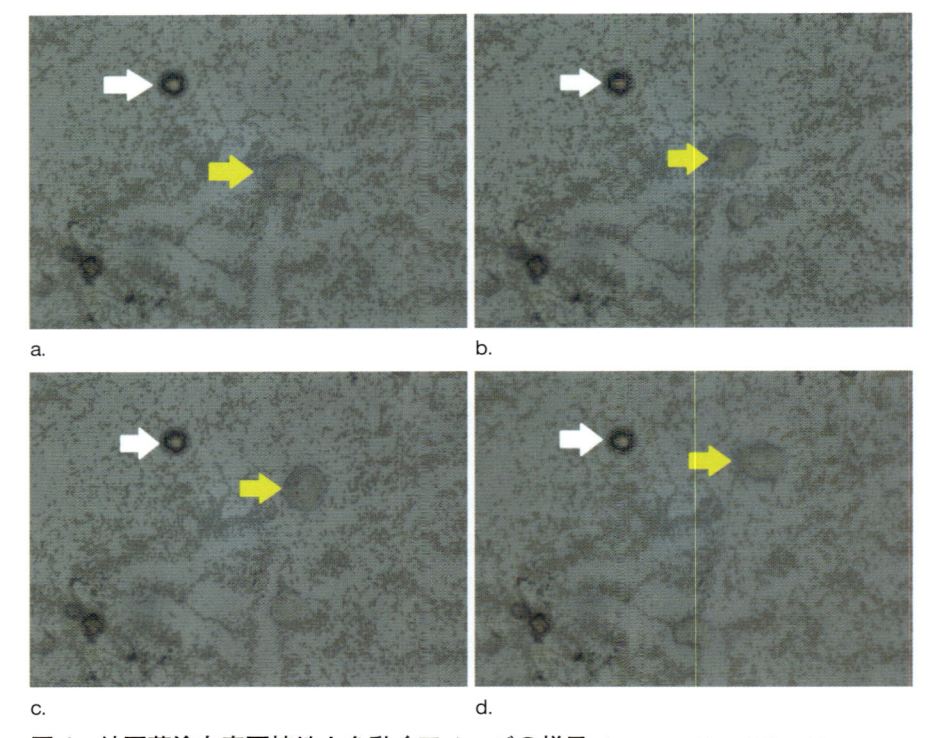

c.　　　　　　　　　　　　d.

図4 納豆菌塗布寒天培地上を動くアメーバの様子（×400，倒立顕微鏡写真）
1分ごとにa→dと撮影した写真である．白矢印は嚢子であり移動しない．黄色矢印は栄養体で，時間とともに上方に移動している様子がわかる．写真中の細かい点状のものは納豆菌で，アメーバが移動したところは納豆菌が抜けたようになり線路状の軌跡となってみられる．

らDNAを増幅して診断を行う方法であるが，近年ではアメーバ核の18S ribosomal DNAを用いる方法が汎用されている[1,2]．

## 治療

病巣搔爬，局所投与，全身投与を同時に行う三者併用療法が一般的である[7]が，それぞれの施設で病期に応じた治療法が選択されて

いるようである．

**病巣掻爬**：病変部の角膜を掻爬することで，物理的に角膜上のアメーバ数を減らし，局所治療（点眼薬）の角膜への薬剤移行性を亢進させることが可能である．掻爬には患者の苦痛を伴うが，特に感染初期ではアメーバは角膜の上皮に存在しており，進行して実質に侵入する前にくいとめるために躊躇してはならない方法である．また，治療効果判定や掻爬終了時期決定のためにもたいへん重要な行為である．

患者を仰臥位にし開瞼器をかけて，手術用の顕微鏡で観察しながら病巣部をスパーテルや鑷子など使い慣れている道具で掻爬[*4]する．防腐剤フリーの表面麻酔薬を用いて行うことが望ましい．

感染性角膜炎における検体の採取は原則的には"潰瘍では潰瘍底部よりも潰瘍辺縁部を擦過する"のが基本である[7]．しかし，AKの初期では潰瘍がまだみられず，浸潤も小さい．AKでは基本的には浸潤のみられる部位（およびその付近）が掻爬すべき部位で，そこからアメーバが検出されると考えてよい．

掻爬部位は，初期は角膜上皮にアメーバが存在しているため，浸潤のみられる上皮を少し広めに剝離し検体とする．RKのみがみられる場合は，RKの部分の上皮を一塊にして掻爬する．実質まで浸潤が進展している時期は実質も掻爬する．掻爬のタイミングは角膜の状態を考慮しつつ週に1〜3回行い，そのつど顕微鏡でアメーバの有無を観察する．治療に効果があれば，検体内のアメーバ数が減少していくのが観察される．筆者らの施設では，治療開始初期は週2〜3回掻爬を行い，効果がみられれば徐々に掻爬の間隔をあけ，培養検査にてアメーバが培養されなくなるまで掻爬を行うことにしている．

**薬剤の局所投与**：AKには抗真菌薬や消毒薬がよく用いられる．所見にもよるが，それぞれ1〜2時間ごとに点眼する．

抗真菌薬：主に栄養体に効果があるが，ピマリシンは囊子にも効果があることが報告されている[8]．主な薬剤は，フルコナゾール（ジフルカン®），ミコナゾール（フロリード®），ミカファンギン（ファンガード®），ボリコナゾール（ブイフェンド®），ピマリシン点眼液5％「センジュ®」．

消毒薬：細胞膜の破壊・呼吸酵素の阻害などがその作用機序であるとされており，囊子にも効果があるとされている[9]．主な薬剤は，0.02％クロルヘキシジングルコン酸塩（ヒビテン®），ポリヘキサメ

[*4] 手術用顕微鏡での観察は細隙灯顕微鏡とは光学系が異なるため，浸潤が軽度の際は掻爬すべき部位がわからなくなることがある．そのため，患者を仰臥位にする前に，細隙灯顕微鏡の観察であらかじめ掻爬する部位や深さをしっかり決めておく．

チレンビグアナイド（poly hexamethylene biguanide；PHMB）．PHMBはプール用殺菌剤やCLケアの一成分として使用されており，高分子量のものほど殺菌効果が高く，眼毒性が少ない[10]が，点眼用に濃度調整をしたり，倫理委員会の承認を得たりする必要がある．

ジアミン系薬剤：囊子にも有効とされている．propamidine isethionate（Brolene®）は，英国では殺菌目的で結膜炎治療薬として市販されている．わが国では国内未承認であるため，厚生労働科学研究費補助金・創薬基盤推進研究事業"国内未承認薬の使用も含めた熱帯病・寄生虫症の最適な診療体制の確立"研究班（略称：熱帯病治療薬研究班）[*5]が保管する薬剤を用いて，その使用機関において治療を受ける道が開かれている．

**薬剤の全身投与**：感染初期のごく軽度のAKの際には局所療法のみで治癒可能なこともあり，肝機能障害などの副作用もあることから症例に応じて検討すべきである．

内服：イトラコナゾール（イトリゾール®），フルコナゾール（ジフルカン®）

点滴：ミカファンギン（ファンガード®），ボリコナゾール（ブイフェンド®）など．

　当院では，イトリゾール®（50）を3〜4カプセル/日（朝食後）内服させている．

[*5] 下記ウェブサイトを参照されたい．
『熱帯病治療薬研究班』
http://trop-parasit.jp/

### カコモン読解　第20回　一般問題31

アカントアメーバ角膜炎の初期にみられる所見で誤っているのはどれか．
a　上皮混濁　　b　毛様充血　　c　輪状浸潤　　d　偽樹枝状角膜炎
e　放射状角膜神経炎

**解説**　AKは病期によってみられる所見が異なる．a，b，d，eの所見はAKの初期にみられるが，bの毛様充血は初期から完成期まで全病期に一貫してみられる．cは移行期でみられる．

**模範解答**　c

### カコモン読解　第21回　臨床実地問題16

23歳の女性．ソフトコンタクトレンズを使用していた．10日前から左眼の充血と疼痛とを自覚していたが放置していた．徐々に視力が低下し，眼痛も強くなったため来院した．左眼前眼部写真を図に示す．考えられるのはどれか．

a アカントアメーバ
　角膜炎
b 角膜ヘルペス
c 細菌性角膜炎
d 再発性角膜びらん
e 薬剤性角膜障害

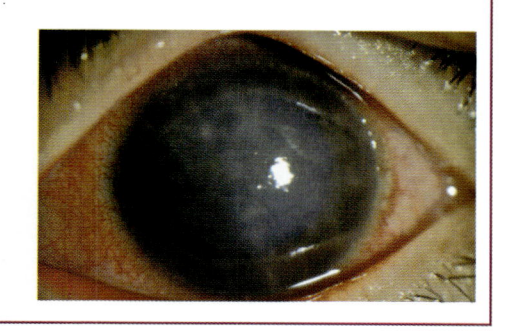

**解説** 若い女性でCL装用者，片眼性の充血と疼痛，10日間放置していたことなどが大きなヒントとなる．前眼部写真では瞳孔は散瞳しており，消炎や毛様痛軽減のために散瞳薬を点眼したのちの写真撮影であれば充血も軽減していることが考えられるが，それでも強い結膜・毛様充血がみられる．角膜中央に広範囲に境界不整な浸潤（多数の斑状浸潤が集合したようにもみえる）があり，2時，3時，4時，5時30分には角膜周辺部から中央の混濁につながる線状の混濁（＝RK）があり，他の選択肢の疾患との鑑別に最も役立つ所見である．したがってaが解答となる．輪状浸潤はまだみられず，やや進行した初期症例と思われる．

b．×．角膜ヘルペスでは樹枝状角膜炎や円板状角膜炎がみられるが，本症例の所見とは異なる．

c．×．前眼部写真からは，まずグラム陽性菌のような限局性の潰瘍をつくる感染は考えにくい．グラム陰性の緑膿菌による感染は鑑別疾患として大切であり，進行すると輪状膿瘍をつくり，その周囲はスリガラス状混濁を示すが，本症例の7時付近の角膜は透明性が高いことと，なによりRKがみられることが大きな鑑別となる．

d．×．時にびらんの治癒過程で偽樹枝状角膜炎に似た所見を示すことがあり，AKとの鑑別が必要になるが，その所見もなく，びらんもみられない．再発性角膜びらんは，特に起床時に強い眼痛が発生しやすい．

e．×．薬剤毒性の角膜症ではepithelial crack line（角膜の中央やや下方に水平方向に生じるひび割れ状のライン）がみられる．また，MPS（multi purpose solution）などによる非感染性の浸潤の場合は通常1mm以下と小さく，角膜周辺部にできるのが特徴である[11]．

**模範解答** a

**カコモン読解** 第22回 臨床実地問題14

31歳の男性．右目の眼痛と視力低下を自覚し，近医で抗菌薬点眼を2週間行っていたが軽快しないため来院した．右眼前眼部写真を図に示す．正しいのはどれか．2つ選べ．

a Sabouraud培地を用いた培養が必要である．
b 角膜中央の上皮掻爬を行う．
c 角膜周辺の線状混濁部位の上皮掻爬を行う．
d 抗真菌薬の局所・全身投与を行う．
e 強い瘢痕のため角膜移植が必要となる．

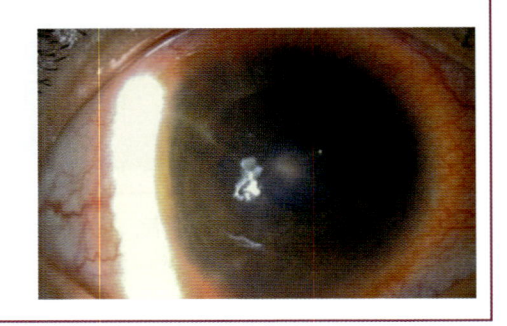

[解説] 若い男性，片眼性で疼痛，視力低下があり，前眼部写真では強い毛様充血，7時，8時，10時の方向にRKとみられる特徴的な所見があり，角膜中央に斑状の浸潤がみられる．抗菌薬に効果がないことなどから，感染初期のAKと思われる．

a．×．アメーバの培養には一般的には納豆菌や大腸菌を塗布した無栄養寒天培地を用いる．Sabouraud培地は，通常に真菌培養用の培地であり，アメーバも培養できるが納豆菌培地に比較すると脱シストに時間がかかる，また脱シスト率が劣るとされており，第一選択にはなりえない[12]．

b．○，c．×（△）．AKにおける角膜掻爬では，基本的には浸潤のみられる部位（およびその付近）を掻爬する．選択肢cの"角膜周辺の線状混濁部位"はRKのことを表現していると思われ，cも完全に誤答とは言いがたいが，感染初期でアメーバの数がまだ角膜に少ないことを考えるとbの中央部分の上皮を一塊として検体とするほうがcよりも検体量が多く採取できると思われるため，bを正答とする．筆者らはRKのみがみられるごく初期症例においては，RK部の上皮を掻爬しており，本症例でもbとcの両方の部位を掻爬するのがより診断に確実と思われる．

d．○．前述の"治療"を参照．

e．×．経過によっては重症化し瘢痕治癒となれば角膜移植が必要となるものもあるが，本症例は初期のAKで，治療によって十分改善が期待でき，角膜移植にまで至らないと思われる．

[模範解答] b，d

（杉原紀子）

# アカントアメーバの分子疫学について教えてください

**サイエンティフィック・クエスチョン**

**Answer** DNAの塩基配列（シークエンス）を利用して分離株の正確な分類・同定を行い，流行する株や感染源，感染経路の特定，あるいは病原性や薬剤耐性度など流行に関わる要因，さらにはアウトブレイク（集団感染）時の原因解明など，アメーバ性角膜炎の発生・流行に関する研究を分子生物学的手法を用いて行うのがアカントアメーバ分子疫学です．

## クエスチョンの背景

DNA塩基配列は保存的な形質で，1塩基の違いで株を区別することが可能な再現性と信頼性，正確さに優れた分類形質である．この特性は株の正確な分類・同定に適しており，種内変異や株の相違を形態的に明らかにすることが難しいアカントアメーバにおいてDNA解析法は有用である．分子疫学的知見も集積しており，近年アメーバ性角膜炎（Acanthamoeba keratitis；AK）のアウトブレイクに際し分子疫学が応用され，原因究明に役立っている．

## アンサーへの鍵

**DNA解析**：分子疫学の基本であり，特にアウトブレイク時のようにアメーバ株の特定の結果がその後の対策に大きな影響を与える場合，必須のツールである．現在一般に利用されるのは，多数の株に関するシークエンス情報の蓄積がある18SリボソームRNA遺伝子領域で，遺伝的変異が集まる多型領域を含むおよそ500塩基をPCR（polymerase chain reaction）で増幅し，そのシークエンス情報を他の株の情報と比較する．他株との違いが，相同性％で定量的に示されること，また系統樹の形で近縁関係も明らかにできることが特徴である．多量のシークエンス情報がデータベース（DB）としてGenBankなどの登録機関に保管されており，このDBを利用すればBLAST[*1]というプログラムを用いて相同性検索を行い，いつ，どこで，どこから分離された株と一致するかなどの情報が得られる．

**遺伝子型別**：アカントアメーバにはTタイピングという遺伝子型別法があり，現在大きく15の遺伝子型（T1〜T15）に分類できる

---

[*1] **BLAST**
BLAST（Basic Local Alignment Search Tool）はDNAの塩基配列あるいは蛋白質のアミノ酸配列に関し，二つのシークエンスを並べて比較し配列がどれだけ異なるかを計算する方法（プログラム）．通常，DBなどに対する相同性検索に利用される．調べたいシークエンスに対して相同性の高い順にDB内のシークエンスが表示される．たとえば100％一致/ATCC 50497 *Acanthamoeba* sp. Rowdon strain/米国角膜炎分離株，98％一致/その他の株，という形となる．この場合，調べた株はRowdon strainタイプと考えることができる．

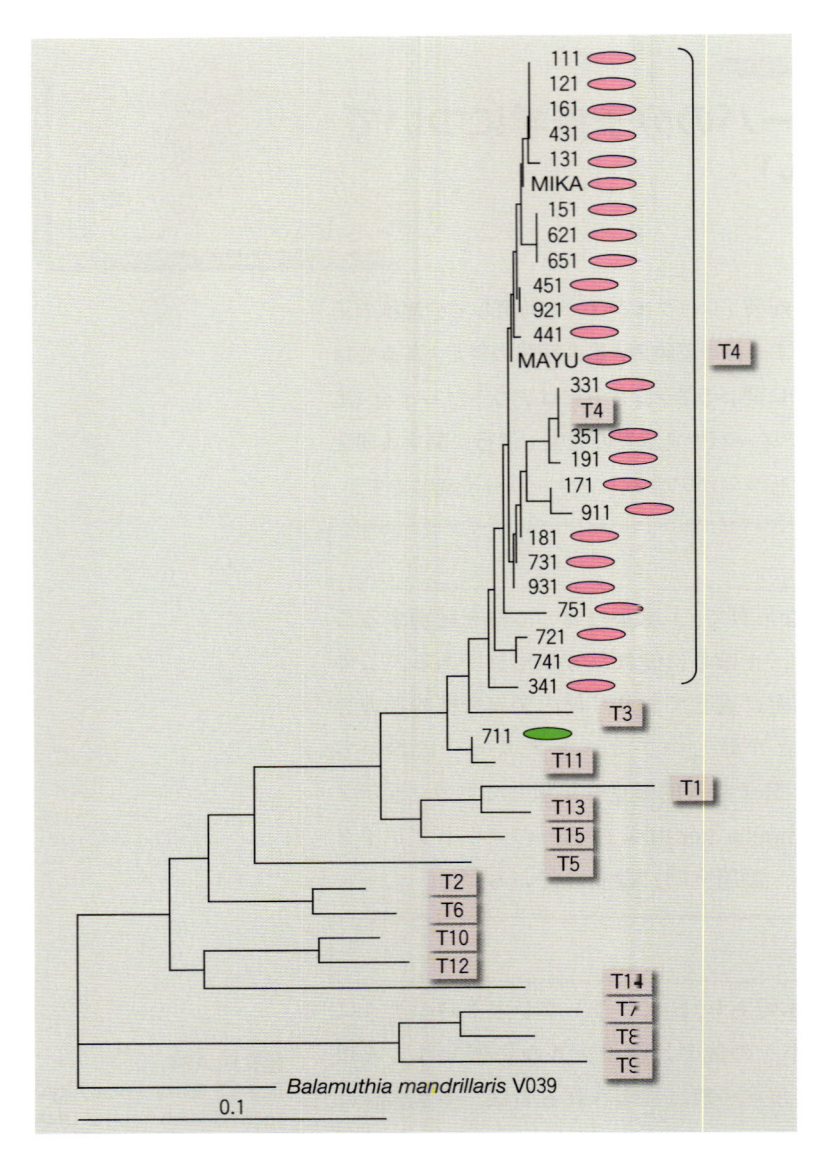

**図1 アカントアメーバ系統関係とTタイプ**

Tタイピングは18S rDNAに関して，ある程度の違いを含むシークエンスの集合をグループ化し，そのグループを遺伝子型として区別する方法．角膜や自然環境などからのさまざまな分離株の解析から15のタイプが知られる．角膜からはT4のほかT2, T3, T5, T6, T11などが分離される．図中赤および緑のマークは国内分子疫学調査で分離された株を示す．スケールバーは塩基置換率（substitution/site）．

（図1）．このうちT4に含まれるアメーバが角膜やコンタクトレンズ，環境からの検出率が最も高い．また，病原性もその他のタイプと異なると考えられるなどの疫学的知見が得られている[1]．国内角膜分離株については，そのほとんどすべてがT4に分類される．

文献はp.297参照．

## アウトブレイク！ 分子疫学で原因究明

**AKアウトブレイク/米国 2005-2007**：200人以上の感染が確認された米国AKアウトブレイクでは，患者調査から使用していたMPS (multi purpose solution) の汚染が重要なリスク要因と考えられた[2]．

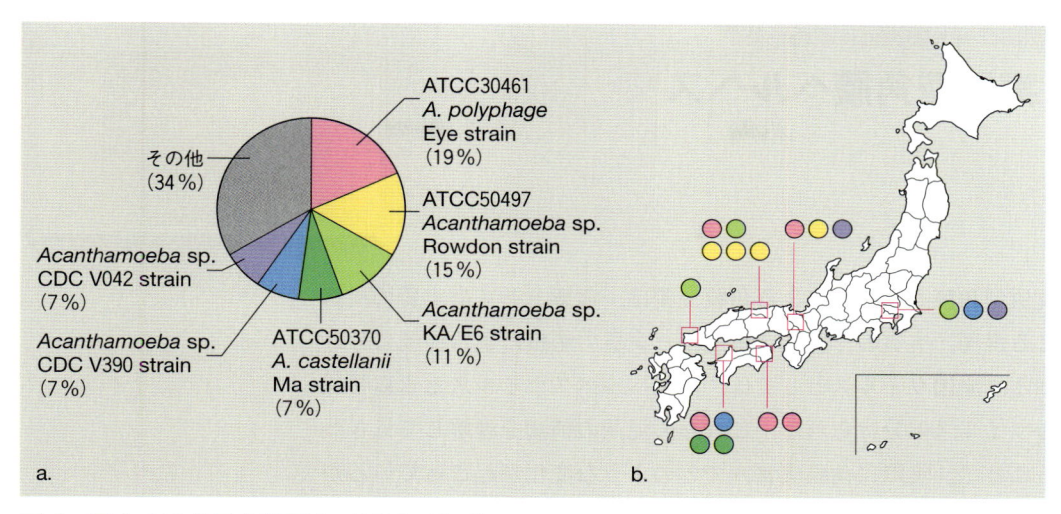

**図2 国内 AK 分子疫学調査（2009-2010）**
a. 角膜より検出されたアメーバ 27 株のタイプ（シークエンスにより特定されるタイプで，T タイプとは異なる）と検出割合を示す．世界的に角膜炎患者から分離されるタイプ（Eye strain や Rowdon strain など）のアメーバが国内でも主要タイプとして検出される．
b. 国内における角膜検出タイプの分布を示す．本疫学調査で分離例のあった 6 施設からのアメーバ検出結果では，アメーバタイプの地域特性は低い傾向にある．○の色は a のアメーバのタイプに対応する．
（井上幸次ら：わが国のアカントアメーバ角膜炎関連分離株の分子疫学多施設調査〈中間報告〉．あたらしい眼科 2012；29：397-402 のデータに基づいて作成．）

分子疫学的調査の結果からは，個々の患者より検出されたアメーバ株は T4 に分類されること，またそれらのシークエンスは多様で，ほとんどが既知の角膜分離株に一致するということが明確に示された．結論としてユーザーレベルの衛生管理不備が，MPS およびレンズの使用環境（point-of-use）において，そこに存在するさまざまなアメーバの汚染を招いたことが原因と考えられた[3]．新たな高病原性タイプ（今までになかったタイプ，たとえば T16 など）のアメーバの出現，メーカーの製造段階での MPS 汚染の可能性は否定された[*2]．

**国内 AK 分子疫学調査**：その後，国内でも 2007～2008 年にかけ MPS 使用が関連する AK の発生が増加．その原因究明ために国内多施設参加による分子疫学調査が行われた[4]．結果は米国の事例と同様，レンズユーザーの衛生管理の不備による既存の株の感染増加が原因と考えられた（図2）．国内には大規模なコンタクトレンズ人口が存在し，一方で角膜炎と密接に関連するアカントアメーバが定着し，保存液を汚染するリスクがある．今後，感染症としての AK の発生，特にアウトブレイクの予防を考えた場合，分子疫学調査をサーベランスの形で発展させ AK の発生動向の実態把握と監視を行っていくことが重要と考えられる．

（八木田健司）

[*2] **MPS 汚染**
米国事例での汚染源調査では開封したボトルにアメーバ陽性の場合があったが，未開封のボトルは陰性だった．MPS は通常の保存液よりも消毒作用が低く，抗アメーバ作用は期待できないことが指摘されていた．仮に MPS 汚染が製造段階で起きた場合，患者分離株の多くが特定のアメーバタイプに収束する可能性があったが，分子疫学調査によりこの点は否定され，未開封 MPS ボトルのアメーバ陰性所見と合わせ，製造レベルでの汚染は否定される結果であった．

# 実質型角膜ヘルペス

　実質型角膜ヘルペスによる角膜混濁は，病態としては実質の浸潤による混濁，実質の浮腫による混濁，実質の瘢痕による混濁に分けられる．原因ウイルスとしては，単純ヘルペスウイルスと水痘帯状疱疹ウイルスに分けられる．これらの混濁の種類を理解して見きわめることは，実際に角膜実質内でどのような変化が起こっているかを理解することにつながる．また，それは点眼，軟膏治療の内容を決定するうえでも非常に重要なことである．

## 単純ヘルペス角膜炎

　単純ヘルペス角膜炎は，単純ヘルペスウイルス（herpes simplex virus）によって引き起こされる角膜炎である．単純ヘルペスウイルスの初感染は，口内炎あるいは結膜炎であり，約90％が不顕性感染であるとされている（**図1**）．初感染での角膜炎の発症はまれで，三叉神経第1枝に潜伏感染していたウイルスが再活性化することによ

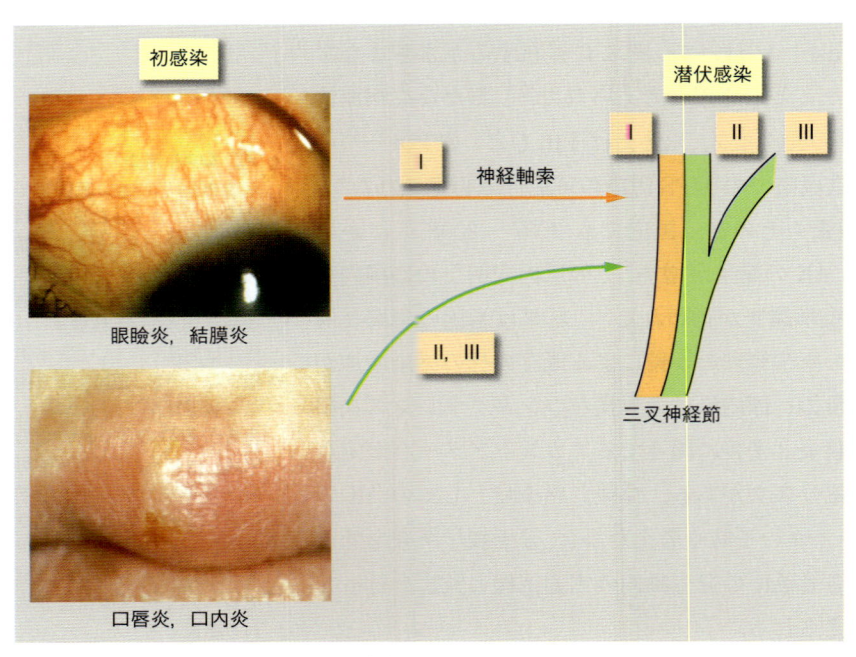

**図1　単純ヘルペスウイルス初感染**

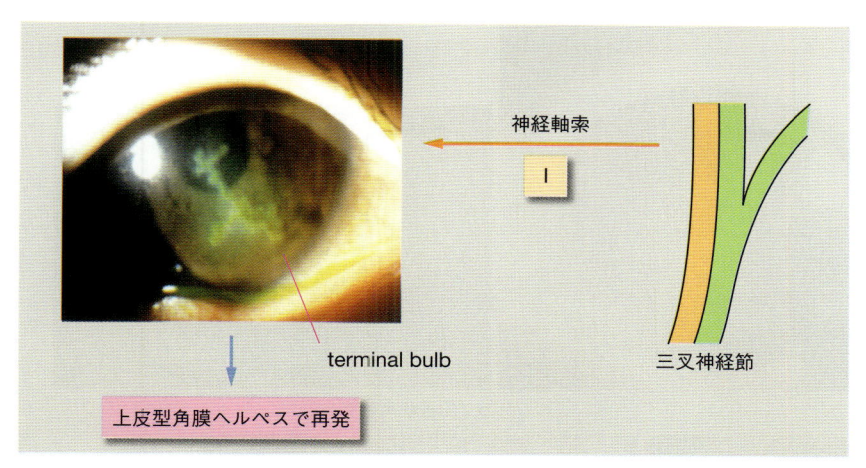

**図2 単純ヘルペス角膜炎の発症**
過労，ストレスなどの刺激で活性化する．

り角膜炎が発症する（**図2**）．角膜炎はウイルスが直接，角膜上皮細胞を破壊，増殖する上皮型（樹枝状角膜炎，地図状角膜炎）とウイルスと免疫複合体が免疫反応を起こす実質型（円板状角膜炎，壊死性角膜炎），上皮欠損が遷延化する栄養障害性潰瘍，内皮細胞が特異的に障害される内皮炎などに区別され，治療方針も大きく異なる．

**病態と角膜実質混濁**：上皮型角膜ヘルペスの典型所見は樹枝状角膜炎である（**図3a**）．病変部はつながって拡大し，潰瘍部の実質浅層は浸潤で少し混濁し，樹枝状潰瘍の末端部は膨らんでいる（terminal bulb，**図3a**）．実質型角膜ヘルペスは，円形の浮腫を起こす円板状角膜炎（**図3b**）と，再発を繰り返し実質の細胞浸潤が強くなった壊死性角膜炎（**図3c**）とに分かれる．円板状角膜炎は，通常は上皮欠損を伴わず，局所的な強い角膜実質浮腫，混濁，炎症部に一致した角膜後面沈着物を認める．前房内炎症も認めることが多い．壊死性角膜炎は，強い細胞浸潤を伴った角膜混濁，実質浮腫，角膜後面沈着物，前房内炎症に加え，上皮欠損も伴う場合がある．また，栄養障害性潰瘍でも強い角膜混濁を起こし（**図3d**），角膜内皮炎でも炎症部に一致して浮腫性の混濁を起こす．

**診断と治療**：単純ヘルペス角膜炎の診断は，臨床所見とウイルス学的検査によって行う．典型的な樹枝状角膜炎であれば診断に迷うことはないが，炎症の初期病変や非典型的な病変の場合は蛍光抗体法，PCR法，real-time PCR法での確認が必要である．近年，アデノチェック®と同じメカニズムで，簡便にヘルペスウイルスが判定できるチェックメイト®ヘルペスアイが発売された．この方法は，特殊

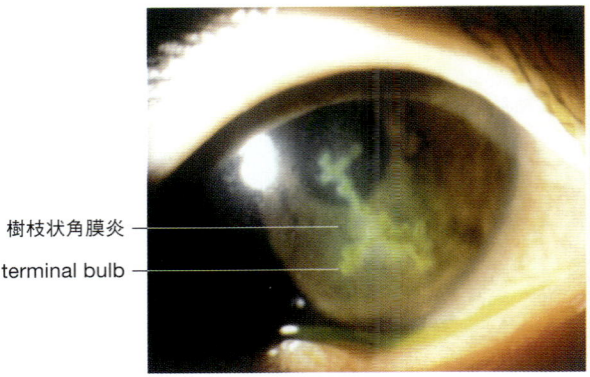

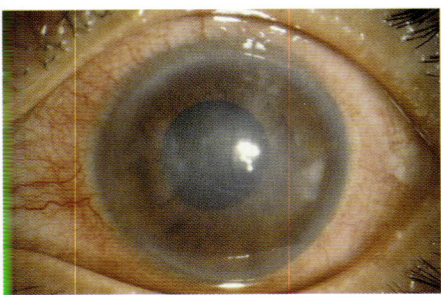

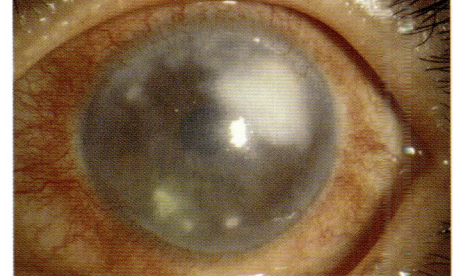

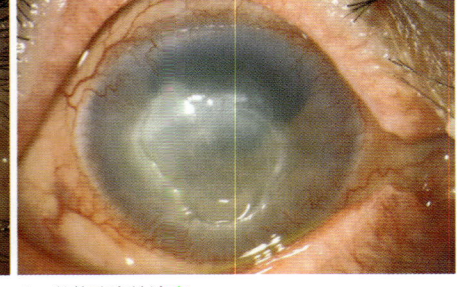

a. 樹枝状角膜炎（樹枝状角膜炎／terminal bulb）
b. 円板状角膜炎
c. 壊死性角膜炎
d. 栄養障害性潰瘍

図3　単純ヘルペス角膜炎の所見

な器具や顕微鏡がいらず簡便で有用な方法である．円板状角膜炎，壊死性角膜炎の場合は，細菌性角膜潰瘍，真菌性角膜炎，アカントアメーバ角膜炎などとの鑑別が必要である．real-time PCR法とは，サンプル中のウイルス量を定量化することができる方法である．上皮型の樹枝状角膜炎などではウイルスの増殖を抑えるために3％アシクロビル（ACV）眼軟膏を1日5回，混合感染予防のため抗菌薬点眼を1日3回程度で併用する．病変の縮小を確認しながら2～3週間で漸減投与する．実質型の円板状角膜炎などでは免疫反応を抑えるためにステロイド点眼を行い，同時にACV眼軟膏と抗菌薬点眼を行うことになるが，治療期間は長くなり，再発させないためには注意深い漸減投与と経過観察が必要である．一例を挙げるとACV眼軟膏を1日3～5回，0.1％ベタメタゾン点眼を1日3回，抗菌薬点眼を1日3回で開始，2～3か月でベタメタゾン点眼はフルオロメトロンに変更する．その後は，その3剤を数か月かけて漸減して中止する．時として実質型角膜ヘルペスに上皮欠損を伴う場合があるが，そのような場合でのステロイド点眼は角膜穿孔のリスクが高くなると報告されている．栄養障害性角膜炎ではオフロキサシン眼

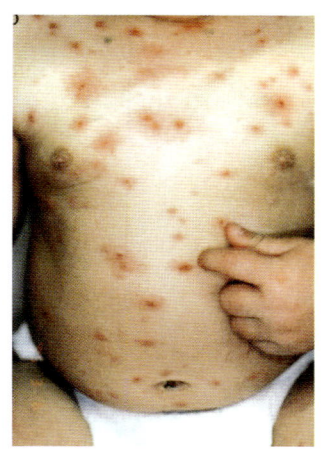

図4 水痘帯状疱疹ウイルスによる初感染症状（水痘）

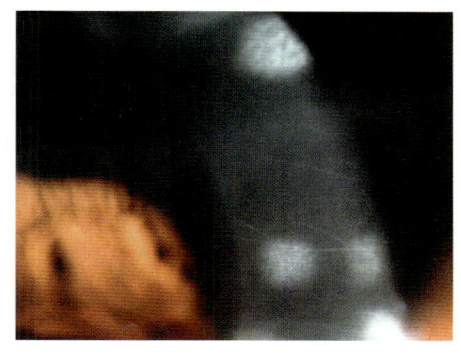

図5 帯状ヘルペス角膜炎にみられる結節性多発性角膜浸潤

軟膏，圧迫眼帯，血清点眼，フィブロネクチン点眼などが行われ，角膜内皮炎に対してはACV眼軟膏1日5回，0.1％ベタメタゾン点眼4回，ACV内服600 mgなどから治療を開始，漸減する．

## 帯状ヘルペス角膜炎

　帯状ヘルペス角膜炎は，水痘帯状疱疹ウイルス（varicella zoster virus；VZV）によって引き起こされる角膜炎である．初感染は水痘である（**図4**）．三叉神経節に潜伏していたVZVは免疫能の低下やストレスなどによって再活性化し，三叉神経第1枝領域の皮疹を起こし，眼部帯状ヘルペスとなる．角膜炎の合併は約30％程度と比較的まれであるが，単純ヘルペス角膜炎と同様に上皮型と実質型に分けられ，所見と治療は異なる．

**病態と角膜実質混濁**：上皮型の場合は樹枝状病変となるが，terminal bulbは伴わず偽樹枝状角膜炎と呼ばれる．病変下の角膜実質浅層には，浸潤がみられる．実質炎は結節性多発性角膜浸潤の場合（**図5**）と円板状角膜炎に類似した病変をとることもある．単純ヘルペス角膜炎と異なるのは強い虹彩炎を起こす場合が多いことで，高眼圧を伴い角膜混濁を伴うことも多い．

**診断と治療**：帯状ヘルペス角膜炎では三叉神経第1枝領域の皮疹が先行するので，診断は容易である．皮疹が鼻尖部にもみられた場合に眼合併症が多いのはHutchinsonの法則として知られているので，注意が必要である（**図6**）．治療は，ほぼ単純ヘルペス角膜炎に準じる．皮膚科での抗ウイルス薬の全身投与が行われているので局所治

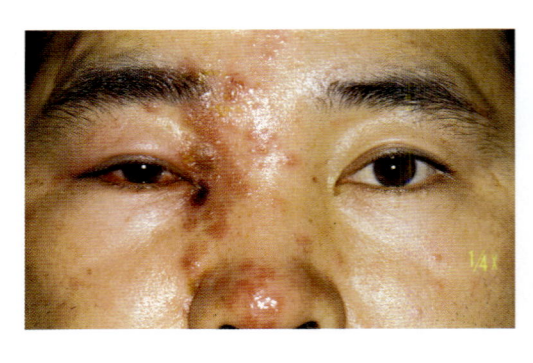

**図6 帯状ヘルペス角膜炎に先行する三叉神経第1枝領域の皮疹**

皮疹が鼻尖部にもみられた場合に眼合併症が多いのはHutchinsonの法則として知られているので，注意が必要である．

療のみを行うことが多い．強い虹彩炎を伴う場合はステロイド点眼をより長期に使用する必要があり，場合によってはステロイドの内服を併用する．眼圧上昇を伴うことも多いので，それに対する点眼，内服も必要である．結節性多発性角膜浸潤は再発することが多く，長期の経過観察が必要で，再発すればステロイド点眼を中心とした治療をそのつど行う．

---

**カコモン読解　第19回　一般問題35**

ヘルペスウイルス角膜炎で誤っているのはどれか．
a　PCR法は確定診断法である．
b　ストレスは再発の誘因となる．
c　アシクロビルが第一選択薬である．
d　単純ヘルペスウイルス1型が原因である．
e　実質型に対して副腎皮質ステロイド薬を用いる．

**解説**　a．上皮型角膜ヘルペスの確定診断は，単純ヘルペスウイルスの分離同定である．確実診断は蛍光抗体法によるウイルス抗原の証明，あるいはterminal bulbをもつ樹枝状あるいは地図状角膜炎である．補助診断として，角膜知覚低下，上皮型ヘルペスの確実な既往，PCR法によるウイルスDNAの証明がある．

b，c，d，eに誤りはない．

**模範解答**　a

（福田昌彦）

# 梅毒性角膜実質炎

## 角膜実質炎（interstitial keratitis，表1）

　角膜炎はその炎症の主座により，前から上皮炎，実質炎，および内皮炎に分類される．この項で扱う疾患は潰瘍非形成性で実質中心の炎症であるが，時に上皮，内皮にも炎症が波及する場合がある．実質炎は慢性経過で，時にぶどう膜炎を合併する．

　原因を表1に示した．細菌性では梅毒（図1a～d），結核（図2），ハンセン病（図3）およびLyme病など，その他，寄生虫のオンコセルカ症などが知られている．本症の最も有名なものは，先天梅毒性角膜実質炎である．最近は駆梅療法で減り，ほとんど発症がないが，治療を要する高齢者の瘢痕期例はいまだに多く経験する．

　上記の通り角膜実質炎の原因の大半は感染症である．感染以外ではきわめてまれとされるが，前庭機能障害と角膜実質炎を合併するCogan症候群がある．

## 梅毒性角膜実質炎

**症状**：先天性の場合，主として学童期から思春期（the first two decades of life）にかけて両眼に発現する．症状は羞明，疼痛，流涙，徐々に進行する視力低下が一般的である．病変は角膜実質の斑点状の炎症として始まり，角膜全体がスリガラス様となる．血管が角膜輪部から侵入し，橙赤色の領域（サーモンパッチ）を形成する．多くは前部ぶどう膜炎および脈絡膜炎を合併する．炎症および新生血管は通常1～2か月後に消退しはじめて，その後ある程度の角膜混濁と無血流血管（ghost vessels）が残り，軽度～中等度の視力低下を残す（図1a～d）．

　その他の眼症状としては続発性網膜色素変性所見（ごま塩眼底），視神経萎縮，虹彩萎縮，白内障，緑内障を合併することもある．全身所見ではHutchinson歯芽，神経性難聴などがみられる．

　後天性梅毒では先天性に比べて片眼性が多く，角膜など前眼部症状は少なく，後眼部炎症が目立つ傾向にある．

**診断**：実験室的診断では梅毒血清反応が使われる．血清試験には脂

表1　角膜実質炎（interstitial keratitis）の原因

スピロヘータ

梅毒性（*Toreponema pallidum*）
Lyme病（*Borrelia burgdorferi*）

マイコバクテリウム

結核性（*Mycobacterium tuberculosis*）
ハンセン病（*Mycobacterium leprae*）

前庭聴覚疾患

Cogan症候群

a.

b.

c.

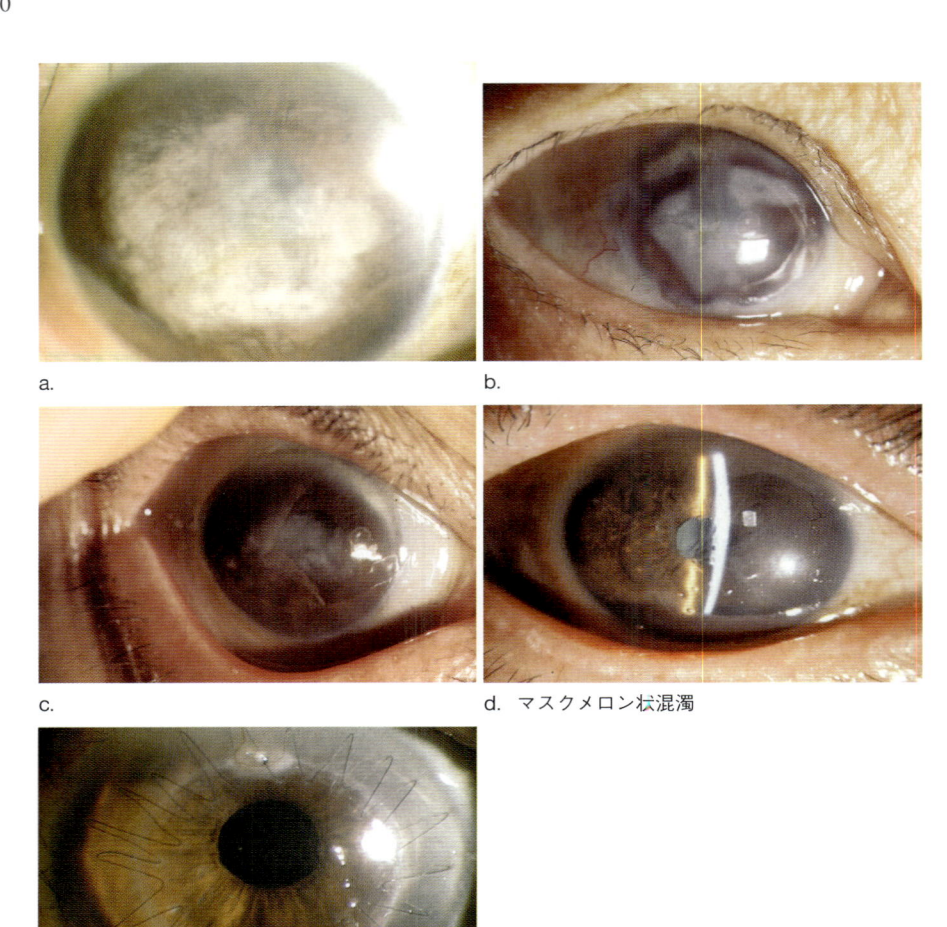

d. マスクメロン状混濁

e. a の症例の深部層状移植（DALK）後

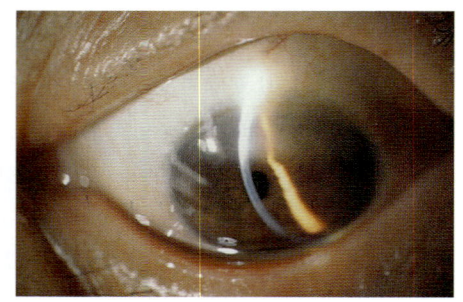

図1　先天梅毒性角膜実質炎

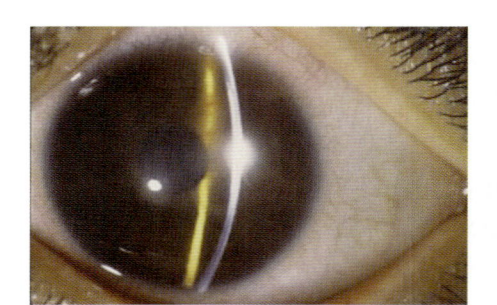

図2　結核性角膜実質炎
（写真提供：鳥取大学医学部附属病院眼科　井上幸次先生．）

図3　ハンセン病による角膜実質炎
（写真提供：井上慎三先生．／厚生科学研究　らい眼疾患研究班：らい性眼疾患アトラス．1981．）

質抗原試験と TP（*Treponema pallidum*）抗原試験の2群がある．前者にはガラス板法，RPR（rapid plasma reagin）法，梅毒凝集法がある．後者には TPHA（微量梅毒トレポネーマ赤血球凝集試験）[*1]，

[*1] TPHA
*Treponema pallidum* hemagglutination assay

FTA-ABS（梅毒トレポネーマ蛍光抗体吸収試験）[*2]がある．

脂質抗原試験はスクリーニングや病勢の消長指標に有用で，TP抗原試験は終生陽性が維持される性質がある．

**治療**：急性期の治療は，全身疾患に対する原因治療と並行して局所ステロイド療法が主である．

ステロイド療法は，角膜に上皮障害がない場合は，0.1％ベタメタゾンを1日5回点眼する．前房所見が強い場合は，アトロピン点眼，さらにはステロイド内服も検討する．症状の軽快につれて作用の弱いステロイド点眼薬に切り替える．角膜上皮障害を伴う場合は，細菌の混合感染予防のため抗菌薬点眼の1日3回程度の併用を行う．

瘢痕期の角膜混濁で視力障害を生じた場合，一つには角膜不正乱視に対しハードコンタクトレンズが有効な場合がある．最終的には角膜移植を検討する．実質浮腫がなく内皮代償限界内の多くの瘢痕期の症例では，角膜表層移植が適応である（図1e）．

[*2] **FTA-ABS**
fluorescent treponemal antibody-absorption

## その他の角膜実質炎

**結核性角膜実質炎**（図2）：本症は結核菌（*Mycobacterium tuberculosis*）による結核症に合併する角膜炎である．片眼性が多く，典型的なものは楔状で角膜下方に多いとされる．角膜周囲が充血し，実質が斑点状に混濁する．症状が一進一退を繰り返して，角膜混濁が残る（図2）．炎症が高度な場合は，虹彩炎や虹彩毛様体炎を併発する．臨床診断は，細隙灯顕微鏡検査によるが，炎症部位が深在性のためにサンプル採取は困難であり，確定診断は内科的検査に頼らざるをえない．胸部X線撮影，ツベルクリン反応などを行う．梅毒血清反応のFTA-ABS試験が陰性であることも参考になる．

**ハンセン病**（図3）：本症は*Mycobacterium leprae*による感染である．本症でも末期に重篤な角膜混濁（図3）を生じることがある．現在は，衛生面の向上でほとんどみられなくなった．

**Lyme病**：本症は梅毒と同じスピロヘータ（Spirochetes）の一種である*Borrelia burgdorferi*による．わが国では現在のところ，非常にまれである．一応，山野への散策歴，虫刺され痕，関節痛，発熱，神経症状などの全身症状を参考に検討する．

**Cogan症候群**：感染症の諸検査がすべて陰性で前庭聴覚障害を伴う患者は，まれなCogan症候群である可能性がある．難聴，耳鳴，めまいなどの症状があれば，耳鼻咽喉科に併診する．

（秦野　寛）

# 多発性角膜上皮下浸潤

流行性角結膜炎（epidemic keratoconjunctivitis；EKC）に続発して，角膜上皮下に多発性の円形の浸潤をきたすことがある．多発性角膜上皮下浸潤（multiple subepithelial corneal infiltrates；MSI）と呼ばれ，EKC の発症から1週間から10日以降にみられる．

## 臨床像

EKC に続発して出現する．多発性の円形の浸潤で，数個のことから角膜全体に多数がみられることもある（図1）．通常は視力が低下することはないが，視軸に混濁が出現すると霧視の原因となることがある．結膜炎症状が消失した後に出現することも多く，通常は結膜炎発症後，1週間から10日以降，場合によっては1か月程度経過した後に出現する．ステロイド点眼薬などで治療すると比較的簡単に消失するが，ステロイド点眼薬を中止すると再発することがあり，EKC に罹患後，数年を経てもステロイド点眼の中止により再発することがある．

## 原因

角膜上皮下に残存した，ウイルス抗原に対する免疫反応とされている．結膜炎症状が完全に消失した数年後でも，上皮下混濁が再発することがあり，ステロイド点眼薬によく反応して消失することから，感染性のないウイルス抗原に対する生体の反応による混濁であ

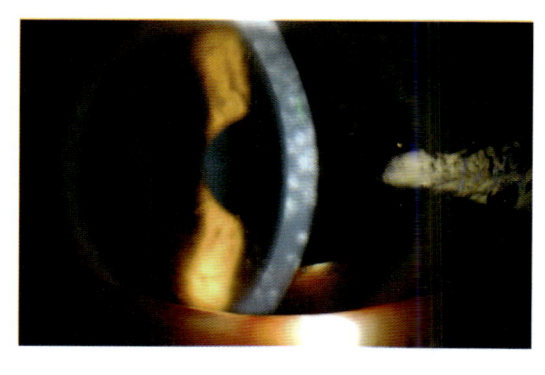

図1 多発性角膜上皮下浸潤

**表1 結膜炎に生じる角膜障害の鑑別**

|  | 角膜病変の種類 | 部位 | 特徴 |
|---|---|---|---|
| EKC | SPK，上皮下浸潤 | 角膜全面，上皮下 | 小円形，多発 |
| 単純ヘルペス結膜炎 | 樹枝状潰瘍 | 角膜全面，結膜 | 潰瘍形成 |
| クラミジア結膜炎 | SPK，上皮下混濁 | 全面，上皮下 | 小円形，多発 |
| ブドウ球菌アレルギー | 角膜潰瘍，上皮下浸潤 | 角膜周辺部 | 類円形，島状 |
| 急性出血性結膜炎 | 点状びらん | 全面 | 浸潤を伴う |
| 春季カタル | 落屑様SPK，シールド潰瘍，角膜プラーク | SPKは全面 潰瘍は上方 | 角膜上皮障害 |

EKC：epidemic keratoconjunctivitis（流行性角結膜炎）
SPK：superficial punctate keratitis（点状表層角膜炎）

る可能性が高い．また，アデノウイルスによる結膜炎以外でも，クラミジア結膜炎の後などで，まったく同様の浸潤をきたすことがある．

## 頻度

青木らの報告では，アデノウイルス結膜炎68例で42.6％に出現したとしている[1]．EKCの重症度との関連は，軽症，中等症，重症での発現頻度に有意差はなかったと報告している．

文献はp.297参照．

## 治療

ステロイド点眼薬の局所投与が著効する．EKCに対するステロイド点眼薬の投与は賛否があるが，MSIが出現するのは結膜炎発症後7日後頃であり，その頃には培養法ではウイルスは検出されなくなるため，MSIの出現後にステロイド点眼薬を投与しても，結膜炎を遷延化させるなどの悪影響はほとんどないと考えられる．

通常は，0.1％フルオロメトロン点眼薬を3～4回/日で投与する．早期に中止すると再発することが多いので，通常は2週間から1か月間程度投与し，漸減して中止する．再発した場合には，再度，ステロイド点眼による治療を再開し，完全に消失することを確認する．長期に経過を観察すると，発症から1年以上経ってもステロイド点眼薬の中止で再発することがあり，完全に消失させるためには長期の投与が必要な症例がある．

## 鑑別診断（表1）

通常はEKCに続発して出現するために，診断は容易である．角膜病変を伴う結膜炎としては，EKCのほかに，単純ヘルペス結膜炎，急性出血性結膜炎，春季カタル，ブドウ球菌性眼瞼結膜炎，クラミジア結膜炎などがある．

急性出血性結膜炎では，発症初期に点状表層角膜炎をきたすことがあり，このために眼痛をきたすことがある．単純ヘルペス結膜炎はEKCと非常に類似した濾胞性結膜炎をきたすが，MSIをきたすことはなく，結膜や角膜に樹枝状潰瘍を起こすことがある．春季カタルでは角膜全面に点状表層角膜炎をきたし，糸状角膜炎に類似した落屑状角膜炎をきたすことがある．重症例では角膜シールド潰瘍や角膜プラークをきたすが，いずれもフルオレセインに染色され，上皮下混濁をきたすことはまれである．ブドウ球菌アレルギーでは角膜細胞浸潤や角膜潰瘍をきたすが，角膜周辺部で眼瞼と接する4時，8時に好発し，MSIに比較して濃厚な浸潤であることが多く，また，円形ではなく島状のことが多い．クラミジア結膜炎に続発して発症した場合にも，治療はEKCと同様であるが，クラミジア感染の治療には抗菌薬点眼が8週間程度必要なため，抗菌治療と並行してステロイド点眼薬を続行する必要がある．

〔岡本茂樹〕

## サイエンティフィック・クエスチョン

# アデノウイルスにも潜伏感染はあるのでしょうか？

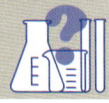

**Answer** 咽頭の扁桃，アデノイドにはアデノウイルス（adenovirus；AdV）が潜伏感染していることが報告されていますが，AdVの眼病変に関しては潜伏感染を示す報告はまだありません．咽頭扁桃，アデノイドと同種の粘膜関連リンパ組織[*1]として，結膜濾胞がその部位として可能性は高いと想定されています．

## クエスチョンの背景

潜伏感染とは臨床的に認められる症状を示さず，体内に病原体が存続している状態であり，持続感染の一種と定義される．この状態では新しいウイルス粒子はつくられず，抗ウイルス薬なども無効である．通常は宿主の免疫低下に伴って再活性化し，初感染した部位の近傍に病巣を発症するとされる．

## アンサーへの鍵

**咽頭，アデノイドにおける AdV の潜伏感染**：咽頭結膜熱既往例の咽頭扁桃，アデノイドから採取したBリンパ球がAdVの初期転写因子である *E1A* 遺伝子を高率に有していると報告されたことにより，AdVが生体内で潜伏感染しうることが証明された[1]．

**結膜からの AdV shedding**：しかし，現時点では同様の報告は結膜組織からは行われていない．ただ，AdV結膜炎を10年前に発症した

[*1] **粘膜関連リンパ組織**
粘膜関連リンパ組織（mucosa-associated lymphoid tissue；MALT）は侵入病原体に対して身体を保護する，粘膜各所に存在する免疫系組織である．腸管関連リンパ組織（gut-associated lymphoid tissue；GALT）が最も有名で，これには扁桃，アデノイド，パイエル（Peyer）板および盲腸や結腸のリンパ集合などが含まれる．結膜濾胞も粘膜関連リンパ組織とされ，conjunctiva-associated lymphoid tissue（CALT）と呼ばれている．

文献は p.297 参照．

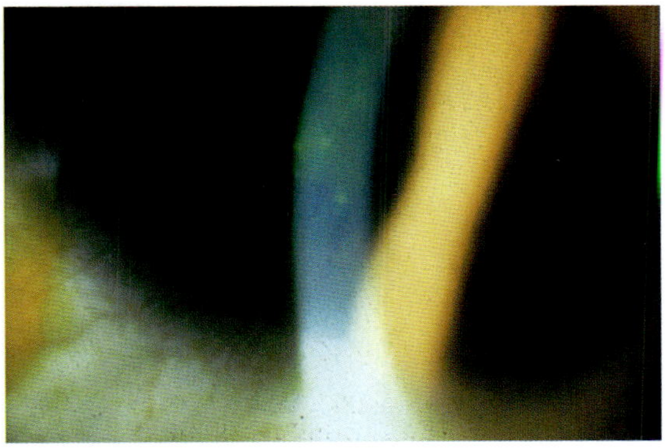

**図1 再発性角膜上皮下混濁の角膜所見**
流行性角結膜炎治癒後に発熱性上気道炎発症を契機として，角膜上皮下混濁の再発がみられたが，結膜炎所見はなかった．

患者30例中17例の涙液からAdV DNAがPCR（polymerase chain reaction）法によって示された[2]という報告があり，HSV（herpes simplex virus；単純ヘルペスウイルス）感染でみられるような涙液中へのウイルスのsheddingがAdVにもみられることは確かである．

**臨床症例での潜伏感染を示唆する病態**：臨床でAdV結膜炎後の潜伏感染を示唆する事例として，筆者らはAdV結膜炎治癒後に，上気道感染を契機として角膜上皮下混濁だけが再発する再発性角膜上皮下混濁 sine adenovirus（図1）を報告した[3]．このようにストレス，発熱性ウイルス性感染症などを契機として，潜伏AdVが活性化し，増殖サイクルに入るメカニズムの存在が推測されている．

（内尾英一）

# 5．角膜混濁診察のための検査

# 細隙灯顕微鏡写真撮影

角膜混濁の画像記録としては，混濁の深さをとらえる断面撮影と，混濁の広がりをとらえる平面撮影がある．

## 断面撮影

断面撮影は，光量的に許されるできるだけ細い，細隙光による角膜スキャン像を得るものである（図1）．撮影軸に対する照射角は，大きければ断面幅が大きく，小さければ断面幅が小さくなる．当然，断面幅は大きいほうが見やすいが，フォトスリットの性能上無理が生じるので，大きくしすぎると解像度が低下する．診察では小さめの20～30°あたりを使用することが多いが，画像的には少し大きめの40°あたりが妥当な角度になる．

## 平面撮影

混濁病変の縮小や拡大など，面的広がりの記録には，平面撮影が必要になる．

**ディフューザー撮影**：ごく自然な画像としての混濁の記録には，ディフューザー（拡散板）撮影を行う（図2）．スリットを全開にした収束光に拡散板をかざし，軟らかい拡散光にして使用する．いわゆる一般的な接写画像となる．

**背景光撮影**：同じく自然な画像としての記録に，背景照明装置からの光を用いることもできる．一般に背景照明装置では，照明状態の観察は行えないので，断面撮影に加えて，平面撮影も行う形になる（図3）．

**スクレラル・スキャッター撮影**：ディフューザー撮影や背景光撮影では明瞭でない，淡い混濁病変には，強調撮影が必要になる．第一選択がスクレラル・スキャッター撮影である（図4）．フォトスリットの直接焦点照明設定を解除し，細隙光は光源としてのみ用い，角膜輪部にずらす．角膜輪部より送り込まれた光線が，角膜内面乱反射を起こしながら通過し，対側に抜ける．その際，角膜内に混濁があると，そこに当たって照り輝き，強調される．

**徹照撮影**：混濁というよりも，角膜各部の微細な変異による透明に

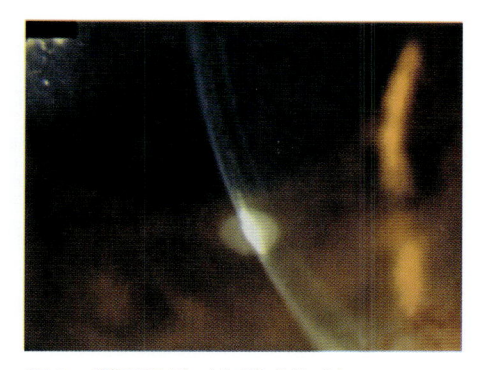

図1　断面撮影（角膜感染症）

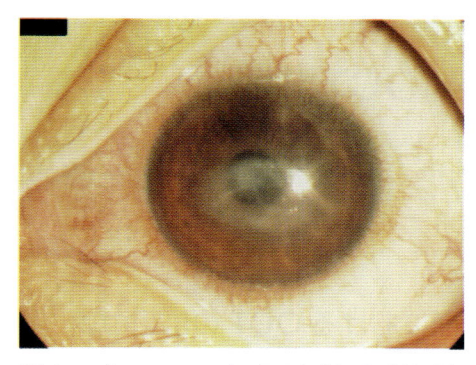

図2　ディフューザー撮影（角膜感染症）

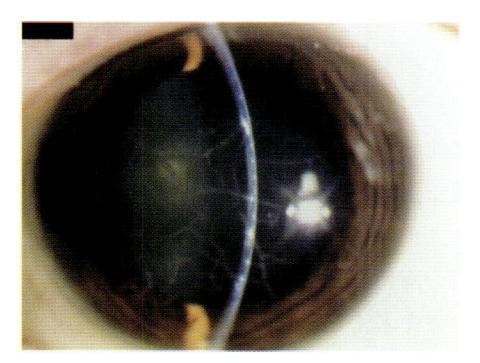

図3　背景光撮影（＋断面撮影）（格子状角膜ジストロフィ）

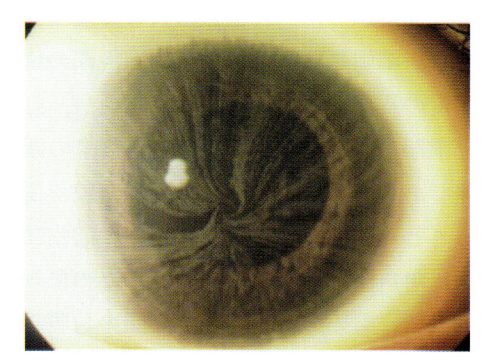

図4　スクレラル・スキャッター撮影（Fabry病）

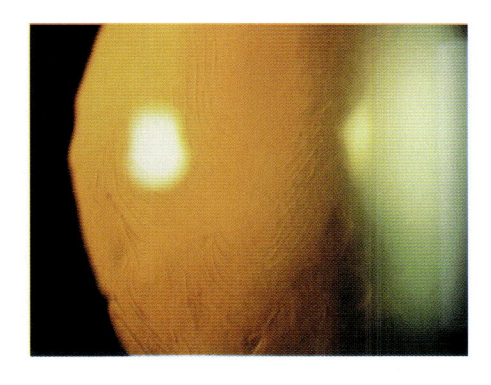

図5　徹照撮影（指紋様病変）

近い病変は，上記の各撮影法ではとらえられないケースもある．この際，散瞳した眼底からの反帰光を利用する徹照撮影が有効なことがある（**図5**）．同軸照明で，眼底から反帰してきた光にかざして見るわけである．白内障やIOL（intraocular lens；眼内レンズ）の徹照撮影は簡単であるが，角膜の微細な病変では，反帰光の当て具合や光量設定など，たいへん微妙で難しい．しかし，効を奏すると克明な像が得られる．

（畑崎泰定）

# 前眼部 OCT

文献は p.297 参照.

## 前眼部診断における OCT の位置づけ

　前眼部光干渉断層計（optical coherence tomography；OCT）の登場により，前眼部疾患の診断と治療は大きく変貌を遂げた．角膜混濁眼においては，細隙灯顕微鏡検査で角膜混濁の位置は把握できても，混濁の深度の程度や，角膜より後部の前房，虹彩の観察が不可能であった．前眼部 OCT を用いると，低倍率の観察で前眼部形状の把握が可能であり，角膜厚，前房深度，角膜混濁位置などを定量的に測定することができる．また，高倍率の観察により，角膜のみならず，前房，隅角，虹彩，結膜，強膜などの微細構造の画像化が可能である．本項においては，角膜混濁眼の角膜手術治療を考えるときに術前評価，術式選択のための検査として前眼部 OCT を使うという設定で述べる．

## 術式選択におけるチェックポイント

　角膜混濁の病変と深さ，角膜内皮障害の有無，角膜以外の前眼部病変の有無，角膜形状異常の有無（円錐角膜かどうか），円錐角膜の場合には Descemet 膜障害の有無が挙げられる．術式適応については，施設，術者によって基準が異なるが，適応評価のための大まかな手順をフローチャートとして図1に示す．内皮障害における角膜厚測定は，混濁が強いと角膜内皮スペキュラー検査で観察困難であり，実際には前眼部 OCT を用いることになる．また，角膜トポグラフィー機能を備えた前眼部 OCT を用いれば，円錐角膜があるかどうかチェックするための角膜形状解析も前眼部 OCT で対応できる．
**内皮障害の有無**：角膜内皮障害により角膜浮腫を生じる．混濁の影響を受けない前眼部 OCT を用いれば，角膜浮腫の観察のみならず，角膜厚の定量化も可能である（図2）．

　角膜内皮障害，角膜形状異常がなく，混濁の深さが 100μm より深いと深層層状角膜移植（deep anterior lamellar keratoplasty；DALK）の適応になるが，その際に角膜厚の測定で角膜浮腫がない

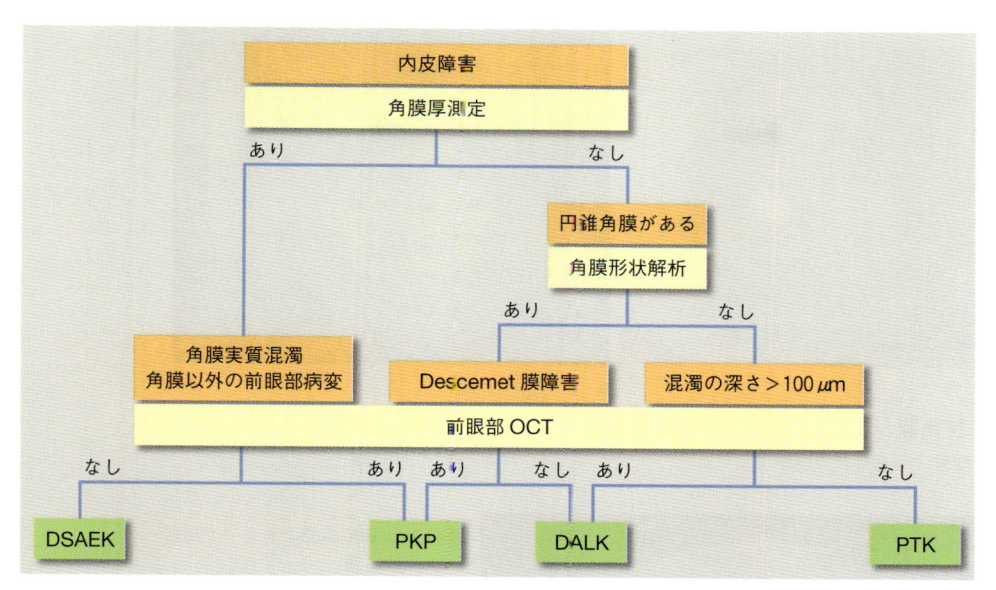

**図1 角膜混濁眼に対する角膜手術治療における術前評価，術式選択フローチャート**
DSAEK：Descemet's stripping automated endothelial keratoplasty（角膜内皮移植）
PKP：penetrating keratoplasty（全層角膜移植）
DALK：deep anterior lamellar keratoplasty（深層層状角膜移植）
PTK：phototherapeutic keratectomy（治療的表層角膜切除術）

a.

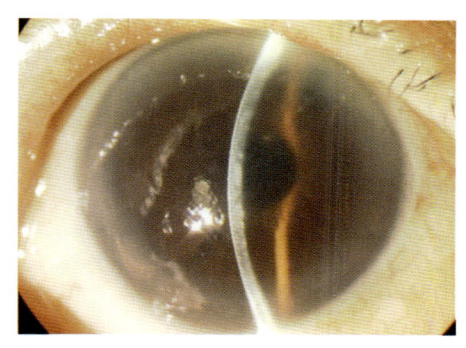

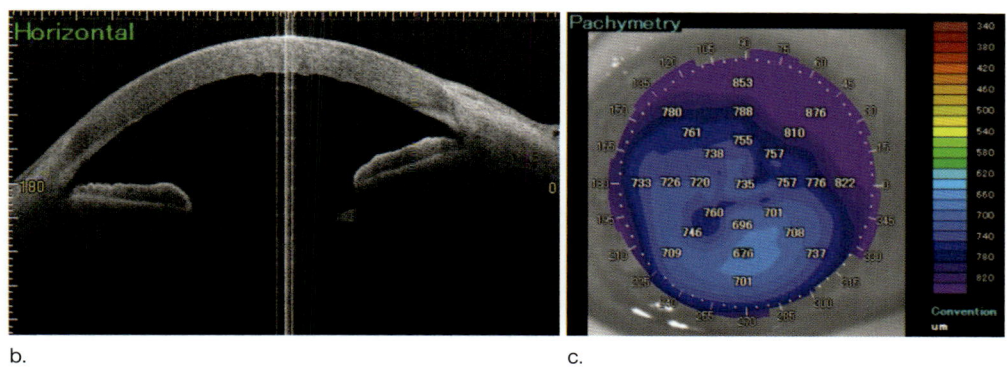

b.　　　　　　　　　　　c.

**図2 偽水晶体眼水疱性角膜症**（81歳，女性）
LI，PEA＋IOL の既往あり．前眼部 OCT 画像と角膜厚マップ．

a.　　　　　　　　　　　　　　　b.

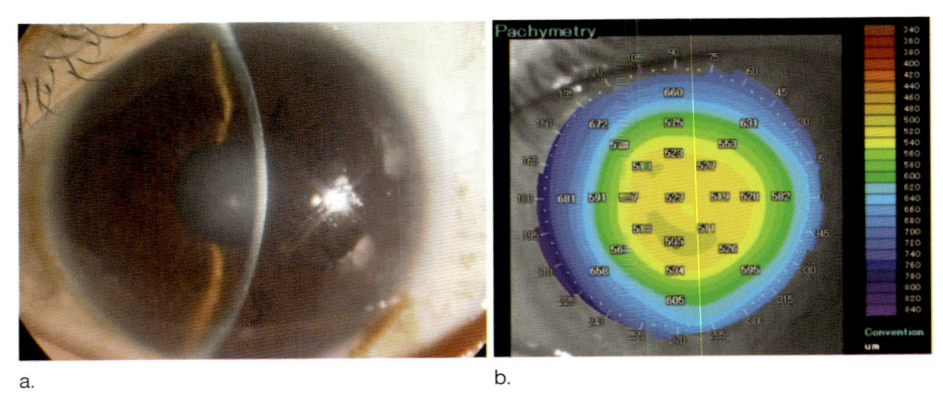

**図3　格子状角膜ジストロフィ**（52歳　女性）
前眼部OCT検査で得られた角膜厚マップ．

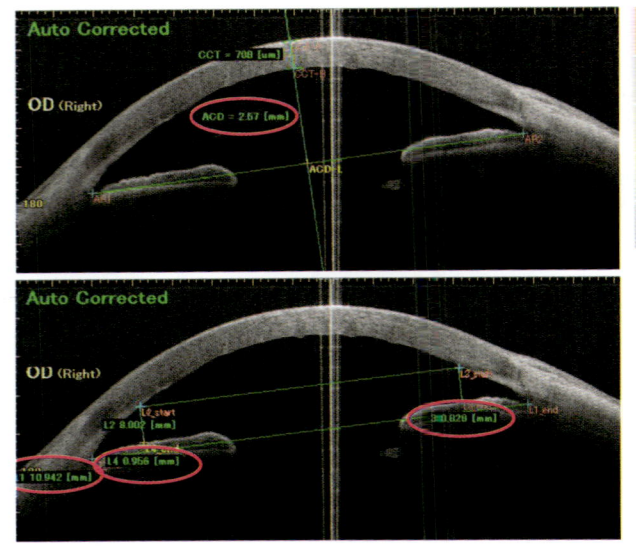

| DSAEK適応基準のチェック項目 |
| --- |
| 前房深度（角膜中央部）＞2mm |
| 前房深度（8mm径の位置）＞1mm |
| angle to angleの距離＞10.5～11mm |
| 隅角形状 OK |

**図4　前眼部OCTによるDSAEK適応のチェック**

図2の症例で，SS-OCT（CASIA，トーメーコーポレーション）を使用してDSAEKの適応基準をチェックした．

ことを確認することも重要なポイントである（図3）．

**角膜以外の前眼部病変の有無**：このチェックは，角膜内皮移植（Descemet's stripping automated endothelial keratoplasty；DSAEK）をするか，全層角膜移植（penetrating keratoplasty；PKP）をするのかを決める分かれ目になる．前房深度，虹彩前癒着，瞳孔形状，プラトー虹彩の有無，水晶体の状態，Zinn小帯断裂の有無，前房への硝子体脱出の有無などをチェックする．大阪大学医学部附属病院眼科で，術前の前眼部OCTによるDSAEK適応チェック項目を図4に示す．

**円錐角膜でのDescemet膜障害の有無**：円錐角膜の角膜移植適応としては，ハードコンタクトレンズ装用が困難であること，あるい

a.

b.

c.

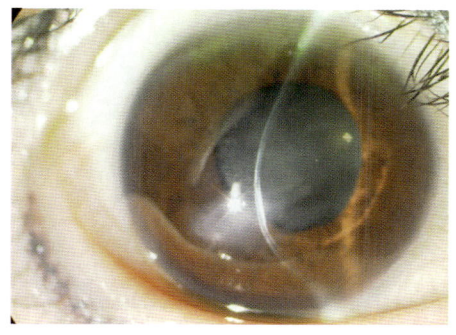

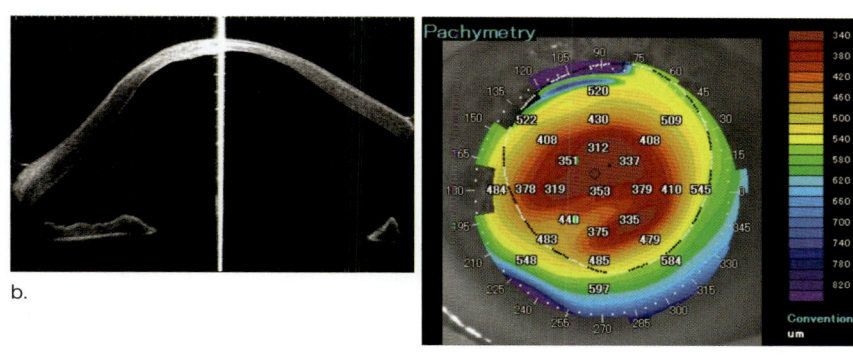

**図5 円錐角膜**（52歳，女性）
長年ハードコンタクトレンズを装用していたが，装用が困難となってきたため手術を希望．角膜中央から下方に菲薄部分を認め，また Descemet 膜障害を認める．前眼部 OCT 画像を b に，角膜厚マップを c に示す．

は角膜不正乱視が大きいことが挙げられる．術式として PKP か DALK のいずれかを選択することになるが，目安として，急性水腫の既往があり Descemet 膜破裂を生じている場合には PKP，急性水腫の既往がなく Descemet 膜障害がない場合には DALK となる（図5）．

**混濁の深さ**：角膜内皮，角膜形状，Descemet 膜に問題がない場合，混濁の深さが 100 μm より深いかどうかが，DALK あるいは PTK をするかのポイントとなる．図6に示すように，内皮障害，Descemet 膜障害がなく，混濁が 100 μm より深く，PTK や ALK（anterior lamellar keratoplasty；表層角膜移植）が無理である症例は，DALK の適応となる．一方，図7のような混濁が 100 μm より浅い症例では，PTK（phototherapeutic keratectomy；治療的表層角膜切除術）の適応になる．

a. b.

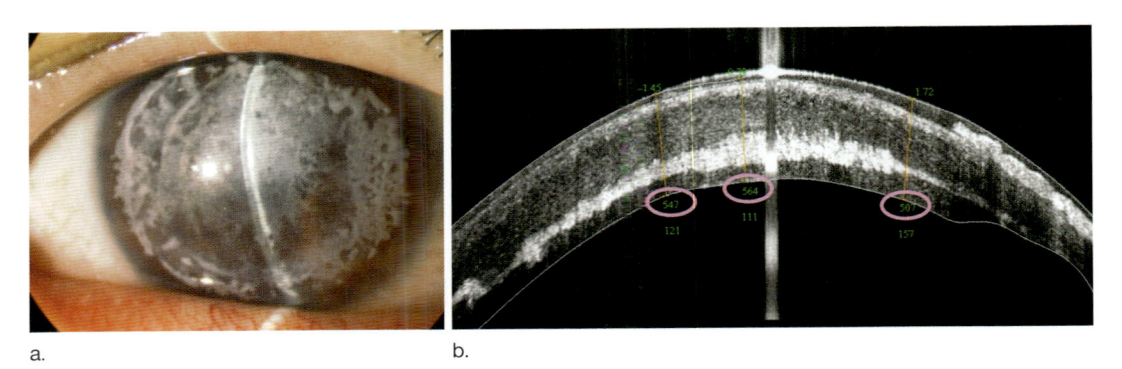

**図6 顆粒状角膜ジストロフィⅡ型**(49歳，男性)
右眼は10数年前にALKを受け，その後再手術，左眼は10年前にDALK施行．角膜の実質深層に混濁を認める．RTVue® (Optovue) で深さをチェック．
ALK：anterior lamellar keratoplasty（表層角膜移植）

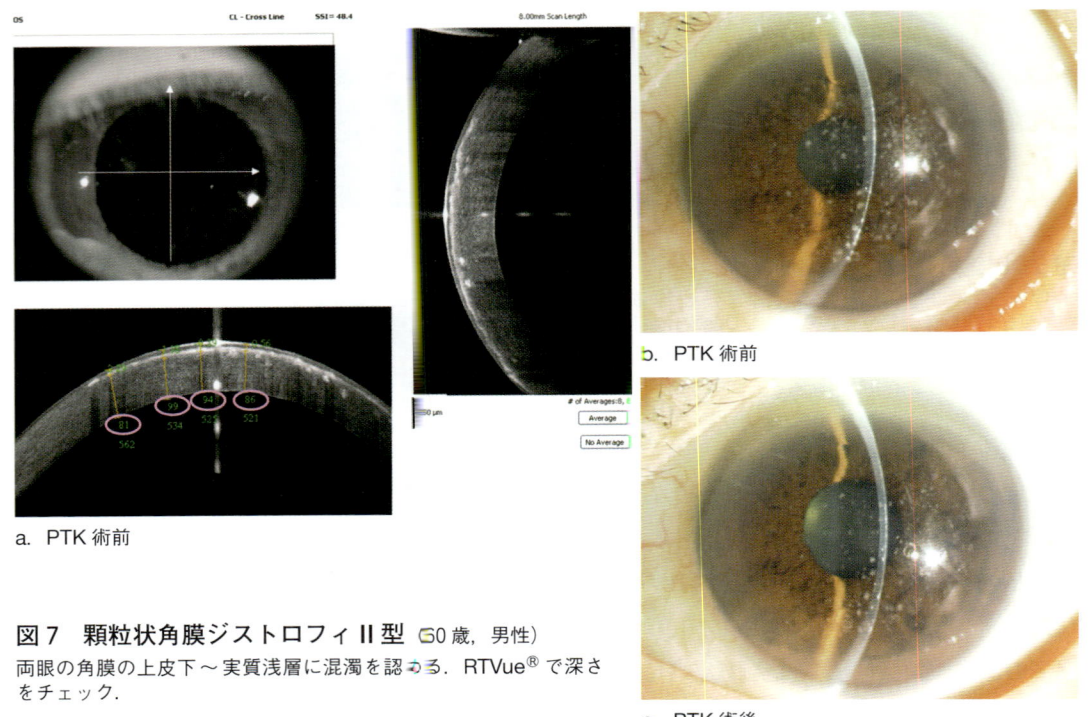

a. PTK術前

b. PTK術前

c. PTK術後

**図7 顆粒状角膜ジストロフィⅡ型**(60歳，男性)
両眼の角膜の上皮下～実質浅層に混濁を認める．RTVue®で深さをチェック．

### まとめ

　Quality of vision向上を目指した角膜手術（角膜移植）の術式適応を考えるうえで，術前の病態の詳細な観察や検査が重要で，前眼部OCTはその目的において有用な検査である．

（高　静花）

# 生体共焦点角膜顕微鏡検査

## 生体共焦点角膜顕微鏡とは

1990年代に共焦点顕微鏡（confocal microscope）が，角膜の観察にも応用されるようになり，生体共焦点角膜顕微鏡は，約 400×400 μm の 2 次元画像が 400×400 ピクセルの解像度をもち，角膜各層での詳細な細胞レベルでの観察が可能となった[1]．現在わが国では，Heidelberg Engineering 製の Heidelberg Retina Tomograph II, III-Rostock Cornea Module（HRT II, III-RCM）が用いられている[2-5]．

文献は p.297 参照．

## 所見とその読みかた（1）正常所見（図1）

角膜上皮細胞は細胞質が低輝度に，細胞境界は高輝度に観察され，細胞核は明瞭には観察されない．上皮細胞層下に無細胞層である Bowman 膜と，高輝度な神経線維叢が認められる．実質には，卵円形の高輝度な核と周囲の細胞外基質よりもやや高輝度な細胞質の実質細胞が認められる．内皮細胞は，上皮細胞とは逆に細胞質がやや高輝度で細胞間は低輝度に観察され，細胞核は明瞭には観察されない．

## 所見とその読みかた（2）異常所見となる角膜混濁

confocal microscopy は，光（670 μm のダイオードレーザー）の反射をとらえていることから，光の反射の違いが輝度の違いとして画像に表される．透過性のよい組織や細胞は低輝度で表され，透過性が悪くなると光が反射するために高輝度で表される．したがって角膜混濁は高輝度な所見としてとらえられ，疾患により特徴的な所見を示す．角膜各層において混濁をきたす代表的疾患を紹介する．

## 角膜上皮混濁

**アミオダロン角膜症（図2）**：抗不整脈薬であるアミオダロン内服により発症する，角膜上皮の渦状混濁である．HRT II-RCM では，細胞質内にとり込まれたアミオダロンが高輝度に観察される．高輝度

a. 角膜上皮

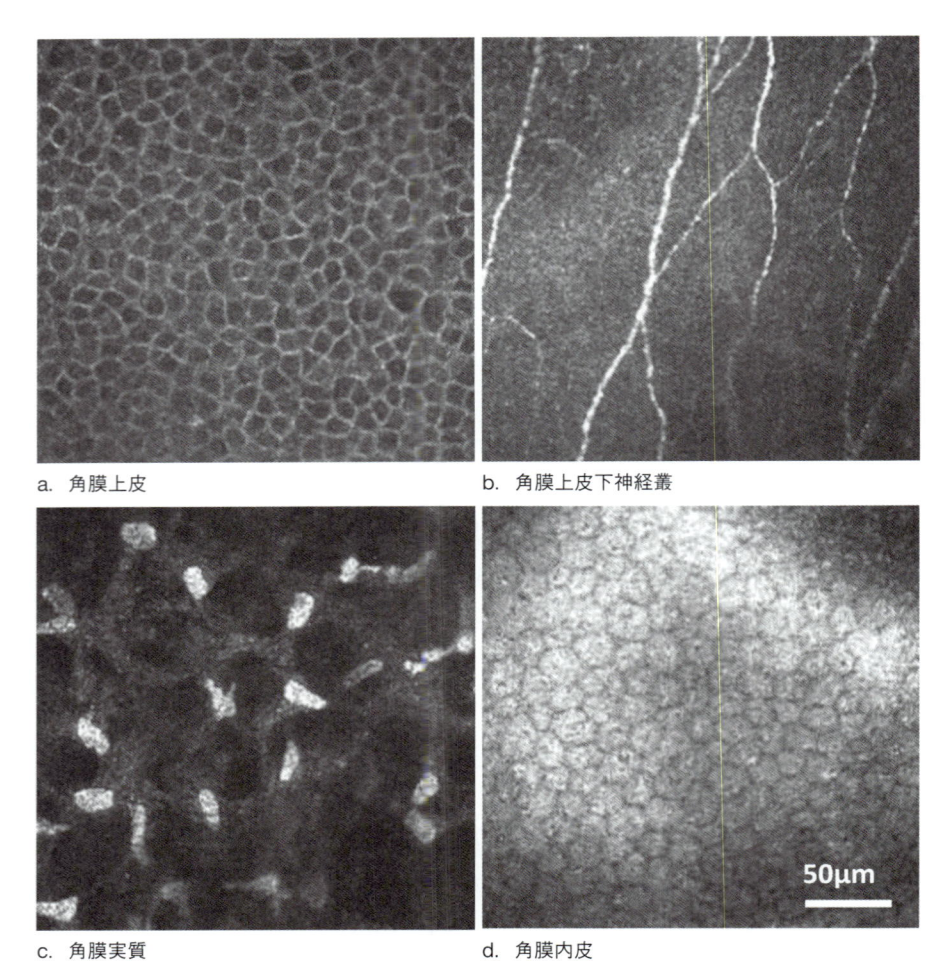

b. 角膜上皮下神経叢

c. 角膜実質

d. 角膜内皮

図1 正常所見

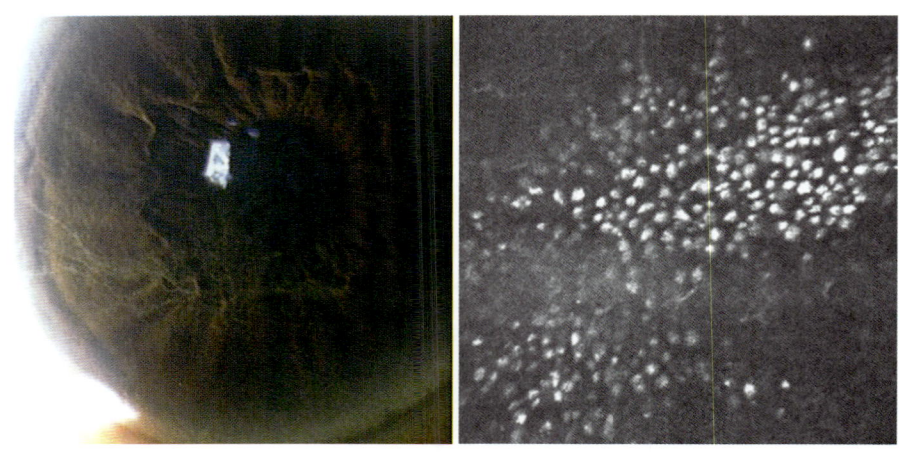

a. 細隙灯顕微鏡所見

b. 生体共焦点顕微鏡所見

図2 アミオダロン角膜症

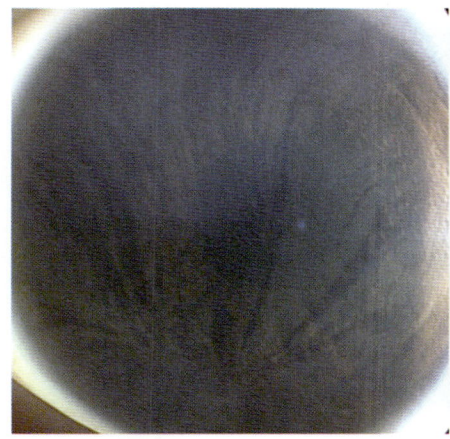

a. 細隙灯顕微鏡所見 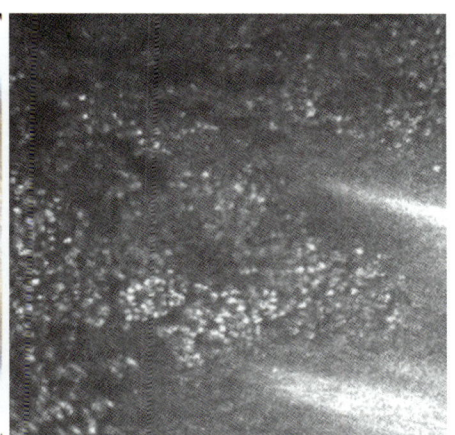　　　　　　　　b. 生体共焦点顕微鏡所見

図3　Fabry病

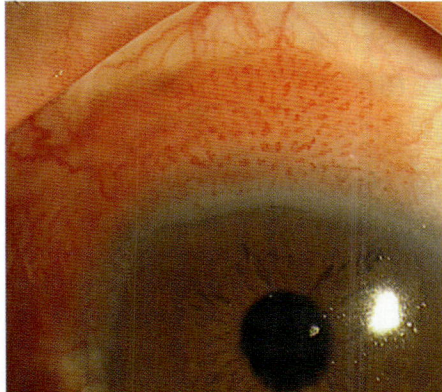

a. 細隙灯顕微鏡所見 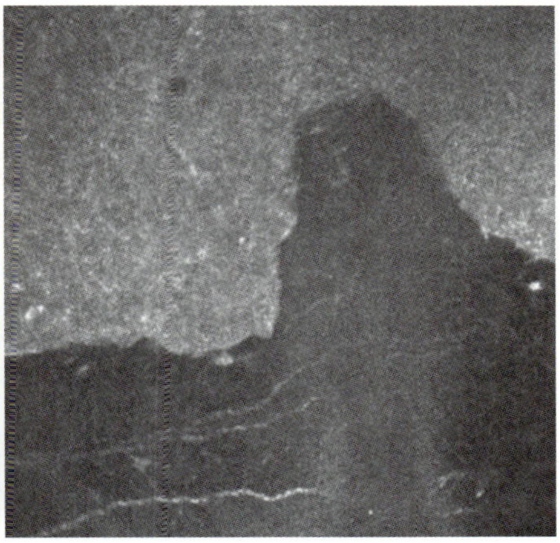　　　　　　　　b. 生体共焦点顕微鏡所見

図4　conjunctival and corneal intraepithelial neoplasia（CIN）

な細胞は，角膜上皮基底細胞から最表層の細胞まで一塊となって観察される．

**Fabry病（図3）**：α-ガラクトシダーゼA遺伝子の異常により，ライソゾーム中のα-ガラクトシダーゼA活性が低下することでセラミドトリヘキソシド（ceramide trihexoside）が細胞内に蓄積する．アミオダロンと同様に渦状角膜をきたす．HRT II-RCMでは，セラミドトリヘキソシドが細胞質内にとり込まれた高輝度な細胞が，角膜上皮基底細胞から最表層の細胞まで一塊となって観察される．アミオダロン角膜症との違いは，角膜輪部から高輝度な細胞群が連続している点である．

**conjunctival and corneal intraepithelial neoplasia（CIN，図4）**：

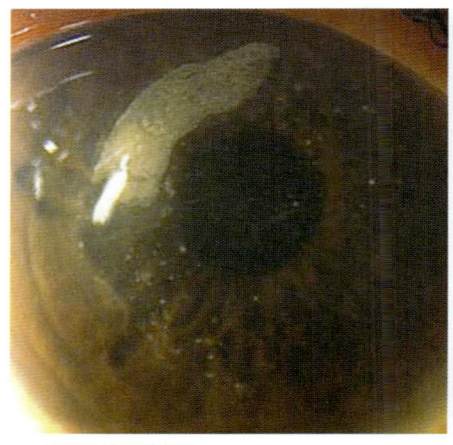

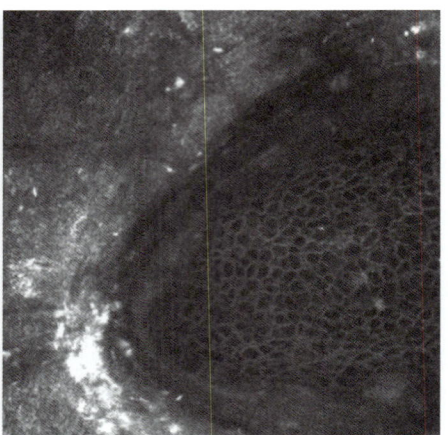

a. 細隙灯顕微鏡所見　　　　　　　　b. 生体共焦点顕微鏡所見

**図5　LASIK後フラップ下への上皮迷入**

角膜輪部を中心に発生する上皮内癌であり，以前はBowen病と呼ばれていた．基底膜を越えると扁平上皮癌へと移行する．HRT II-RCMでは，正常組織より明らかな高輝度で不規則な細胞集団としてとらえられる．また，3次元的観察が可能であり，浸潤の程度を判定することができ，術式選択にも有用である．

**LASIK後フラップ下への上皮迷入**（図5）：LASIKのフラップ接合不全により，創間から角膜上皮細胞が侵入し，フラップ下にまで上皮細胞が迷入してくることがある．フラップ下に迷入した上皮細胞は混濁を呈する．HRT II-RCMでは，上皮細胞の形態が明瞭にとらえられるため，混濁の質的診断に大変有用である．

## 沈着性実質混濁

**帯状角膜変性**（図6）：瞼裂間の角膜上皮下にカルシウムが沈着する角膜変性症である．HRT II-RCMでは，上皮下基底膜-Bowman膜-実質浅層にかけて，いかにも鉱物の塊様の高輝度な像が観察される．

**Avellino（アベリノ）角膜ジストロフィ**（図7）：顆粒状角膜ジストロフィ，Reis-Bücklers角膜ジストロフィ，格子状角膜ジストロフィなどと同じ*TGFBI*遺伝子の変異によるジストロフィであり，角膜実質にヒアリンとアミロイドの沈着を認める．HRT II-RCMでは沈着に一致して高輝度な像が観察される．

**角膜脂肪変性**（図8）：角膜実質に脂肪が沈着する病態であり，一般には炎症性疾患に続発することが多い．症例は角膜ヘルペス後の角膜脂肪変性であるが，HRT II-RCMでは，角膜実質内に侵入した血

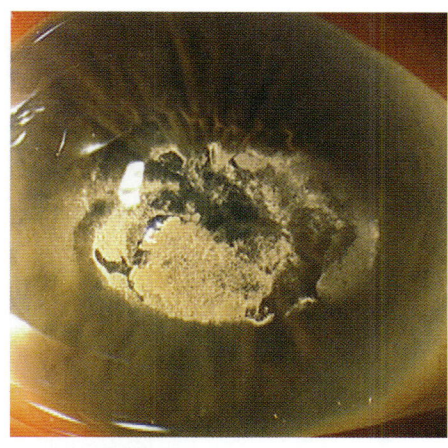

5. 角膜混濁診察のための検査　209

a. 細隙灯顕微鏡所見　　　　　　　　　　b. 生体共焦点顕微鏡所見
**図6　帯状角膜変性**

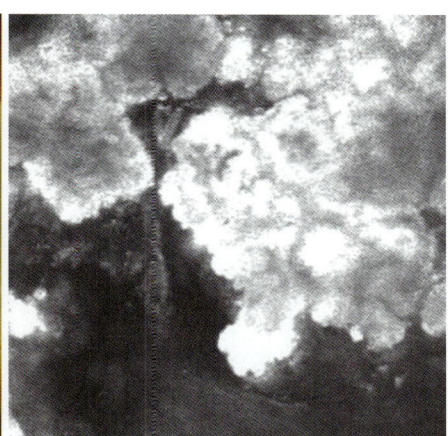

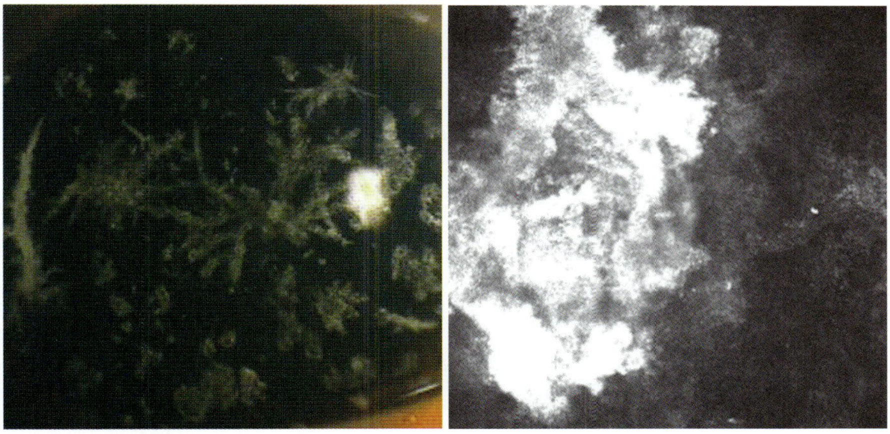

a. 細隙灯顕微鏡所見　　　　　　　　　　b. 生体共焦点顕微鏡所見
**図7　Avellino角膜ジストロフィ**

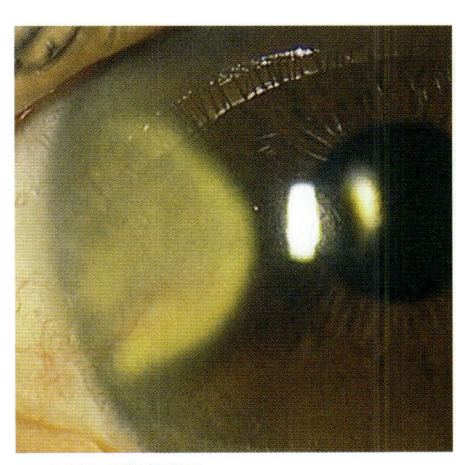

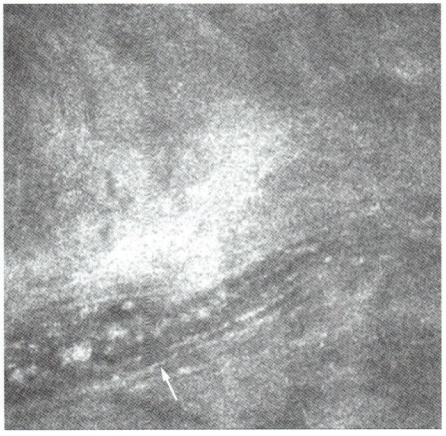

a. 細隙灯顕微鏡所見　　　　　　　　　　b. 生体共焦点顕微鏡所見
**図8　角膜脂肪変性**（矢印：角膜実質内に侵入した血管）

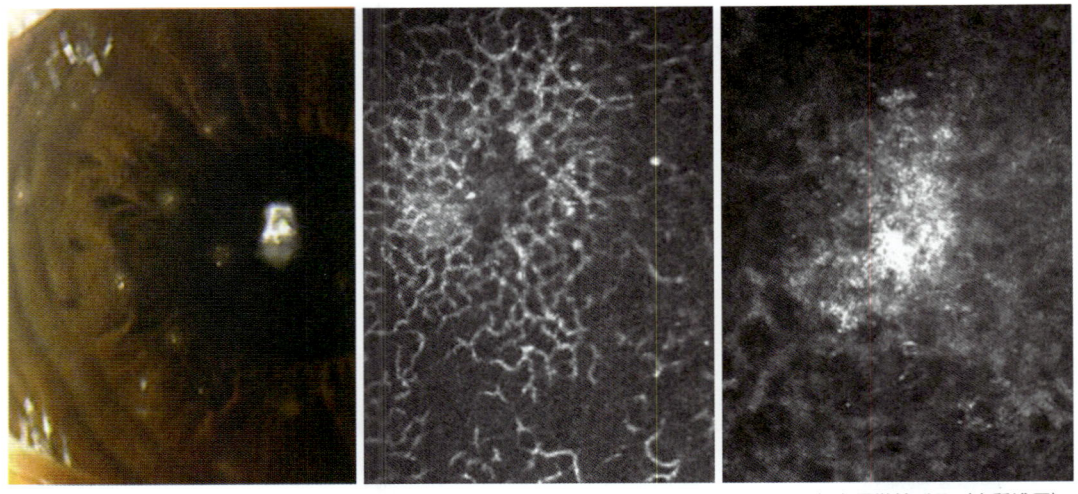

a. 細隙灯顕微鏡所見　　　　b. 生体共焦点顕微鏡所見（上皮基底　　c. 生体共焦点顕微鏡所見（実質浅層）
　　　　　　　　　　　　　　　層〜Bowman膜）

**図9　流行性角結膜炎（EKC）後の上皮下混濁**

管（図8b, 矢印）と血管内の血球がとらえられる．また，血管周囲には漏れ出した脂肪がびまん性に高輝度に観察される．

### 炎症性実質混濁

**流行性角結膜炎（EKC）後の上皮下混濁（図9）**：アデノウイルスにより生じたEKC（epidemic keratoconjunctivitis）感染後に残存したウイルス抗原に対する遅延型免疫反応として発症する．典型例では，角膜中央部に多発性の点状上皮下混濁として観察される．HRT II-RCMでは混濁部に一致して，上皮基底層〜Bowman膜にかけて樹状細胞の集積が認められ（図9b），その直下の実質浅層には点状〜斑状の高輝度混濁と，やや淡い高輝度をした浮腫状の実質細胞が認められる．

**細菌性角膜炎（図10）**：HRT II-RCMの解像度では細菌は明瞭に描出することはできないが，感染層に浸潤してきた炎症細胞をとらえることができる．画像では，実質内で炎症細胞が連なっている像が観察できる．経過観察中の炎症細胞の状態や増減が治療効果判定の指標の一つとなる

**真菌性角膜炎（図11）**：糸状菌はHRT II-RCMで明瞭に観察することが可能であり，通常，初期診断で擦過することのない角膜実質まで観察することが可能であるため，糸状菌による真菌性角膜炎の診断には非常に有効である．HRT II-RCMで，実質内感染巣辺縁にお

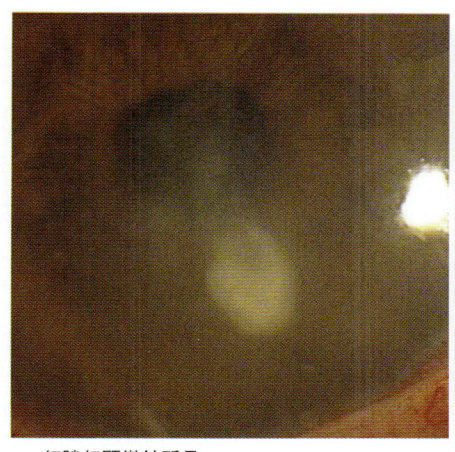

a. 細隙灯顕微鏡所見 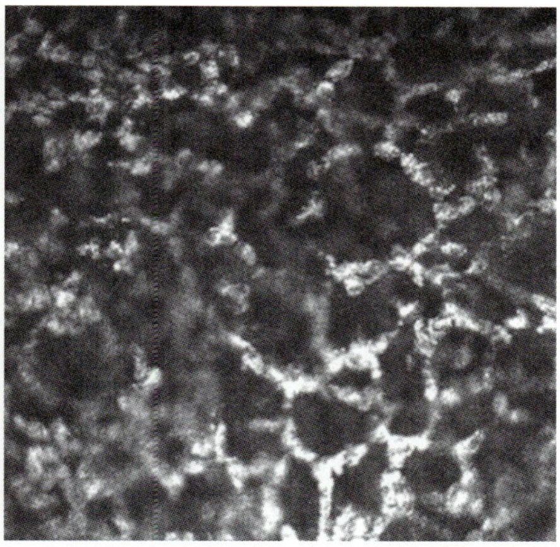　　　　　　　　b. 生体共焦点顕微鏡所見
**図 10　細菌性角膜炎**

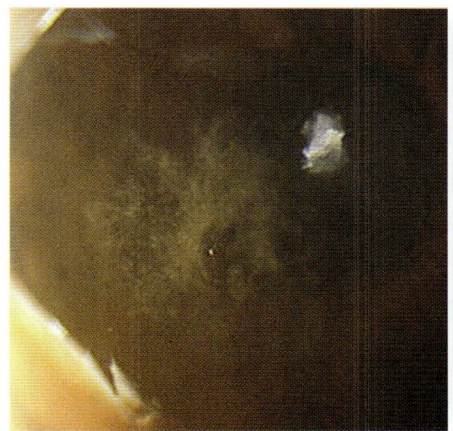

a. 細隙灯顕微鏡所見 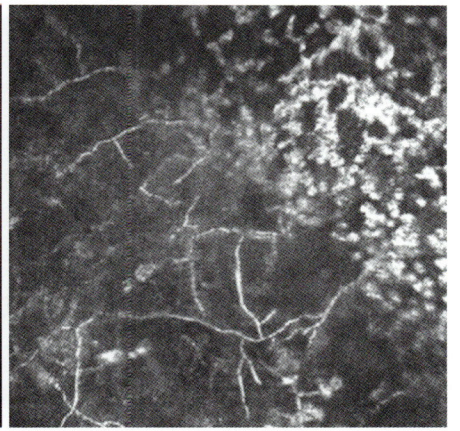　　　　　　　　b. 生体共焦点顕微鏡所見
**図 11　真菌性角膜炎**

いて多数の分節状の菌糸が明瞭に観察され，菌糸の周辺に炎症細胞が連なって浸潤してきている像が観察される．経過観察により，菌糸の状態・増減が直接観察できるため，治療効果判定にも大変有用である．

（白石　敦）

### クリニカル・クエスチョン

# Cochet-Bonnet 角膜知覚計について教えてください

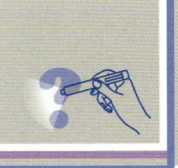

**Answer** 角膜は上皮細胞の間まで，三叉神経第1枝の末端が進入しており[*1]，非常に鋭敏な知覚を示します．その知覚閾値は角膜ヘルペスをはじめさまざまな病態で変動します．Cochet-Bonnet 角膜知覚計（図1）を用いることで角膜知覚を簡易に，定量的に測定することができます．

文献は p.298 参照．

[*1] 三叉神経第1枝の長後毛様神経が Schlemm 管外側の強膜内で神経叢を形成し，そこから神経線維が角膜実質深層を通って中央へ向かい，上皮層へ分布している．

## 使いかた

知覚計のナイロン糸の長さは 6)～5mm まで調節できるようになっており，繊維の弾力性を変化させて角膜知覚を測定する．60 mm の長さより測定を開始し，ナイロン糸を角膜表面に直角に当て，ほんのわずかに屈曲する程度の圧力を加える．被検者が触覚を訴えなかった場合，ナイロン糸を 5 mm ずつ短くして同様に操作を繰り返し，触覚を訴えた最大の長さを角膜知覚とする．正常は 50 mm 以上で，50 mm 未満を異常ととらえる．角膜が乾燥すると知覚の閾値が上昇するため適当に瞬目させる．ナイロン糸が短くなってくると，測定部位に小さな上皮欠損をつくりやすくなるため注意が必要である．

## 角膜知覚が低下する病態

**角膜ヘルペス**：実質性では著明な知覚低下を示し，典型例では角膜全体において知覚低下を示す．上皮型ではそれほど知覚低下を示さないが，病変部だけにとどまらない知覚低下を示すことが特徴である[*2]．

[*2] 角膜ヘルペスでも知覚低下を示さない場合もある．また，水疱性角膜症や長期に炎症の存在した角膜炎でも知覚低下がみられる．

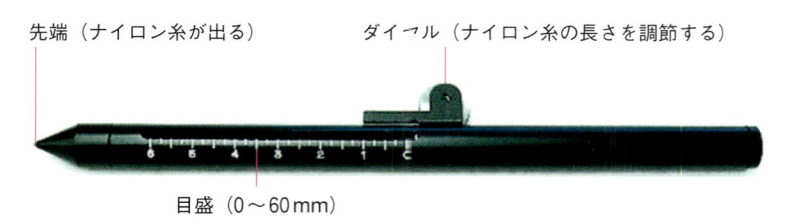

先端（ナイロン糸が出る）　ダイヤル（ナイロン糸の長さを調節する）

目盛（0～60 mm）

**図1** Cochet-Bonnet 角膜知覚計

**糖尿病**：角膜病変がなくても知覚の低下が認められ，糖尿病の罹病期間の長さや網膜症の重症度と相関して知覚低下が大きくなる．

**コンタクトレンズ装用**：コンタクトレンズ装用者の角膜知覚は低下しており，ソフトコンタクトレンズよりハードコンタクトレンズのほうが，その程度が大きい．

**点眼治療薬**：角膜知覚低下を起こす点眼薬として$\beta$遮断薬，NSAID（ジクロフェナクナトリウム）が知られている．$\beta$遮断薬の知覚低下作用は薬剤によってさまざまであり，防腐剤の有無によっても影響を受ける．いずれも点眼中止で知覚は回復する．

**眼科手術後**：角膜移植，laser *in situ* keratomileusis（LASIK）では全周，白内障手術では強角膜切開部位に一致して，網膜剝離手術ではバックルを当てた象限に一致して，角膜神経が障害され知覚が低下する．術後神経再生に伴って角膜知覚は回復してくるが，全層角膜移植においてはgraft中央部の知覚の回復はあまりみられない[*3]．

（川口亜佐子）

[*3] host-graft junction付近では術後ゆっくり改善を示すが，その回復はsubnomalにとどまる．

# 塗抹検鏡

　塗抹検鏡検査は，最も迅速に感染症原因菌の推定が行える検査であり，細菌性/真菌性角膜感染症を疑う場合には必須検査として実施すべき検査である．グラム染色は臨床サイドにおいて染色から結果判読までを行うことが望ましいが，実施困難な場合には，少なくとも塗抹スライドの作製・固定処理までは，臨床医自身で実施することが望ましい（良質な塗抹スメアの作製目的）．本項では，グラム染色を中心に，塗抹検鏡検査の意義ならびに塗抹検鏡所見から推定可

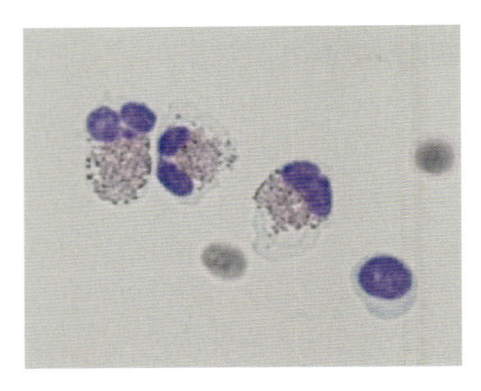

**図1　ディフ・クイック染色**
ディフ・クイック染色では，好酸球の好酸性顆粒はオレンジ色に染色される（好塩基球の顆粒は青紫色）．ディフ・クイック染色では，多形核白血球やリンパ球（図中右下），上皮細胞の鑑別も容易となる．

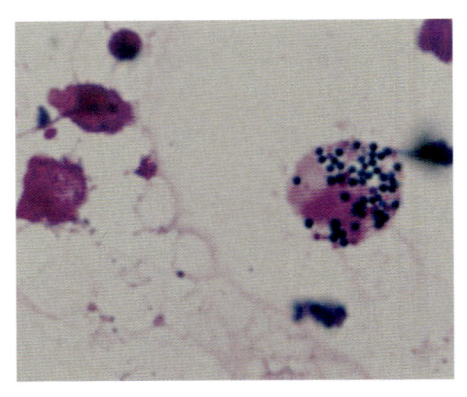

**図2　ブドウ球菌**（グラム染色）
黄色ブドウ球菌（*Staphylococcus aureus*）やほかのブドウ球菌（*S. epidermidis* など）は0.5〜1.0μmの正円形のグラム陽性球菌であり，ブドウの房状の集塊を形成する．図は多形核白血球による黄色ブドウ球菌の貪食像を示した．ただし，グラム染色所見のみで黄色ブドウ球菌か，ほかのブドウ球菌かを鑑別するのは困難である．

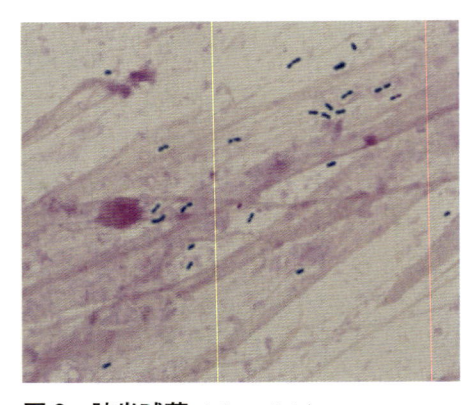

**図3　肺炎球菌**（グラム染色）
肺炎球菌（*Streptococcus pneumoniae*）は一見，桿菌のようにみえるが，グラム陽性球菌に分類される（ランセット型の双球菌と表現される）．莢膜産生株では，菌体の周りが染色されずに白く抜けた状態として観察される．

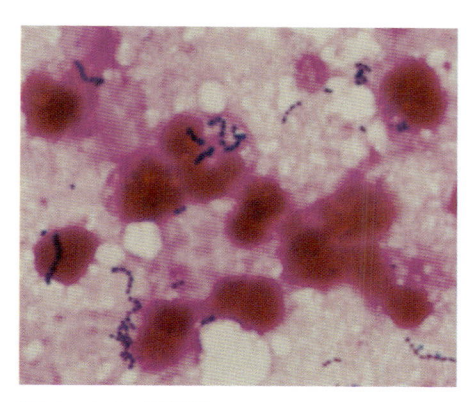

#### 図4　レンサ球菌（グラム染色）

レンサ球菌には多種多様な菌種が含まれるが，多くは長い連鎖を形成するグラム陽性レンサ球菌として観察される（図は *Streptococcus constellatus*）．レンサ球菌はアルコールにより脱色されやすいことから，時にグラム陰性として観察される（図中右下）．グラム陰性菌には連鎖を形成する球菌は存在しないことから，連鎖形成を認めた場合にはグラム陽性レンサ球菌として差し支えない．

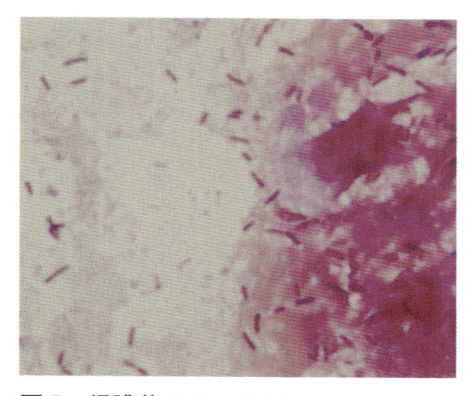

#### 図5　緑膿菌（グラム染色）

緑膿菌（*Pseudomonas aeruginosa*）などのブドウ糖非発酵菌の多くは，スマートな細長いグラム陰性桿菌（短径 $0.5～0.8\,\mu m$×長径 $1.3～3.0\,\mu m$）として観察される．角膜感染症において図のようなスマートなグラム陰性桿菌が観察された場合には，緑膿菌に抗菌力を有する抗菌薬による治療を開始すべきである．

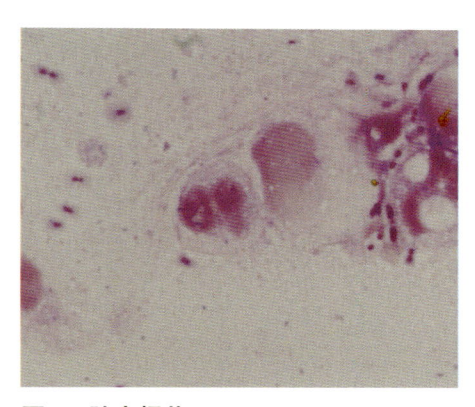

#### 図6　肺炎桿菌（グラム染色）

肺炎桿菌（*Klebsiella pneumoniae*）や大腸菌（*Escherichia coli*）などの腸内細菌科の多くは，ずん胴な短桿菌として観察される．図中，菌体の周囲が薄いピンク色に染まっているのは肺炎桿菌の莢膜．莢膜を多量に産生する肺炎桿菌は，病原性が強い．ただし，肺炎桿菌による眼感染症の多くは眼内炎であり，角膜感染症の原因菌となることはまれである．

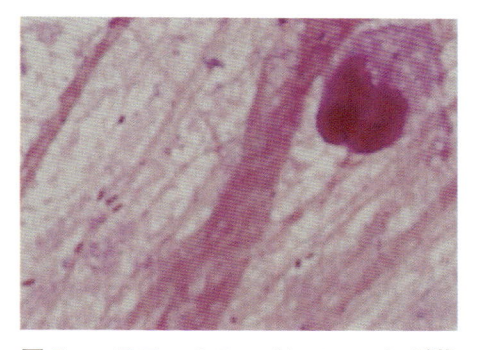

#### 図7　ヘモフィルス・インフルエンザ菌（グラム染色）

ヘモフィルス・インフルエンザ菌（*Haemophilus influenzae*）は，$0.3～0.5×0.5～1.0\,\mu m$ の小さなグラム陰性桿菌（小桿菌あるいは球桿菌と表現される）であり，注意して観察しないと見逃されやすい．莢膜産生株では肺炎球菌同様，菌体周囲が白く抜けて観察される．また，莢膜産生株は多形核白血球による貪食に抵抗性を示すことから，膿性材料であっても菌体は貪食されずに白血球外に認められることが多い．

能な角膜感染症の原因微生物について概説する．

## 塗抹検鏡検査の意義

**迅速な感染症原因菌の推定が可能となる**：角膜感染症では，いかに早く適正治療を行うかが予後を左右する重要な決定要素のひとつである．グラム染色は塗抹スライドの作製から結果判読までを30分程度

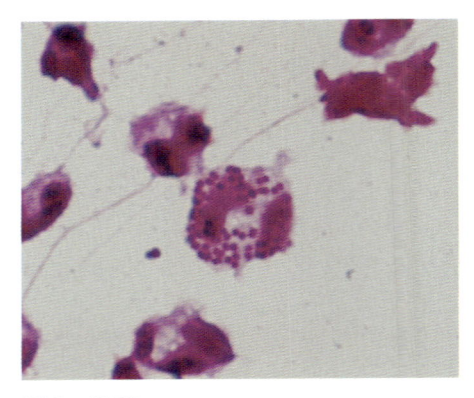

**図8 淋菌**（グラム染色）

淋菌（*Neisseria gonorrhoeae*）は，0.6〜1.0μmのソラマメ状あるいは腎臓形の球菌2個が凹面で向かいあったグラム陰性双球菌である．よく似た形態を示す陰性双球菌としてモラクセラ・カタラーリス（*Moraxella catarrhalis*）があり，これらはグラム染色所見のみでは鑑別困難である（鑑別には性感染症のリスク評価が重要）．淋菌は多形核白血球により貪食されやすいことから，膿性材料では貪食像として観察されることが多い．

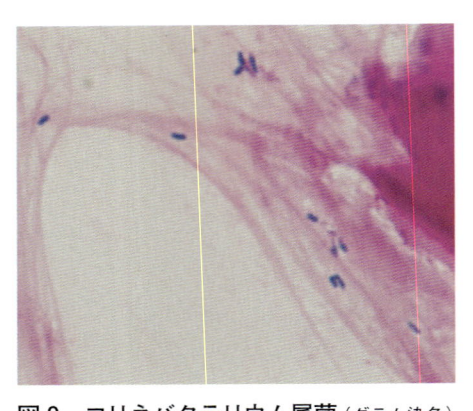

**図9 コリネバクテリウム属菌**（グラム染色）

コリネバクテリウム属菌（*Corynebacterium* spp.）は棍棒状のグラム陽性桿菌であり，複数の菌体がN字状やV字状，あるいはY字状に配列することが多い（図10）．一方，よく似たグラム陽性桿菌の仲間としてプロピオニバクテリウム属菌（*Propionibacterium* spp.）がある．プロピオニバクテリウム属菌はコリネバクテリウム属菌よりも菌体が細く，時に小さな分岐を認める（図11）．なお，コリネバクテリウム属菌およびプロピオニバクテリウム属菌はいずれも結膜嚢内の常在菌であることから，塗抹所見で多形核白血球を認めない場合には，たとえ無菌的に採取した角膜擦過物であったとしても，その病原的意義づけは慎重に行う必要がある．

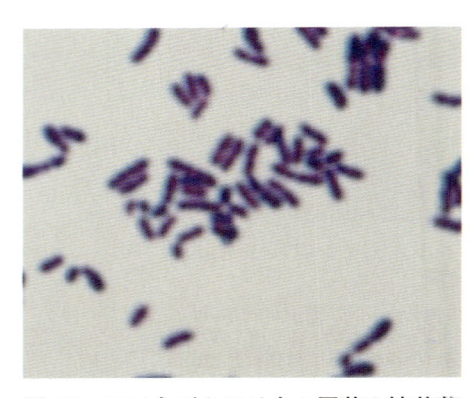

**図10 コリネバクテリウム属菌の培養菌体**（グラム染色）

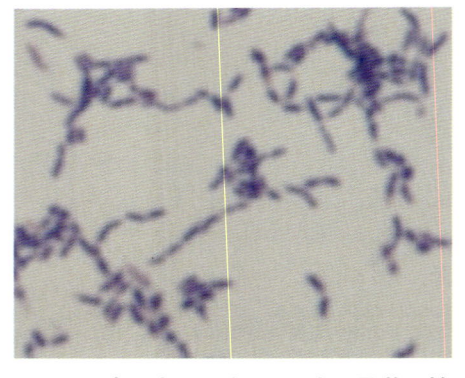

**図11 プロピオニバクテリウム属菌の培養菌体**（グラム染色）

で実施可能であり，菌の特徴（形態・グラム染色性など）や臨床背景を総合的に判定すれば，多くの場合，原因微生物の推定が可能[1]である．

**病巣部の病態把握が可能となる**：塗抹検鏡検査は細胞成分の観察も可能であることから，炎症の有無はもちろんのこと，アレルギーの存在[1]や，検査材料の質の評価（採取された細胞成分の量と種類）にもきわめて有用である．

**培養検出菌の意義づけが可能となる**：分離培養検査は，あくまでも検査材料中に存在する微生物を検出するものであることから，眼脂

文献は p.298 参照．

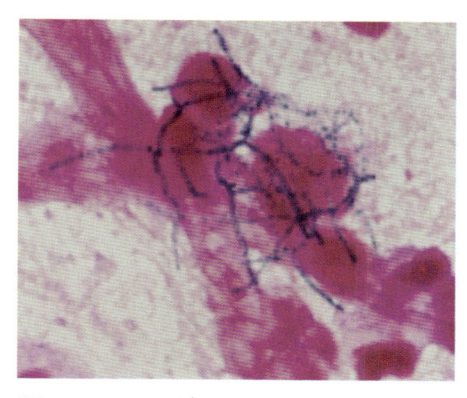

**図12 ノカルジア属菌**（グラム染色）
長い分岐を有するグラム陽性桿菌（放線菌と呼称される）としては，好気性放線菌の代表であるノカルジア属菌（*Nocardia* spp.）と，嫌気性放線菌の代表であるアクチノマイセス属菌（*Actinomyces* spp.）が挙げられる．ノカルジア属菌は土壌などの自然環境に生息する自然環境菌であり，通常ヒトからは分離されない．一方，アクチノマイセス属菌は人の口腔内や生殖器などの粘膜に生息する常在菌であり，これら放線菌による人への感染様式はまったく異なる．

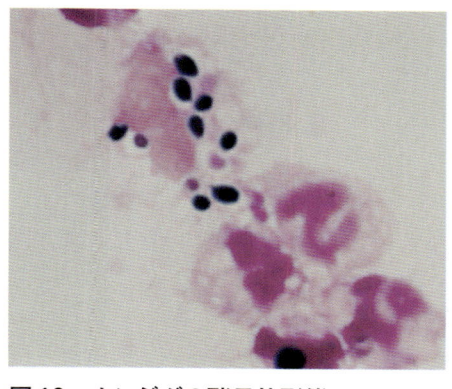

**図13 カンジダの酵母状形態**（グラム染色）
カンジダ（*Candida* spp.）には酵母状形態と菌糸状形態（仮性菌糸，図14）の二通りの形態があり，通常，感染組織内では菌糸状の形態で増殖する（例外的に *C. glabrata* は菌糸状形態を形成できない）．感染病巣部の塗抹所見にて両形態を認めるか，あるいは酵母状形態のみが観察される場合は，カンジダが原因菌と推定される．一方，菌糸状形態のみが観察（図14）される場合には，糸状菌（図15）との鑑別が必要である．カンジダの菌糸（仮性菌糸と呼ばれる）の場合，菌糸と菌糸のつなぎ目にくびれを有するという特徴があるが，実際にはグラム染色像のみでは鑑別困難な例も多い．カンジダは細菌に比べ非常に大きな菌（酵母状形態では3〜5μm）であり，グラム染色ではグラム陽性として観察される．

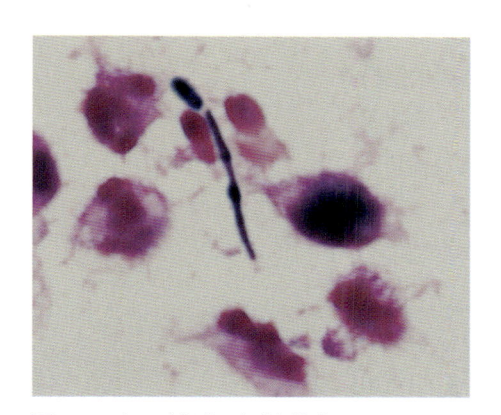

**図14 カンジダの仮性菌糸**（グラム染色）

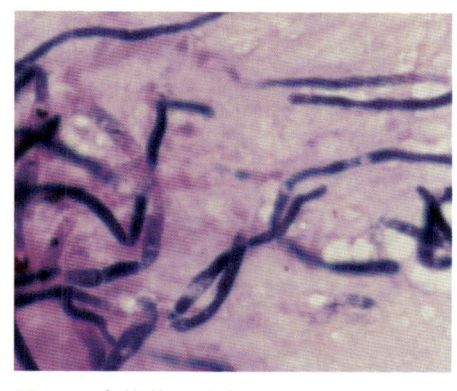

**図15 糸状菌の菌糸**（グラム染色）
角膜組織内に認めた糸状菌菌糸（*Beauveria bassiana*）．糸状菌菌糸では通常，菌糸と菌糸とのつなぎ目にくびれが観察されない．

などの混入が生じた場合には常在菌が必然的に検出される．このような場合に大きな手助けとなるのが塗抹所見であり，多形核白血球の有無や多形核白血球による菌の貪食像，あるいは扁平上皮細胞に定着した常在菌の所見などは，培養検出菌の意義づけを行ううえで重要な情報[1]となる．

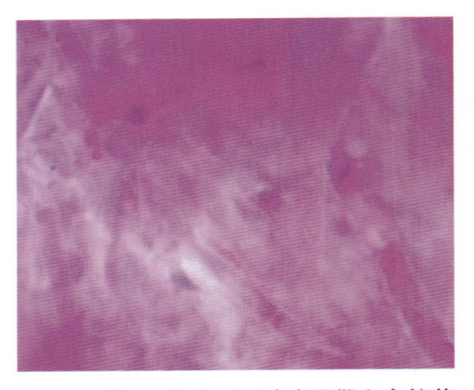

**図16 グラム染色では確定困難な糸状菌の例**(グラム染色)

糸状菌の組織浸潤が激しい場合や,組織標本が厚すぎる場合,グラム染色では菌体の確認が困難な場合がある(図は角膜組織に浸潤した *Fusarium solani*).ファンギフローラ Y 染色では,組織内に浸潤した真菌であっても明瞭な蛍光を発することから,検出・確認が容易である(図17).

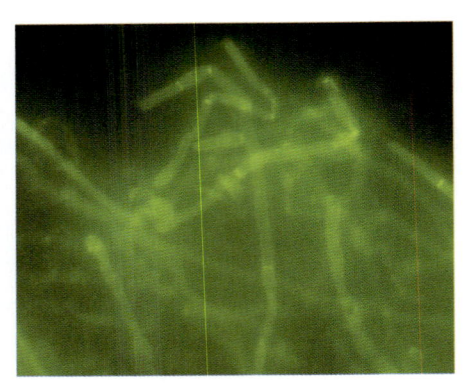

**図17 糸状菌**(ファンギフローラ Y 染色)
図は角膜上皮内に浸潤した *Scedosporium* sp..

**分離培養検査のうそを見抜くことが可能となる**:分離培養検査は,特定の条件下(通常は好気環境で3日間)で培養を行うことから,嫌気性菌のような特別な培養環境が必要な微生物や発育に日数が必要な微生物は,それらに適した培養を行わない限り検出できない.一方,淋菌などの死滅しやすい菌は,検査機関への輸送中に死滅してしまうことさえある.このような場合であっても,塗抹検鏡検査は影響を受けずに正しい結果判読が可能であることから,塗抹所見を勘案することにより,培養条件の追加実施や培養結果の誤判定の是正が可能[1])となる.

## 各種染色法の種類と用途

**グラム染色**:グラム染色は迅速・簡便・安価で,細菌の分類(あるいは菌種推定)には必要不可欠であることから,最も一般的に用いられている染色法である.グラム染色では,グラム陽性菌は濃青〜暗紫色に,グラム陰性菌はピンク〜赤色に染色される.グラム染色試薬としては,Bartholomew & Mittwer 法(バーミー法)と西岡法(フェイバー G 法)の 2 種が主に用いられており,これらは菌の染色性や色調が若干異なる.

**ディフ・クイック(Diff-Quik)染色**:ディフ・クイック染色は,ギムザ染色を改良した迅速ギムザ染色(染色時間 15 秒程度)であり,白血球や上皮細胞などの細胞成分の分類に有用である(図1).

**ファンギフローラ Y 染色**:ある種の蛍光染料が $\beta$-構造を有する多

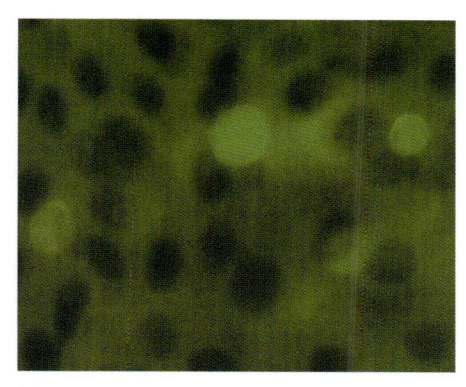

**図18　アカントアメーバ囊子**（ファンギフローラ Y 染色）
ファンギフローラ Y 染色はアカントアメーバ囊子も染色されることから，アカントアメーバ角膜炎の迅速診断にきわめて有用である．

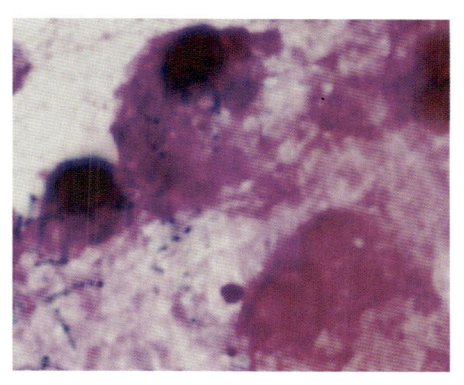

**図19　抗酸菌**（グラム染色）
抗酸菌はグラム染色色素には難染性であることから，グラム染色単独では検出困難である（図中の部分的にグラム陽性に染まっているのが，抗酸菌の *Mycobacterium avium*）．

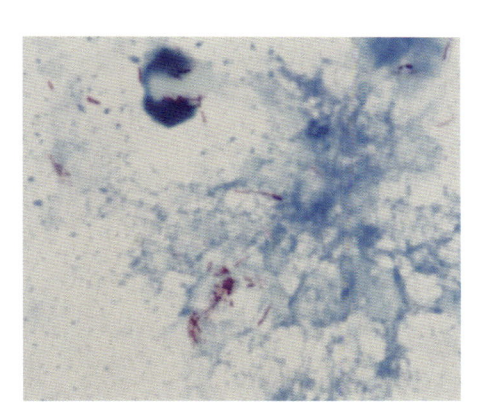

**図20　抗酸菌**（チール・ネルゼン染色）
チール・ネルゼン染色では抗酸菌の検出・確認が容易となる．ただし，塗抹所見のみで結核菌（*M. tuberculosis*）と非結核性抗酸菌（*nontuberculous mycobacteria*；NTM）との鑑別はできない．

糖体（β-グルカンなど）と結合することを利用した蛍光染色液である．観察には蛍光顕微鏡が必要であるが，組織中の真菌やアカントアメーバ囊子の迅速検出にきわめて有用である．染色時間は10分程度．
**抗酸染色**：結核菌などの抗酸菌を染色するための染色法．一般的にはチール・ネルゼン（Ziehl-Neelsen）染色が用いられているが，加温処理が必要で，やや操作が煩雑である．蛍光染色試薬（アクリステイン AO 液，アクリステイン MB 液〈極東製薬工業〉）も利用可能であるが，試薬中にフェノールを含むことから医薬用外劇物に指定されている．

## 塗抹検鏡で推定可能な角膜感染症の原因微生物

図2〜20に塗抹検鏡で推定可能な主な角膜感染症の原因微生物を示した．なお，本項では，グラム染色はバーミー法を用いた染色像を提示した．

（豊川真弘）

# 細菌・真菌培養

　眼感染症の検査を効率よく行うためには，医師と検査室がよく話し合い，連携しあうことが大切であり，医師が起因菌の特徴，検査の方法や意義を理解していることも重要である．

## 培養検査の必要性

　近年，眼感染症の病態・病型と起因菌との関連性が研究され，培養検査を積極的に行わなくてもその起因菌が予想され治療を開始できるようになってきた．しかし，培養検査により感染部位から微生物を検出し起因菌を見きわめることは，適切な治療薬の選択や治療戦略を決定するうえで非常に重要である．特に初診時や抗菌薬投薬前に培養検査を実施し起因菌に応じた治療を開始することは，感染症の重症化や難治化への進行抑制につながると考えられる．

## 検体採取量と検査項目

　微生物検査の検査項目として，①塗抹検査，②一般細菌（嫌気性菌）培養，③真菌培養，④寄生虫検出，⑤ウイルス検出などが挙げられる．提出した検体は依頼項目に応じ分割され，それぞれの検査に用いられる．採取量が限られる眼病巣部からの検体は，検査項目が多いと一つの検査に用いる検体量がさらに少量となるため必然的に起因菌の検出率が低下する．そのため，臨床所見よりできるだけ検査項目を絞るか，項目別に検査の優先順位を決めて依頼することが起因菌の検出率を上げるために重要である[1]．

## 検体の採取・保存法

　検体の採取や保存は微生物検査を行ううえで最も重要であり，この過程に不備があると正しい結果は得られない．そのため，検体は採取のタイミング*1に注意し，検体量*2や質に適した採取容器や保存法を選択する必要がある*3．検体量が少ない膿などは滅菌生理食塩水で湿らせた綿球の小さいダクロン絹棒を用い採取することや，角膜組織片など微小検体は採取容器内のどこに検体を入れたかを明

文献はp.298参照．

**＊1 検体採取のタイミング**
1. 感染初期の抗菌薬投薬前．
2. 抗菌薬投与中は24時間以上中止後．
3. 投薬が中止できない場合は次回投与の直前．

**＊2** 眼病巣部からの検体は少量である場合が多く，採取容器により検体が消耗される可能性があるため注意する．

**＊3 その他の採取時の注意事項**
1. 常在菌の混入を避ける．
2. 消毒薬の混入を避ける．
3. 検体採取者の被曝や環境汚染に注意する．

### 表1 眼感染症から分離される代表的な細菌および真菌と採取容器

| | 酸素要求性 | 和名 | 学名 | 検体容器* |
|---|---|---|---|---|
| 細菌 | 通性嫌気性菌 | 黄色ブドウ球菌（MRSAを含む）<br>表皮ブドウ球菌（MRSEを含む）<br>コアグラーゼ陰性ブドウ球菌<br>肺炎球菌（PISP, PRSPを含む）<br>レンサ球菌<br>腸球菌（VREを含む）<br>コリネバクテリウム<br>セラチア<br>インフルエンザ菌 | *Staphylococcus aureus*<br>*Staphylococcus epidermidis*<br>coaglase-negative Staphylococci<br>*Streptococcus pneumoniae*<br>*Streptococcus* spp.<br>*Enterococcus* spp.<br>*Corynebacterium* spp.<br>*Serratia* spp.<br>*Haemophilus influenzae* | 綿棒＋滅菌試験管<br>または綿棒＋輸送培地 |
| | 好気性菌 | 緑膿菌（MDRPを含む）<br>モラクセラ<br>淋菌 | *Pseudomonas aeruginosa*<br>*Moraxella* spp.<br>*Neisseria gonorrhoeae* | |
| | | 非結核性抗酸菌 | atypical/non-tuberculous mycobacterium | 綿棒＋滅菌試験管 |
| | 嫌気性菌 | アクネ菌<br>アクチノマイセス | *Propionibacterium acnes*<br>*Actynomyces* spp. | 綿棒＋嫌気性菌用容器 |
| 真菌 | 酸素がなくても発育する | カンジダ | *Candida* spp. | 綿棒＋滅菌試験管<br>または綿棒＋輸送培地 |
| | 発育に空気を必要とする | アスペルギルス<br>アルテルナリア<br>フザリウム<br>ペニシリウム | *Aspergillus* spp.<br>*Alternaria* spp.<br>*Fusarium* spp.<br>*Penicillium* spp. | 綿棒＋滅菌試験管<br>可能なら<br>真菌用斜面培地 |

注意事項：＊スパーテルで採取時は，検体を綿棒でぬぐい，その綿棒を採取容器に入れる．
MRSA：methicillin-resistant *Staphylococcus aureus*
MRSE：methicillin-resistant *Staphylococcus epidermidis*
PISP：penicillin intermediately susceptible *Streptococcus pneumoniae*
PRSP：penicillin-resistant *Streptococcus pneumoniae*
VRE：vancomycin-resistant *Enterococcus*
MDRP：multi-drug resistant *Pseudomonas aeruginosa*
（井上幸次ら：感染性角膜炎診断ガイドライン〈第2版〉．日本眼科学会雑誌 2013；117：469をもとに改変．）

記するなどの工夫も必要である[2]．採取後の検体はできるだけ早く検査室に提出することが起因菌の検出率を上げるために重要であるが，提出するまでに時間を要する場合は，冷所（4〜8℃，冷凍は不可）に保存する*4．表1[3]に眼感染症から分離される代表的な細菌および真菌の採取容器，表2に代表的な採取容器の説明を示す．

*4 このとき，検体を乾燥させないことが重要である．綿棒や固形材料は数滴（100μL程度）の生理食塩水を加える．

### 目標菌や患者・感染情報を明記する必要性

検査室では初代分離培養の条件（使用培地，培養温度，培養期間など）を，臨床所見などの情報や検査材料（角膜擦過物・角膜組織など），検査材料の外観，塗抹検査結果などをもとに決定している．特に，目標菌や患者・感染情報（術後，コンタクトレンズ装用の有無，植物による創傷など）は菌の検出率を大きく左右するため，検

**表2 採取容器の説明**

| 採取容器 | 説明 |
|---|---|
| 合成素材（ダクロンなど）製の綿棒 | 天然素材の綿棒はある種のウイルスの増殖を阻害する場合や遺伝子検査には不適であるため，統一して合成素材の綿棒を使用しておくと検査依頼時にあわてなくてよい． |
| チャコール入り輸送培地（アミーズ〈Amies〉培地，スチュアート〈Stuart〉培地など） | 検査開始までに時間を要する場合に用いる．チャコールは検体中に含まれる発育阻害物質を吸着することで淋菌などの発育・生存率を向上させる．検体が微量である場合は，保存培地により検体が希釈されるため不適である．通常，綿棒をセットで市販されている． |
| 滅菌試験管，滅菌チューブ | 綿棒を折ったり曲げたりしなくてよい長さのものがよい．検体採取前に検体の乾燥防止のために少量（100μL程度）の生理食塩水を入れておく． |
| 嫌気性菌用保存容器 | 容器内には炭酸ガスが充填されており，嫌気的に保たれている．容器底部の寒天層には指示薬が添加されており，嫌気条件下では無色，酸素が混入すると指示薬が発色する．使用前に発色しているものは，使用不可． |
| 抗菌薬（クロラムフェニコールなど）入り糸状菌培養斜面培地 | 糸状菌は検体を直接真菌検出用培地に接種すると検出率がよいといわれている[4]．サブロー培地やポテトデキストロース培地にクロラムフェニコールなどの抗菌薬を加えることにより雑菌の発育を抑制している（真菌は細菌よりも発育が遅いため細菌が優位に発育した時点で培養が中止されることがある）．皮膚糸状菌用培地は，酵母やアスペルギルスなどの発育を抑制する物質が含まれているため使用不可． |

査室への情報提供はできるだけ詳しく行う必要がある．

検体からの分離培養は非選択分離培地[*5]や選択分離培地[*6]，増菌培地を組み合わせて行う．インフルエンザ菌や淋菌などの栄養要求の厳しい菌は，使用培地の選択を間違えると菌が発育せず正しい結果が得られない場合がある．

ヒトへ病原性を示す多くの細菌の至適培養温度は30～40℃であり，通常は35℃で培養を行う．しかし，真菌は35℃で培養すると発育が著しく抑制される菌種がある．酵母やアスペルギルス属など，内臓真菌症を起こす真菌は35℃前後で良好に発育するが，フザリウム属やアルテルナリア属，ボーベリア（*Beauveria*）属など植物由来や昆虫由来糸状菌は室温（25～30℃）で培養しなければ発育が抑制される株やまったく発育しない株がある（図1）．

分離培養の観察は培養2日目（18～24時間）から行う．緑膿菌，黄色ブドウ球菌などは18～24時間で目に見えるコロニーを形成するが，アクチノマイセス属や抗酸菌などは長く培養する必要がある．真菌では，カンジダ属は24～48時間でコロニーが確認できるが，糸状菌は1～4週間の培養が必要な菌種がある．

## 培養結果の解釈

一般的に，検出菌量が多い菌や病原性の強い菌（強毒菌）は起因菌と考えられる．しかし，抗菌薬の投与後は菌交代現象により本来

[*5] **非選択分離培地**
血液寒天培地やチョコレート寒天培地などがあり，培地中に発育抑制物質が添加されていないため多くの菌が発育する．

[*6] **選択分離培地**
MRSA分離培地やクロモアガーなどがあり，目標菌以外の発育を抑制する物質が添加されているため目標菌のみが発育する．

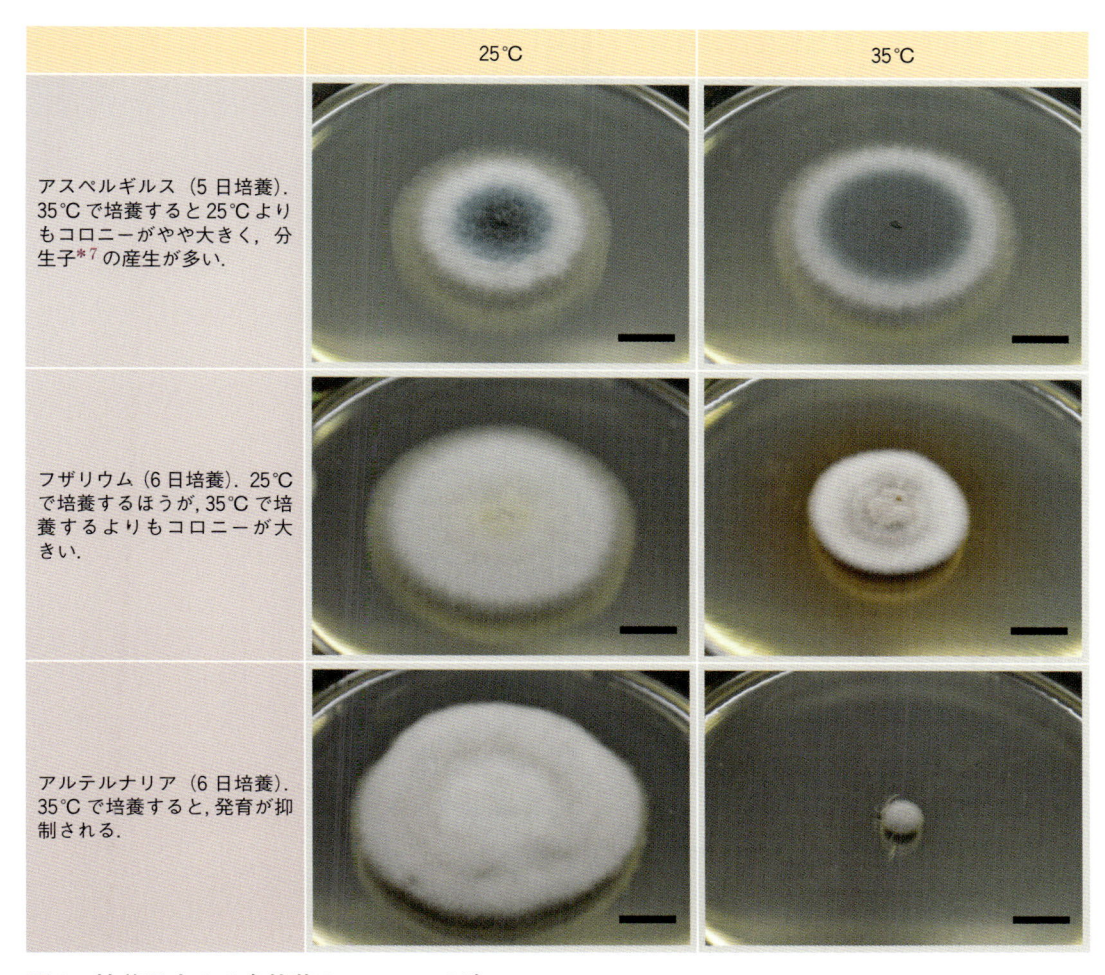

|  | 25℃ | 35℃ |
|---|---|---|
| アスペルギルス（5日培養）．35℃で培養すると25℃よりもコロニーがやや大きく，分生子*7の産生が多い． | | |
| フザリウム（6日培養）．25℃で培養するほうが，35℃で培養するよりもコロニーが大きい． | | |
| アルテルナリア（6日培養）．35℃で培養すると，発育が抑制される． | | |

**図1　培養温度よる糸状菌のコロニーの違い**（バーは1cm）

の起因菌とは異なる菌が検出されることやステロイドなど免疫抑制薬使用患者や高齢者などでは，弱毒菌も起因菌となることもあるため注意が必要である．したがって，起因菌の判定は臨床所見や臨床経過，塗抹結果と培養結果の比較を行い，総合的に判断することが大切である[5,6]．また，一般的に常在菌として扱われる細菌*8も培養結果として報告されているかを検査室に確認しておく必要がある．

## 薬剤感受性試験の問題

通常，検査室で行われている薬剤感受性試験は注射薬や経口薬など薬剤の全身投与を考慮し設定されているため，報告される結果は低濃度域（0.01〜128μg/mL）で判定した感受性（S）や耐性（R）である．そのため，高濃度薬液である点眼薬・眼軟膏を治療に用い

*7 分生子
菌糸や分生子柄の末端などに形成される無性生殖細胞．分生子の大きさ，形，細胞の配列は個々の真菌により特徴的である[4]．

*8 プロピオニバクテリウムやコリネバクテリウム，コアグラーゼ陰性ブドウ球菌など．

た場合，臨床効果と薬剤感受性試験結果が相関しない場合がある．また，検査室で薬剤感受性試験が行われる薬剤は，製品化された（薬剤がセット化されている）試薬を用いている場合が多く，現在，点眼薬として使用されていない薬剤の結果が報告されることもある．したがって，眼科用の薬剤感受性試験についてあらかじめ検査室と相談しておくべきである．

## 眼科医と検査室との連携が重要

　質のよい検査結果を得るために，医師は検査を依頼する前に眼感染症の起因菌について検査室によく説明し，依頼時の検体の採取・保存法および検査の内容についてよく話し合っておくことが大切である．さらに，医師と検査室が情報交換を行うことは双方の検査に対する解釈の差をなくすためにも非常に重要である．医師と検査室との連携により実施される効率的な検査は，正確な早期感染診断・治療につながると考えられる．

---

**カコモン読解　第 22 回　一般問題 13**

嫌気性培養が必要な細菌はどれか．
a *Moraxella lacunata*　　b *Neisseria gonorrhoeae*
c *Propionibacterium acnes*　　d *Pseudomonas aeruginosa*
e *Serratia marcescens*

---

**［解説］**　図 2 は *Propionibacterium acnes*，*Pseudomonas aeruginosa*，*Serratia marcescens* を血液寒天培地にて好気培養（左図），および嫌気培養（右図）したものである．

　*Propionibacterium acnes*（図 2a）は嫌気性菌であるため，嫌気培養ではコロニーの発育がみられるが，好気培養では発育が抑制されているのがわかる．*Pseudomonas aeruginosa*（図 2b）は好気性菌であるため，好気培養ではコロニーの発育がみられるが，嫌気培養ではまったく発育がみられない．*Serratia marcescens*（図 2c）は通性嫌気性菌であるため，好気培養，嫌気培養ともに発育がみられるが，嫌気培養では好気培養に比べコロニーの大きさが小さい．

　図では示さなかったが，*Moraxella lacunata*，*Neisseria gonorrhoeae* の 2 菌種は好気性菌であるため，*Pseudomonas aeruginosa* 同様に嫌気培養では発育がみられない．

a. *Propionibacterium acnes*
（48 時間培養）

b. *Pseudomonas aeruginosa*
（24 時間培養）

c. *Serratia marcescens*
（24 時間培養）

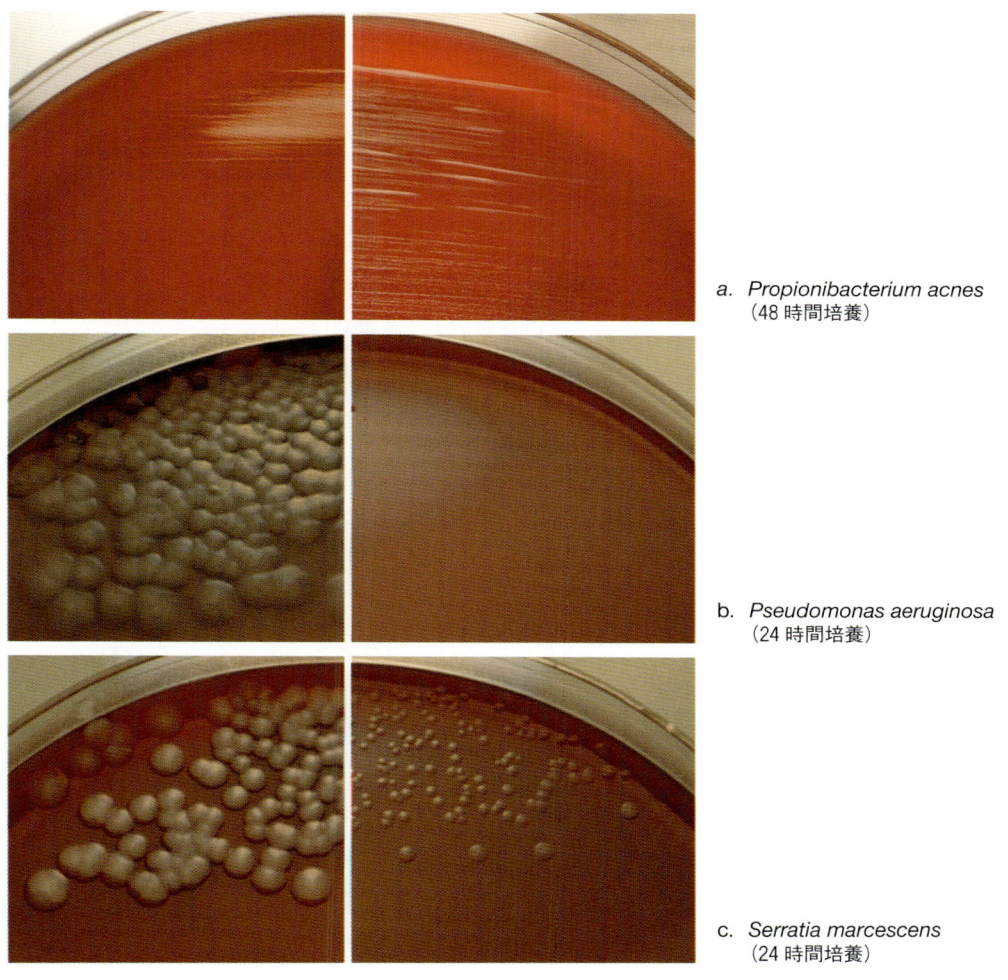

**図2 好気培養と嫌気培養の発育の違い**（左図：好気培養，右図：嫌気培養，使用培地：血液寒天培地）

【模範解答】 c

（砂田淳子）

### サイエンティフィック・クエスチョン

# 培養が困難な細菌を検出する方法を教えてください

**Answer** 検査部への試料提出時に，それまでのできるだけ詳細な情報を伝えることが，培養陽性率を上げるためには重要です．将来的には分子生物学的手法を用いたメタゲノム解析が適応される可能性があります．

## 分離培養とは？

臨床サンプルは，複数の微生物が混在していることが多いため，特定の菌を純粋な状態で得るためには，個々の菌に離れた集落（コロニー）をつくらせる必要があり，そのような目的で行う培養を分離培養という[1]．実際には，疫学情報から，ヒト組織に親和性が高いか病原性があると考えられる微生物を予測し，実験室や検査室のような人工的な環境に臨床サンプルを供する．非選択培地の37℃，好気培養で多くの細菌が培養されるが，その結果が，必ずしも本来のサンプル内の細菌の分布を正確に表しているとはいえない．地球上には約 $10^{30}$ 個の細菌が存在し，その総重量は全人類総重量の1,000倍以上と推察されているが，われわれが知りえている細菌は，そのなかの0.1％未満である[2]．培養では知りえない，残りの99.9％強の細菌が臨床的に重要かどうかは，これまでの疫学情報に示されていなければ，推察すらできないことになる．外界と接触している眼表面のサンプルでは，環境由来の難培養菌や培養不可能菌の混入は，避けて通れない問題であることを考慮すると，分離培養だけですべてを説明できないとの認識が必要である．

文献は p.298 参照.

## なぜ培養困難なのか？

培養が困難，あるいは不可能である理由には，次のような原因がある．①栄養要求性が高い，②細胞分裂に時間を要する，③偏性好気性菌（発育に酸素が不可欠）である，④偏性嫌気性菌（酸素があると発育しない）である，⑤発育に至適な環境を実験室や検査室で再現できない，などがある．眼科臨床では，③が原因で培養困難であることはまれだと思われ，①，④，⑤などがその原因となる．

環境菌には，富栄養状態では難培養となるものがある．緑膿菌にはそのような株もあり，①の理由で難培養となりうる．涙嚢分泌物には，偏性嫌気性菌が多く，④で培養不可能となる可能性がある．眼内組織で増殖しうる菌は，おおむね37℃で増殖可能なはずだが，眼表面に生着する菌にとっては，必ずしも体温が至適温度とは限らない．培養条件が至適でなければ，検査材料中に病原体がいても，検出は困難であり，臨床的には⑤の理由で"培養陰性"となる．

## どうするか？

**検査部との連携強化**：材料提出時に，感染症発症に至った経緯や推察される発症要因，臨床材料の採取部位や方法，および臨床症状など，できるだけ詳細な情報を検査部の技師に伝えることである．その際，材料の塗抹像を添えると，より親切である．提出先の検査部へ臨場感を伝えることが，培養の至適環境を整えてもらうきっかけになり，それだけで培養の陽性率が上がることもある．

**メタゲノム解析**：培養を介さない分子生物学的手法を適応したメタゲノム解析を用いることで，さまざまな材料中の難培養菌・培養不可能菌の存在が明らかになってきている．たとえば，ヒト腸内細菌叢と肥満との関連が指摘されている[3]が，この報告は，メタゲノム解析で腸内の培養不可能菌の存在が把握できたことによる．今後，眼科でもメタゲノム解析が応用されることで，これまで判明しなかった起炎菌による感染症の報告が出てくるかもしれない．

（江口　洋）

# polymerase chain reaction

　角膜混濁眼に polymerase chain reaction（PCR）を行うことの意義は，病変が感染症であるかどうかの判断に非常に有用な検査であることに尽きる．角膜病変に限らず感染症は，基本的には培養検査にて原因微生物を特定することが必要である．しかし培養検査は万能ではなく，検査を行ったにもかかわらず原因微生物が検出できない，眼部から得られる検体がごく微量のため，この検査で検体を使い果たしてしまうといった問題点があった．また，ウイルス感染症のように培養自体が困難であったり，培養に長期間を要する感染症では培養検査を選択しづらい．このため微量サンプルから迅速に複数の病原体を検索する方法として，PCR が登場した．

　PCR は，目的とする微生物の DNA 断片を増幅することができる分子生物学的技術である．具体的には，目的とする DNA 領域をはさむ 2 種類のプライマーと DNA 合成酵素である DNA ポリメラーゼを用いて DNA 合成反応を行う．DNA 二重鎖の分解，一本鎖 DNA へのプライマー接合，ポリメラーゼによる DNA 伸長反応による新たな DNA 合成というプロセスを繰り返すことで，少量の DNA から数百万倍の DNA を産出することが可能である．

　検体採取[*1]後 DNA 抽出を行えば－20℃ で長期間安定保存でき，再検査や他の目的病原体についての PCR を行うことも容易であるため，一般的な検査となった[*2]．近年では PCR も次々に新しい方法が開発されているため，以下に眼科領域で用いられているものを示す．

## conventional PCR

　上述のようなプロセスで増幅した DNA の有無を，電気泳動を用いて確認する．定性的検査（目的 DNA の有無をみるもの）であるため DNA の量はわからず，感度も以下に述べる real-time PCR と比較すると劣る．検査時間は数時間程度であり，多くのウイルスで外部委託による検査も可能である．

[*1] PCR 検体の採りかた
角膜混濁眼のなかでも，上皮病変を伴うもの（角膜潰瘍や樹枝状病変）では角膜擦過物を，角膜浮腫や角膜後面沈着物など実質，内皮病変を疑われるものは前房水を採取している．

[*2] 検体をとり扱う際，微量でも検体が周囲に付着した場合，コンタミネーションを起こしやすいので注意が必要である．PCR をする際は，必ずネガティブコントロールとして水をおく必要がある．

## real-time PCR

　real-time（リアルタイム）PCRでは，PCR中のDNA増幅の量を経時的にモニターすることで検体中のDNA量を定量することが可能である[*3]．これはDNA増幅スピードが元の鋳型DNA量を反映していることによる．多くはSYBR Green法とTaqMan®プローブ法のいずれかを用いて行われている[1,2]．

**SYBR Green法**：二本鎖DNAに入ると蛍光が増幅されるSYBR Greenという色素を用いて行われるため，配列とは無関係にすべての二本鎖DNAを検出する．このため，いずれのDNA配列についても同じ色素を用いることができ，プローブを用意しなくてもよいため安価であることが利点である．欠点としては，プライマー二量体や非特異的なPCR産物も検出してしまうこと，以下に述べるマルチプレックス解析が行えないことが挙げられる．

**TaqMan®プローブ法**：TaqMan®プローブとは，5′末端を蛍光物質で，3′末端をクエンチャー物質で修飾したオリゴヌクレオチドのことで，これをPCR反応系に加えるのがTaqMan®プローブ法である．このプローブは，伸長反応ステップのときに分解されると蛍光色素がプローブから遊離し，クエンチャーによる蛍光の抑制が解除されて蛍光を発する．この方法は，欠点として特異的配列をもつ蛍光プローブを作製する必要があるが，目的の配列を特異的に定量できるという利点をもつ．

## multiplex PCR

　従来型PCRは1領域に1対のプライマーが必要であるため，目的とするDNA領域が多数の場合，複数回のアッセイが必要であり，またサンプル量が少ないと検索できる数に制限ができてしまうという欠点がある．このような背景からmultiplex PCR（多重PCR）が開発された．この方法では数組のプライマーセットを1回のPCRアッセイで同時に用いる．よって最大の利点は，1回のアッセイで複数の病原体DNA配列の有無を判定できるということである．これにより検査時間の短縮，労力や費用の軽減ができ，クロスコンタミネーションの危険性も減らすことができる．スクリーニング検査として優れた方法である[3]．基本的には定性的な検査であるが，陽性曲線グラフから半定量的評価も可能とされている．欠点としては，同時に複数の標的DNAを検討するためのプライマーデザインや各プラ

[*3] 単純ヘルペスウイルスには，無症候性排泄があるので陽性イコール病因とはならない．可能であればreal-time PCRを用い，量的な評価をして病因であるかどうかを判定するほうがよい．

文献はp.298参照．

イマー必要量の最適化が容易ではないことである．また，複数の標的DNAを同時にアッセイすることで，それぞれの産物の特異性が重視されるためreal-time PCRと比較すると感度は低下すると考えられる．

## broad-range PCR

近年，細菌や真菌のリボゾーマルRNA（rRNA）遺伝子を標的にしたbroad-range PCRと呼ばれるPCRが行われている．細菌では16S rRNA，真菌では18S rRNAのように，それぞれの種で共通の遺伝子領域を増幅することで，細菌もしくは真菌すべてを検出することが可能であり，これが利点である．real-time PCRにより定量することもできるが，broad-range PCRのみで菌種を同定するためにはシークエンス解析を行う必要がある．各菌種に特異的な領域に対するPCRを行えば目的の菌種を同定することもできる[4]が，疑わしい病原菌が複数ある場合は検体量との兼ね合いになる．

このPCRの欠点として，細菌は眼表面にも多数存在しているため，このPCRで細菌が陽性だからといって必ずしも細菌感染症と断定できないこと，DNA量を定量しても基準値が定まっていないため，結果の判定が難しいことが挙げられる．現時点では同時に採取した塗抹培養などの結果と合わせ総合的に判断する必要があり，この分野での今後の発展が待たれる．

〈神鳥美智子〉

# 角膜混濁と遺伝子検査

## 遺伝子検査の意義

日常の外来で角膜混濁を診察する際に，① 遺伝性や家族性があり，② 両眼性，③ 進行性，④ 非炎症性で，⑤ 特有な病像を呈し，⑥ 角膜以外の眼組織や全身に系統的な病変がなく，⑦ 他に原因となる疾患がない場合には，角膜ジストロフィを考える[1]．

角膜ジストロフィの治療は角膜移植（表層，全層および内皮），PTK（photothrapeutic keratectomy；治療的レーザー角膜切除術）といった治療が効果的であることは周知の事実である．しかし合併症なく手術が行われたとしても，疾患によっては高い確率で再発を認め，再手術を要するケースもある．そのため発症前診断，臨床経過の予測，そして手術時期を決定するうえで，角膜混濁を診察する際には角膜ジストロフィを鑑別に挙げ，臨床所見のみで診断するのではなく，遺伝子検査を行い確実な診断をすることが重要である．

文献は p.298 参照．

## 遺伝子検査の実際

**検体の採取**：遺伝性角膜疾患の遺伝子検査は，当院では倫理委員会の承認のもと，患者の血液あるいは唾液より検体を採取している[*1]．白血球のペレットとして保存し，DNA・RNA・血清を抽出し，原因と考えられている遺伝子を一つずつ調べていく．遺伝情報は個人情報保護法に基づき必ず匿名化する．

**検査方法**：正常コントロールと異なるパターンを示すエクソンを選び，そのエクソンについてシークエンスを行い，未知の点突然変異を検出する．疾患遺伝子のエクソンごとにプライマーを設定しPCR（polymerase chain reaction）法でゲノムDNAを増幅し，SSCP（single strand conformational polymorphism）法あるいはWAVE®によるheteroduplex法で検出する方法が現在よく使われている．

[*1] 手術時に得られる角膜は他臓器と比べ検体量が少なく，必要量のmRNAを抽出することは難しい．

## IC3D 分類[2]

遺伝子解析結果を素早く確認するにはIC3D分類[*2]を利用すると

[*2] IC3D
The International Committee for Classification of Corneal Dystrophies の略である．

## 表1 IC3D 分類と略語

| | | IC3D | MIM | MIMナンバー | 遺伝形式 | カテゴリー |
|---|---|---|---|---|---|---|
| 上皮 | epithelial basement membrane dystrophy | EBMD | EBMD | 121820 | 不明 | C1 |
| | epithelial recurrent erosion dystrophy | ERED | None | 122400 | AD | C3, C4 |
| | subepithelial mucinous CD | SMCD | None | None | AD | C4 |
| | Meesmann CD | MECD | None | 122100 | AD | C1 |
| | Lisch epithelial CD | LECD | None | None | XD | C2 |
| | gelatinous drop-like CD | GDLD | GDLD CDGDL | 204870 | AR | C1 |
| Bowman層 | Reis-Bücklers CD | RBCD | CDB1 CDRB RBCD | 608470 | AD | C1 |
| | Thiel-Behnke CD | TBCD | CDB2 CDTB | 602082 | AD | C1, C2 |
| | Grayson-Wilbrandt CD | GWCD | None | None | AD | C4 |
| 実質 | classic lattice CD | LCD1 | CDL1 | 122200 | AD | C1 |
| | lattice CD, Meretoja type | LCD2 | None | 105120 | AD | C1 |
| | granular CD, type 1 | GCD1 | CGDD1 | 121900 | AD | C1 |
| | granular CD, type 2 (granular-lattice) | GCD2 | CDA ACD | 607541 | AD | C1 |
| | macular CD | MCD | MCDC1 | 217800 | AR | C1 |
| | Schnyder CD | SCD | None | 121800 | AD | C1 |
| | congenital stromal CD | CSCD | CSCD | 610048 | AD | C1 |
| | Fleck CD | FCD | None | 121850 | AD | C1 |
| | posterior amorphous CD | PACD | None | None | AD | C3 |
| | central cloudy dystrophy of François | CCDF | None | 217600 | 不明/AD | C4 |
| | pre-Descemet CD | PDCD | None | None | AD(1家系) | C4 |
| 内皮 | Fuchs endothelial CD | FECD | FECD1 | 136800 | 不明/AD | C1, C2, C3 |
| | posterior polymorphous CD | PPCD | PPCD1 | 122000 | AD | C1, C2 |
| | congenital hereditary endothelial dystrophy 1 | CHED1 | CHED1 | 121700 | AD | C2 |
| | congenital hereditary endothelial dystrophy 2 | CHED2 | CHED2 | 217700 | AR | C1 |
| | X-linked endothelial CD | XECD | None | None | XD | C2 |

CD：corneal dystrophy
MIM：Mendelian Inheritance in Man
AD：autosomal dominant（常染色体優性遺伝）
AR：autosomal recessive（常染色体劣性遺伝）
XD：X-linked dominant（X染色体優性遺伝）
（IC3D 分類より改変．）

C1：既知の遺伝子異常．
C2：一つ，ないしそれ以上の染色体部位が判明しているが原因遺伝子はわかっていない．
C3：染色体部位も判明していない．
C4：確証がないが，新しい角膜ジストロフィとして疑われるもの．

よい．IC3D分類は角膜ジストロフィの分類表であり，online（www.corneasociety.org/ic3d）で確認することができる．遺伝子病ではOnline Mendelian Inheritance in Man（OMIM）が広く利用されているが，IC3D分類ではそれぞれの角膜ジストロフィ患者で同定された原因遺伝子の変異のリストがヌクレオチドやアミノ酸のレベルまで記載されている．また四つのカテゴリーに分類されており，既知か未知かを簡単に判断できるようになっている．OMIMの略語とIC3Dの略語がいくつか異なっているため表1にまとめておく．IC3D分類は臨床写真だけでなく病理組織についても詳しく掲載されており，角膜を専門にしていない医療関係者にも手にとりやすい資料となっている．

## 表現型と遺伝子型

遺伝子の作用によって現れる個体の形質を表現型（phenotype）という．遺伝子の働きは遺伝子型（genotype）によるが，遺伝子変異の種類と表現型に対応のある場合，同一の遺伝子変異でさまざまな表現型をとる場合，また遺伝子型が異なっていても表現型が同じ場合もある．

遺伝子型と表現型に対応のある遺伝子変異において，遺伝子検査を行うことは，発症前を含め，臨床経過を予測することができる点で有用である．

多くの角膜ジストロフィは同一の遺伝子型であっても表現型の程度に差があることが知られており，異なる家族間における表現型の違いは遺伝的背景や環境因子が影響していると考えられている．さらに，*TGFBI*[*3]関連ジストロフィでは兄弟間で同一の対立遺伝子を有していても異なる角膜所見を認める[3]ことから，遺伝的背景や環境因子以外の要因でも表現型が変わってくると考えられている．このような場合があるため，臨床所見だけで診断せずに遺伝子検査を行うことが有用であると考えられる．

[*3] TGFBI
transforming growth factor beta-induced の略．

## 今後の遺伝子治療の展望

われわれが遺伝子検査を行い，原因遺伝子を同定することは治療のゴールへ向けての大切な一歩となる．角膜の透明性を維持している遺伝子を特定することは遺伝子治療の開発へとつながっていく．現在はsiRNA（small interfering RNAs）を用いた治療が有効な手段と報告[4,5]されており，今後の発展がおおいに期待される．

（舟木俊成）

### サイエンティフィック・クエスチョン

## 角膜ジストロフィの原因遺伝子はどのようにして解明されてきたのでしょうか？

**Answer** 主に，古典的なポジショナルクローニングで単離されてきました．

### 原因遺伝子の検索法

単一遺伝子遺伝病はメンデル（Mendel）の法則に従い，純粋に遺伝子の変異のみが発症にかかわると容易に予測できる疾患である．しかしながら，実際どの遺伝子に変異があるのかを解明するのは容易ではなかった．この方法には候補遺伝子（キャンディデート）法と位置的遺伝子（ポジショナル）法と，大きく二つの方法がある（図1）．

**キャンディデート法**：遺伝子の性質がある程度わかっていて，標的となる疾患の発症に関連がありそうな場合にとられる手法である．たとえば網膜色素変性を引き起こす遺伝子は多くあるが，そのうち，フォトトランスダクションやビジュアルサイクルにかかわる遺伝子

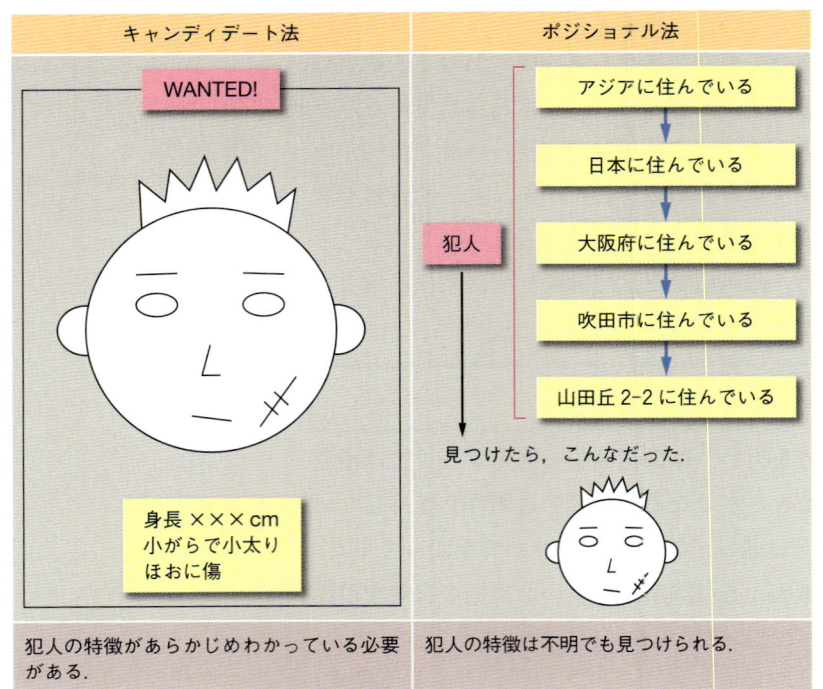

| キャンディデート法 | ポジショテル法 |
|---|---|
| WANTED! （似顔絵：身長×××cm 小がらで小太り ほおに傷） | 犯人 → アジアに住んでいる → 日本に住んでいる → 大阪府に住んでいる → 吹田市に住んでいる → 山田丘2-2に住んでいる<br>見つけたら，こんなだった． |
| 犯人の特徴があらかじめわかっている必要がある． | 犯人の特徴は不明でも見つけられる． |

図1　原因遺伝子検索法のイメージ

群は，1990年Dryjaが，ロドプシン変異が色素変性を起こすことを明らかにしたことより，候補遺伝子アプローチによって多くが色素変性の原因遺伝子であることが示された．例えていうなら，キャンディデート法は人物の特徴（性別，性格，背の高さ，顔立ち）などから犯人を絞り込む方法である．しかしながら，角膜ジストロフィを含む多くの疾患は，どのような遺伝子の異常により引き起こされるのか，予想することは不可能であった．

**ポジショナル法**：対象とする遺伝子疾患の染色体上の位置のみを手掛かりに疾患遺伝子を同定する方法である．例えるなら，顔，素性はわからないが犯人住所を手掛かりに犯人を特定することになる．この方法を使用すれば疾患遺伝子の目安がまったくつかなくても疾患遺伝子を同定できる．この方法には遺伝子の染色体上の地図が必要だが，現在はヒトゲノム情報としてだれでもインターネットから得ることができる．しかし，1980年代から角膜ジストロフィの原因遺伝子が単離された頃まで，ヒトゲノムプロジェクトは完成されておらず，大変な労力が必要な分野だった．これと，突き止めた遺伝子の機能を調べることで病態の解明が期待できることから，ポジショナルクローニングの成果は高く評価される．したがって，この方法で初期に解明された遺伝子は，致死性疾患や社会的意義が高い病気，たとえば囊胞性線維症や筋ジストロフィなどがとりあげられた．1987年，ポジショナルクローニングの初めての成功例としてDuchenne型筋ジストロフィの原因遺伝子が同定されてから，はじめの10年において，ポジショナルクローニングで同定された遺伝子は50に満たず，眼科疾患はなかった．これらの疾患に続き，角膜ジストロフィは90年代に次々と単離された．

## 角膜ジストロフィの原因遺伝子単離（表1）

***TGFBI*関連ジストロフィ**：まず単離されたのは，格子状角膜ジストロフィを代表とする*TGFBI*関連ジストロフィだった．Stoneらは1994年に格子状角膜ジストロフィⅠ型，顆粒状角膜ジストロフィ，Avellino（アベリノ）角膜ジストロフィの三つの疾患が古典的連鎖解析[*1]により，5番染色体長腕に存在することを報告し，これらの異なったジストロフィが同じ遺伝子の違った変異で起きている（allelic）可能性が高いと予想した．この予想は，1997年Munierらによる原因遺伝子*TGFBI*単離によって確かめられた．この単離は古典的なポジショナルクローニングを用いて行われた．*TGFBI*関連

[*1] 連鎖解析とは，簡単にいえば家系において対象とする染色体領域が家系の構成人物のどの人物と同じかを同定することである．たとえ兄弟であっても，父方から，父方の父方の染色体をとるか，父方の母方の染色体をとるかは半々である．また，同じ染色体でも組み換えが起こるため，父方の父方の染色体と父方の母方の染色体がランダムに入り乱れる構造となり，共通の染色体部分は少なくなる．患者家系において注目する染色体領域を共通してもっているものがだれかを同定し，それがすべて患者であったならば，その領域に疾患原因遺伝子が存在することとなる．

表1 本項でとりあげた角膜ジストロフィの遺伝子座

| OMIN# | ジストロフィ（別名） | 遺伝形式 | 染色体座 | 遺伝子 | 病因変異 |
|---|---|---|---|---|---|
| 121900 | granular corneal dystrophy, Type I；GCD1 | AD | 5q31 | *TGFBI* | R555W |
| 607541 | granular corneal dystrophy, Type II；GCD2（Avellino corneal dystrophy） | AD | 5q31 | *TGFBI* | R124H |
| 122200 | lattice corneal dystrophy, Type I | AD | 5q31 | *TGFBI* | R124C |
| 217800 | macular corneal dystrophy | AR | 16q23.1 | *CHST6* | 多数 |
| 204870 | gelatinous drop-like corneal dystrophy；GDLD | AR | 1p32.1 | *TACSTD2* | 多数 |

OMIN：Online Mendelian Inheritance in Man
AD：autosomal dominant（常染色体優性遺伝）
AR：autosomal recessive（常染色体劣性遺伝）

ジストロフィは，この方法によって同定された領域に存在する *TGFBI* が原因遺伝子であることが示された．

**斑状角膜ジストロフィ**：次に斑状角膜ジストロフィの原因遺伝子が単離された．この遺伝子は，やはり Stone らが連鎖解析を用いた位置的検索法で 16 番染色体長腕に存在することを示した．斑状角膜ジストロフィ患者においては，このケラタン硫酸の硫酸基を付加する酵素が欠落するため，正常なケラタン硫酸が産生されず，プロテオグリカンが難溶性となって混濁を生じる．赤間らは Stone が明らかにした領域に，角膜型の N-アセチルグルコサミン-6-スルホトランスフェラーゼをコードする *CHST6* 遺伝子が存在することを突き止めた．この酵素はまさに硫酸基を付加する酵素であり，この遺伝子に絞って患者において変異を検索したところ，複数の遺伝子変異を同定することに成功した．このようにポジショナルクローニングの結果から染色体の位置的に候補遺伝子を絞り病因遺伝子を単離する方法をポジショナルキャンディデート法といい，効率が非常によい病因遺伝子単離の方法である．

**膠様滴状角膜ジストロフィ**：次にわれわれが行った膠様滴状角膜ジストロフィのポジショナルクローニングが続く．この単離においては連鎖解析に加え，マーカー間の相関を検出する連鎖不平衡解析[*2] が大きな役割を果たした．われわれは連鎖解析によって狭められた領域において，さらにこの連鎖不平衡を示す領域を同定することにより，膠様滴状角膜ジストロフィの原因遺伝子が 1 番染色体の *TACSTD2* にあることを示した．これは，わが国において眼科領域初のポジショナルクローニングによる原因遺伝子単離の成功例となった．

（辻川元一）

[*2] 連鎖不平衡という概念は，現在の疾患感受性遺伝子解析（糖尿病や加齢黄斑変性）にきわめて重要な概念である．染色体のごく狭い領域においては幾世代を経たとしても組み換えが起こりにくく，すべてのマーカーを含む DNA 配列が保存される傾向がある．つまり，この染色体断片にのっているマーカーのアレル（対立遺伝子）の組み合わせ（ハプロタイプ）は，自由な組み合わせにはならず（平衡状態にならず），決まってしまう．ここに疾患の原因変異が起きた場合，子孫においてはその変異が起きた染色体の同一のハプロタイプを引き継ぐこととなる．つまり，逆に患者において家系にかかわらず共通のハプロタイプを示す微小な染色体領域を同定することができれば，そこに原因遺伝子が存在する可能性がある．

# 6. 角膜混濁の治療

# ステロイド

## 角膜混濁の治療に用いるステロイドの選択

　角膜混濁をきたす疾患（眼疾患）に対するステロイドの種類，投与方法，投与量は炎症の局在，重症度，病態により選択される．角膜炎，アレルギー性結膜疾患，虹彩炎など前眼部の炎症に対しては，点眼薬を用いることで炎症部位への薬剤の効果的な移行が期待できる．

　ステロイド点眼薬も全身投与の場合と同様，炎症の重症度や疾患の時期によって，適切な種類・濃度の点眼薬を選択する必要がある．しかし，点眼薬の場合，全身投与で用いられる合成ステロイドのように，作用時間やコルチゾールに換算した比較力価といったものは明らかではない．そこで，臨床の場では，ステロイドの力価に加え，角膜透過性，角膜通過時の代謝による違いを参考に，ステロイド点眼薬の強さを決め（表1），炎症の重症度や疾患の病期によって，種類や濃度を適切に選択する必要がある[1]．たとえば，ベタメタゾンやデキサメタゾンはステロイドの力価が高いことに加え，眼内移行もよいため，"強いステロイド"に位置づけることができる．一方，フルオロメトロンは角膜への浸透性が低いことから，"弱い〜中等度ステロイド"と位置づけられるが，眼表面の炎症に対しては有効であり，かつ眼内に影響が及ぶことで生じる副作用も少なくなり，安全性の点から用いやすい点眼薬といえる．

文献は p.299 参照.

### 表1　ステロイド点眼薬の作用による分類

| 作用 | 一般名 | 製品名 | 濃度（%） |
|---|---|---|---|
| 強 | ベタメタゾンリン酸ナトリウム | リンデロン® | 0.1 |
|  | デキサメタゾンメタスルホ安息香酸ナトリウム | サンテゾーン® | 0.1 |
| 中 | デキサメタゾンメタスルホ安息香酸ナトリウム | サンテゾーン® | 0.02 |
|  | ベタメタゾンリン酸ナトリウム | リンデロン® | 0.01 |
|  | フルオロメトロン | フルメトロン® | 0.1 |
| 弱 | フルオロメトロン | フルメトロン® | 0.02 |

## ステロイドの副作用

　眼局所の副作用として，眼圧上昇に注意を払うことはもちろんであるが，角膜混濁の原因が感染症の場合は，眼局所の免疫力の低下により，ステロイド点眼を使用することで起こる感染症の再発や悪化に対し，また，上皮障害を伴っている場合には上皮の創傷治癒遷延を起こさないために，ステロイド点眼薬の選択には十分注意する必要がある．

## 角膜混濁に対するステロイドの奏効機序

　ステロイドが奏効する角膜混濁の原因には，角膜の（感染性，非感染性の）炎症性疾患が挙げられる．その病態は，細胞浸潤，浮腫などが考えられる．ステロイド点眼薬を適切な時期に適量用いることで，血管新生やその後の脂質沈着の抑制，高度な角膜混濁の軽減，また，実質の菲薄化などの形状変化を最小限に抑え，永久的な視機能低下を回避できる可能性がある．

## 感染性疾患

　感染症の治療は，病原体に対する治療が優先だが，炎症に対する治療にも配慮しないと，視機能に影響する後遺症を残すことがある．
**実質型角膜ヘルペス（円板状角膜炎，壊死性角膜炎）**：上皮型角膜ヘルペスに対して，ステロイド点眼薬はウイルスの増殖を促す危険があるため禁忌である．実質型角膜ヘルペスは，ウイルス抗原に対する免疫反応と考えられており，炎症の重症度に適した必要最小限の濃度および強度のステロイド点眼薬を抗ウイルス薬併用下で用い，症状の改善に伴い点眼の種類や回数を漸減する．筆者らは治療に用いた点眼薬の使用経験から，ステロイド点眼薬の作用の強さを，種類・濃度によって分類し使い分けている．併用するアシクロビル眼軟膏の投与回数は，治療に用いるステロイド点眼薬の強度や病型，重症度によって決めている（図1）[2]．瞳孔領を含む広範囲の角膜混濁や浮腫により著しい視力低下を伴う重症例では，強度のステロイド点眼薬として，0.1％ベタメタゾン点眼薬1日2回，中等度の0.02％デキサメタゾン点眼薬1日2回から治療を開始している．この場合，アシクロビル眼軟膏は1日2〜3回併用している（図2）．強いステロイド点眼薬を長期に用いれば，角膜実質の混濁・浮腫は早期に改善するが，経過中に樹枝状角膜炎の再発を起こし，治療の変更

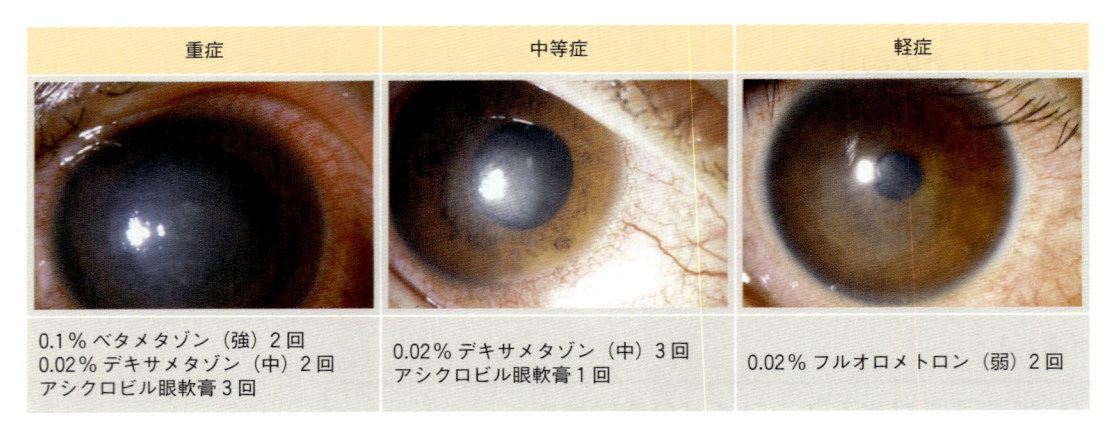

**図1　実質型角膜ヘルペスに対するステロイド点眼薬の選択**

重症：0.1％ベタメタゾン（強）2回／0.02％デキサメタゾン（中）2回／アシクロビル眼軟膏3回

中等症：0.02％デキサメタゾン（中）3回／アシクロビル眼軟膏1回

軽症：0.02％フルオロメトロン（弱）2回

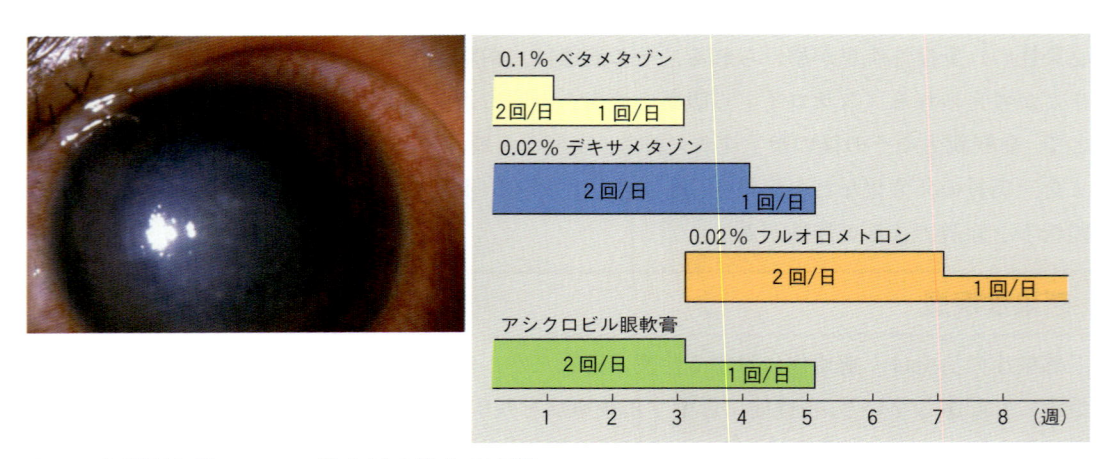

**図2　実質型角膜ヘルペス重症例の治療の実際**
強めのステロイド点眼＋ゾビラックス®眼軟膏で開始．角膜浮腫，混濁の軽減，KPの減少など炎症の改善がみられれば，ステロイド点眼薬を漸減．2〜3週間ごとに経過観察．
KP：keratic precipitates（角膜後面沈着物）

を余儀なくされる場合もでてくる．また，実質炎に対し，抗ウイルス薬のみでステロイド点眼薬を使わなかったり，炎症の程度に比べ弱めのステロイド点眼薬を継続したりすると，実質炎が遷延化し瘢痕性の角膜混濁を残す場合もある．一方，ステロイドの結膜下注射は，その後，上皮型の再発が起こる場合があり，禁忌と考えている．

上皮型と実質型角膜ヘルペス合併例（図3）の治療の優先順位は，上皮型の治療，すなわちアシクロビル眼軟膏1日5回であり，実質型に対しては，上皮型が治るまで2週間ステロイドを使わずに待つか，ステロイドを内服で併用する．その場合は，プレドニゾロン20mgから開始し，3，4日で5mgずつ減量する方法を用いている．通常，2週間で樹枝状病変は治癒するので，その後はステロイドを内服から点眼に変更する．

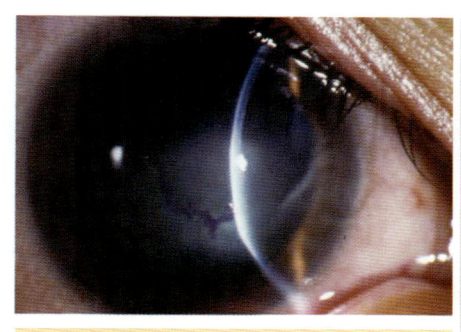

1. 樹枝状角膜炎の治療を優先

アシクロビル眼軟膏　5回　2週間

2. 実質型角膜ヘルペスの治療

ステロイド点眼中止
ステロイド内服に切り替え
プレドニン®20 mgから開始し漸減
　20 mg　3日→15 mg　4日
　10 mg　7日
　5 mg　　7日
　2週間以後はステロイド点眼薬併用可

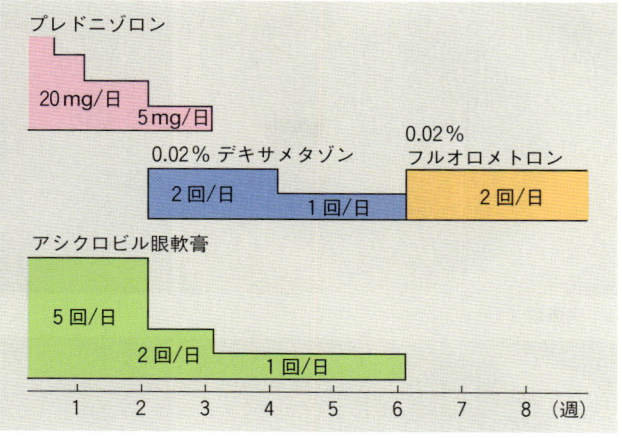

図3　上皮型，実質型角膜ヘルペス合併例に対するステロイドの使いかた

**眼部帯状ヘルペス**：種々の程度の角膜実質炎を伴う．治療の基本は，抗ウイルス薬（アシクロビル，バラシクロビル，ファムシクロビル）の全身投与だが，角膜実質炎に対しては，角膜ヘルペスに比べ，高濃度のステロイド点眼薬が必要になる場合が多い．偽樹枝状角膜炎を伴っていても，ステロイド点眼薬を適切に用いて速やかな消炎を図ることが大切である[3]．

**アデノウイルス結膜炎に伴う角膜混濁**：アデノウイルス結膜炎に対するステロイド点眼薬の使用は，角結膜炎に対する消炎効果は期待できる半面，ウイルスの検出を長期化させるといった問題もある．経過中にみられる多発性角膜上皮下浸潤（multiple subepithelial corneal infiltration；MSI）は，実質の最表層のアデノウイルス抗原に対する遅延型過敏反応であり，ステロイド点眼薬が有効である[4]．

**細菌性角膜炎**：治療経過において，消炎のためのステロイドの慎重な使用は瘢痕形成の抑制が期待できる．ステロイド点眼薬の使用にあたっては，病型や重症度の正確な所見が把握できる場合，または，起炎菌と薬剤感受性が判明し順調に快方に向かっている場合に限る．ただし，少量のステロイド内服投与（プレドニゾロン10 mg/日程度），低濃度ステロイド点眼薬の使用にとどめる[5]．

a. 治療前

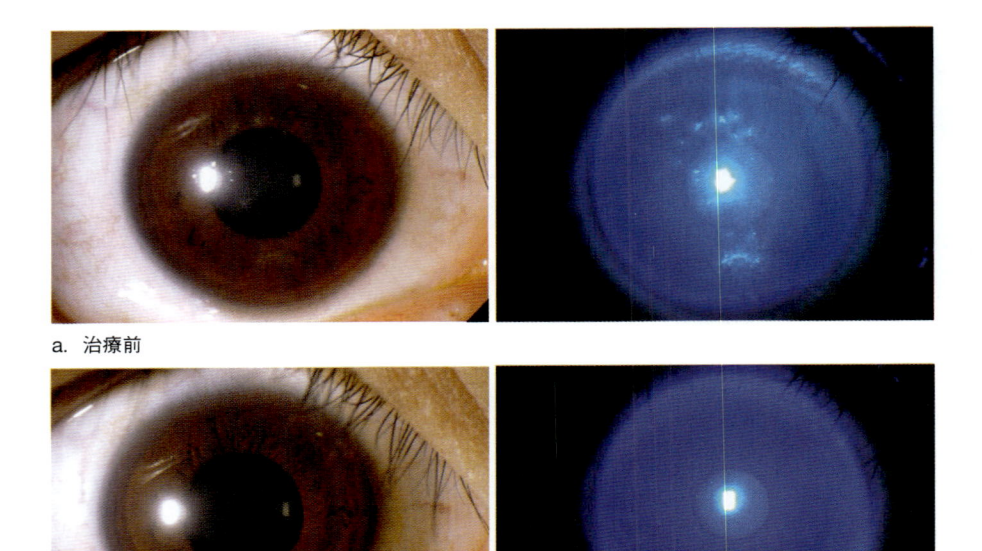

b. ステロイド点眼薬による治療後

**図4 Thygeson点状表層角膜炎の治療経過**（a，bとも左図：肉眼的所見，右図：フルオレセイン染色所見）

## 非感染性疾患

**Thygeson点状表層角膜炎**：上皮内に限局した灰白色の点状混濁で，角膜表面からわずかに隆起し，中心がフルオレセインで染色される（図4）．ステロイド点眼が奏効し，0.1％フルオロメトロン点眼薬で短期間に改善する．

**カタル性角膜浸潤（潰瘍），周辺部角膜浸潤**：眼瞼縁のブドウ球菌の外毒素に対するIII型アレルギー反応が角膜周辺部への白血球の浸潤を引き起こすことによってみられる混濁（潰瘍）である．ブドウ球菌に有効なβラクタム系の抗菌点眼薬と0.1％フルオロメトロン点眼薬を併用する．潰瘍を形成している場合，ステロイド点眼薬の使用には，感染症との臨床的な鑑別が必要である．

**角膜フリクテン**：表在性の血管侵入を伴う結節性の細胞浸潤による隆起性病変である．眼瞼縁の黄色ブドウ球菌や*Propionibacterium acnes*による感染アレルギーが病態として考えられている．βラクタム系の抗菌点眼薬とともに中等度ステロイド点眼薬（0.1％フルオロメトロン）を用いる．

**Mooren角膜潰瘍（蚕食性角膜潰瘍）**：灰白色の浸潤巣を伴って，輪

部に沿って生じる特徴的な円弧状の潰瘍を呈する．初期には 0.1％ベタメタゾン点眼薬の 1 時間ごとの頻回点眼を行うが，炎症が強い場合には，ステロイドや免疫抑制薬の全身投与が行われる．

**春季カタル**：シールド潰瘍やプラークといった角膜混濁を伴う病型に対しては，抗アレルギー点眼薬，免疫抑制点眼薬（0.1％シクロスポリン点眼薬，0.1％タクロリムス点眼薬），ステロイド点眼薬が用いられている．従来，重症例に対しては，ステロイド点眼薬は 0.1％デキサメタゾン点眼薬が用いられていたが，免疫抑制点眼薬の登場により 0.1％フルオロメトロン点眼薬程度のステロイドの併用で効果が得られるようになってきた[6]．春季カタルの病態は，I 型アレルギーの遅発相が主体であり，結膜や角膜実質の線維芽細胞が好酸球による炎症の悪化に関与している．アレルギー炎症に対する作用機序はそれぞれの点眼薬によって特徴があるが，ステロイドは直接，線維芽細胞に作用し好酸球誘導ケモカインであるエオタキシンの産生を抑制する[7]．

（高村悦子）

# 抗菌薬

## 抗菌点眼薬

　抗菌薬の点眼は細菌性角膜炎の基本的な治療法である．使用可能な抗菌点眼薬および眼軟膏を表1に示す．抗菌点眼薬の種類は多いが，フルオロキノロン系抗菌薬に偏っていること，マクロライド系抗菌薬が15員環マクロライドよりも抗菌スペクトラムが狭いエリスロマイシンのみであること，テトラサイクリン系抗菌薬が存在しないこと，などの特徴があることに注意する．以下に，主要な抗菌薬の特徴を述べる．

**セフェム系抗菌薬**：細胞壁合成を阻害することで抗菌効果を発揮する．抗菌効果は時間依存性であるため，角膜炎の治療では頻回点眼が望ましい．抗菌スペクトラムは比較的広く，メチシリン感受性黄色ブドウ球菌，肺炎球菌を含めたレンサ球菌属，インフルエンザ菌，淋菌といった前眼部感染症において主要な細菌をカバーする．点眼薬として使用できる唯一のセフェム系薬剤であるセフメノキシム点眼薬は，緑膿菌にもある程度抗菌効果を示すが，通常は緑膿菌眼感染症の第一選択薬としては用いない．セフェム系抗菌点眼薬は，細菌性結膜炎の初期治療薬，グラム陽性球菌による角膜炎の併用薬として使用する場面が多い．

**アミノグリコシド系抗菌薬**：細菌の蛋白合成を阻害することで抗菌効果を発揮する．抗菌効果は濃度依存性であるが組織移行性は乏しい．緑膿菌を代表とするグラム陰性桿菌やメチシリン感受性黄色ブドウ球菌に有効である．メチシリン耐性黄色ブドウ球菌（methicillin-resistant *Staphylococcus aureus*；MRSA）に対するアルベカシン以外のアミノグリコシド系抗菌薬の耐性化率は70%程度[1,2]と報告されている．ゲンタマイシン，トブラマイシンやジベカシンはMRSA感染症の第一選択薬にはならないが，感受性さえ確認できれば有用な薬剤である．肺炎球菌，腸球菌，緑色レンサ球菌ではアミノグリコシド系抗菌薬に低感受性であり，通常は治療薬として用いない．アミノグリコシド系抗菌薬は薬剤毒性が出やすいため，頻回点眼や長

文献はp.299参照．

### 表1 抗菌点眼薬および眼軟膏の種類

| 分類 | 薬剤名 |
|---|---|
| セフェム系 | セフメノキシム |
| アミノグリコシド系 | ゲンタマイシン |
|  | トブラマイシン |
|  | ジベカシン |
| マクロライド系 | エリスロマイシン |
| フルオロキノロン系 | ノルフロキサシン |
|  | オフロキサシン |
|  | ロメフロキサシン |
|  | レボフロキサシン |
|  | ガチフロキサシン |
|  | モキシフロキサシン |
|  | トスフロキサシン |
| その他 | クロラムフェニコール |
|  | コリスチン |
|  | バンコマイシン |

### 表2 前眼部感染症の主要な検出菌

| グラム染色による分類 | 代表菌種 |
|---|---|
| グラム陽性球菌 | 黄色ブドウ球菌 |
|  | 表皮ブドウ球菌 |
|  | 肺炎球菌 |
|  | 緑色レンサ球菌 |
|  | 腸球菌 |
| グラム陽性桿菌 | コリネバクテリウム属 |
|  | アクネ菌 |
| グラム陰性球菌 | 淋菌 |
|  | モラクセラ・カタラーリス |
| グラム陰性桿菌 | インフルエンザ菌 |
|  | 緑膿菌 |
|  | セラチア属 |
|  | モラクセラ・ラクナータ |

期にわたる点眼はなるべくひかえたほうがよい．緑膿菌を代表とするグラム陰性桿菌角膜炎で使用する場面が多い．

**マクロライド系抗菌薬**：細菌の蛋白合成を阻害することで抗菌効果を発揮する．わが国で唯一点眼薬として使用できるエリスロマイシンは，時間依存性である．エリスロマイシンは肺炎球菌を含むレンサ球菌属やインフルエンザ桿菌への抗菌力が弱いため，角結膜炎の第一選択薬としては使いにくい．一方，海外では15員環マクロライドであるアジスロマイシン点眼薬が市販されている．アジスロマイシンはエリスロマイシンと異なり，インフルエンザ桿菌や一部のレンサ球菌属にも有効であり，細菌性結膜炎の初期治療薬に適している．

**フルオロキノロン系抗菌薬**：細菌のDNA合成を阻害することで抗菌効果を発揮する．抗菌効果は濃度依存性であり，組織移行性の良好な薬剤である．抗菌スペクトラムは広く，ブドウ球菌属，肺炎球菌を含めたレンサ球菌属，緑膿菌を代表とするグラム陰性桿菌など，眼科で主要な細菌を一通りカバーする薬剤であり，初期治療薬とし

て使用されやすい．そのため近年では，フルオロキノロン耐性菌が目立ってきている．特に淋菌，メチシリン耐性ブドウ球菌属，コリネバクテリウム属では耐性化率が高い[3-5]．淋菌やコリネバクテリウム属の場合はセフェム系抗菌点眼薬，メチシリン耐性ブドウ球菌属の場合はクロラムフェニコール点眼やバンコマイシン眼軟膏が適している．フルオロキノロン系抗菌薬は，細菌性角膜炎の初期治療薬，周術期や易感染眼表面に対する感染防御を目的として使用する場面が多い．

**クロラムフェニコール**：細菌の蛋白合成を阻害することで抗菌効果を発揮する．前眼部感染症の起炎菌の多くに感受性を示すが，緑膿菌には効果がないことに注意する．ただし，コリスチンが含有されている製剤では緑膿菌への抗菌効果が期待できる．MRSAはセフェム系，マクロライド系，フルオロキノロン系抗菌薬などに多剤耐性傾向を示すが，クロラムフェニコールの感受性はきわめて良好である．クロラムフェニコール点眼は，MRSA結膜炎での単剤使用[6]，もしくはMRSA角膜炎での併用薬として使用する場面が多い．

**バンコマイシン**：細菌の細胞壁合成を阻害することで，時間依存的に抗菌作用を発揮する．局所治療薬としてはバンコマイシン眼軟膏が利用できるが，MRSAあるいはMRSE（methicillin-resistant *Staphylococcus epidermidis*；メチシリン耐性表皮ブドウ球菌）が起炎菌と診断された眼瞼炎，結膜炎，涙囊炎で使用可能となっている．ただし，表皮ブドウ球菌に関しては眼瞼や皮膚の常在細菌であることから，たとえメチシリン耐性菌であっても，起炎菌とすべきかどうかの判断には慎重になるべきである．耐性菌の蔓延を抑制するためにも，原則的にはバンコマイシン眼軟膏はMRSA感染症で使用すると考えておくほうがよい．

## 前眼部感染症の主要な検出菌

前眼部感染症からの検出菌として重要なものを**表2**に示す．このなかでグラム陽性球菌とグラム陰性桿菌は病原性が強い菌種が多い．細菌性角膜炎では，黄色ブドウ球菌，肺炎球菌，緑膿菌の3菌種が病原菌となりやすい[7]．易感染患者の角膜炎では緑色レンサ球菌，腸球菌，モラクセラ・ラクナータ，セラチア属がしばしば検出される．表皮ブドウ球菌を代表とするコアグラーゼ陰性ブドウ球菌，コリネバクテリウム属，アクネ菌は一般的には常在細菌であり，角膜炎の起炎菌とするには慎重に判断すべきである．

## 表3 主要菌種の抗菌スペクトラム

| 菌種 | セフメノキシム | アミノグリコシド系 | エリスロマイシン | フルオロキノロン系 | クロラムフェニコール | バンコマイシン |
|---|---|---|---|---|---|---|
| MSSA | ○ | ○ | △ | ○ | ○ | ○ |
| MRSA | × | △ | × | × | ○ | ○ |
| 肺炎球菌 | ○ | × | × | ○ | ○ | ○ |
| 緑膿菌 | × | ○ | × | ○ | × | × |

○：効果あり，△：ときどき効果あり，×：効果得にくい
MSSA；methicillin-susceptible Staphylococcus aureus（メチシリン感受性黄色ブドウ球菌）
MRSA；methicillin-resistant Staphylccoccus aureus（メチシリン耐性黄色ブドウ球菌）

　角膜炎患者の初期治療は，可能な限り患者背景や臨床所見から起炎菌を推定したうえで治療薬を選択することが望ましい．菌種ごとに抗菌薬の感受性パターンは似た傾向を示すので，主要菌種の抗菌スペクトラムを把握しておくとよい．表3に角膜炎で重要な菌種の抗菌スペクトラムを示す．『感染性角膜炎診療ガイドライン（第2版）』では，重症細菌性角膜炎では作用機序の異なる2剤の抗菌点眼薬の使用を奨めている[8]．筆者の場合は，より確実な治療効果を期待して，一見軽症と思われる角膜炎であっても2剤の抗菌点眼薬を用いた初期治療を行うことが多い．その後，起炎菌が同定されたり，数日ですみやかな改善が得られた場合には，早めに抗菌点眼薬の回数や種類を減らしている．

### カコモン読解　第21回 一般問題34

角膜炎の病原体と治療薬の組合せで誤っているのはどれか．
a　緑膿菌――――――――――トブラマイシン
b　肺炎球菌――――――――――セフメノキシム塩酸塩
c　MRSA――――――――――レボフロキサシン
d　カンジダ――――――――――フルコナゾール
e　単純ヘルペスウイルス――――アシクロビル

**解説**　角膜炎なので，局所投与で治療することを前提にして解説する．起炎菌としての緑膿菌の多くは市中環境由来であり，トブラマイシンなどのアミノグリコシド系抗菌薬への感受性は良好である．アミノグリコシド系抗菌点眼薬は薬剤性角膜障害を起こしやすいため，頻回点眼や長期間の使用はできるだけひかえたほうがよい．

肺炎球菌では，臨床分離株のおよそ半数はペニシリン低感受性であるが，セフメノキシムに対する感受性は良好である．MRSAは臨床的には病院型と市中型の二つに分けられる．病院型MRSAは多剤耐性傾向が強く，レボフロキサシンには80％以上が耐性である．市中型MRSAでは，レボフロキサシンに感受性を有するものも比較的みられる．しかしながら，MRSA臨床分離株の多くは病院型であるため，MRSAにはレボフロキサシンは原則的に適さないと考えておいたほうがよい．カンジダ属は一般的にはフルコナゾールの感受性は良好であるが，まれに*Candida krusei*や*Candida glabrata*のようなフルコナゾールに抵抗性を示すnon-albicansカンジダ属が検出されることがあるため注意を要する．単純ヘルペスウイルスについてもアシクロビル耐性株が報告されてはいるが，頻度としてはまれである．

**模範解答** c

---

**カコモン読解** 第22回 一般問題31

フルオロキノロン系抗菌薬に対する耐性菌が多くみられるのはどれか．3つ選べ．
a 淋菌　b 緑膿菌　c セラチア　d コリネバクテリウム
e MRSA

**解説**　眼科領域で検出されやすい細菌のなかで，フルオロキノロン系抗菌薬への耐性化率が高いものは，淋菌，メチシリン耐性黄色ブドウ球菌，メチシリン耐性コアグラーゼ陰性ブドウ球菌とコリネバクテリウム属の四つである．淋菌はクリーム状眼脂を特徴とした難治性の結膜炎で発症し，適切な治療が遅れると角膜穿孔の恐れがある疾患である．淋菌はフルオロキノロン耐性化が進んでおり，最近では臨床分離株の70％以上が耐性となっている．ブドウ球菌属では，メチシリン耐性黄色ブドウ球菌だけでなくメチシリン耐性コアグラーゼ陰性ブドウ球菌も多剤耐性化が進み，フルオロキノロンの耐性化率ではメチシリン耐性黄色ブドウ球菌が80％以上，メチシリン耐性コアグラーゼ陰性ブドウ球菌が40〜60％程度となっている．眼部から検出されるコリネバクテリウム属は*Corinebacterium macginleyi*が多く，わが国の臨床分離株の約50％はフルオロキノロン耐性となっている．グラム陽性球菌やグラム陰性桿菌では，*gyrA*と*parC*の二つの遺伝子に変異が生じると，フルオロキノロン耐性

を示すようになるが，コリネバクテリウム属では *parC* に相当する遺伝子がないため，容易に耐性化すると考えられる．*Corinebacterium macginleyi* は眼表面組織に特異的に常在する菌種であることから，フルオロキノロン系抗菌点眼薬の乱用によって耐性化が進んだと推測される．眼科で検出される緑膿菌とセラチア属は抗菌薬の選択圧が少ない市中環境に由来する菌株が多いため，フルオロキノロン系抗菌薬の感受性は比較的保たれている．

【模範解答】 a, d, e

### カコモン読解 第22回 臨床実地問題15

22歳の女性．2週間交換型のソフトコンタクトレンズを使用していたが，数日前から右眼に高度の充血と眼痛が生じ，視力が著明に低下したため来院した．右眼前眼部写真を図に示す．適切な治療薬はどれか．2つ選べ．

a エリスロマイシン
b クロルヘキシジングルコン酸塩
c トブラマイシン
d ミコナゾール
e レボフロキサシン

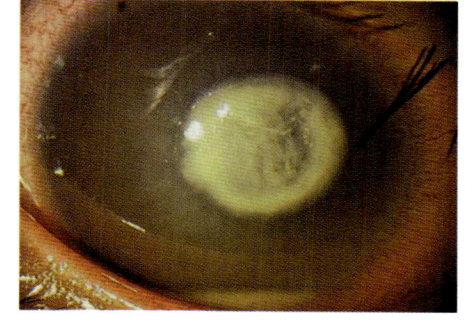

【解説】 まず患者背景として，若年者で2週間交換型のソフトコンタクトレンズを使用していることから，不衛生なコンタクトレンズケースが感染源となった可能性が考えられる．次に前眼部所見では，角膜病巣は大きな円形であり，病巣内部よりも周辺部のほうが濃い白色を呈している．これは輪状浸潤や輪状膿瘍などと呼ばれ，緑膿菌による角膜炎で認めやすい所見である．したがって初期治療点眼薬としては，緑膿菌をカバーする薬剤を選択することとなる．エリスロマイシンは，緑膿菌に対する抗菌力は弱い薬剤である．クロルヘキシジングルコン酸塩は消毒薬であるが，アカントアメーバ角膜炎の治療薬として用いることがある．ミコナゾールはアゾール系の抗真菌薬であり，緑膿菌には適さない．トブラマイシンとレボフロキサシンはともに，緑膿菌に対して良好な感受性を示すので初期治療薬として適している．しかしながら，両薬剤とも20～30％の割合で低感受性を示すことがあるため，2剤を併用して治療するほうがより確実である[*1]．2013年に改訂された『感染性角膜炎診療ガイ

[*1] フルオロキノロン系抗菌薬は，世代が進むにつれてグラム陽性球菌に対する抗菌力は高くなる一方，緑膿菌に対する抗菌力は弱くなる傾向がある．具体的には，レボフロキサシンよりもガチフロキサシンやモキシフロキサシンのほうが，緑膿菌に対する抗菌力は弱くなる．

ドライン（第2版）』においても，重症角膜炎の場合は作用機序の異なる2剤の抗菌薬を使用することを推奨している．

**模範解答**　c, e

---

**カコモン読解**　第23回　一般問題35

病原体とそれに有効な抗菌薬の組合せで適切なのはどれか．
　a　アクネ菌──────────エリスロマイシン
　b　コリネバクテリウム──────レボフロキサシン水和物
　c　肺炎球菌──────────トブラマイシン
　d　メチシリン耐性黄色ブドウ球菌──セフメノキシム塩酸塩
　e　緑膿菌───────────クロラムフェニコール

**解説**　抗菌点眼薬や眼軟膏を使用することを想定して解説する．アクネ菌は，一般的にはエリスロマイシンなどのマクロライド系抗菌薬に良好な感受性を有する．ただし，大学病院など難治症例が多い施設では，マクロライド系抗菌薬への耐性化が問題となっている．アクネ菌に使用するほかの抗菌薬として，セフメノキシム塩酸塩やフルオロキノロン系抗菌薬も感受性が良好である．眼検体から検出されるコリネバクテリウム属は，レボフロキサシンなどのフルオロキノロン系抗菌薬への耐性化が進んでいるため適していない．コリネバクテリウム属に対しては，セフメノキシム塩酸塩が適している．肺炎球菌の多くはアミノグリコシド系抗菌薬への感受性は乏しい．肺炎球菌には，セフメノキシム塩酸塩かガチフロキサシンやモキシフロキサシンなどのフルオロキノロン系抗菌薬が適している．メチシリン耐性黄色ブドウ球菌はセフェム系，マクロライド系，フルオロキノロン系など，多くの薬剤に耐性である．局所治療薬としては，クロラムフェニコールとバンコマイシンが適している．緑膿菌の多くは，マクロライド系，クロラムフェニコールへの感受性は乏しい．そのため市販されているエリスロマイシンやクロラムフェニコール点眼液にはコリスチンが配合されているものがあり，緑膿菌にも抗菌効果が得られるようになっている．

**模範解答**　a

（星　最智）

# 抗真菌薬

　真菌性角膜炎は重篤な経過をたどる症例が多く，時に治療的角膜移植や眼球摘出まで至ることもある．このため真菌性角膜炎の症例には，効果があると考えられる薬剤を総動員して治療を行う必要がある．現在，眼科領域で使用されている主な抗真菌薬は，ポリエン系，アゾール系，キャンディン系がある．真菌性角膜炎の症例では，これらの薬剤の特性や使用時の注意点について習熟したうえで加療を行っていくことが望ましい．本項ではこれらの抗真菌薬の特性，使用法および副作用について述べる．

## 特性（表1）

**ポリエン系**：ポリエン系抗真菌薬の作用機序は，真菌の細胞膜のエルゴステロールに直接作用し細胞膜を破壊することで，殺真菌的な効果をもつ．ポリエン系抗真菌薬には，ピマリシン，アムホテリシンB（ファンギゾン®）およびアムホテリシンBリポソーム製剤（アムビゾーム®）があり，酵母菌から糸状菌まで広い抗真菌スペクトルをもつ．ピマリシンは眼科用製剤として，5％点眼液，1％眼軟膏が臨床使用されている（図1）．アムホテリシンBは自家調製が必要であり，5％ブドウ糖注射液を用いて0.1％程度に調製して使用する．アムホテリシンBリポソーム製剤は，アムホテリシンBをリポソーム中に封入することで，腎障害などの副作用を軽減した薬剤である．これまでにアムホテリシンBリポソーム製剤0.1％点眼液の使用で，カンジダ属やフザリウム属による真菌性角膜炎に対する効果が報告されている[1]．

**アゾール系**：アゾール系抗真菌薬の作用機序は，真菌の細胞膜のエルゴステロールの合成を阻害することで，静真菌的な効果をもつ．ミコナゾール（フロリードF®），フルコナゾール（ジフルカン®），イトラコナゾール（イトリゾール®）およびボリコナゾール（ブイフェンド®）が含まれる．アゾール系抗真菌薬は酵母菌のカンジダ属に有効であるが，フルコナゾール耐性のカンジダ属の株が増加しており注意が必要である[2][*1]．2005年より使用可能となったボリコ

文献は p.299 参照．

[*1] *Candida krusei* や *Candida glabrata* などの菌種でフルコナゾール耐性株が増化しており，使用時には注意が必要である．

**表 1 抗真菌薬の特性についてのまとめ**

| 系統 | ポリエン系 | | アゾール系 | | | キャンディン系 | |
|---|---|---|---|---|---|---|---|
| 薬剤 | ピマリシン | アムホテリシンB,アムホテリシンBリポソーム製剤 | ミコナゾール | フルコナゾール | ボリコナゾール | ミカファンギンナトリウム | カスポファンギン酢酸塩 |
| 商品名 | ピマリシン点眼液5%「センジュ®」ピマリシン眼軟膏1%「センジュ®」 | ファンギゾン®アムビゾーム® | フロリードF® | ジフルカン® | ブイフェンド® | ファンガード® | カンサイダス® |
| 作用機序 | 真菌の細胞膜のエルゴステロールに直接作用し,細胞膜を破壊する.殺真菌的作用をもつ. | | エルゴステロールの合成にかかわるラノステロール14α-脱メチル酵素に働き,ラノステロールからエルゴステロールの合成を阻害する.静真菌的作用をもつ. | | | 真菌の細胞壁の構成成分である(1→3)-β-Dグルカンの合成を阻害する.殺真菌的作用をもつ. | |
| 人体に対する影響 | ヒトの細胞膜のコレステロールにも相互作用をもつため,肝・腎機能のモニタリングが必要.リポソーム製剤であるアムビゾーム®は,人体に対する影響が軽減されている可能性がある. | | 肝・腎機能障害の報告があり,定期的なモニタリングが必要.ブイフェンド®では,羞明や黄視症などの視覚異常が出現する可能性もある. | | | 作用は真菌に特異的だが,BUN上昇や白血球減少の副作用の報告があり,定期的なモニタリングは必要. | |
| 抗真菌スペクトル* | カンジダ属,アスペルギルス属,フザリウム属 | カンジダ属,アスペルギルス属,クリプトコッカス属など | カンジダ属,アスペルギルス属,クリプトコッカス属 | カンジダ属,アスペルギルス属,クリプトコッカス属 | カンジダ属,アスペルギルス属,クリプトコッカス属,フザリウム属 | カンジダ属,アスペルギルス属 | カンジダ属,アスペルギルス属 |
| 点眼時の使用濃度 | 5%点眼液(1%眼軟膏) | 0.1%点眼液 | 0.1%点眼液 | 0.1%点眼液 | 1%点眼液 | 0.1%点眼液 | 0.5%点眼液 |

*インタビューフォームにおける適応
BUN:blood urea nitrogen(血液尿素窒素)

ナゾールは,アスペルギルス属,フザリウム属といった糸状菌まで抗真菌スペクトルが広がっている[3].点眼液としてはミコナゾール,フルコナゾールは0.1%程度,ボリコナゾールは1〜2%程度に調製して使用する.

**キャンディン系**:キャンディン系抗真菌薬の作用機序は,真菌の細胞壁の構成成分である(1→3)-β-Dグルカンの合成を阻害することにより,殺真菌的な効果をもつ.キャンディン系抗真菌薬には,ミカファンギンナトリウム(ファンガード®)および2012年に発売されたカスポファンギン酢酸塩(カンサイダス®)がある.カンジダ属およびアスペルギルス属に有効であるが,分子量が大きく角膜内への移行性が悪い点に注意が必要である.ミカファンギンナトリウ

ムは0.1％程度の濃度で使用する．カスポファンギン酢酸塩については0.5％での報告がある[4]．

## 使用法

　抗真菌薬を使用する際は，どの抗真菌薬を選択するか，そしてどの経路で投与するか注意しなければならない．抗真菌薬の選択においては，起炎菌の形態（酵母菌，糸状菌）で使い分けることが重要である．投与法には点眼，全身投与，結膜下注射，実質内注射，前房内投与などがあり，症例にあわせて投与法を検討する．

**抗真菌薬の選択**：起炎菌が酵母菌の場合は，基本的にアゾール系薬剤を選択し，症例によりキャンディン系薬剤を追加する（図2）．糸状菌の場合は，ポリエン系薬剤を第一選択とし，これにボリコナゾールの追加を検討する（図3）．アスペルギルス属が起炎菌の場合は，キャンディン系薬剤でも対処できることがある．

**投与法**：真菌性角膜炎の症例は重篤な転帰をとることもあるため，治療開始時には可能な限りの薬剤を用いて加療する．抗真菌薬の投与の基本は点眼であり，症状，所見に応じて1～2時間ごとから開始し，漸減していく．

　全身投与では，点滴静注用の薬剤としてポリエン系ではアムホテリシンB，アムホテリシンBリポソーム製剤，アゾール系ではミコナゾール，フルコナゾール，ホスフルコナゾール（プロジフ®）およびボリコナゾール，キャンディン系ではミカファンギンナトリウム，カスポファンギン酢酸塩が使用可能である．経口投与にはイトラコナゾール，ボリコナゾールが使用される．ボリコナゾールは腸管からの吸収がよく，高い生物学的利用能（bioavailability）をもつため，点滴静注が難しい症例でも使いやすいという利点がある反面，併用禁忌薬もあるため，注意する[*2]．

　結膜下注射は重篤な症例に対し有効であり，フルコナゾールやミコナゾールを0.1～0.2％に調製して使用する．実質内注射は，抗真菌薬を角膜実質に直接注入する方法であり，0.05％ボリコナゾールの使用で難治性の真菌性角膜炎に効果があったと報告されている[5]．しかし，角膜内皮障害を惹起する可能性もあり，投与の際は症例を選択する必要がある．方法は，薬液をシリンジに入れ30G針をつけ，ベベルダウンにした状態で病巣周辺に数か所注射する．針を深く入れすぎるとDescemet膜剝離や角膜穿孔をきたすため，注意が必要である（図4）．抗真菌薬の前房内投与については，これま

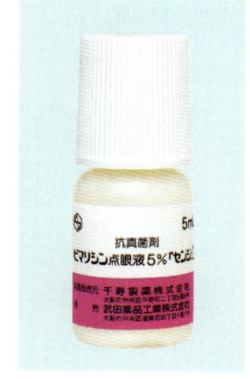

a．ピマリシン点眼液5％「センジュ®」

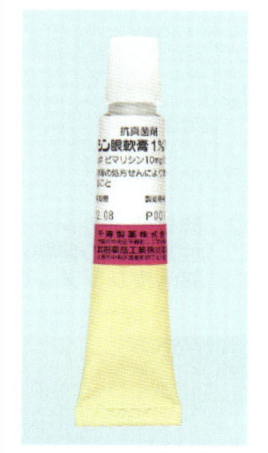

b．ピマリシン眼軟膏1％「センジュ®」

**図1　眼科用ピマリシン製剤**

[*2] ボリコナゾールには併用禁忌薬（リファンピシン，カルバマゼピン，キニジンなど）が存在する．投与前に内服薬を確認する必要がある．

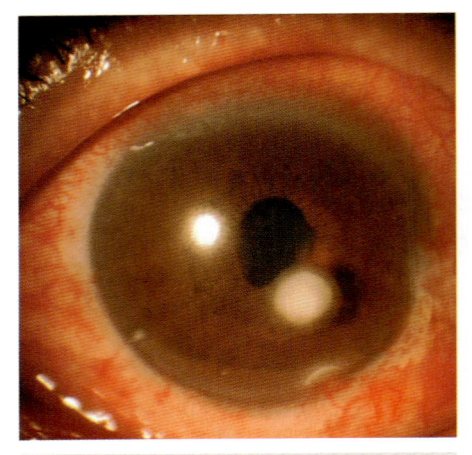

| 1％ボリコナゾール | 2時間ごと |
| 0.1％ミカファンギンナトリウム | 2時間ごと |
| 0.5％モキシフロキサシン塩酸塩 | 4× |
| 塩酸フェニレフリン・トロピカミド塩酸塩 | 2× |
| アトロピン硫酸塩 | 1× |
| ピマリシン眼軟膏 | 1× |

**図2** 酵母菌（カンジダ属）による真菌性角膜炎の前眼部写真および点眼薬治療レジメンの1例

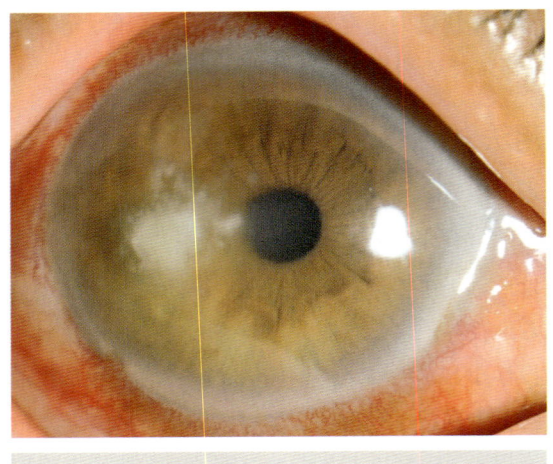

| 0.1％アムホテリシンB | 2時間ごと |
| 1％ボリコナゾール | 2時間ごと |
| 0.5％モキシフロキサシン塩酸塩 | 4× |
| 塩酸フェニレフリン・トロピカミド塩酸塩 | 2× |
| アトロピン硫酸塩 | 1× |
| ピマリシン眼軟膏 | 1× |

**図3** 糸状菌（フザリウム属）による真菌性角膜炎の前眼部写真および点眼薬治療レジメンの1例

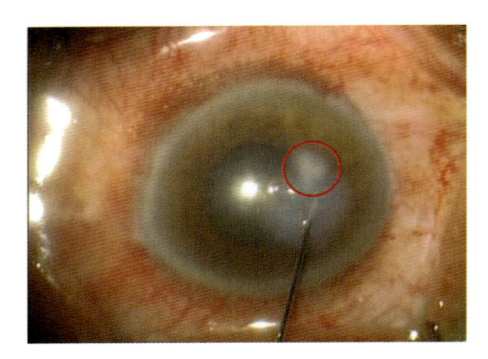

**図4** 角膜実質内注射
病巣（○）周辺に数か所，30G針を用いベベルダウンで薬液を注射する．

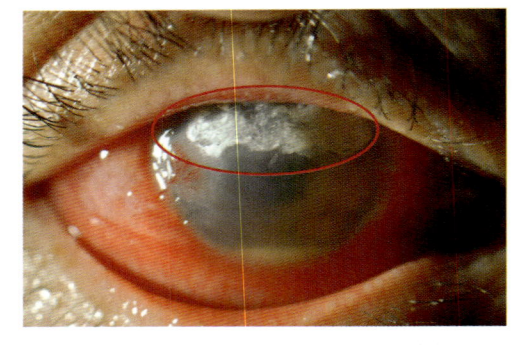

**図5** ピマリシン点眼液を使用した症例で認めた白色の沈着物（○）
真菌性角膜炎の悪化所見と見間違うことがあるため，注意が必要である．

でに濃度が0.005～0.01％アムホテリシンBや0.05％ボリコナゾールを真菌性角膜炎の症例に使用し，効果があったと報告されている[6,7]．今後，投与経路の選択肢の一つとなりうる可能性があるが，角膜内皮障害に注意が必要である．

## 使用時の注意点

現在，抗真菌薬として眼局所への使用が認可されている製剤は，

ポリエン系のピマリシンのみである．ほかの薬剤を点眼液として眼局所に投与する場合は，適応外使用となるため，使用時にはインフォームド・コンセントを行っておく必要がある．

　抗真菌薬の副作用として，肝・腎機能障害が挙げられており，使用する際には定期的に採血を行いモニタリングする．ピマリシン点眼液は，角膜上皮障害や角膜上に白色の沈着物を形成することがあり，真菌性角膜炎の悪化と見間違わないよう確認が必要である(図5)．ボリコナゾールでは色覚障害や色視症が出現することがあり，使用時には事前に説明を行っておく．カスポファンギン酢酸塩では，シクロスポリンやタクロリムスとの相互作用を認めたとされており，これらの薬剤との併用には注意する．

（子島良平）

# アシクロビル

## 背景

アシクロビル（acyclovir；ACV）は，ヘルペス群ウイルス，特に単純ヘルペスウイルス（herpes simplex virus；HSV）へ優れた増殖抑制効果がある．Elion GB（1988年にノーベル生理学・医学賞を受賞）らにより，1977年に報告された[1]．錠剤に先行し，眼軟膏，点滴静注用製剤が開発された．ACV眼軟膏の登場は，角膜ヘルペスの治療に光明を見いだした．

文献はp.300参照．

## 作用機序（図1）

ACVは，単純ヘルペスウイルス1型・2型（HSV-1，HSV-2），水痘帯状疱疹ウイルス（varicella zoster virus；VZV）感染細胞内で，ウイルス由来のチミジンキナーゼ（thymidine kinase；TK）によりリン酸化され，アシクロビル三リン酸（ACV-TP）となる[1]．ACV-TPは正常のデオキシグアノシン三リン酸（dGTP）と競合し，ウイルスDNAポリメラーゼによりウイルスDNAの3'末端にとり込まれると，ウイルスDNA鎖の伸長が停止され，ウイルスDNAの複製を阻害する．ウイルス由来のTKにより作用するため，非感染細胞への障害が免れる．

全身投与では，血漿中の半減期は約2.5時間で[2,3]，腎から排出される[2,3]．消化管での吸収は悪い．

## 抗ウイルス活性

ACVは，Vero細胞を用いた検討から，HSV-1型に対する抗ウイルス効果が最も強い．HSV，VZV，CMV（cytomegalovirus；サイトメガロウイルス）のそれぞれのID$_{50}$を表1に示す[4]．ヘルペス以外のDNAウイルス，RNAウイルスには活性がない[5]．HSVに対するそれぞれの抗ウイルス薬の活性は，IDU（イドクスウリジン）に比較し10倍，Ara-Aに対して100倍以上と報告されている．VZVに対しては，Ara-Aと同等とされている[6]．

## アシクロビル

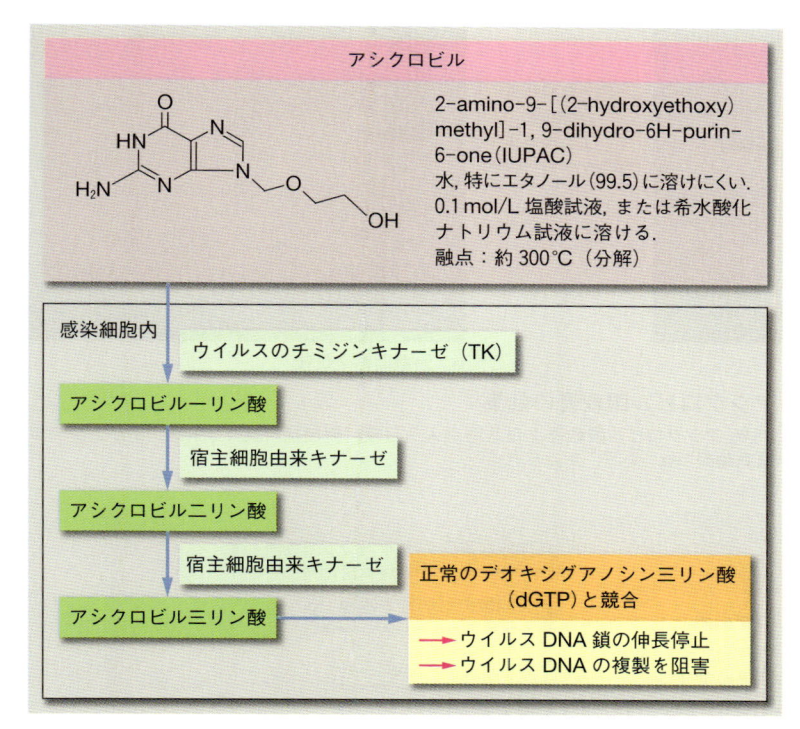

2-amino-9-[(2-hydroxyethoxy)methyl]-1,9-dihydro-6H-purin-6-one（IUPAC）
水，特にエタノール（99.5）に溶けにくい．
0.1 mol/L 塩酸試液，または希水酸化ナトリウム試液に溶ける．
融点：約 300℃（分解）

**図1 アシクロビルの作用機序**

アシクロビルは，感染細胞内でウイルス由来のチミジンキナーゼ（thymidine kinase；TK）によりリン酸化し，アシクロビル一リン酸になり，次いで宿主細胞由来キナーゼでアシクロビル三リン酸（ACV-TP）となる．ACV-TP は正常のデオキシグアノシン三リン酸（dGTP）と競合し，ウイルス DNA ポリメラーゼによりウイルス DNA の 3′末端にとり込まれると，ウイルス DNA 鎖の伸長が停止され，ウイルス DNA の複製を阻害する．

## 治療の実際

**3％アシクロビル眼軟膏**：樹枝状角膜炎に対して，1日5回点入．1～2週間は徹底し，最長3週間を原則とする．角膜ヘルペスに対する有効率は約9割，平均潰瘍消失日数は約6日とされている（図2）[7,8]．眼軟膏の1日5回の点入は，患者においては苦痛である．よいアドヒアランスを得るために，処方時に患者の理解を得る説明が必要とされる（図3）．

円板状角膜炎に対し，ステロイド点眼薬を投与する場合，樹枝状角膜炎の予防目的で，ステロイド点眼薬の強さにあわせて，1～3回併用する．

副作用として，点状表層角膜炎（図2）や結膜びらんなどがある．1日5回点入した場合，約半数に認められている[9]．中止もしくは減量で改善する．角膜ヘルペスでは，涙液分泌量の減少や，IDU の治療歴がある症例では涙点の閉鎖をみることも多く，涙液クリアランスの低下により，上皮障害が生じやすい．防腐剤無添加人工涙液で洗い流すことを指導し，予防する．

眼部帯状疱疹では，全身投与が有用である．

**内服**：眼瞼ヘルペスは単純疱疹と同様，成人では1回 200 mg を1日5回経口（成人）する．帯状疱疹に対しては，1回 800 mg を1日5回経口投与（成人）する．年齢，症状により適宜増減する．

**表1 ACV の抗ウイルス活性**

| | 平均 ID$_{50}$（μM） |
| --- | --- |
| HSV-1 | 0.15±0.09 |
| HSV-2 | 1.62±0.76 |
| VZV | 3.75±1.30 |
| CMV | 100 以上 |

ID$_{50}$：median infective dose（半数感染量）
HSV：herpes simplex virus（単純ヘルペスウイルス）
VZV：varicella zoster virus（水痘帯状疱疹ウイルス）
CMV：cytomegalovirus（サイトメガロウイルス）

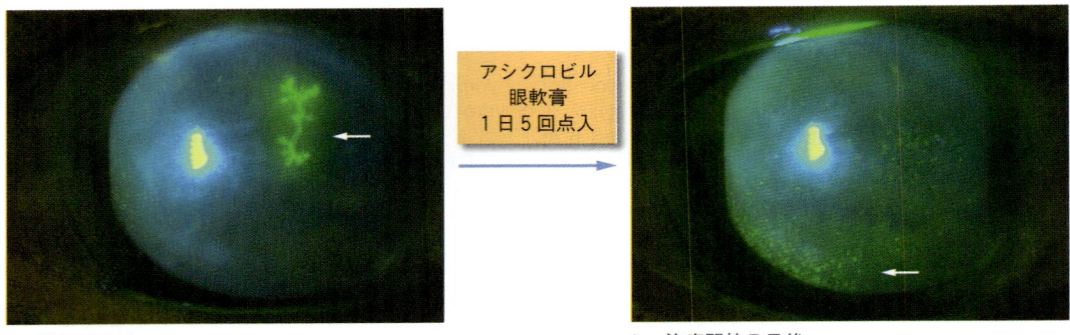

a. 治療開始時　　　　　　　　　　　　　　b. 治療開始7日後

**図2　樹枝状角膜炎への3％アシクロビル眼軟膏の効果**

樹枝状角膜炎（a, 矢印）を認める．3％アシクロビル眼軟膏1日5回点入7日後，樹枝状角膜炎は消失．3％アシクロビル眼軟膏によると思われる点状表層角膜炎（b, 矢印）がみられる．

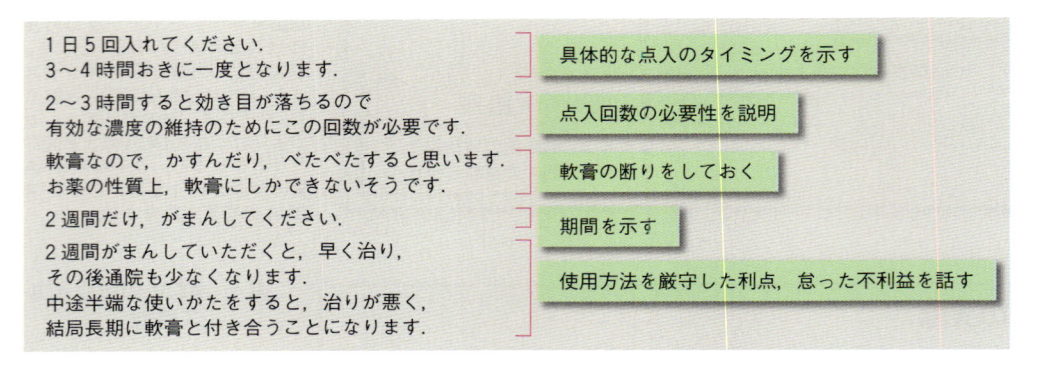

| 説明 | ポイント |
|---|---|
| 1日5回入れてください．3〜4時間おきに一度となります． | 具体的な点入のタイミングを示す |
| 2〜3時間すると効き目が落ちるので有効な濃度の維持のためにこの回数が必要です． | 点入回数の必要性を説明 |
| 軟膏なので，かすんだり，べたべたすると思います．お薬の性質上，軟膏にしかできないそうです． | 軟膏の断りをしておく |
| 2週間だけ，がまんしてください． | 期間を示す |
| 2週間がまんしていただくと，早く治り，その後通院も少なくなります．中途半端な使いかたをすると，治りが悪く，結局長期に軟膏と付き合うことになります． | 使用方法を厳守した利点，怠った不利益を話す |

**図3　高いアドヒアランスを得るための3％アシクロビル眼軟膏処方時の説明**

ACVは消化管の吸収が悪い．現在は，プロドラッグのバラシクロビルが用いられる．プロドラッグ化により，消化管で吸収され，1日2〜3回の内服でよく，VZVの治療にも有用性が高まった．

角膜ヘルペスに対して，基本的には局所投与で加療する．しかし，角膜上皮障害，接触皮膚炎，小児など，眼軟膏ではよいアドヒアランスを得るのが困難な場合，内服も有効である[10]．

**静脈注射**：内服よりも高い血中濃度が期待される．眼部帯状疱疹では，早期に全身的に十分な抗ウイルス薬の全身投与を行うことが，角膜炎はじめ眼合併症の軽減になる．

## 耐性株

HSVおよびVZVのアシクロビルに対する耐性は，ウイルス性TKまたはDNAポリメラーゼの質的または量的変化によるものであると考えられる[4]．免疫機能低下患者から検出されている．

（篠崎和美）

## インターフェロン α-2b の使いかたについて教えてください

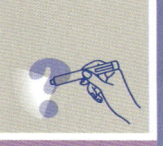

**Answer** 　角結膜上皮内新生物(conjunctival and corneal intraepithelial neoplasia；CIN)[*1]の初発例，再発例に対して，また，扁平上皮癌など悪性腫瘍の外科的切除後の補助療法として，インターフェロン α-2b（IFN α-2b）の局所投与の有効性が報告されています．投与法は，イントロン®A 注射用 300 を生理食塩水で溶解し，結膜下・傍病変部・病変内への注射（300 万国際単位/0.5 mL）と点眼療法（100 万国際単位/mL，1日4回）の併用，あるいは点眼療法単独を行います．

### クエスチョンの背景

　CIN や結膜扁平上皮癌の外科的切除後の再発率は高く[*2]，再発のたびに手術を繰り返すことは，輪部の幹細胞疲弊症を惹起し，眼表面の瘢痕化をきたす可能性があるため，種々の補助療法が試みられた．その一つである IFN α-2b の局所投与は，腫瘍の退縮，再発防

[*1] 眼表面に発症する上皮細胞由来の新生物のうち，扁平上皮癌の前駆状態で，病変が上皮内に限局したタイプのものを CIN と称する．以前は Bowen 病などの名称で呼ばれた．臨床的には輪部結膜に膠状，乳頭状の隆起病変が生じ，隣接する角膜上に膜状に侵入し，無血管あるいは細い血管を伴った灰色の表層性の混濁として認められる．

[*2] CIN の治療の基本は冷凍凝固を併用した外科的切除であるが，再発率は 5〜56％と報告されている[1)].

文献は p.300 参照．

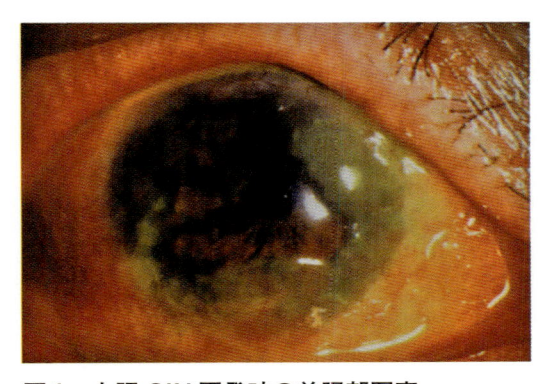

**図1　右眼 CIN 再発時の前眼部写真**
（78 歳，女性）
3 年前に右眼輪部腫瘍切除術（冷凍凝固併施）を施行し，病理組織学的に CIN の診断を得た．12〜8 時の広範囲にわたる CIN の再発を認める．
（椋野洋和ら：5-フルオロウラシルとインターフェロン α-2b 点眼の併用により縮小を認めた conjunctival and corneal intraepithelial neoplasia の再発例．日本眼科紀要 2003；54：877-881．）

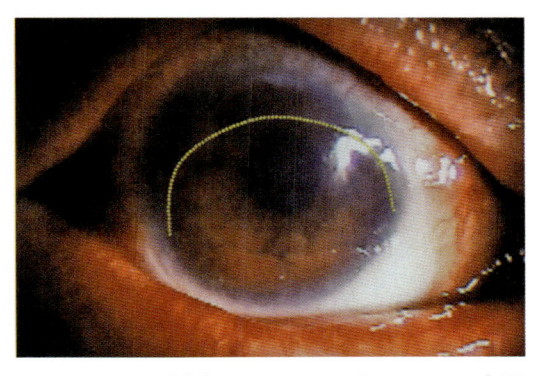

**図2　図1 の症例の IFN α-2b と 5-FU の点眼加療開始 6 週間後の右眼前眼部写真**
腫瘍はかなり縮小傾向にあるものの，広範な角膜上皮欠損（点線で囲んだ部位）を認める．
（椋野洋和ら：5-フルオロウラシルとインターフェロン α-2b 点眼の併用により縮小を認めた conjunctival and corneal intraepithelial neoplasia の再発例．日本眼科紀要 2003；54：877-881．）

止に有効であり，副作用もほとんどないことが明らかとなった[1-5]．その作用機序は，結膜上皮下の NK（natural killer）細胞やマクロファージを遊走させることによる免疫賦活作用によって腫瘍増殖抑制効果を発現すると考えられる[6]．結膜乳頭腫，結膜悪性黒色腫に対しても有効性が報告されている[6,7]．

## ほかの治療法との比較

　IFN α-2b 局所投与は，小さな初発病変やびまん性・多発性の病変，再発病変，外科的に完全切除が困難であった病変などには特に有効とされている．一方，比較的広範な病変には，IFN α-2b 単独よりも 5-フルオロウラシル（5-FU）点眼[*3]との併用療法のほうが，より強力な効果が得られることを筆者らは報告した（図1, 2）[8]．

　　　　　　　　　　　　　　　　　　　　　　（片上千加子）

[*3] 5-FU 点眼は副作用として角膜上皮障害をきたすため，経過をみながら投与・休止を行う必要がある．

## サイエンティフィック・クエスチョン

### 今後，新たに臨床応用される可能性のある抗ウイルス薬には，どのようなものがあるでしょうか？

**Answer** 現在，研究や臨床試験が行われているものには，抗ヘルペス薬としてDNAポリメラーゼ阻害薬とhelicase-primase inhibitorがあり，抗サイトメガロウイルス薬としては増殖時に必要なDNA切断を抑制することで増殖を抑える機序をもつBAY 38-4766, maribavirがあります．

## 抗ヘルペスウイルス薬（1）現在使われているものの種類と作用機序

抗ヘルペスウイルス薬は，その作用機序から，ヌクレオシド類似体［アシクロビル（ACV），ガンシクロビル（GCV），ペンシクロビル］，ヌクレオチド類似体［シドフォビル（CDV）］，ピロリン酸類似体（ホスカルネット）の3グループに分けられる．

現在広く使われているACVは，ウイルスDNA素材のdG（デオキシグアノシン）誘導体で，dGの代わりにウイルスDNAにとり込まれる．まず，ACVはHSV（herpes simplex virus；単純ヘルペスウイルス），VZV（varicella zoster virus；水痘帯状疱疹ウイルス）に感染した細胞内で，ウイルス産生のチミジンキナーゼ（thymidine kinase；TK）により，ACV monophosphate（ACV-MP）となる．そして，感染した宿主細胞の酵素によりACV-MPはリン酸化され，ACV diphosphate（ACV-DP），ACV-triphosphate（ACV-TP）となる．ACV-TPはウイルスDNAポリメラーゼの基質としてDNA合成を阻害し，また，ウイルスDNAポリメラーゼにより本来とり込まれるべきデオキシグアノシン三リン酸（deoxyguanosine triphosphate；dGTP）の代わりに，ACV-TPがウイルスDNAにとり込まれるが，ACVには3'位に相当する部分がないため，ここでウイルスDNAの合成が停止する．すなわちACVはchain terminatorとして働く．一方，HSV, VZVと異なり，CMV（cytomegalovirus；サイトメガロウイルス），HHV-6（human herpes virus 6），HHV-7はTKをコードしていない．また，EB（Epstein-Barr）ウイルス，HHV-8はTKをもつが，ACVに対する親和性が低い．よって，これらのウ

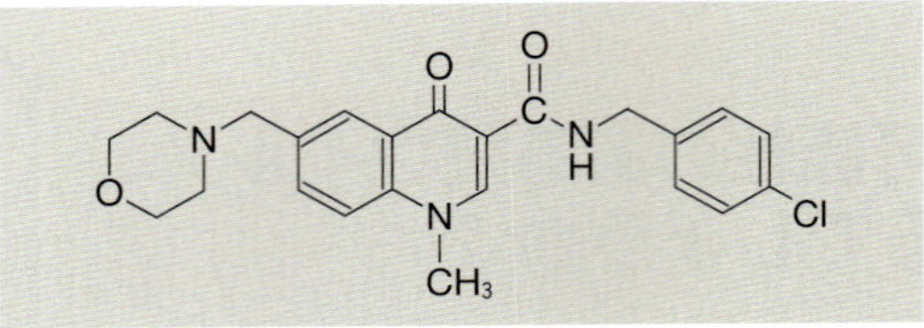

図1　PNU-183792（4-oxo-dihydroquinoline）

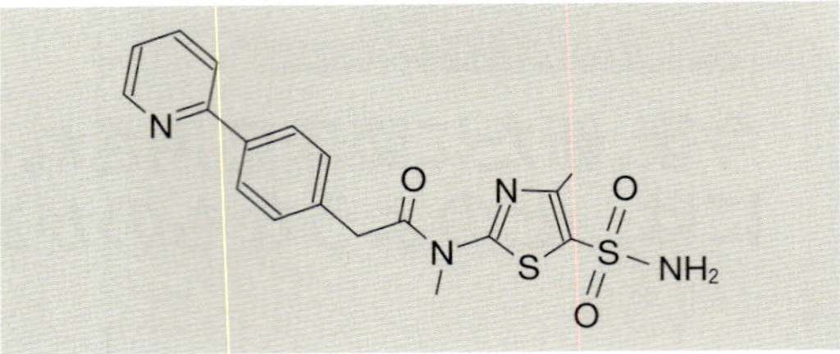

図2　BAY 57-1293

イルスには ACV は効果がない．

　ACV 耐性ウイルスは，ウイルス DNA 複製中のエラーにより生じ，TK 欠損・変異か DNA ポリメラーゼ変異が原因となりうるが，臨床的に分離されるのは多くが TK 欠損ウイルスである．

## 抗ヘルペスウイルス薬（2）研究中の薬剤

　HSV に対する研究が進行中の薬剤として，DNA ポリメラーゼ阻害薬と helicase-primase inhibitor を挙げたい．

**PNU-183792（4-oxo-dihydroquinoline, 図1）**[1]：HSV, VZV, CMV, HHV-8 の DNA ポリメラーゼを阻害する．ACV や trifluorothymidine（TFT）は DNA ポリメラーゼ阻害にあたり，ウイルスチミジンキナーゼによってリン酸化される必要があるが，この PNU-183792 は，TK 非依存性でリン酸化を受ける必要がない．よって，ACV 耐性 HSV 株やデオキシチミジン誘導体である TFT に耐性の HSV 株にも有効である．また，GCV 耐性および CDV 耐性 HCMV（human cytomegalovirus）にも有効である．

**helicase-primase inhibitor**：ヘルペスウイルスは二重鎖 DNA 構造をもっている．そして，ウイルス複製の際には，二重鎖 DNA がいったん一本鎖に巻き戻された後に，二重鎖の合成が行われる．helicase-primase は，これらの過程で重要な働きをする酵素であり，ウイルス DNA 二重鎖の巻き戻し，DNA ポリメラーゼ複合体の付着，新 DNA 鎖のプライミングを行う．HSV-1 の場合，UL5, UL8, UL52 が複合体となって，helicase-primase complex を形成している．これを阻害するのが helicase-primase inhibitor である．

　helicase-primase inhibitor としては，チアゾールアミド（thiazole amide）化合物の BAY 57-1293（*N*-[5-(aminosulfonyl)-4-methyl-1,3-thiazol-2-yl]-*N*-methyl-2-[4-(2-pyridinyl)phenyl]acetamide, 図2）が，HSV-1, HSV-2 感染動物モデルにおいて，ACV およびバラシクロビル（VACV）よりも有用であると，2002 年に報告さ

文献は p.301 参照．

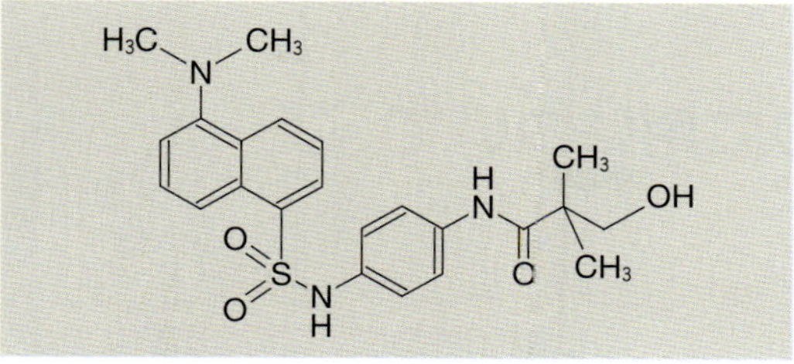

図3　BAY 38-4766

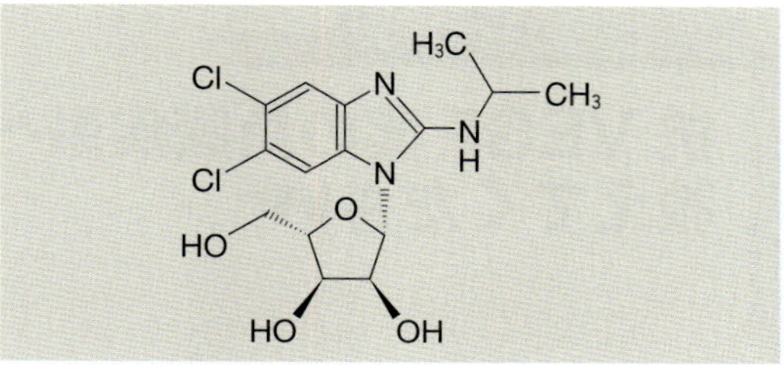

図4　maribavir

れた[2]．眼科領域では Kaufman ら[3] が，同様に BAY 57-1293 が家兎のヘルペス性角膜炎に有効であったと報告している．また，鳥取大学眼科のグループ[4] は，ほかの helicase-primase inhibitor である ASP2151 が，マウスのヘルペス性角膜炎に有効であったと報告している．BAY 57-1293 は VZV, CMV に有効でないが，ASP2151 は VZV に効果を認める．

## ヒトサイトメガロウイルス薬

現在広く使われている GCV は，dG のヌクレオシド類似物質で，CMV の UL97 プロテインキナーゼにより一リン酸化され，そして宿主細胞酵素により三リン酸化され，ウイルス DNA 合成を阻害する．宿主細胞酵素によりリン酸化されるため，副作用が ACV よりも発生しやすく，骨髄抑制，催奇形性，発癌性，精子形成低下などが問題となる．

HCMV に対して期待される薬剤として，BAY 38-4766 と maribavir について説明したい．

**BAY 38-4766**（図3）：ヘルペスウイルス増殖時に，カプシド（capsid）内にコンカテマー（concatemer）が入れられるために，DNA が切断される必要がある．これには，HCMV では，UL104, UL89, UL93, UL77, UL56, UL52, UL51 の遺伝子産物が必要である．BAY 38-4766 は，DNA 切断を抑制しカプシド内へのとり込みを抑える．

**maribavir**（1263-W94, 図4）：HCMV の UL97 プロテインキナーゼ活性を阻害する．臨床試験が行われており，臨床応用が期待されている．

（檜垣史郎）

## サイエンティフィック・クエスチョン
# 抗VEGF薬の角膜疾患への応用について教えてください

**Answer** 角膜血管新生に対する抗VEGF療法に期待が集まっています．全身的副作用や角膜上皮障害などが指摘されていますが，血管新生の活動期に投与すると血管新生抑制や退縮に効果的な可能性があり，今後の大規模なRCT（randomized controlled trial）など，さらなる検討が待たれるところです．

## 角膜血管新生の問題点

角膜は無血管組織であるが，感染症，炎症，外傷，輪部機能不全，変性疾患（翼状片やTerrien〈テリエン〉角膜辺縁変性など），コンタクトレンズ装用など，さまざまな要因で血管新生が生じる．血管新生を生じている部位では必ず角膜瘢痕が生じているため，角膜血管新生は角膜の透明性を損なう．また，その透明性回復のために行う角膜移植においては，拒絶反応に関与することでも重要である．それは血管が侵入した角膜では角膜の免疫特権が崩壊するため，血管侵入角膜に対する全層角膜移植術の拒絶反応発症率は高いことが知られているからである．よって角膜血管新生抑制は，角膜の透明性を守るばかりでなく，角膜の恒常性維持，さらに移植のリスクを軽減する意味でも重要である．

## 角膜血管新生とVEGF

VEGF（vascular endothelial growth factor；血管内皮増殖因子）[*1]は，最初血管透過性を亢進させる因子として発見され，その後，血管内皮の遊走，増殖など血管新生を促進する代表的な因子として同定された．腫瘍や多くの血管新生性疾患で中心的な役割を果たしており，角膜血管新生においても例外でないことが示されている[1]．そのような背景から角膜ヘルペスなどの感染症，脂肪変性，角膜移植後，翼状片，化学外傷，Stevens-Johnson症候群などの疾患で抗VEGF薬[*2]局所療法が使用されはじめている[2]．

[*1] **VEGF**
VEGFにはAからEまでのgene familyが同定されているが，単純にVEGFといった場合，VEGF-Aのことを指す．VEGF-Aは血管新生，リンパ管新生に，VEGF-C,Dはリンパ管新生に関与する．VEGF-Aはアミノ酸の数から121, 145, 165, 189, 206のalternative splicing formが存在し，$VEGF_{165}$がpredominant isoformとされている．

文献はp.301参照．

[*2] **抗VEGF薬**
抗VEGF薬には，ベバシズマブ（アバスチン®，VEGF-Aに対するモノクローナル抗体），ラニビズマブ（ルセンティス®，VEGF-Aに対するFab抗体），ペガプタニブ（マクジェン®，$VEGF_{165}$をブロックするRNAアプタマー），アフリベルセプト（VEGF Trap-Eye）などがある．

## 角膜疾患に対する抗VEGF薬の効果と副作用

　角膜疾患に対する抗VEGF薬使用報告のほとんどは，ベバシズマブ（アバスチン®）である．Koenigらは，ステロイドやNSAIDなどの抗炎症薬に反応しない症例に対し，1％ベバシズマブ1日4回点眼を行ったところ，血管領域は61％，血管径は24％軽減したと報告した[3]．この報告によれば，発症初期なほど抑制効果が高かったという．Chuらは，脂肪変性に対する血管新生に対し，月1度のベバシズマブ結膜下投与（2.5mg/0.2mL）を行ったところ，投与後3か月で血管新生領域，血管径ともに減少したことを報告した[4]．また，ベバシズマブの角膜実質内投与や前房内投与が効果的だったとする報告もある．実質内投与は1例報告であるが，深層血管新生が劇的に退縮し，6か月まで再発がないことが報告されている[5]．前房内投与は，現時点では動物における報告のみであり，ヒトでの報告が待たれる[6]．

　ベバシズマブそれ自体は，培養角膜細胞に対して直接の毒性はなかったと報告されているものの[7]，点眼では投与期間と濃度に応じて上皮欠損のリスクが上昇することが報告されている．Kimらは1.25％のベバシズマブ点眼を1日2回3か月間投与したところ，2か月目に60％の症例で上皮障害が生じたと報告している[8]が，Koenigは0.5％点眼だと角膜上皮障害は17.7％と報告しており，Kimらより少ない成績となっている[3]．上皮障害の原因として，VEGFが角膜上皮の創傷治癒に関与し，抗VEGF薬の投与によって上皮のインテグリンの発現やコラーゲンの発現を減少させることが考えられている[2]．また，近年のVEGFが三叉神経の重要な栄養因子であるとの報告も見逃せない[9]*3．

## 今後の課題

　前述した報告は，すべて少数サンプルである．副作用や効果について，large sampleにおけるrandamized controlled trialが望まれる．また，血管新生という病的イベントはVEGFのみで行われているわけではないため，VEGFを抑制するのみでは治療に限界があることや，成熟した角膜血管の退縮に対して抗VEGF薬はほとんど効果がないことも課題である．今後，血管新生のみならず退縮のメカニズムを知ることによって，抗VEGF薬を超える新たな創薬への期待が高まっているといえる．

（臼井智彦）

*3 点眼や結膜下注射における抗VEGF薬の全身副作用の頻度は少ないとされているが，硝子体注射同様，点眼や結膜下注射においてもベバシズマブの血中濃度の上昇や，他眼にも薬剤がデリバリーされていることが報告されており[10]，全身への影響には留意すべきと考えられている．

# manual keratectomy

　manual keratectomy（MK）は，エキシマレーザーを用いた治療的レーザー角膜切除（phototherapeutic keratectomy：PTK）と比較すると，切除面の均一性に劣るため，視力回復はよくないと思われるが，特殊な設備は不要であり，安価で場所を選ばない利点がある．また，PTKでは正常組織を含めて病巣を切除するのに対して，MKでは病巣のみの切除が可能であるため，病巣除去や診断目的で角膜周辺部を切除する場合は，PTKではなくMKの適応となることが多い．ここではMKの解説にあたって，MKの目的を以下の三つに分けた．① 視力回復および疼痛緩和，② 病巣除去，③ 診断である．適応疾患は，① では，帯状角膜変性（**図1**）[*1]，膠様滴状角膜ジストロ

[*1] カルシウムが瞼裂間の角膜上皮下に沈着する．緑内障やぶどう膜炎などの慢性眼疾患や高カルシウム血症の患者に多い．角膜神経の貫通部位は虫食い状の穴として観察される．

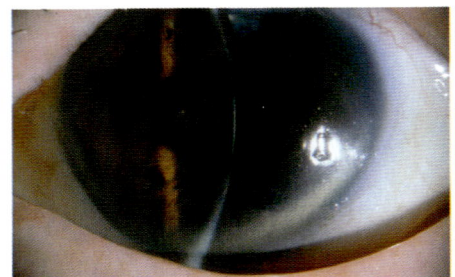

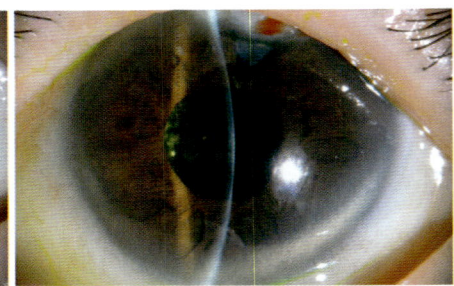

a. 術前．LV＝0.02（0.15）．　　b. manual keratectomy（塩酸併用）後2か月．LV＝0.1（0.4）．

**図1　帯状角膜変性**（73歳，男性）

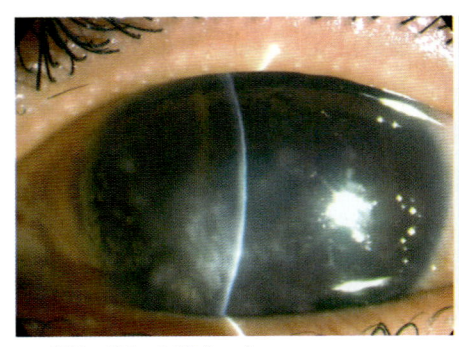

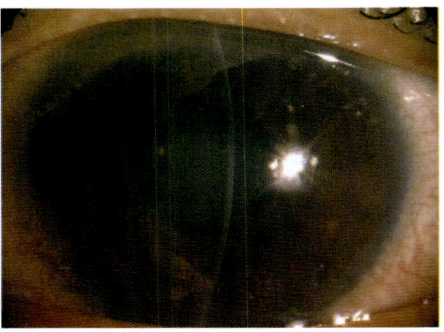

a. 術前．RV＝0.02（n.c.）．　　b. manual keratectomy後6年．LV＝0.15（n.c.）．

**図2　膠様滴状角膜ジストロフィ**（42歳，男性）

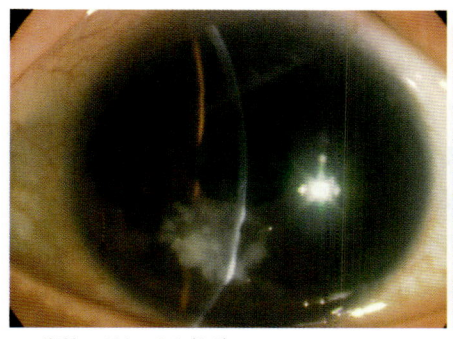

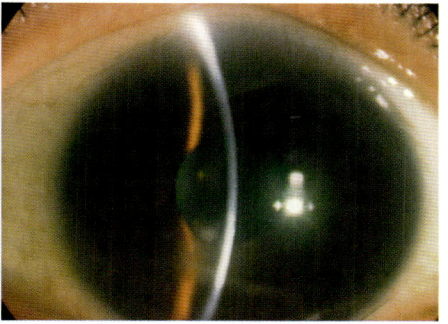

a. 術前．LV = 0.4（0.8）．　　　　　　　　　　b. manual keratectomy 後 2 年．LV = 0.4（1.0）．

**図 3　睫毛乱生のアミロイド変性**（43 歳，女性）

フィ（図 2），睫毛乱生や春季カタル眼のアミロイド変性（図 3）やカルシウムなどの沈着，Salzmann 角膜変性，表層角膜移植に伴うものなど，②では CIN（conjunctival and corneal intraepithelial neoplasia）や扁平上皮癌などの浸潤，Mooren 潰瘍，フリクテン角膜炎，感染性角膜潰瘍など，③では角膜変性症や感染性角膜潰瘍などがある．

## 手術（手技・方法，術中合併症とその対策）

麻酔には通常 2〜4％キシロカイン®点眼を用いる．角膜切除は，主にゴルフ刀を用いるが，必要に応じてマイクロ剪刀や先の鋭いメスを併用することもある．ゴルフ刀は刃先で表面を複数回掃くように使用することが多い．角膜上皮は，綿棒に浸した 40〜70％エタノールを表面に数回塗布後，数秒待つと容易に剥離できる．帯状角膜変性などで，カルシウム成分が沈着した場合は，EDTA（ethylenediaminetetraacetic acid）や塩酸[*2]などの薬物を併用することが多い[1-3]．手術時，最も注意するのは角膜穿孔である．角膜厚が薄く穿孔の危険がある場合は，ドナー角膜や羊膜のバックアップが必要である．円錐角膜では，感染症などの診断目的以外では MK のみ行うことは避けたい．

## 術後管理

術後は，遷延性上皮欠損に注意する．炎症に伴う実質混濁増強あるいは感染症併発の可能性があるため，抗菌薬やステロイド点眼・眼軟膏併用あるいは治療目的のソフトコンタクトレンズ連続装用を併用し，創傷治癒を促進させる努力をする．治療目的のソフトコンタクトレンズ連続装用は，創傷治癒促進以外には疼痛緩和に有効で

[*2] 角膜上皮除去後，綿棒に浸した 1％塩酸をカルシウム沈着部位に数秒塗布後，素早く洗浄する．これを数回繰り返す．EDTA よりも切除面がスムーズであるが，曝露時間が長いと角膜実質混濁をきたす危険がある．

文献は p.301 参照．

ある．大手前病院眼科ではアキュビュー®を使用している．抗菌薬点眼は感染予防に，ステロイド点眼は消炎目的に使用し，眼軟膏は主に疼痛緩和を目的に使用しているが，術後上皮欠損の遷延する部位にカルシウム沈着を伴った症例を経験したことがあるため，当科では外用薬の基剤はリン酸バッファーフリーのものを使用することが多い[4]．また，疼痛緩和を目的に鎮痛薬内服などを併用することもある．術後投薬内容および期間は，通常PTKと同等であると考えてよい．診断が目的の感染症については，治療の主座は組織の瘢痕治癒であるため，術後の治療法は他疾患と異なる．

## 予後と再手術の可能性

　病気の再発で再手術が必要になった場合，PTKが適応外となってもMKは適応となることがある．たとえば，帯状角膜変性の再手術で，角膜厚が薄いためPTKの適応外となっても，MKは沈着したカルシウムのみを除去するため，適応となることがある（図1）．したがって，MKは再発を繰り返す症例には，PTKよりもよい術式である可能性がある（図1～3）[5]．ほかに注意する併発症としては，角膜不正乱視や混濁増強による視力低下がある．術後に重度の不正乱視が出た場合は，ハードコンタクトレンズ装用が第一選択になる．角膜混濁が増強しハードコンタクトレンズ装用によっても視力不良の場合は，表層角膜移植の適応となる．

　病気の種類，部位や程度，再発の起こりやすさに応じて，PTKとMKを使い分けることにより，より安全な医療が提供できると思われる．

〔中村孝夫〕

# phototherapeutic keratectomy

## phototherapeutic keratectomyとは

　角膜混濁は疾患により混濁の存在する部位（深さ）が異なるため疾患の存在部位よって治療方法が異なる．深層に混濁を生じている場合は角膜移植（全層または深層表層）が必要となることが多いが，表層に限局した混濁の場合はその混濁部位を切除することで治療することが期待できる．phototherapeutic keratectomy（PTK）は，エキシマレーザーを用いた治療的表層角膜切除である[*1]．したがって，角膜混濁を生じる疾患のなかでも比較的表層に限局した混濁を有する疾患の治療に用いられる（図1）．また混濁の治療以外にも，①不整な角膜表面の平滑化，②上皮下基底膜の異常による再発性上皮剝離，③感染性角膜炎の病巣一掃に用いられるとされている．

[*1] 2012（平成24）年度診療報酬改定以降，エキシマレーザーによるPTKは角膜ジストロフィまたは帯状角膜変性に係るものに限って10,000点の請求が認められている．手術に伴う検査費用は認められない．

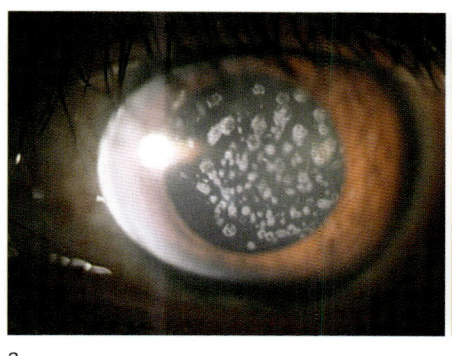

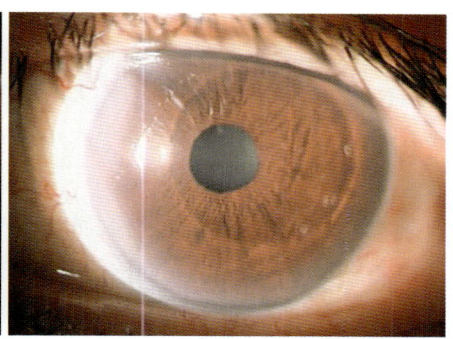

## 実際の治療法

**麻酔，術前準備**：0.4％オキシブプロカイン塩酸塩液による点眼麻酔下にエキシマレーザーを照射する．以前はセンタリングが重要であるといわれていたが，現在のエキシマレーザーにはほとんどの場合アイトラッキングシステムが装備されており，センタリングがず

a.
b.

**図1　Avellino（アベリノ）角膜ジストロフィ**
a. 前眼部写真．円形の混濁が多数みられる．
b. PTK術後1か月目．角膜中央部の混濁は除去されている．

れることはほとんどない．しかし，混濁が強すぎると虹彩が認識されずトラッキングが掛からない場合もありうるので，注意が必要である．上皮は，剝いでおいてもそのまま照射してもよい．

**エキシマレーザー照射中**：顕微鏡下に混濁が除去されていく様子が観察できるので十分除去されれば終了する．深い位置の混濁は除去しきれない場合があるので，あらかじめ光干渉断層計（optical coherence tomography；OCT）などで混濁の深さを測定しておき切除深度を決めておくとよい．残存角膜厚が 250 μm 以上になるようにしておかなければならず，筆者らは深くとも 100 μm 程度で終了するようにしている．

**レーザー照射後**：角膜表面保護のためソフトコンタクトレンズを装用し，手術を終了する．

**術後**：感染予防に抗菌薬の点眼と術後混濁予防にステロイド点眼を用いる．

---

**カコモン読解　第22回 一般問題 95**

治療的レーザー角膜切除術の適応となるのはどれか．
a 斑状角膜ジストロフィ　　b 顆粒状角膜ジストロフィ
c 後部多形性角膜ジストロフィ　　d Fuchs 角膜ジストロフィ
e Meesmann 角膜ジストロフィ

**［解説］** 斑状角膜ジストロフィは常染色体劣性遺伝で，幼少時には角膜の中央部の実質の表層に大型の混濁が出始め，徐々に角膜全体に広がっていく疾患である．進行性の疾患であり PTK の適応とはならない．

　顆粒状角膜ジストロフィは常染色体優性遺伝で，角膜中央に輪状または斑状の混濁が徐々に増加する疾患である．混濁は比較的浅層に存在するため，PTK のよい適応である．日本人の場合は顆粒状角膜ジストロフィがみられた場合，ほとんどがアベリノ角膜ジストロフィである．

　後部多形性角膜ジストロフィは角膜内皮面に帯状や円形の半透明な混濁ができる疾患である．混濁の存在部位が内皮面であるので，PTK の適応とはならない．

　Fuchs 角膜ジストロフィは内皮障害を生じる遺伝性疾患で，欧米での水疱性角膜症の主な原因疾患である．障害部位が角膜内皮であり，PTK の適応とはならない．

Meesmann角膜ジストロフィは非常にまれな疾患で，角膜上皮全体に無数の点状混濁が観察される疾患である．点状の角膜びらんとなることはあるが，混濁による視力低下を起こすことはなく，PTKの適応とはならない．

**模範解答** b

---

**カコモン読解 第24回 一般問題88**

治療的エキシマレーザー角膜表層切除術が適応となるのはどれか．2つ選べ．
a 円錐角膜　　b 帯状角膜変性　　c 水疱性角膜症
d 斑状角膜ジストロフィ　　e アベリノ角膜ジストロフィ

---

**解説**　円錐角膜は，角膜が菲薄化しながら前房に突出変形を生じる疾患である．角膜は薄く，エキシマレーザーによる手術はPTK，PRK（photorefractive keratectomy），LASIK（laser *in situ* keratomileusis）すべてにおいて禁忌である．

帯状角膜変性は角膜上皮化にカルシウムが沈着する疾患である．沈着したカルシウム除去法には塩酸処理やEDTA（ethylenediaminetetraacetic acid）などがあるが，完全に除去しきれない場合がある．混濁は上皮直下に存在するためPTKのよい適応である．

水疱性角膜症は，角膜内皮障害によって角膜内に浮腫や水疱を形成する疾患である．角膜内皮の障害が原因であり，混濁が生じている場合は角膜全層に及んでいることが多い．PTKでは角膜表層の混濁が治療対象であり，水疱性角膜症は適応とならない．

斑状角膜ジストロフィは常染色体劣性遺伝で，幼少時には角膜の中央部の実質の表層に大型の混濁が出始め，徐々に角膜全体に広がっていく疾患である．進行性の疾患でありPTKの適応とはならない．

アベリノ角膜ジストロフィは，常染色体優性遺伝で角膜中央に小さな輪状または斑状の混濁が沈着する疾患である．混濁は比較的浅層に存在し，PTKのよい適応である．

**模範解答** b，e

（宮本　武）

# 表層角膜移植

## 層状角膜移植

　層状角膜移植は傷害された実質を交換するパーツ移植で，これまで（深層）表層角膜移植（〈deep〉lamellar keratoplasty；〈D〉LKP）といわれていたが，現在は（深層）前部層状角膜移植（〈deep〉anterior lamellar keratoplasty；〈D〉ALK，図1）に名称も変わってきている．

## 適応

　層状角膜移植には，視力回復を目的としたもの（光学的）と，眼球形態の保持を目的としたもの（治療的）がある．光学的角膜移植では，内皮機能が保たれている実質混濁（図1）が適応で，上皮・実質のジストロフィ，外傷後や角膜炎後の瘢痕，角膜脂肪変性，円錐角膜など変形を伴うもの，特殊なものでは眼表面再建術後の瘢痕性角結膜上皮症などがある．角膜内皮機能は，一般的に角膜内皮細胞密度で判断するが，角膜混濁で測定できない場合は角膜厚で判断する．角膜厚が600μm以下なら，内皮機能が保たれていると判断できる．術後の創間混濁は視力回復の障害となるため，Descemet膜を露出するDALK（図2）のほうが視力回復の面で有利である．一方，治療的角膜移植では，感染性角膜炎での病巣切除，角膜の菲薄化（図3）・穿孔，輪部デルモイド（図4）などが適応となる．

## 術式

　光学的角膜移植では，はじめに均等な深さの円形な角膜切開を行う．ヘスバーグ・バロンの吸引トレパンを使用する場合，内筒を一回転させると約250μm切開されるので，切開による角膜穿孔を防ぐために，術前の混濁の深さ，切開部の角膜厚の確認は重要である．ALKでは，術後の視力回復に創間の混濁が影響するので，表層剝離刀で滑らかな実質ベッドを作製することを心掛ける．視力回復の面で有利なDALKでは，いかにDescemet膜を露出できるかがポイントとなる（図5）．Descemet膜を露出するには，実質を少しずつ切

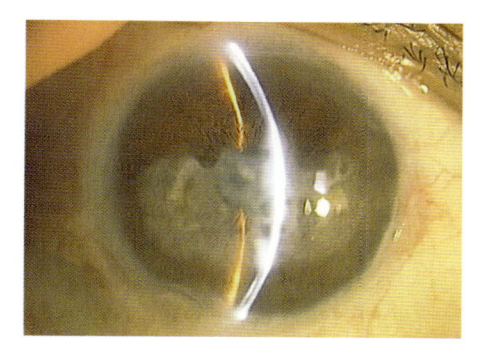

図1　感染後の実質混濁

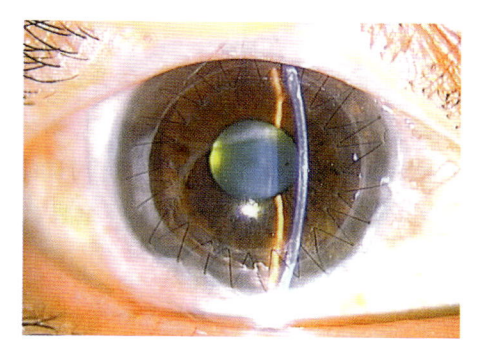

図2　連続縫合によるDALK術後

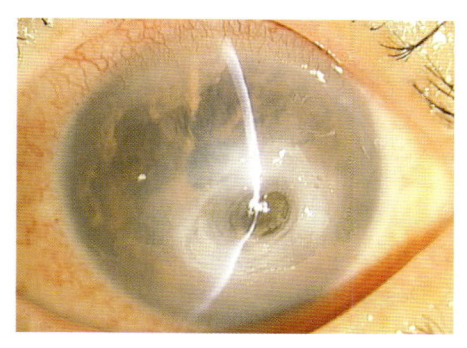

図3　ヘルペス性角膜炎にみられたDescemet膜瘤

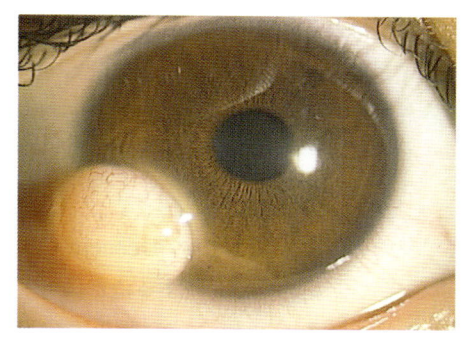

図4　輪部デルモイド

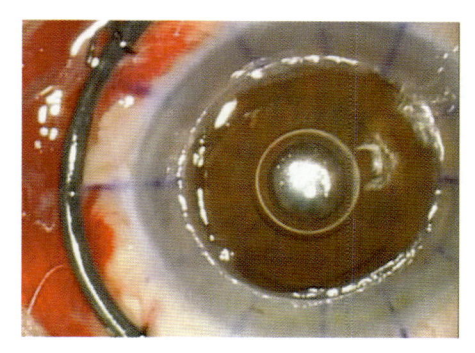

図5　DALK術中写真（Descemet膜露出）
前房内に空気を認める.

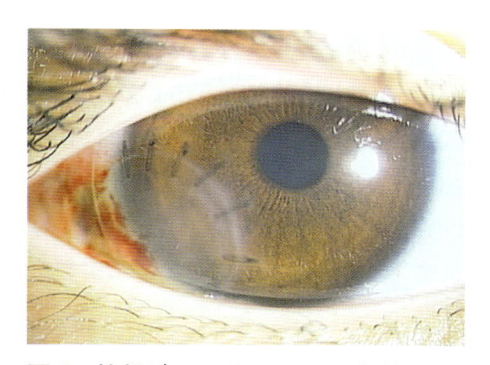

図6　輪部デルモイドのALK術後
（図4と同一症例）

除するlayer by layer法[1]，鏡面反射法と実質内へのBSS（balanced salt solution）や粘弾性物質の注入を併用したもの[2]，big bubble法[3]などがある．治療的角膜移植では，移植範囲に合わせて円形（**図6**），矩形，扇型などにデザインする．角膜の穿孔や菲薄化の進行した症例では吸引トレパンではなく手動トレパンで印をつけてメスで角膜切開を行う．半層切開は切開部から開始して，穿孔部，最菲薄部は最後に切除する．ドナー角膜の準備は，ALKでは内皮側を切除して角膜

文献はp.302参照.

厚を調整し，DALKでは内皮を剥離するだけで縫合する．縫合法は，光学的角膜移植では術後乱視の面で連続縫合が第一選択となるが，新生血管がある場合や治療的角膜移植の場合は，術後の縫合糸の緩みが生じやすいので端々縫合を選択する．術終了時に前房内に空気を残す場合は，瞳孔ブロック防止としてアトロピン点眼で散瞳させておく．

## 術後管理

（D）ALKでは内皮型拒絶反応がないので，全層角膜移植（penetrating keratoplasty；PKP）より早めにステロイド点眼を漸減・中止できる．縫合糸の管理は基本的にPKPと同様である．乱視の調整は，連続縫合（図2）では術後早期のアジャスト，端々縫合では選択抜糸となる．縫合糸の緩み・断裂の場合は適宜抜糸する．

## 合併症

術中合併症で多いのは，DALKでのDescemet膜穿孔である．穿孔が小さい場合はそのまま手術を継続することは可能だが，Descemet膜の複数の穿孔や大きく裂けた場合は全層角膜移植術に術式を変更する．また，前房内に空気を残したまま手術を終了する場合は瞳孔ブロック（図7）の危険性があるので，術後2時間くらいで必ず診察し，瞳孔ブロックを認めた場合はすぐに前房内の空気を抜去する．

術後合併症には，移植片の接着不良による二重前房（図8）がある[4]．自然に改善することもあるが，改善がない場合は前房内の再空気注入や角膜縫合を追加する．上皮型・実質型拒絶反応が合併する可能性はあるが，その発症頻度は低くステロイド頻回点眼のみで対応が可能である．

## PKPと比べて[5]

（D）ALKの優位点の多くは内皮細胞を温存することに起因する．第一に内皮型拒絶反応がないことである．上皮型や実質型拒絶反応の発生頻度は低く，術後のステロイド点眼を早期に減量・離脱できるのでステロイドに関連する緑内障，白内障などの合併症を回避できる．また，内皮細胞密度への影響は手術時の侵襲が主体で，内皮型拒絶反応もないので安定した長期予後が得られやすい．次に，実質深層の組織を残すことで外眼手術となり，術中の駆逐性出血などのリスクも減り，術後の眼球強度もPKPより強いといわれている．これらの安全性の面から，若者，ダウン症候群など精神遅滞を伴う症例，難治性眼表面疾患など移植後のリスクの高い症例に対してよ

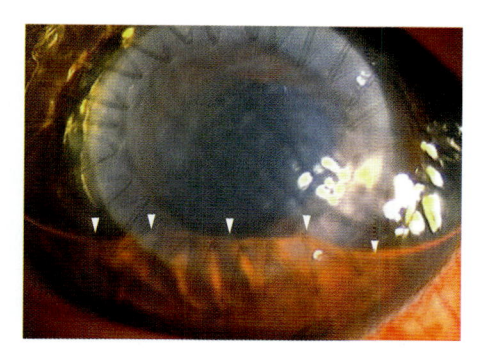

図7　瞳孔ブロック，隅角閉塞（矢頭）

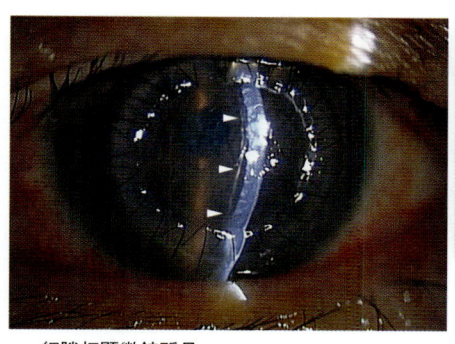

a. 細隙灯顕微鏡所見

b. 前眼部 OCT

図8　DALK 術後にみられた二重前房（矢頭）

り安全な術式といえる．逆に不利な点として，視軸がグラフト接合面と交差するので，創間に混濁が生じると術後視力に影響する．Descemet 膜まで切除する DALK は PKP と同程度の視力の改善が期待できるが，視力が安定するまでやや時間がかかる傾向がある．

> **カコモン読解** 第19回 一般問題94
> 深層層状角膜移植が適応となるのはどれか．3つ選べ．
> a 角膜脂肪変性　　b 帯状角膜変性　　c 斑状角膜ジストロフィ
> d 格子状角膜ジストロフィ　　e Fuchs 角膜内皮ジストロフィ

**解説**　**a. 角膜脂肪変性**：角膜実質内の脂質沈着による角膜混濁で，外傷，角膜実質炎，角膜潰瘍後の新生血管による続発性のものが多い．混濁は実質に限局し角膜内皮細胞は傷害されていないので，(D) ALK のよい適応となる．

**b. 帯状角膜変性**：角膜上皮下の Bowman 膜前面にカルシウムが沈着する病態で，慢性の炎症，硝子体手術後のシリコーンオイル注入眼，重症ドライアイなど局所的な原因だけでなく，高カルシウム血症，慢性腎不全での人工透析など全身疾患にも伴って発症する．カ

ルシウム沈着は瞼裂の周辺部角膜からはじまり中央部へと進行する．視力低下や角膜刺激症状を呈する場合は，角膜表層切除，エキシマレーザーによる PTK (phototherapeutic keratectomy) が第一選択となる．

c．斑状角膜ジストロフィ：両眼性に，角膜実質の細胞内・細胞外にムコ多糖が沈着する疾患で，スリガラス状の角膜混濁と軽度の角膜菲薄化を呈する．常染色体劣性遺伝．内皮細胞も傷害されるのでPKPが適応となるが，軽症例ではDALKも適応になる．

d．格子状角膜ジストロフィ：両眼性に，角膜実質内にアミロイドが線状に沈着する疾患で，臨床的には，10歳前後に発症して実質浅層の細い線条混濁と角膜びらんを繰り返すⅠ型（常染色体優性遺伝）と，40～50歳頃に発症して角膜びらんを合併しない太い線条混濁を呈するⅢ型（常染色体劣性遺伝）がある．内皮細胞の障害がないのでDALKのよい適応となる．

e．Fuchs角膜内皮ジストロフィ：角膜中央に guttata が出現し，融合すると beaten-metal 様の外観を呈する．女性に多く，散発性だが，一部で常染色体優性遺伝を呈する．進行は緩徐だが，内皮機能低下による角膜浮腫が生じると，角膜内皮移植もしくはPKPの適応となる．

【模範解答】 a, c, d

---

**カコモン読解** 第24回 一般問題87

深層層状角膜移植術が全層角膜移植術よりも優れているのはどれか．2つ選べ．
a 術後乱視が少ない．　b 内皮型拒絶反応が起きない．　c 縫合糸に関する合併症が少ない．
d 術後長期での角膜内皮減少が少ない．　e 術後の視力回復が早い．

【解説】DALKでは内皮細胞を温存するため術後に内皮型拒絶反応がなく，角膜内皮への影響は手術時の侵襲が主体なので，術後長期での角膜内皮減少は少ない．ALKのように深層実質の残存量が多い場合や創間に混濁が生じると術後視力に影響するが，DALKのようにDescemet膜が露出していればPKPと同程度の術後視力は期待できる．ただし，視力の改善には時間を要する．両術式の角膜縫合法は基本的に同じなので，術後乱視の程度やその対処法，縫合糸に関連する合併症などには差はない．

【模範解答】 b, d

（佐竹良之）

# 全層角膜移植

全層角膜移植（penetrating keratoplasty；PKP）は，角膜移植で従来最も一般的に行われてきた術式である．近年，lamellar component surgery（いわゆる"パーツ移植"）が行われるようになり，全層角膜移植の頻度は減少傾向にあるが，主要な術式としての重要性は失っていない．

## 適応

角膜の役割は大きく分けて三つある．
1. 眼球の前面にあり，外界と眼内を分ける"壁"としての機能．
2. 光を眼内に通す"透明な膜"としての機能．
3. 光を屈折させる"レンズ"としての機能．

これらの働きが損なわれ，かつ内科的治療で治せないときに角膜移植の適応となる．上記の1〜3に対応する代表的な疾患は，それぞれ，角膜潰瘍・穿孔，水疱性角膜症，円錐角膜などであるが，移植目的の大半は視力回復を目的とした"光学的角膜移植"である．水疱性角膜症は，角膜内皮が障害され，そのポンプ作用が代償しきれなくなって角膜浮腫が生じた状態である．白内障をはじめとする内眼手術に続発して発症するものが多く，手術件数の増加とともに患者数も増している．

角膜移植のなかで全層角膜移植は，輪部機能不全など一部の症例を除いてあらゆる疾患に対応可能である．特に内皮機能不全と実質混濁を合併する場合は，ほかの術式では対応できず，全層角膜移植の絶対適応となる．

## 術前検査

全層角膜移植の術前には，術後の視機能の見通しとリスクの把握に心掛ける．視神経や網膜機能などが損なわれていないか，瞳孔反応，眼底検査，OCT，電気生理学的検査などを必要に応じて施行する．特に，角膜疾患に緑内障を併発していることに気がつかれずに適切に治療されていないケースがしばしばある．眼圧検査が難しい

場合でも，視神経や視野のおおまかなチェックを行うことが重要であるし，混濁が強い場合でも，もう片眼の瞳孔反応をみることも役に立つ．角膜混濁の程度に比して視力が悪い場合には，上記検査に加えて角膜不正乱視の関与も疑う．ハードコンタクトレンズを装用させて，視力改善が得られるかどうかをチェックするのは，簡便に行うことができる検査法である．

　もう一つ，手術に際してのリスクをチェックしておく．角膜の菲薄部がないか（トレパンの際の早期の穿孔や縫合不全につながる），虹彩前癒着や隅角閉塞がないか（前眼部 OCT が有効）は，術中合併症を予防するうえで重要である．また，眼圧コントロール，新生血管の有無，輪部機能，涙液機能は，術後合併症のリスクを予測するうえでやはり重要である．

## 術前処置

　全層角膜移植の前には，いかにして硝子体圧を下げておくかが重要である．このため，手術 1〜2 時間前に炭酸脱水酵素阻害薬内服を行っておく．麻酔は通常，球後麻酔，もしくは全身麻酔で行う．麻酔後に 15 分程度，眼球マッサージ，ホナンバルーン（Honan balloon）などでソフトアイを達成するようにする．手術台に患者を誘導した後に患者の頭部が床と平行になり，真上から手術顕微鏡を通してのぞき込むようにセットする．

## 全層角膜移植の基本手技

　全層角膜移植の手技は，①ドナー角膜の処理，②レシピエント角膜の打ち抜き，③ドナー角膜の縫着，という 3 段階に分けられる．

**1．ドナー角膜の処理**：ドナー角膜は，まず保存液から出した後，生理食塩水か BSS（balanced salt solution）などで洗浄する．この際，抗菌薬を初めの液に混入させておいて，あとは液のみで洗浄するとよい．角膜の打ち抜きは，通常，強角膜切片を内皮側より打ち抜く．なお，内皮側から打ち抜くと，上皮側より打ち抜くのに比べて約 0.2 mm 程度小さくなることに留意する必要がある．

　ドナー角膜の打ち抜きで，最もコンスタントに垂直に切れるのは，いわゆる"パンチ"式のトレパンである．いずれもドナー角膜をテフロン製の台にのせ，この台に垂直になるようなガイドのついたパンチで一気に打ち抜く．東京歯科大学市川総合病院眼科では，ディスポーザブルの角膜パンチ（**図 1**）を用いている．角膜の打ち抜きは

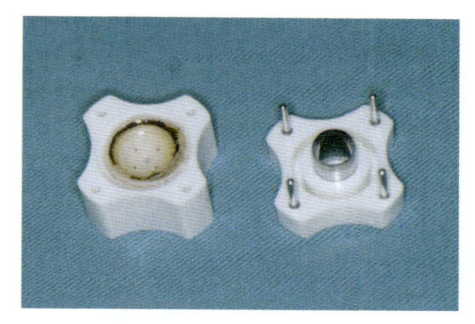

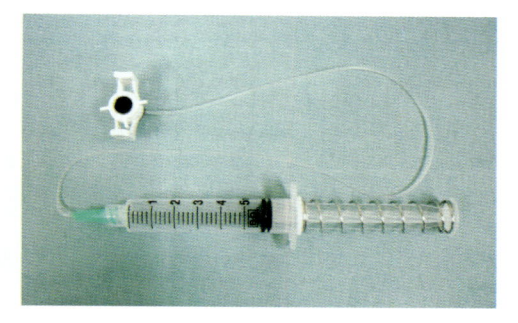

図1　バロン角膜パンチ　　　　　図2　ヘスバーグ・バロン真空トレパン

できるだけレシピエントに縫着する直前に行うが，移植に用いるまで多少時間がある場合には内皮側にヒアルロン酸製剤をのせ，シャーレに生理食塩水を浸したガーゼを敷いたモイストチェンバーの中に入れて保存する．

## 2．レシピエント角膜の処理

1．強膜リングの縫着：強膜リングは，レシピエント角膜を打ち抜いてオープンスカイになった際に眼球が虚脱するのを防ぐために用いる．代表的なのは"フリリンガ（Fleiringa）リング"で，直径16mm程度のものを，6-0シルク糸などで強膜に縫着する．

2．角膜切除：角膜をいかに均等に，かつ垂直に切除できるかがポイントとなる．最も多く用いられている手動式のトレパンでは均等に力を加えるのが難しいので，"ヘスバーグ・バロン真空トレパン"などの吸引式トレパンが使いやすい（図2）．気をつけなければならないことは二つある．一つはセンタリングで，中心をずれて打ち抜いてしまうと不正乱視を生じ，これを補正するのは不可能である．瞳孔中心がわかる場合にはこれを目標とし，瞳孔中心が明らかでないときは輪部からの位置を目安にして決定する．いずれにしても患者の顔が正しく真上を向いてセットアップされていることが重要である．もう一つ大事なポイントは，トレパンで完全に角膜を穿孔させようとしないことである．あらかじめ前房中に粘弾性物質を満たしておくとともに，一部でも前房内に穿孔したら速やかに手を離し，残りは角膜剪刀で切除する．前房が浅いなどの場合には，トレパンでは角膜実質をある程度切開したところで止め，前房内にはメスで入るようにしたほうが安全である．カッチン（Katzin）剪刀で残りの角膜を切除する際には，前房中の刃先が虹彩に触れていないこと，できる限り垂直に切除することが重要である．

3．ドナー角膜の縫着：端々縫合で縫着する方法と，連続縫合を用

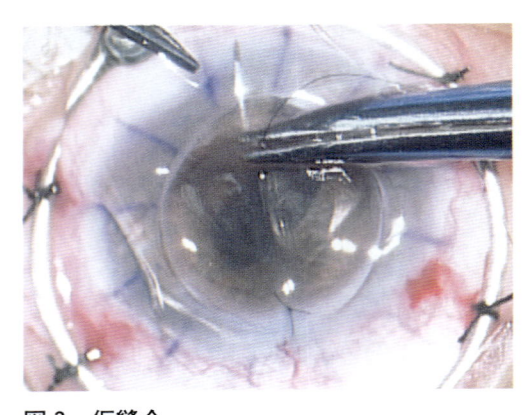

**図3 仮縫合**
ドナー縫着の2針目は，ドナー・レシピエントの角膜が左右にずれないように留意する．

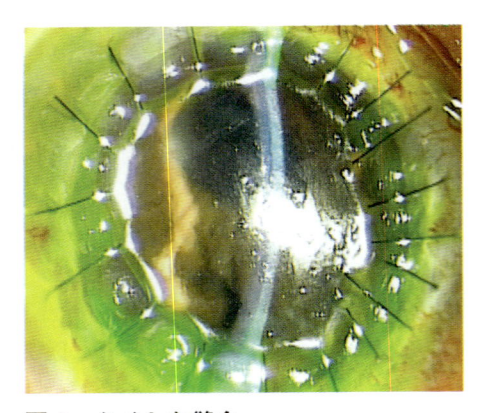

**図4 タイトな縫合**
縫合がタイトだと涙液が均一にのらずに上皮障害を起こしやすくなる．

いる方法がある．前者のほうが，術後に選択的に抜糸することが可能なので，糸が緩みやすい例（血管侵入のある若年者など）に適しているが，術後の乱視のコントロールの面からは，均等に縫着しやすい連続縫合のほうが有利である．

縫合の善し悪しは，術後乱視など術後の視機能に直結するので，できるだけドナー角膜にストレスがかからないように，均等に，かつしっかりと縫着する必要がある．そのために最も重要なのが仮縫合で，特にはじめの2針である．コツとしては第1針目はドナーとレシピエントの角膜の上皮面が合うように縫着することと，第2針目を掛ける際に左右のドナー・レシピエント角膜の位置が均等になるようにすることである（図3）．仮縫合がすんだら，粘弾性物質を前房内に入れる．

縫合は"short & deep"が基本である．深さは角膜の4/5くらいに糸が掛かるのが理想的であるが，意識としてはドナーとレシピエントの内皮側の角を合わせるくらいの気持ちでちょうどよい．前房が深く形成されない場合には，虹彩を引っ掛けないように注意する必要がある．縫合の強さはwater tightになっているのが基本であるが，強すぎても屈折的に不利なので，縫いしろの部分がわずかに隆起する程度にするとよい．あまりタイトに縫うと，術後，角膜表面が不整となり，上皮障害などが生じやすくなる（図4）．この際には前房内にBSSを入れるなどして眼圧を調整して全体の結紮が終了したら，マロリーリングなどで乱視の状態を確認する．縫合が終了したら，ステロイドの結膜下注射を行い，眼帯をして手術を終了する．

## 術後処置と合併症対策

　一般に，角膜炎後の混濁，円錐角膜，実質変性症などの疾患では，術後3年の時点での移植片透明治癒率は，85～95％に及ぶ．水疱性角膜症，再移植の予後はそれより悪く，50～70％程度となる[1]．また，化学外傷など結膜や輪部上皮の異常を伴う症例，高度の血管侵入を伴う症例，先天性の角膜混濁などではさらに予後は不良となる．全層角膜移植は，長期にわたり合併症の管理が必要であるという問題点をもつ．

**術後処置**：術後の安静度は，当日は，トイレ歩行可，ベッド上起坐可として，翌日よりは歩行可とする．眼帯は，症例によるが，翌日からは保護用眼帯に替える．点眼は抗菌薬，ステロイド点眼を1日5回程度行う．拒絶反応の予防には，ステロイド点眼が中心となる．術直後は0.1％のデキサメタゾン，またはベタメタゾン4～5回/日投与を行う．これを1～6か月続け，回数を減らしてから0.1％フルメトロン®点眼に変更する．一般的に偽水晶体眼や無水晶体眼の場合には，ステロイド点眼を長めに用い，有水晶体眼では早めに減量する．ステロイドレスポンダーの存在に留意するのはもちろんのことである．

**術後合併症**

1. 拒絶反応：角膜移植後の移植片混濁の原因として最も多く，移植後数年以内に15～25％の症例で発症する．角膜内に血管侵入がある場合，および再移植の場合には発症の危険性が高い．患者は急速な視力低下を自覚し，他覚的には角膜浮腫や充血，角膜後面沈着物などの炎症所見を認める（**図5**）．発症後なるべく早期に，ステロイドの頻回点眼を中心とした免疫抑制で消炎を図ることが重要である．早期に適切な治療がなされれば70～80％で移植片は透明性を回復するので，患者には霧視が出現したときに速やかに受診をするように話しておく．拒絶反応予防のためには，長期にステロイド点眼を使用するほうが有利である[2]が，実際は眼圧上昇，白内障，感染のリスクを勘案して継続するかを決める．

2. 上皮障害：移植片上の上皮細胞は術直後はドナー由来で，その後徐々にレシピエント由来のものに置き換わる．また，移植後には除神経の状態にあるので，上皮障害が起こりやすい．術後数日，上皮欠損の治癒傾向が認められない場合には，早めに治療を行う．治療としては，治療用ソフトコンタクトレンズ，眼帯，防腐剤無添加の人工涙液，自己血清，フィブロネクチン，ヒアルロン酸の点眼が一般的であり，これでも遷延する場合には，涙点プラグ（閉鎖），羊

文献はp.302参照．

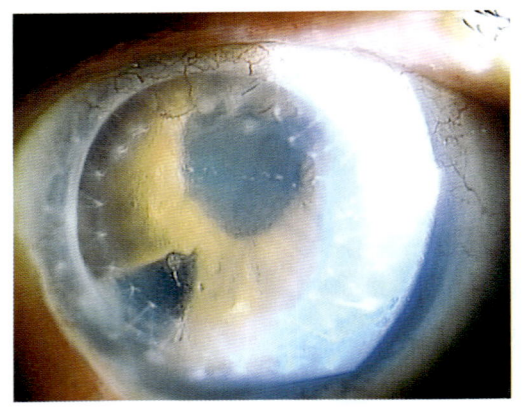

**図5　角膜移植後にみられた拒絶反応**
中央やや上に，水平に rejection（Khodadoust）line を認める．

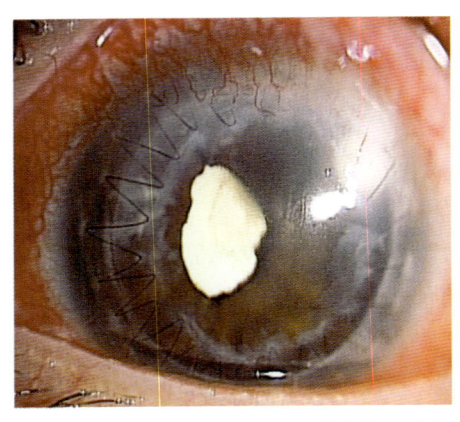

**図6　縫合糸断裂に続発する感染性角膜炎**

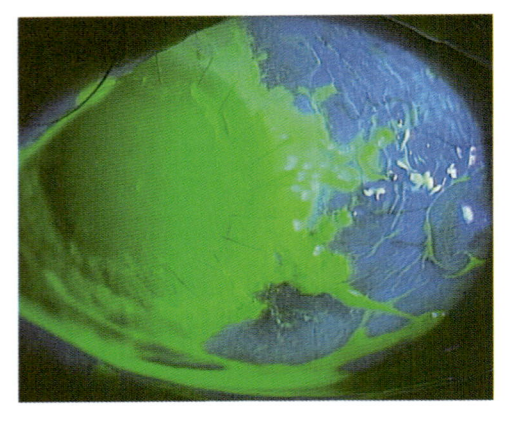

**図7　全層角膜移植後のヘルペス角膜炎**
ホスト・グラフト接合部を越える上皮欠損が特徴的．

膜移植，瞼板縫合を考慮する．

3. 緑内障：角膜移植後にはステロイドの点眼を長期にわたり行うこともあり，緑内障の発生に気をつけなければならない．特に強度の角膜混濁，角膜浮腫があるような症例では，術前の眼圧測定や隅角変化，視神経乳頭の観察が困難な場合があり，術前に緑内障の十分な検索ができないことも多い．前眼部 OCT があれば虹彩前癒着や隅角閉塞の有無をチェックしておく．虹彩癒着などがある場合には，術中に十分に解除しておく．

　移植後の眼圧測定は，健常眼に比べて困難で，Goldmann 眼圧計に加えて，Tono-Pen®，ニューモトノメータなどによる測定結果を総合的に判断する必要がある．術前に緑内障傾向がなく，術後に高度の眼圧上昇を認めた場合にはステロイドレスポンダーを疑い，0.1％フルメトロン®に替えて眼圧の変化をみる．眼圧下降点眼薬のなかには，角結膜上皮に毒性をもつものがある（β遮断薬，プロス

タグランジン関連薬など）ので，その使用には注意が必要である．

4. 感染：角膜移植後には，局所はいわば"免疫抑制状態"におかれているので，感染の危険性は普段より高い．いったん感染してしまうと免疫抑制を止めざるをえなくなり，拒絶反応を引き続いて生じさせてしまう可能性が高くなるので，その予防には細心の注意が必要である．眼瞼炎，涙嚢炎の治療を術前より行うことが大切である．また，術後に縫合糸が緩んだ場合には，その部に感染巣を形成しやすいので速やかにこれを除去するとともに，上皮欠損，実質浸潤，前房内炎症に気をつける（図6）．角膜移植の原因疾患がヘルペス角膜炎の場合には，術後の再発も念頭に置く．移植後のヘルペスは，移植片接合部を越えて地図状に生じることが多いのが特徴である（図7）．術後に予防的にアシクロビルを内服投与することの有用性も報告されている[3]．

5. 内皮細胞密度減少：全層角膜移植後は術後3年程度で急速に内皮細胞密度が減少し，その後，減少は緩やかになるが，術後10年たっても健常者の約7倍の速度で減少する[4]．この内皮細胞密度減少による内皮機能不全が，長期にわたる移植片不全の大きな原因となっている．現在のところ，定期的な内皮細胞密度のチェックを行う以外に積極的な治療の手だてはない．

**カコモン読解** 第20回 一般問題91

角膜移植術後の拒絶反応の危険因子はどれか．3つ選べ．
a 再移植例　　b 虹彩前癒着　　c 小さな移植片
d 高齢者のレシピエント　　e 活動性の炎症性角膜疾患

**解説** 全層角膜移植後の拒絶反応発生の度合いは，レシピエント角膜の状態と手術方法によって大きく変わる．角膜移植の既往（再移植）と，角膜新生血管は明らかな危険因子であり，活動性の炎症性角膜疾患もレシピエントの免疫機構にアロ抗原が感知されるリスクを増やす．虹彩前癒着も同様の意味において危険因子となりうる．角膜輪部近くに移植片が位置すると拒絶反応は起こりやすくなるので，ある程度以上大きいサイズの移植は危険因子となるが，小さいサイズではそのようなことはない．年齢に関しては，小児では拒絶反応の発生が多いといわれているが，高齢者ではそのようなことはない．

**模範解答** a, b, e

（島﨑　潤）

## サイエンティフィック・クエスチョン
# 培養口腔粘膜上皮移植について教えてください

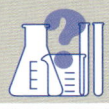

**Answer** 角膜上皮幹細胞が疲弊した瘢痕性角結膜上皮症疾患においては，眼表面を新たな上皮で再建する必要があります．特に両眼性の炎症性疾患では拒絶反応のリスクを回避した自家移植[*1]である培養口腔粘膜上皮移植が再生医療[*2]として有効であり，長期的にも合併症の少ない治療法として注目されています．本来の角結膜上皮以外の粘膜上皮を用いて上皮シートとして移植することで，難治性疾患の眼表面再建が可能になりました．

## クエスチョンの背景

　角膜上皮が消失した眼表面疾患の再建では，輪部移植などの角膜上皮移植と口腔粘膜から上皮のみを培養した培養口腔粘膜上皮移植を選択する必要がある．同種移植を選択すると長期に免疫抑制を必要とし，感染症や続発緑内障など合併症対策がしばしば問題となる．特に難治性疾患である Stevens-Johnson 症候群や類天疱瘡では，口腔粘膜上皮から上皮シートを再生することで，両眼性疾患に対する唯一の自家移植による眼表面再建が可能になった．

## アンサーへの鍵

**培養上皮シートの作製と移植**：角膜や口腔粘膜組織から上皮成分をディスパーゼ®酵素により分離し，培養増殖させる．さらに3T3細胞との共培養や air lifting 法により重層化させ，上皮接着構造を有した移植可能な上皮シートを作製する．現在，国内で臨床応用されている方法としては，羊膜を基質とする方法[1]と温度感受性皿[2]を用いて上皮シートのみを移植する二つの方法が考案されている（図1）．

**口腔粘膜上皮の細胞特性**：口腔粘膜上皮には，自家移植を目的とした眼表面上皮以外の粘膜上皮としての類似性や難治性疾患治療への利点がある．口腔粘膜上皮自体は非常に厚い重層上皮として存在するが，上皮シートを作製する過程で角膜上皮に類似した5層程度の上皮厚を作製することが可能である．また，採取が容易であり，採

[*1] 移植には免疫学的な観点から ① 自家移植，② 同種移植，③ 異種移植の三つの方法がある．角膜移植では，同種移植が主体であるが，角膜上皮移植では全層角膜移植と異なり拒絶反応のリスクが高く，自家移植でのメリットが高い．

[*2] 角膜上皮幹細胞が疲弊する疾患では，失われた幹細胞機能を再生することが必要であり，口腔粘膜上皮を代用上皮として眼表面に移植し，機能を再生する点で再生医療として実現化した医療技術である．

文献は p.302 参照．

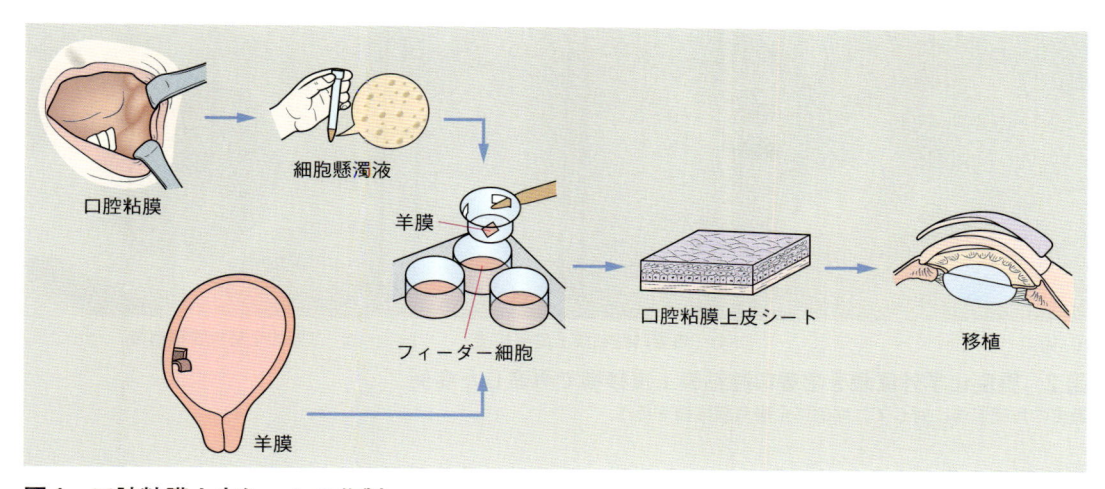

**図1 口腔粘膜上皮シートの作製**
現在，国内で臨床応用されている方法としては，羊膜を基質とする方法[1]と温度感受性皿[2]を用いて上皮シートのみを移植する二つの方法が考案されている．

取部位も早期に上皮化し，安全に処置が可能である．口腔粘膜の上皮基底細胞にはp75陽性細胞が存在し，高い増殖活性を有する．移植後にもp75陽性細胞により眼表面の上皮被覆が維持され，重症ドライアイ症例でも遷延性上皮欠損を発症しにくい利点となる．また，角膜上皮と共通するケラチン3の発現が認められ，上皮シート特性における角膜との類似点である．しかし，Pax6やケラチン12など角膜特異的分子や角膜表層上皮に発現するMUC16などの発現は誘導されず，組織透明性や血管新生に対しての反応は異なる性質をもつことを理解しておく．すなわち，培養により角膜上皮に類似した組織再生は可能であるが，移植後の生着上皮はあくまでも口腔粘膜上皮としての性格を維持しており，角結膜上皮に分化転換することはない．

## 臨床応用と適応

培養口腔粘膜上皮移植の臨床応用は三つの目的に大別される．角膜混濁を有する疾患では二期的に全層角膜移植や表層角膜上皮移植を併用するが，口腔粘膜上皮で事前に再建されていることで早期の安定化と上皮欠損などの合併症の回避に有効である[3,4]．

**急性期疾患への応用**：Stevens-Johnson症候群の急性期や眼類天疱瘡の急性増悪などにより角膜上皮幹細胞が消失し，遷延性角膜上皮欠損に至る．この場合には，培養口腔粘膜上皮移植により眼表面全体の上皮化が可能であり，角膜穿孔や瘢痕化が回避できる．

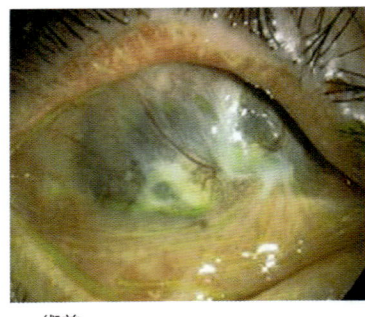

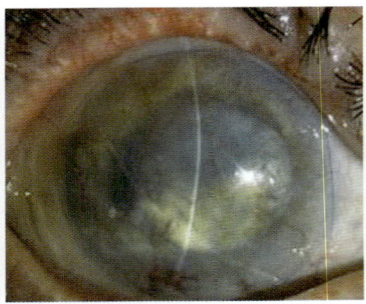

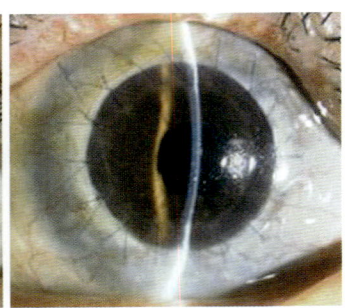

a. 術前　　　　　　　　　　b. 培養口腔粘膜上皮移植後　　　　c. 二期的全層角膜移植後

**図2　重症化学外傷眼を培養口腔粘膜上皮移植で再建した症例**
重度の角膜混濁に対して二期的に全層角膜移植を行う．

**視力回復を目的とした瘢痕期疾患への応用**：両眼性の瘢痕期治療として培養口腔粘膜上皮移植を選択する．特に重症ドライアイ症例での生着率は高く，生着した口腔粘膜上皮の重層化により眼表面の安定化が可能である．血管新生や再生上皮の透明性は症例により異なり，必要に応じて全層角膜移植などの二期的手術（**図2**）や輪部支持型ハードコンタクトレンズにより視機能改善を計画する．

**結膜再建への応用**：重度の瞼球癒着の解除や上方癒着症例の白内障手術に有効である．また広範囲の角結膜腫瘍の再建においても代用結膜として有効性が高い．羊膜移植と併用し，早期の上皮化により術後の瘢痕形成を最小限に抑制することが可能である．

（稲富　勉）

# 文献

| 項目起始頁 | 文献番号 | 文献 |
|---|---|---|
| | | ■ 角膜混濁の分類と細隙灯顕微鏡での鑑別 |
| 2 | i | 井上幸次ら：感染性角膜炎診療ガイドライン（第2版）．日本眼科学会雑誌 2013；117：467-509. |
| 2 | ii | 井上幸次：所見の取り方と読み方．西田輝夫編．眼科診療プラクティス 79 角結膜疾患の薬物療法．東京：文光堂；2002．p.12-20. |
| | | ■ iron line |
| 16 | 1 | Rose GE, et al：The Hudson Stähli Line I：an epidemiologic study. Eye 1987；1：466-470. |
| 16 | 2 | Gass JD：The iron lines of the superficial cornea. Arch Ophthalmol 1964；71：348-358. |
| 16 | 3 | Feder RS：Noninflammatory ecstatic disorders. In：Krachmer JK, et al, editions. Cornea. St. Louis：Mosby-Year Book；1997. p.1091-1106. |
| 16 | 4 | Ferry AP：A "new" iron line of the superficial cornea. Acta Ophthalmol 1968；79：142-145. |
| 16 | 5 | Steinberg EB, et al：Stellate iron lines in the corneal epithelium after radial keratotomy, Am J Ophthalmol 1984；98：416-421. |
| 16 | 6 | Yeung L, et al：Central corneal iron deposition after myopic laser-assisted *in situ* keratomileusis. Cornea 2006；25：291-295. |
| | | ■ 薬剤沈着（アミオダロン角膜症など） |
| 21 | 1 | Kaplan LJ, et al：Amiodarone keratopathy. Correlation to dosage and duration. Arch Ophthalmol 1982；100：601-602. |
| 21 | 2 | Orlando RG, et al：Clinical experience and grading of amiodarone keratopathy. Ophthalmology 1984；91：1184-1187. |
| 21 | 3 | D'Amico DJ, et al：Amiodarone keratopathy：drug-induced lipid storage disease. Arch Ophthalmol 1981；99：257-261. |
| 21 | 4 | 細谷比左志：薬剤沈着（アミオダロン，クロロキン）．新図説臨床眼科講座 第3巻 角結膜疾患．東京：メジカルビュー社；2000．p.104-105. |
| 21 | 5 | Wasielica-Poslednik J, et al：Confocal laser-scanning microscopy allows differentiation between Fabry disease and amiodarone-induced keratopathy. Graefes Arch Clin Exp Ophthalmol 2011；249：1689-1696. |
| | | ■ 代謝産物沈着（Fabry 病など） |
| 25 | 1 | Hirano K, et al：Histopathologic findings of cornea verticillata in a woman heterozygous for Fabry's disease. Cornea 2001；20：233-236. |
| 25 | 2 | Arffa RC：Approach to diseases of the cornea. In：Grayson's Diseases of the Cornea. 4th ed. St. Louis：Mosby；1997. p.191-209. |
| 25 | 3 | 『厚生労働省難治性疾患克服事業 ライソゾーム病（Fabry 病を含む）に関する調査研究班：ライソゾーム病とは？（Q＆A）患者様向け』http://www.japan-lsd-mhlw.jp/lsd_qa.html |
| 25 | 4 | Hirano K：Fabry Disease（Angiokeratoma Corporis Diffusum Universale, Anderson-Fabry Disease, Glycolipid Lipidosis）. Roy and Fraunfelder's Current Ocular Therapy 6th ed. Philadelphia：Saunders Elsevier；2008. p.143-144. |

文献番号：アラビア数字（1，2，3…）は本文中に参照位置のある文献，ローマ数字（i，ii，iii…）は項目全体についての参考文献であることを示します．

| 項目起始頁 | 文献番号 | 文献 |
|---|---|---|
| 25 − 5 | | Weingeist TA, et al：Fabry's disease：Ocular findings in a female carrier. Arch Ophthalmol 1971；85：169-176. |
| | | ■ map-dot-fingerprint 角膜ジストロフィ |
| 32 − 1 | | Cogan DG, et al：Microcystic dystrophy of the corneal epithelium. Trans Am Ophthalmol Soc 1964；62：213-225. |
| 32 − 2 | | Guerry D：Observation on Cogan's microcystic dystrophy of the corneal epithelium. Trans Am Ophthalmol Soc 1965；63：320-334. |
| 32 − 3 | | Levitt JM：Microcystic dystrophy of the coneal epithelium. Am J Ophthalmol 1971；70：381-382. |
| 32 − 4 | | Laibson PR：Microcystic corneal dystrophy. Trans Am Ophthalmol Soc 1976；74：488-531. |
| 32 − 5 | | Laibson PR：Anterior corneal dystrophies and corneal erosions. In：Leibowitz HM, editor. Corneal Disorders—Clinical Diagnosis and Management. Philadelphia：WB Saunders；1984. p.215-227. |
| 32 − 6 | | Miller CA, et al：Epithelial and stromal dystrophies. In：Kaufman HE et al, editors. The Cornea. New York：Churchill Livingstone；1988. p.386-390. |
| 32 − 7 | | Laibson PR, et al：Familial occurrence of dot（microcystic）, map, fingerprint dystrophy of the cornea. Invest Ophthalmol 1975；14：397-399. |
| 32 − 8 | | Cogan DG, et al：Microcystic dystrophy og the cornea. A partial explanation for its pathogenesis. Arch Ophthalmol 1974；92：470-474. |
| 32 − 9 | | Wolter JR, et al：Microcystic dystrophy of corneal epithelium. Arch Ophthalmol 1966；75：380-383. |
| 32 − 10 | | 小玉裕司ら：Epithelial basement menbrane dystrophy と思われる3症例．あたらしい眼科 1989；6：1373-1378. |
| | | ■ Thygeson 点状表層角膜炎 |
| 38 − 1 | | 内田幸男：タイゲソン点状表層角膜炎．角膜ヘルペスとその関連疾患．内田幸男編著．東京：メディカル葵出版；1992. p.102. |
| 38 − 2 | | Lemp MA, et al：Viral isolate in superficial punctate keratitis. Arch Ophthalmol 1974；91：8-10. |
| 38 − 3 | | Schwab IR, et al：The superficial punctate keratitis of Thygeson. In：Krachmer JH, et al, editors. Cornea. 2nd ed. Philadelphia：Elsevier Mosby；2005. p.1183-1187. |
| | | ■ Stevens-Johnson 症候群 |
| 42 − 1 | | Cotsarelis G, et al：Existence of slow-cycling limbal epithelial basal cells that can be preferentially stimulated to proliferate：implications on epithelial stem cells. Cell 1989；57：201-209. |
| 42 − 2 | | Oie Y, et al：Regenerative medicine for the cornea. Biomed Res Int 2013；2013：428247. |
| 42 − 3 | | Rama P, et al：Limbal stem-cell therapy and long-term corneal regeneration. N Engl J Med 2010；363：147-155. |
| 42 − 4 | | Nishida K, et al：Corneal reconstruction with tissue-engineered cell sheets composed of autologous oral mucosal epithelium. N Engl J Med 2004；351：1187-1196. |
| | | ■ 重篤な眼合併症を伴う Stevens-Johnson 症候群と関連のある遺伝子について教えてください |
| 45 − 1 | | Sotozono C, et al：Diagnosis and treatment of Stevens-Johnson syndrome and toxic epidermal necrolysis with ocular complications. Ophthalmology 2009；116：685-690. |

| 項目起始頁 | 文献番号 | 文献 |
|---|---|---|
| 45 | 2 | 上田真由美ら：重篤な眼合併症を伴う Stevens-Johnson 症候群ならびに中毒性表皮壊死症．臨床眼科 2013（増刊号）；67：132. |
| 45 | 3 | Ueta M, et al：Ocular surface inflammation is regulated by innate immunity. Prog Retin Eye Res 2012；31：551-575. |
| 45 | 4 | 北見　周ら：Stevens-Johnson 症候群ならびに中毒性表皮壊死症の全国疫学調査─平成 20 年度厚生労働科学研究費補助金（難治性疾患克服研究事業）重症多形滲出性紅斑に関する調査研究─．日本皮膚科学会雑誌 2011；121：2467-2482. |
| 45 | 5 | Ueta M, et al：Association between prostaglandin E receptor 3 polymorphisms and Stevens-Johnson syndrome identified by means of a genome-wide association study. J Allergy Clin Immunol 2010；126：1218-1225. |
| 45 | 6 | Chung WH, et al：Medical genetics：a marker for Stevens-Johnson syndrome. Nature 2004；428：486. |
| 45 | 7 | Ozeki, T, et al：Genome-wide association study identifies HLA-A*3101 allele as a genetic risk factor for carbamazepine-induced cutaneous adverse drug reactions in Japanese population. Hum Mol Genet 2011；20：1034-1041. |
| 45 | 8 | McCormack M, et al：HLA-A*3101 and carbamazepine-induced hypersensitivity reactions in Europeans. N Engl J Med 2011；364：1134-1143. |
| 45 | 9 | Hung SI, et al：HLA-B*5801 allele as a genetic marker for severe cutaneous adverse reactions caused by allopurinol. Proc Natl Acad Sci USA 2005；102：4134-4139. |
| 45 | 10 | Lonjou C, et al：A European study of HLA-B in Stevens-Johnson syndrome and toxic epidermal necrolysis related to five high-risk drugs. Pharmacogenet Genomics 2008；18：99-107. |
| 45 | 11 | Tohkin M, et al：A whole-genome association study of major determinants for allopurinol-related Stevens-Johnson syndrome and toxic epidermal necrolysis in Japanese patients. Pharmacogenomics J 2013；13：60-69. |
| 45 | 12 | Ueta M, et al：Independent strong association of HLA-A*02:06 and HLA-B*44:03 with cold medicine-related Stevens-Johnson syndrome with severe mucosal involvement. Sci Rep 2014；30；4：4862. |
| 45 | 13 | Ueta M, et al：Strong Association Between HLA-A*0206 and Stevens-Johnson Syndrome in the Japanese. Am J Ophthalmol 2007；143：367-368. |
| 45 | 14 | Ueta M, et al：HLA class I and II gene polymorphisms in Stevens-Johnson syndrome with ocular complications in Japanese. Mol Vis 2008；14：550-555. |
| 45 | 15 | Mondino BJ, et al：HLA antigens in Stevens-Johnson syndrome with ocular involvement. Arch Ophthalmol 1982；100：1453-1454. |
| 45 | 16 | Roujeau JC, et al：HLA phenotypes and bullous cutaneous reactions to drugs. Tissue Antigens 1986；28：251-254. |
| 45 | 17 | Roujeau JC, et al：Genetic susceptibility to toxic epidermal necrolysis. Arch Dermatol 1987：123；1171-1173. |
| 45 | 18 | Ueta M：Innate immunity of the ocular surface and ocular surface inflammatory disorders. Cornea 2008；27（Suppl 1）：S31-40. |
| 45 | 19 | Ueta M, et al：Toll like receptor 3 gene polymorphisms in Japanese patients with Stevens-Johnson syndrome. Br J Ophthalmol 2007；9：962-965. |
| 45 | 20 | Ueta M, et al：Association of IL4R polymorphisms with Stevens-Johnson syndrome. J Allergy Clin Immunol 2007；120：1457-1459. |
| 45 | 21 | Ueta M, et al：Association of Fas Ligand gene polymorphism with Stevens-Johnson syndrome. Br J Ophthalmol 2008；92：989-991. |

| 項目起始頁 | 文献番号 | 文献 |
|---|---|---|
| 45 - 22 | | Abe R, et al：Toxic epidermal necrolysis and Stevens-Johnson syndrome are induced by soluble Fas ligand. Am J Pathol 2003；162：1515-1520. |
| 45 - 23 | | Ueta M, et al：Prostaglandin E receptor subtype EP3 expression in human conjunctival epithelium and its changes in various ocular surface disorders. PLoS One 2011；6：e25209. |
| 45 - 24 | | Ueta M, et al：HLA-A*0206 with TLR3 polymorphisms exerts more than additive effects in Stevens-Johnson syndrome with severe ocular surface complications. PLoS One 2012；7：e43650. |

### ■ 眼類天疱瘡

| 項目起始頁 | 文献番号 | 文献 |
|---|---|---|
| 53 - 1 | | Kawakita T, et al：Measurement of fornix depth and area：a novel method of determining the severity of fornix shortening. Eye 2009；23：1115-1119. |
| 53 - 2 | | Reeves GM, et al：Ocular and oral grading of mucous membrane pemphigoid. Graefes Arch clin Exp Ophthalmol 2012；250：611-618. |
| 53 - 3 | | Foster CS：Cicatricial pemphigoid. Tran Am Ophthalmol Soc 1986；84：527-663. |
| 53 - 4 | | Mondino BJ, et al：Ocular cicatricial pemphigoid. Ophthalmology 1981；88：95-100. |
| 53 - 5 | | Sobolewska B, et al：Current medical treatment of ocular mucous membrane pemphigoid. Ocul Surf 2013；11：259-266. |

### ■ トラコーマ

| 項目起始頁 | 文献番号 | 文献 |
|---|---|---|
| 57 - 1 | | Tang FF, et al：Studies on the etiology of trachoma with special reference to isolation of the virus in chick embryo. Chin Med J 1957；75：429-447. |
| 57 - 2 | | MacCallan AF：The epidemiology of trachoma. Br J Ophthalmol 1931；15：369-411. |

### ■ conjunctival and corneal intraepithelial neoplasia（CIN）

| 項目起始頁 | 文献番号 | 文献 |
|---|---|---|
| 60 - 1 | | 細谷友雅ら：角膜疾患 Q&A 臨床編．眼表面の腫瘍性疾患の診断と治療のポイントを教えてください．あたらしい眼科 2007；23：68-70. |
| 60 - 2 | | 渡辺彰英：結膜腫瘍—上皮内癌と扁平上皮癌．木下　茂ら編．角膜疾患 外来でこう診てこう治せ．東京：メジカルビュー社；2005．p.78-79. |
| 60 - 3 | | 近間泰一郎：生体共焦点顕微鏡検査．日本の眼科 2011；82：908-914. |
| 60 - 4 | | Birkholz ES, et al：Treatment of ocular surface squamous cell intraepithelial neoplasia with and without mitomycin C. Cornea 2011；30：37-41. |
| 60 - 5 | | 辻　英貴：眼表面悪性腫瘍に対する局所化学療法．あたらしい眼科 2011；28：1371-1376. |
| 60 - 6 | | 伊藤志奈ら：角結膜上皮内癌における治療法選択とその効果．あたらしい眼科 2006；23：937-942. |

### ■ 顆粒状角膜ジストロフィ I 型・II 型

| 項目起始頁 | 文献番号 | 文献 |
|---|---|---|
| 66 - 1 | | Munier FL, et al：Kerato-epithelin mutations in four 5q31-linked corneal dystrophies. Nat Genet 1997；15：247-251. |
| 66 - 2 | | Weiss J, et al：The IC3D classification of the corneal dystrophies. Cornea 2008；27 Suppl 2：S1-83. |
| 66 - 3 | | Mashima Y, et al：A novel mutation at codon 124（R124L）in the BIGH3 gene is associated with a superficial variant of granular corneal dystrophy. Arch Ophthalmol 1999；117：90-93. |
| 66 - 4 | | Stewart HS, et al：Heterogeneity in granular corneal dystrophy：identification of three causative mutations in the TGFBI（BIGH3）gene-lessons for corneal amyloidogenesis. Hum Mutat 1999；14：126-132. |

| 項目起始頁 | 文献番号 | 文献 |
|---|---|---|
| 66 – 5 | | Dinh R, et al：Recurrence of corneal dystrophy after excimer laser phototherapeutic keratectomy. Ophthalmology 1999；106：1490-1497. |
| 66 – 6 | | Ellies P, et al：Clinical outcome of eight BIGH3-linked corneal dystrophies. Ophthalmology 2002；109：793-797. |
| 66 – 7 | | Moon JW, et al：Homozygous granular corneal dystrophy type II (Avellino corneal dystrophy)：natural history and progression after treatment. Cornea 2007；26：1095-1100. |
| 66 – 8 | | Inoue T, et al：Recurrence of corneal dystrophy resulting from an R124H Big-h3 mutation after phototherapeutic keratectomy. Cornea 2002；21：570-573. |
| | ■ Reis-Bücklers 角膜ジストロフィ，Thiel-Behnke 角膜ジストロフィ | |
| 74 – 1 | | Küchle M, et al：Reevaluation of corneal dystrophies of Bowman's layer and the anterior stroma (Reis-Bücklers and Thiel-Behnke types)：a light and electron microscopic study of eight corneas and a review of the literature. Cornea 1995；14：333-354. |
| 74 – 2 | | Mashima Y, et al：A novel mutation at the Codon 124 in the BIGH3 gene is associated with a superficial granular corneal dystrophy. Arch Ophthalmol 1999；117：90-93. |
| 74 – 3 | | Kobayashi A, et al：*In vivo* laser confocal microscopy findings for Bowman's layer dystrophies (Thiel-Behnke and Reis-Bücklers corneal dystrophies). Ophthalmology 2007；114：69-75. |
| | ■ 格子状角膜ジストロフィ | |
| 76 – 1 | | Hida T, et al：Clinical feature of a newly recognized type of lattice corneal dystrophy. Am J Ophthalmol 1987；109：241-248. |
| 76 – 2 | | Stock EL, et al：Latiice corneal dystrophy type IIIA. Arch Opthalmol 1991；109：354-358. |
| 76 – 3 | | Munier FL, et al：Kerato-epithelin mutations in four 5q31-linked corneal dystrophies. Nat Genet 1997；15：247-251. |
| | ■ 斑状角膜ジストロフィ | |
| 81 – i | | Akama TO, et al：Macular corneal dystrophy type I and type II are caused by distinct mutations in a new sulphotransferase gene. Nat Genet 2000；26：237-241. |
| 81 – ii | | Nishida T：Cornea. In：Krachmer JH, et al, editors. Cornea, 2nd edition. Philadelphia：Elsevier Mosby；2005. p.3-22. |
| | ■ Schnyder 角膜ジストロフィ | |
| 92 – 1 | | Weiss JS：Schnyder crystalline dystrophy sine crystals. Recommendation for a revision of nomenclature. Ophthalmology 1996；103：465-473. |
| 92 – 2 | | Orr A, et al：Mutations in the *UBIAD1* gene, encoding a potential prenyltransferase, are causal for Schnyder crystalline corneal dystrophy. PLoS One 2007；2：e685. |
| 92 – 3 | | Weiss JS, et al：Mutations in the *UBIAD1* gene on chromosome short arm 1, region 36, cause Schnyder crystalline corneal dystrophy. Invest Ophthalmol Vis Sci 2007；48：5007-5012. |
| 92 – 4 | | Nakagawa K, et al：Identification of UBIAD1 as a novel human menaquinone-4 biosynthetic enzyme. Nature 2010；468：117-121. |
| 92 – 5 | | Nickerson ML, et al：The UBIAD1 prenyltransferase links menaquinone-4 synthesis to cholesterol metabolic enzymes. Hum Mutat 2013；34：317-329. |
| 92 – 6 | | 坪田一男ら：スペキュラーマイクロスコープ撮影用コンタクトレンズ（SM レンズ）．臨床眼科 1989；43：997-999. |
| 92 – 7 | | Delleman JW, et al：Degeneratio corneae cristallinea hereditaria. A clinical, genetical and histological study. Ophthalmologica 1968；155：409-426. |

| 項目起始頁 | 文献番号 | 文献 |
|---|---|---|
| 92 - 8 | | 北川和子ら：高脂血症，甲状腺機能亢進症，外反膝を合併したシュナイダー角膜変性症の1家系．日本眼科紀要 1995；46：911-916． |
| | | ■ 帯状角膜変性 |
| 96 - 1 | | Chang RI, et al：Corneal and conjunctival degenerations. In：Krachmer JH, et al, editors. Cornea. 2nd ed. Philadelphia：Elsevier Mosby；2005. p.987-1004. |
| 96 - 2 | | Johnston RL, et al：Resolution of calcific band keratopathy after lowering elevated serum calcium in a patient with sarcoidosis.Br J Ophthalmol 1995；79：1050. |
| 96 - 3 | | Lemp MA, et al：Rapid development of band keratopathy in dry eyes. Am J Ophthalmol 1977；83：657-659. |
| 96 - 4 | | Stewart OG, et al：Management of band keratopathy with excimer phototherapeutic keratectomy：visual, refractive, and symptomatic outcome. Eye 2003；17：233-237. |
| 96 - 5 | | Najjar DM, et al：EDTA chelation for calcific band keratopathy：results and long-term follow-up. Am J Ophthalmol 2004；137：1056-1064. |
| 96 - 6 | | Feist RM, et al：Transient calcific band-shaped keratopathy associated with increased serum calcium. Am J Ophthalmol 1992；113：459-461. |
| | | ■ 角膜脂肪変性 |
| 101 - 1 | | Chang RI, et al：Corneal and conjunctival degenerations. In：Krachmer JH, et al, editors. Cornea. 3rd ed. St. Louis：Mosby；2011. p.901-917. |
| 101 - 2 | | Alfonso E, et al：Idiopathic bilateral lipid keratopathy. Br J Ophthalmol 1988；72：338-343. |
| 101 - 3 | | Silva-Araújo A, et al：Primary lipid keratopathy：a morphological and biochemical assessment. Br J Ophthalmol 1993；77：248-250. |
| 101 - 4 | | 山本哲也ら：原発性角膜脂肪変性症と考えられる1症例．臨床眼科 1982；36：1212-1213. |
| 101 - 5 | | 小幡博人：角膜脂肪変性．村上　晶ら編：NEW MOOK 眼科 10 角膜ジストロフィ・角膜変性．東京：金原出版；2005. p.121-124. |
| 101 - 6 | | 石崎こずえ，ら：LCAT（lecithin-cholesterol acyltransferase）欠損症に伴った角膜混濁の1例．臨床眼科 2011；65：12-15. |
| | | ■ Spheroid 角膜変性 |
| 104 - 1 | | Sugar A：Corneal and conjunctival degeneration. In：Kaufman HE, et al, editors. the Cornea. 2nd ed. Boston：Butterworth-Heinemann；1998. p.484-486, |
| 104 - 2 | | Hanna C, et al：Spheroid degeneration of the cornea and conjunctiva. 2. Pathology. Am J Ophthalmol 1972；74：829-839. |
| 104 - 3 | | Fraunfelder FT, et al：Spheroid degeneration of the cornea and conjunctiva. 1. Clinical course and characteristics. Am J Ophthalmol 1972；74：821-828. |
| 104 - 4 | | Gray RH, et al：Climatic droplet keratopathy. Surv Ophthalmol 1992；36：241-253. |
| 104 - 5 | | Santo RM, et al：Spheroidal keratopathy associated with subepithelial corneal amyloidosis. A clinicopathologic case report and a proposed new classification for spheroidal keratopathy. Ophthalmology 1993；100：1455-1461. |
| | | ■ 続発性角膜アミロイドーシス |
| 107 - 1 | | Munier FL, et al：Kerato-epithelin mutations in four 5q31-linked corneal dystrophies. Nat Genet 1997；15：247-251. |
| 107 - 2 | | Tsujikawa M, et al：Identification of the gene responsible for gelatinous drop-like corneal dystrophy. Nature Genetics 1999；21：420-423. |

| 項目起始頁 | 文献番号 | 文献 |
|---|---|---|
| 107 | 3 | 真島行彦ら：睫毛乱生症による角膜アミロイドーシス．臨床眼科 1987；41：366-367. |
| 107 | 4 | Yamada M, et al：Secondary amyloidosis in a corneal graft. Jpn J Ophthalmol 2002；46：305-307. |
| 107 | 5 | Araki-Sasaki K, et al：Lactoferrin Glu561Asp facilitates secondary amyloidosis in the cornea. Br J Ophthalmol 2005；89：684-688. |
| 107 | 6 | Ando Y, et al：A novel localized amyloidosis associated with lactoferrin in the cornea. Lab Invest 2002；82：757-765. |
| 107 | 7 | 星井嘉信：アミロイドーシスの組織診断：コツと注意点．臨床病理 2006；54：513-518. |
| 107 | 8 | 佐々木香る，ら：続発性角膜アミロイドーシスの臨床像について．臨床眼科 2007；61：1641-1644. |
| 107 | 9 | Araki-Sasaki K, et al：Classification of secondary corneal amyloidosis and involvement of lactoferrin. Ophthalmology 2013；120：1166-1172. |

### ■ Terrien 角膜辺縁変性

| 項目起始頁 | 文献番号 | 文献 |
|---|---|---|
| 110 | 1 | Arffa RC：Degenerations. Terrien's Marginal Degeneration. In：Grayson's Disease of the Cornea. 3rd edition. St. Lous：Mosby；1991. p.355-356. |
| 110 | 2 | 川本晃司ら：テリエン周辺角膜変性．臨床眼科 2005；59：170-173. |

### ■ Salzmann 角膜変性

| 項目起始頁 | 文献番号 | 文献 |
|---|---|---|
| 113 | i | Vannas A, et al：Salzmann's nodular degeneration of the cornea. Am J Ophthalmol 1984；79：211-219. |
| 113 | ii | Graue-Hernández EO, et al：Salzmann nodular degeneration. Cornea 2010；29：283-289. |
| 113 | iii | Stone DU, et al：Histopathology of Salzmann nodular corneal degeneration. Cornea 2008；27：148-151. |
| 113 | iv | Eberwein P, et al：Epithelial marker expression in Salzmann nodular degeneration shows characteristics of limbal transient amplifying cells and alludes to an involvement of the epithelium in its pathogenesis. Acta Ophthalmol 2010；88：184-189. |

### ■ 多発性骨髄腫

| 項目起始頁 | 文献番号 | 文献 |
|---|---|---|
| 116 | 1 | 眞鍋禮三ら：多発性骨髄腫．角膜クリニック．東京：医学書院；2003. p.86. |
| 116 | 2 | 川村 洋行ら：角膜にびまん性結晶沈着を認めた多発性骨髄腫の1例．日本眼科学会雑誌 1988；92：55-60. |
| 116 | 3 | 佐々木秀憲ら：角膜実質に混濁を呈した monoclonal gammopathy の1症例．日本眼科学会雑誌 2006；110：307-311. |
| 116 | 4 | 脇田まり子ら：多発性骨髄腫に合併した角膜クリスタリン様沈着．日本眼科学会雑誌 1989；93：665-675. |
| 116 | 5 | Walter EB, et al：Atypical corneal manifestations of multiple myeloma. A clinical, histopathogenic, and immunohistochemical report. Cornea 1989；8：274-280. |
| 116 | 6 | 谷脇雅史ら：多発性骨髄腫．内科学書．東京：中山書店；2013. p.146-154. |

### ■ infectious crystalline keratopathy

| 項目起始頁 | 文献番号 | 文献 |
|---|---|---|
| 119 | 1 | Gorovoy MS, et al：Intrastromal noninflammatory bacterial colonization of a corneal graft. Arch Ophthalmol 1983；101：1049-1052. |
| 119 | 2 | Meisler DM, et al：Infectious crystalline karatopathy. Am J Ophthalmol 1984；97：337-343. |

| 項目起始頁 | 文献番号 | 文献 |
|---|---|---|
| 119 - 3 | | Osakabe Y, et al：Detection of *Streptococcus* species by polymerase chain reaction in infectious crystalline keratopathy. Cornea 2006；25：1227-1230. |
| 119 - 4 | | Mathers WD, et al：Basic science and applications of *in vivo* microscopy. Curr Opin Ophthalmol 1995；6：86-94. |

■ カタル性角膜潰瘍

| | | |
|---|---|---|
| 124 - 1 | | McCulley JP, et al：Classification of chronic blepharitis. Ophthalmology 1982；89：1173-1180. |
| 124 - 2 | | Thygeson P：Etiology and treatment of blepharitis. A study in military personnel. Arch Ophthalmol 1946；36：445-477. |
| 124 - 3 | | 鈴木　智ら：マイボーム腺炎に関連した角膜上皮障害（マイボーム腺炎角膜上皮症）の検討. あたらしい眼科 2000；17：423-427. |
| 124 - 4 | | Suzuki T, et al：Phlyctenular keratitis associated with meibomitis in young patients. Am J Ophthalmol 2005；140：77-82. |
| 124 - 5 | | Shine WE, et al：The role of cholesterol in chronic blepharitis. Invest Ophthalmol Vis Sci 1991；32：2272-2280. |
| 124 - 6 | | Seal D, et al：Immunology and therapy of marginal ulcerations as a complication of chronic blepharitis due to *S. aureus*. In：Lass J, editor. Advances in Corneal Research. New York：Plenum Press；1997. p.19-25. |

■ マイボーム腺炎角結膜上皮症と ocular rosacea は，どう違うのでしょうか？

| | | |
|---|---|---|
| 131 - 1 | | 鈴木　智ら：マイボーム腺炎に関連した角膜上皮障害（マイボーム腺炎角膜上皮症）の検討. あたらしい眼科 2000；17：423-427. |
| 131 - 2 | | Suzuki T, et al：Phlyctenular keratitis associated with meibomitis in young patients. Am J Ophthalmol 2005；140：77-82. |
| 131 - 3 | | Nazir SA, et al：Ocular rosacea in childhood. Am J Ophthalmol 2004；137：138-144. |
| 131 - 4 | | Suzuki T：Meibomitis-related keratoconjunctivitis：implications and clinical significance of meibomian gland inflammation. Cornea 2012；31：S41-44. |
| 131 - 5 | | Yamasaki K, et al：Increased serine protease activity and cathelicidin promotes skin inflammation in rosacea. Nat Med 2007；13：975-980. |
| 131 - 6 | | Hoang-Xuang T, et al：Ocular rosacea. A histopathologic and immunopathologic study. Ophthalmology 1990；97：1468-1475. |
| 131 - 7 | | Suzuki T, et al：Ocular surface inflammation induced by *Propionibacterium acnes*. Cornea 2002；21：812-817. |

■ Mooren 角膜潰瘍

| | | |
|---|---|---|
| 133 - 1 | | Zaidman GW, et al：Mooren's Ulcer. In：Krachmer JH, et al, editors. Cornea. 2nd ed. Philadelphia：Elsevier Mosby；2005. p.1241-1244. |
| 133 - 2 | | Gottsch JD, et al：Cloning and sequence analysis of human and bovine corneal antigen（CO-Ag）cDNA：identification of host-parasite protein calgranulin C. Trans Am Ophthalmol Soc 1997；95：111-125, discussion 126-129. |
| 133 - 3 | | Brown SI, et al：Therapy of Mooren's ulcer. Am J Ophthalmol 1984；98：1-6. |
| 133 - 4 | | Ashar JN, et al：Immunosuppression for Mooren's ulcer：evaluation of the stepladder approach—topical, oral and intravenous immunosuppressive agents. Br J Ophthalmol 2013；97：1391-1394. |

| 項目起始頁 | 文献番号 | 文献 |
|---|---|---|
| 133 - 5 | | Foster CS：Systemic immunosuppressive therapy for progressive bilateral Mooren's ulcer. Ophthalmology 1985；92：1436-1439. |
| 133 - 6 | | Wakefield D, et al：Cyclosporin therapy in Mooren's ulcer. Br J Ophthalmol 1987；71：415-417. |
| 133 - 7 | | Sangwan VS, et al：Mooren's ulcer：current concepts in management. Indian J Ophthalmol 1997；45：7-17. |
| 133 - 8 | | Kinoshita S, et al：Long-term results of keratoepithelioplasty in Mooren's ulcer. Ophthalmology 1991；98：438-445. |
| 133 - 9 | | Martin NF, et al：Treatment of Mooren's and Mooren's-like ulcer by lamellar keratectomy：report of six eyes and literature review. Ophthalmic Surg 1987；18：564-569. |
| 133 - 10 | | Solomon A, et al：Amniotic membrane grafts for nontraumatic corneal perforations, descemetoceles, and deep ulcers. Ophthalmology 2002；109：694-703. |
| | | ■ 特発性周辺部角膜潰瘍の多施設調査について教えてください |
| 137 - i | | Hill JC, et al：Treatment of Mooren's ulcer with cyclosporin A: report of three cases. Br J Ophthalmol 1987；71：11-15. |
| 137 - ii | | Kinoshita S, et al：Long-term results of keratoepithelioplasty in Mooren's ulcer. Ophthalmology 1991；98：438-445. |
| | | ■ 関節リウマチ関連の周辺部角膜潰瘍 |
| 139 - 1 | | 山本一彦ら：関節リウマチと類縁疾患 関節リウマチ—病態，臨床所見，診断．リウマチ学会，リウマチ財団編．リウマチ病学テキスト．東京：診断と治療社；2010．p.90-105. |
| 139 - 2 | | 菊地浩吉ら：新病理学各論．東京：南山堂；1996. |
| 139 - 3 | | 鈴木亜鶴ら：重症周辺部角膜潰瘍の予後不良因子．日本眼科学会雑誌 2011；115：116-121. |
| | | ■ 栄養障害性角膜潰瘍 |
| 142 - 1 | | Magendie PA：De l'influence de la cinquieme paire de nerfs sur la nutrition et les fonctions de l'oeil. J Physiol 1824；4：176-177. |
| 142 - 2 | | Müller LJ, et al：Corneal nerves：structure, contents and function. Exp Eye Res 2003；76：521-542. |
| 142 - 3 | | Bonini S, et al：Neurotrophic keratitis. Eye 2003；17：989-995. |
| 142 - 4 | | Gross EB Jr.：Neurotrophic keratitis. In：Krachmer JH, et al, editors. Cornea. vol.1. St. Louis：Mosby；1997. p.1340. |
| 142 - 5 | | Nishida T, et al：Fibronectin enhancement of corneal epithelial wound healing of rabbits *in vivo*. Arch Ophthalmol 1984；102：455-456. |
| 142 - 6 | | Chikama T, et al：Treatment of neurotrophic keratopathy with substance-P-derived peptide (FGLM) and insulin-like growth factor I. Lancet 1998；351：1783-1784. |
| 142 - 7 | | Yamada N, et al：Open clinical study of eye-drops containing tetrapeptides derived from substance P and insulin-like growth factor-1 for treatment of persistent corneal epithelial defects associated with neurotrophic keratopathy. Br J Ophthalmol 2008；92：896-900. |
| 142 - 8 | | Nishida T, et al：Persistent epithelial defects due to neurotrophic keratopathy treated with a substance P-derived peptide and insulin-like growth factor 1. Jpn J Ophthalmol 2007；51：442-447. |
| 142 - 9 | | Bonini S, et al：Topical treatment with nerve growth factor for neurotrophic keratitis. Ophthalmology 2000；107：1347-1351. |

| 項目起始頁 | 文献番号 | 文献 |
|---|---|---|
| | | ■ 春季カタルにおいて結膜と角膜の間でどのような分子の相互作用がありますか |
| 154 | 1 | Trocmé SD, et al：Eosinophil granule major basic protein inhibition of corneal epithelial wound healing. Invest Ophthalmol Vis Sci 1994；35：3051-3056. |
| 154 | 2 | Ebihara N, et al：Mast cell chymase induces conjunctival epithelial cell apoptosis by a mechanism involving degradation of fibronectin. Curr Eye Res 2005；30：429-435. |
| 154 | 3 | Ebihara N, et al：Mast cell chymase decreases the barrier function and inhibits the migration of corneal epithelial cells. Curr Eye Res 2005；30：1061-1069. |
| 154 | 4 | Ohtomo K, et al：Role of TGF-$\beta$ in tissue eosinophilia associated with vernal keratoconjunctivitis. Exp Eye Res 2010；91：748-754. |
| 154 | 5 | Fukuda K, et al：Alarmins from corneal epithelial cells up-regulate CCL11 snf VCAM-1 in corneal fibroblasts. Invest Ophthalmol Vis Sci 2013；54：5817-5823. |
| 154 | 6 | Matsuda A, et al：The role of interleukin-33 in chronic allergic conjunctivitis. Invest Ophthalmol Vis Sci 2009；50：4646-4652. |
| 154 | 7 | Lin J, et al：A novel interleukin 33/ST2 signaling regulates inflammatory response in human corneal epithelium. PLoS One 2013；8：e60963. |
| 154 | 8 | Hazlett LD, et al：IL-33 shifts macrophage polarization, promoting resistance against Pseudomonas aeruginosa keratitis. Invest Ophthalmol Vis Sci 2010；51：1524-1532. |
| | | ■ 真菌性角膜炎 |
| 165 | 1 | 感染性角膜炎診療ガイドライン（第2版）．日本眼科学会雑誌 2013；117：467-509. |
| 165 | 2 | Sharma S, et al：Microsporidial keratitis：need for increased awareness. Surv Ophthalmol 2011；56：1-22. |
| 165 | 3 | 深在性真菌症のガイドライン作成委員会：深在性真菌症の診断・治療ガイドライン 2014．東京：協和企画；2014. |
| 165 | 4 | 山口英世：真菌の抗真菌薬感受性試験法について判定法を含めて教えてください．モダンメディア 2009；55：309-320. |
| | | ■ コンタクトレンズ関連角膜感染症の多施設調査 |
| 170 | 1 | 宇野敏彦ら：重症コンタクトレンズ関連角膜感染症全国調査．日本眼科学会雑誌 2011；115：107-115. |
| 170 | 2 | 稲葉昌丸ら：重症コンタクトレンズ関連角膜感染症調査からみた危険因子の解析．日本コンタクトレンズ学会誌 2010；52：25-30. |
| 170 | 3 | 鳥山浩二ら：アカントアメーバ角膜炎発症者数全国調査．日本眼科学会雑誌 2014；118：28-32. |
| | | ■ アカントアメーバ角膜炎 |
| 173 | 1 | 髙岡紀子ら：当院で得られたアカントアメーバの遺伝学的分類．眼科 2010；52：1811-1817. |
| 173 | 2 | 井上幸次ら：わが国のアカントアメーバ角膜炎関連分離株の分子疫学多施設調査（中間報告）．あたらしい眼科 2012；29：397-402. |
| 173 | 3 | 石橋泰久ら：*Acanthamoeba keratitis* の1例．日本眼科学会雑誌 1988；92：963-972. |
| 173 | 4 | 下村嘉一：CL関連角膜感染症全国調査．大橋裕一編．眼科プラクティス 28 眼感染症の謎を解く．東京：文光堂；2009．p.356. |
| 173 | 5 | 石橋康久ら：アカントアメーバ角膜炎の臨床所見―初期から完成期まで．日本の眼科 1991；62：893-896. |

| 項目起始頁 | 文献番号 | 文献 |
|---|---|---|
| 173 - 6 | | 宇野敏彦：アカントアメーバ角膜炎の病態のポイントは？ あたらしい眼科 2009；26（臨増）：26-28. |
| 173 - 7 | | 井上幸次ら：感染性角膜炎診療ガイドライン．日本眼科学会雑誌 2007；111：769-809. |
| 173 - 8 | | 及川陽三郎ら：アカントアメーバに対する抗真菌薬ピマリシン（ナタマイシン）の有効性について．大原綜合病院年報 2010；50：27-30. |
| 173 - 9 | | 宇野敏彦：抗寄生虫薬．臼井正彦ら編．眼感染症クリニック．東京：医学書院；2000. p.158-159. |
| 173 - 10 | | Gilbert P, et al：Synergism within polyhexamethylene biguanide biocide formulations. J App Bacteriol 1990；69：593-598. |
| 173 - 11 | | 井上幸次：コンタクトレンズ関連角膜感染症の診断と治療．日本の眼科 2009；80：687-691. |
| 173 - 12 | | 石尾 香ら：アカントアメーバ角膜炎の確定診断における培地の比較．日本眼科紀要 1995；46：1021-1025. |

■ アカントアメーバの分子疫学について教えてください

| | | |
|---|---|---|
| 181 - 1 | | Booton GC, et al：Identification and distribution of *Acanthamoeba* species genotypes associated with nonkeratitis infections. J Clin Microbiol 2005；43：1689-1693. |
| 181 - 2 | | Jennifer R, et al：National outbreak of Acanthamoeba keratitis associated with use of a contact lens solution, United States. Emerg Infect Dis 2009；15：1236-1242. |
| 181 - 3 | | Booton GC, et al：Genotypic identification of *Acanthamoeba* sp. isolates associated with an outbreak of acanthamoeba keratitis. Cornea 2009；28：673-676. |
| 181 - 4 | | 井上幸次ら：わが国のアカントアメーバ角膜炎関連分離株の分子疫学多施設調査（中間報告）．あたらしい眼科 2012；29：397-402. |

■ 多発性角膜上皮下浸潤

| | | |
|---|---|---|
| 192 - 1 | | Aoki K, et al：Clinical features of adenoviral conjunctivitis at the early stage of infection. Jpn J Ophthalmol 2011；55：11-15. |

■ アデノウイルスにも潜伏感染はあるのでしょうか？

| | | |
|---|---|---|
| 195 - 1 | | Garnett CT, et al：Prevalence and quantitation of species C adenovirus DNA in human mucosal lymphocytes. J Virol 2002；76：10608-10616. |
| 195 - 2 | | Kaye SB, et al：Evidence for persistence of adenovirus in the tear film a decade following conjunctivitis. J Med Virol 2005；77：227-231. |
| 195 - 3 | | 伊藤恵子ら：多発性角膜上皮下混濁 sine adenovirus の一例．臨床眼科 2000；54：1823-1828. |

■ 前眼部 OCT

| | | |
|---|---|---|
| 200 - 1 | | 前田直之：前眼部 OCT でわかること．臨床眼科 2011；65：419-424. |

■ 生体共焦点角膜顕微鏡検査

| | | |
|---|---|---|
| 205 - 1 | | Bochert R, et al：Contribution to comprehension of image formation in confocal microscopy of cornea with Rostock cornea module. Br J Ophthalmol 2005；89：1351-1355. |
| 205 - 2 | | Hara Y, et al：Diagnosis and clinical course of epithelial ingrowth after Descemet-stripping automated endothelial keratoplasty followed by *in vivo* confocal microscopy. Clin Experiment Ophthalmol 2011；39：710-712. |
| 205 - 3 | | Takezawa Y, et al：Effectiveness of *in vivo* confocal microscopy in detecting filamentous fungi during clinical course of fungal keratitis. Cornea 2010；29：1346-1352. |
| 205 - 4 | | Chikama T, et al：*In vivo* biopsy by laser confocal microscopy for evaluation of traumatic recurrent corneal erosion. Mol Vis 2008；14：2333-2339. |

| 項目起始頁 | 文献番号 | 文献 |
|---|---|---|
| 205 – 5 | | Kobayashi A, et al：*In vivo* laser confocal microscopy of Bowman's layer of the cornea. Ophthalmology 2006；113：2203-2208. |
| | | ■ Cochet-Bonnet 角膜知覚計について教えてください |
| 212 – i | | 眞鍋禮三ら：角膜クリニック 第2版．東京：医学書院；2003．p.195-197. |
| 212 – ii | | 宮崎 大ら：角膜潰瘍における角膜知覚．あたらしい眼科 1993；10：97-100. |
| 212 – iii | | 中村友昭ら：ジクロフェナク点眼液による角膜知覚低下作用．あたらしい眼科 1999；16：1113-1116. |
| 212 – iv | | 東堂龍平ら：糖尿病患者における角膜知覚．医療 1995；49：814-818. |
| 212 – v | | 松井裕康：屈折矯正手術後の角膜知覚．あたらしい眼科 2001；18：1023-1024. |
| | | ■ 塗抹検鏡 |
| 214 – 1 | | 中川 尚ら：眼科医のための塗抹検鏡アトラス．東京：インフロント；2010．p.8-9. |
| | | ■ 細菌・真菌培養 |
| 220 – 1 | | 浅利誠志：感染症角膜炎診断における培養検査のポイントは？ あたらしい眼科 2009；26（臨増）：17-19. |
| 220 – 2 | | 豊川真弘：細菌．眼科プラクティス28 眼感染症の謎を解く．東京：文光堂；2009．p.238-239. |
| 220 – 3 | | 井上幸次ら：感染性角膜炎診断ガイドライン（第2版）．日本眼科学会雑誌 2013；117：469. |
| 220 – 4 | | Davise H：Medically Important Fungi. 5th Edition. Washington, D.C.：ASM Press；2011. p.343, 346-347. |
| 220 – 5 | | 鈴木 崇：塗抹染色と分離培養．専門医のための眼科診療クオリファイ 2 結膜炎オールラウンド．東京：中山書店；2010．p.249-253. |
| 220 – 6 | | 井上幸次ら：感染性角膜炎診断ガイドライン（第2版）．日本眼科学会雑誌 2013；117：483. |
| | | ■ 培養が困難な細菌を検出する方法を教えてください |
| 226 – 1 | | 神中 寛：滅菌，培地および細菌の鑑別と同定に用いられる生化学的検査法．森 良一ら編．II．培地総論．戸田新細菌学．第29版．東京：南山堂；1991．p.820. |
| 226 – 2 | | Amann RI, et al：Phylogenetic identification and *in situ* detection of individual microbial cells without cultivation. Microbiol Rev 1995；59：143-169. |
| 226 – 3 | | Turnbaugh PJ, et al：An obesity-associated gut microbiome with increased capacity for energy harvest. Nature 2006；444：1027-1031. |
| | | ■ polymerase chain reaction |
| 228 – 1 | | Kakimaru-Hasegawa A, et al：Clinical application of real-time polymerase chain reaction for diagnosis of herpetic diseases of the anterior segment of the eye. Jpn J Ophthalmol 2008；52：24-31. |
| 228 – 2 | | Kandori M, et al：Prevalence and features of keratitis with quantitative polymerase chain reaction positive for cytomegalovirus. Ophthalmology 2010；117：216-222. |
| 228 – 3 | | Sugita S, et al：Use of multiplex PCR and real-time PCR to detect human herpes virus genome in ocular fluids of patients with uveitis. Br J Ophthalmol 2008；92：928-932. |
| 228 – 4 | | Suzuki T, et al：Keratitis caused by a rare fungus, *Malassezia restricta*. Jpn J Ophthalmol 2007；51：292-294. |
| | | ■ 角膜混濁と遺伝子検査 |
| 231 – 1 | | 大野重昭ら：角膜ジストロフィ・角膜変性の定義と分類．NEW MOOK 眼科．10 角膜ジストロフィ・角膜変性．東京：金原出版；2005．p.1-10. |

| 項目起始頁 | 文献番号 | 文献 |
|---|---|---|
| 231 - 2 | | Weiss JS, et al：The IC3D classification of the corneal dystrophies. Cornea 2008；27（Suppl 2）：S1-S83. |
| 231 - 3 | | Aldave AJ, et al：A unique corneal dystrophy of Bowman's layer and stroma associated with the Gly623Asp mutation in the transforming growth factor beta-induced（TGFBI）gene. Ophthalmology 2005；112：1017-1022. |
| 231 - 4 | | Yuan C, et al：Suppression of keratoepithelin and myocilin by small interfering RNAs（siRNA）*in vitro*. Mol Vis 2007；13：2083-2095. |
| 231 - 5 | | Liao H, et al：Development of allele-specific therapeutic siRNA in Meesmann epithelial corneal dystrophy. PLoS One 2011；6：e28582. |
| | | ■ ステロイド |
| 238 - 1 | | 高村悦子：眼科疾患．山本一彦編．改訂版ステロイドの選び方・使い方ハンドブック．東京：羊土社；2011．p.273-291. |
| 238 - 2 | | 内田幸男：角膜ヘルペスの治療．内田幸男編．角膜ヘルペスとその関連疾患．東京：メディカル葵出版；1992．p.18-24. |
| 238 - 3 | | 高村悦子：眼部帯状ヘルペスとカポジ水痘様発疹症．眼のウイルス感染症．NEW MOOK 眼科．東京：金原出版；2002．p.70-80. |
| 238 - 4 | | 井上幸次：第5章 治療．特集：ウイルス性結膜炎のガイドライン．日本眼科学会雑誌 2003；107：24-26. |
| 238 - 5 | | 感染性角膜炎診療ガイドライン第2版作成委員会：第3章 感染性角膜炎の治療．特集：感染性角膜炎診療ガイドライン（第2版）．日本眼科学会雑誌 2013；117：491-498. |
| 238 - 6 | | 春季カタル治療薬研究会：免疫抑制点眼薬の使用指針—春季カタル治療薬の市販後全例調査からの提言．あたらしい眼科 2013；30：487-498. |
| 238 - 7 | | 海老原伸行：春季カタル患者の実態と治療．臨床眼科 2011；65（臨増）：149-153. |
| | | ■ 抗菌薬 |
| 244 - 1 | | 堀 由起子ら：外眼部感染における検出菌とその薬剤感受性に関する検討（1998～2006年）．日本眼科学会雑誌 2009；113：583-595. |
| 244 - 2 | | 加茂純子ら：感受性からみた年代別の眼科領域抗菌薬選択 2008．臨床眼科 2009；63：1635-1640. |
| 244 - 3 | | 田中正利ら：日本全国から分離された淋菌の抗菌薬感受性に関する調査．感染症学雑誌 2011；85：360-365. |
| 244 - 4 | | 星 最智：正常結膜嚢から分離されたメチシリン耐性コアグラーゼ陰性ブドウ球菌におけるフルオロキノロン耐性の多様性．あたらしい眼科 2010；27：512-517. |
| 244 - 5 | | Eguchi H, et al：High-level fluoroquinolone resistance in ophthalmic clinical isolates belonging to the species *Corynebacterium macginleyi*. J Clin Microbiol 2008；46：527-532. |
| 244 - 6 | | 大稿秀行：高齢者のブドウ球菌性結膜炎に対するクロラムフェニコール点眼治療．眼科 2000；42：299-303. |
| 244 - 7 | | 感染性角膜炎全国サーベイランス・スタディグループ：感染性角膜炎全国サーベイランス 分離菌・患者背景・治療の現況．日本眼科学会雑誌 2006；110：961-972. |
| 244 - 8 | | 日本眼感染症学会感染性角膜炎診療ガイドライン第2版作成委員会：感染性角膜炎診療ガイドライン（第2版）．日本眼科学会雑誌 2013；117：467-509. |
| | | ■ 抗真菌薬 |
| 251 - 1 | | 佐々木香る，ら：フサリウムによる角膜真菌症におけるAmBisomeの使用経験．あたらしい眼科 2012；29：391-396. |

| 項目起始頁 | 文献番号 | 文献 |
|---|---|---|
| 251 | 2 | Takakura S, et al: National surveillance of species distribution in blood isolates of *Candida* species in Japan and their susceptibility to six antifungal agents including voriconazole and micafungin. J Antimicrob Chemother 2004;53:283-289. |
| 251 | 3 | Troke P, et al: The efficacy of voriconazole in 24 ocular Fusarium infections. Infection 2012;41:15-20. |
| 251 | 4 | Tu EY: Alternaria keratitis: clinical presentation and resolution with topical fluconazole or intrastromal voriconazole and topical caspofungin. Cornea 2009;28:116-119. |
| 251 | 5 | Prakash G, et al: Evaluation of intrastromal injection of voriconazole as a therapeutic adjunctive for the management of deep recalcitrant fungal keratitis. Am J Ophthalmol 2008;146:56-59. |
| 251 | 6 | Yoon KC, et al: Therapeutic effect of intracameral amphotericin B injection in the treatment of fungal keratitis. Cornea 2007;26:814-818. |
| 251 | 7 | Mittal V, et al: Intracameral and topical voriconazole for fungal corneal endoexudates. Cornea 2012;31:366-370. |
| | | ■ アシクロビル |
| 256 | 1 | Elion GB, et al: Selectivity of action of an antiherpetic agent, 9-(2-hydroxyethoxymethyl)guanine. Proc Natl Acad Sci USA 1977;74:5716-5720. |
| 256 | 2 | 笹 征史ら:抗ウイルス薬 acyclovir (ACV) の単回および多回服用時の薬物動態. 臨床薬理 1987;18:523-536. |
| 256 | 3 | 笹 征史ら:抗ウイルス薬 Acyclovir の薬物動態. 臨床薬理 1983;14:471-479. |
| 256 | 4 | 石田名香雄ら:抗ウイルス剤アシクロビル. 臨床とウイルス 1983;11:309-315. |
| 256 | 5 | Schaeffer HJ, et al: 9-(2-hydroxyethoxymethyl)guanine activity against viruses of the herpes group. Nature 1978;272:583-585. |
| 256 | 6 | Biron KK, et al: *In vitro* susceptibility of varicella-zoster virus to acyclovir. Antimicrob Agents and Chemother 1980;18:443-447. |
| 256 | 7 | 北野周作ら:アシクロビル (ACV) と IDU 眼軟膏との単純ヘルペス性角膜炎に対する治療効果の二重盲検法による比較検討. 眼科臨床医報 1983;77:1273-1280. |
| 256 | 8 | 塩田 洋ら:アシクロビル (ACV) の単純ヘルペス性角膜炎に対する治療効果の検討. 臨床眼科 1982;36:1405-1414. |
| 256 | 9 | 高村悦子ら:3% アシクロビル眼軟膏の副作用. あたらしい眼科 1986;3:1631-1634. |
| 256 | 10 | 根来和美ら:樹枝状角膜炎に対するアシクロビル錠内服. 眼科臨床医報 1992;86:1006-1009. |
| | | ■ インターフェロン α-2b の使いかたについて教えてください |
| 259 | 1 | Karp CL, et al: Treatment of conjunctival and corneal intraepithelial neoplasia with topical interferon alpha-2b. Ophthalmology 2001;108:1093-1098. |
| 259 | 2 | Vann RR, et al: Perilesional and topical interferon alfa-2b for conjunctival and corneal neoplasia. Ophthalmology 1999;106:91-97. |
| 259 | 3 | Schechter BA, et al: Regression of presumed primary conjunctival and corneal intraepithelial neoplasia with topical interferon alpha-2b. Cornea 2002;21:6-11. |
| 259 | 4 | 松本牧子ら:インターフェロン α-2b で加療した角結膜上皮内新生物の 2 例. 臨床眼科 2010;64:1539-1543. |
| 259 | 5 | 三宅敦子ら:強角膜表層切除術, 輪部移植とインターフェロン α-2b 点眼が奏効した扁平上皮癌の 1 例. 眼科臨床紀要 2011;4:552-556. |

| 項目起始頁 | 文献番号 | 文献 |
|---|---|---|
| 259 - 6 | | 加瀬　諭ら：インターフェロンα-2b 点眼液を補助療法として使用した結膜悪性黒色腫の2例．日本眼科学会雑誌 2011；115：1043-1047. |
| 259 - 7 | | 辻野知栄子ら：インターフェロンα-2b 点眼が有効であった結膜乳頭腫の1例．臨床眼科 2008；62：793-797. |
| 259 - 8 | | 椋野洋和ら：5-フルオロウラシルとインターフェロンα-2b 点眼の併用により縮小を認めた conjunctival and corneal intraepithelial neoplasia の再発例．日本眼科紀要 2003；54：877-881. |

■ 今後，新たに臨床応用される可能性のある抗ウイルス薬には，どのようなものがあるでしょうか？

| | | |
|---|---|---|
| 261 - 1 | | Brideau RJ, et al：Broad-spectrum antiviral activity of PNU-183792, a 4-oxo-dihydroquinoline, against human and animal herpesviruses. Antiviral Res 2002；54：19-28. |
| 261 - 2 | | Kleymann G, et al：New helicase-primase inhibitors as drug candidates for the treatment of herpes simplex disease. Nat Med 2002；8：392-398. |
| 261 - 3 | | Kaufman HE, et al：Efficacy of a helicase-primase inhibitor in animal models of ocular herpes simplex virus type 1 infection. J Ocul Pharmacol Ther 2008；24：34-42. |
| 261 - 4 | | Sasaki S, et al：Efficacy of herpes virus helicase-primase inhibitor, ASP2151, for treating herpes simplex keratitis in mouse model. Br J Ophthalmol 2013；97：498-503. |

■ 抗 VEGF 薬の角膜疾患への応用について教えてください

| | | |
|---|---|---|
| 264 - 1 | | Amano S, et al：Requirement for vascular endothelial growth factor in wound- and inflammation-related corneal neovascularization. Invest Ophthalmol Vis Sci 1998；39：18-22. |
| 264 - 2 | | Chang JG, et al：Corneal neovascularization：An anti-VEGF therapy review. Surv Ophthalmol 2012；57：415-429. |
| 264 - 3 | | Koenig Y, et al：Short- and long-term safety profile and efficacy of topical bevacizmab（Avastin）eye drops against corneal neovasculraization. Graefes Arch Clin Exp Ophthalmol 2009；247：1375-1382. |
| 264 - 4 | | Chu HS, et al：Subconjunctival injection of bevacizmab in the treatment of corneal neovascularization associated with lipid deposition. Cornea 2011；30：60-66. |
| 264 - 5 | | Hashemain MN, et al：Deep intra-stromal bevacizmab injection for management of corneal stromal vascularization after deep anterior lamellar keratoplasty, a novel technique. Cornea 2011；30：215-218. |
| 264 - 6 | | Avisar I, et al：Effect of subconjunctival and intraocular bevacizmab injections on corneal neovascuarization in mice model. Curr Eye Res 2010；35：108-115. |
| 264 - 7 | | Chalam KV, et al：Evaluation of cytotoxic effects of bevacizmab on human corneal cells. Cornea 2009；28：328-333. |
| 264 - 8 | | Kim SW, et al：The effect of topical bevacizmab on corneal neovasucalrization. Ophthalmology 2008；115：33-38. |
| 264 - 9 | | Pan Z, et al：Vascular endothelial growth factor promotes anatomical and functional recovery of injured peripheral nerves in the avascular cornea. FASEB J 2013；27：2756-2767. |
| 264 - 10 | | Nomoto H, et al：Pharmacokinetics of bevacizmab after topical, subconjunctival, and intravitreal administration in rabbits. Invest Ophthalmol Vis Sci 2009；50：4807-4813. |

■ manual keratectomy

| | | |
|---|---|---|
| 266 - 1 | | 真鍋禮三ら：角膜クリニック　第2版．東京：医学書院；2003. |
| 266 - 2 | | 辻野知栄子ら：帯状角膜変性症に対する塩酸処理の効果．眼科手術 2008；21：525-528. |

| 項目起始頁 | 文献番号 | 文献 |
|---|---|---|
| 266 - 3 | | Nishinaki H, et al：Treatment of bandkeratopathy with hydrochloric acid. In：Current Aspects in Ophthalmology：Proceedings of the XIII Congress of the Asia-Pacific Academy of Ophthalmology, Kyoto, 12-17 May 1991. Amsterdam, Tokyo：Excerpta Medica；1992. p.278-281. |
| 266 - 4 | | 落合万理ら：角膜移植後，移植片中央部に白色沈着物を繰り返した1症例．日本眼科紀要 1998；49：906-908. |
| 266 - 5 | | 寄井秀樹ら：治療的エキシマレーザー表層角膜切除術後の長期経過と再発率．臨床眼科 1997；51：531-534. |

### ■ 表層角膜移植

| | | |
|---|---|---|
| 272 - 1 | | Sugita J, et al：Deep lamellar keratoplasty with complete removal of pathological stroma for vision improvement. Br J Ophthalmol 1997；81：184-188. |
| 272 - 2 | | Melles GR, et al：A new surgical technique for deep stromal, anterior lamellar keratoplasty. Br J Ophthalmol 1999；83：327-333. |
| 272 - 3 | | Anwar M, et al：Deep lamellar keratoplasty：surgical techniques for anterior lamellar keratoplasty with and without baring of Descemet's membrane. Cornea 2002；21：374-383. |
| 272 - 4 | | Den S, et al：Impact of the descemet membrane perforation on surgical outcomes after deep lamellar keratoplasty. Am J Ophthalmol 2007；143：750-754. |
| 272 - 5 | | Shimazaki J, et al：Randomized clinical trial of deep lamellar keratoplasty vs penetrating keratoplasty. Am J Ophthalmol 2002；134：159-165. |

### ■ 全層角膜移植

| | | |
|---|---|---|
| 277 - 1 | | Tan DTH, et al：Penetrating keratoplasty in Asian eyes：the Singapore Corneal Transplant Study. Ophthalmology 2008；115：975-982. |
| 277 - 2 | | Shimazaki J, et al：Efficacy and safety of long-term corticosteroid eye drops after penetrating keratoplasty：a prospective, randomized, clinical trial. Ophthalmology 2012；119：668-673. |
| 277 - 3 | | van Rooij J, et al：Effect of oral acyclovir after penetrating keratoplasty for herpetic keratitis：a placebo-controlled multicenter trial. Ophthalmology 2003；110：1916-1919. |
| 277 - 4 | | Ing JJ, et al：Ten-year postoperative results of penetrating keratoplasty. Ophthalmology 1998；105：1855-1865. |

### ■ 培養口腔粘膜上皮移植について教えてください

| | | |
|---|---|---|
| 284 - 1 | | Nakamura T, et al：Transplantation of cultivated autologous oral mucosal epithelial cells in patients with severe ocular surface disorders. Br J Ophthalmol 2004；88：1280-1284. |
| 284 - 2 | | Nishida K, et al：Corneal reconstruction with tissue-engineered cell sheets composed of autologous oral mucosal epithelium. N Engl J Med 2004；351：1187-1196. |
| 284 - 3 | | Inatomi T, et al：Midterm results on ocular surface reconstruction using cultivated autologous oral mucosal epithelial transplantation. Am J Ophthalmol 2006；141：267-275. |
| 284 - 4 | | Inatomi T, et al：Ocular surface reconstruction with combination of cultivated autologous oral mucosal epithelial transplantation and penetrating keratoplasty. Am J Ophthalmol；2006；142：757-764. |

# 索引

## あ行

| | |
|---|---|
| アカントアメーバ | 119, 160, 171 |
| アカントアメーバ角膜炎 | 37, 130, 163, 173, 219, 249 |
| アカントアメーバ嚢子 | 219 |
| アキュビュー® | 268 |
| 悪性腫瘍 | 96 |
| アクチノマイセス属菌 | 217 |
| アザチオプリン | 56, 134 |
| アシクロビル | 36, 186, 239, 241, 248, 256, 261, 283 |
| アシクロビル三リン酸 | 256 |
| アジスロマイシン | 245 |
| アスペルギルス | 163, 165, 171, 223 |
| アセチルガラクトサミン | 81 |
| アセトアミノフェン | 50 |
| アゾール系抗真菌薬 | 251 |
| 圧迫眼帯 | 187 |
| アデノイド | 195 |
| アデノウイルス | 193, 195, 210 |
| アデノウイルス結膜炎 | 4, 39, 193, 241 |
| アデノチェック® | 185 |
| アトピー性角結膜炎 | 149 |
| アトピー性皮膚炎 | 149 |
| アトロピン | 36, 191, 274 |
| アバスチン® | 264, 265 |
| アフリベルセプト | 264 |
| アベリノ角膜ジストロフィ | 77, 208, 235, 269, 271 |
| アポリポ蛋白A-1欠損症 | 103 |
| アマンタジン | 24 |
| アミーズ培地 | 222 |
| アミオダロン | 8, 21, 24, 26 |
| アミオダロン角膜症 | 9, 21, 205 |
| アミノグリコシド系抗菌薬 | 244, 247, 250 |
| アミノ配糖体系抗菌薬 | 157 |
| アミロイド | 19, 69, 71, 78, 87, 107, 109, 208, 276 |
| アミロイドーシス | 78, 107, 116 |
| アミロイド原蛋白 | 87 |
| アミロイド線維 | 86 |
| アミロイド前駆体蛋白 | 87 |
| アミロイド沈着 | 77, 79 |
| アミロイド変性 | 267 |
| アムビゾーム® | 251 |
| アムホテリシンB | 251 |
| アムホテリシンBリポソーム製剤 | 251 |
| アメーバ性角膜炎 | 181 |
| アラーミン分子 | 154 |
| アルテルナリア | 165, 223 |
| アルベカシン | 157, 160 |
| アロ抗原 | 283 |
| アロプリノール | 47, 49 |
| 泡形成 | 126 |
| アンカロン® | 21 |
| 異染性脳白質ジストロフィ | 26 |
| 位置的遺伝子法 | 234 |
| 遺伝子型 | 181, 233 |
| 遺伝子検査 | 231 |
| 遺伝子多型 | 46 |
| イドクスウリジン | 256 |
| イトラコナゾール | 251 |
| イトリゾール® | 251 |
| イムノクロマト法 | 36 |
| イムラン® | 56 |
| インターフェロンα-2b | 259 |
| インダシン | 21 |
| インテグリン | 265 |
| インテグリンβ4 | 53 |
| インテバン® | 21 |
| 咽頭扁桃 | 195 |
| インドメタシン | 21, 26 |
| イントロン®A | 259 |
| インフルエンザ | 24 |
| インフルエンザ菌 | 119 |
| インプレッションサイトロジー | 10, 30, 62 |
| ウインタミン® | 21 |
| ウシ海綿状脳症 | 87 |
| 打ち上げ花火状の血管 | 60 |
| うっ血乳頭 | 144 |
| ウミウチワ状 | 101 |
| 羽毛状 | 101, 160, 163 |
| 羽毛状の浸潤 | 165 |
| 栄養障害性潰瘍 | 185, 186 |
| 栄養障害性角膜潰瘍 | 142 |
| 栄養体 | 173 |
| エオタキシン | 243 |
| 液化壊死 | 159 |
| エキシマレーザー | 97, 115, 269 |
| エクソン | 231 |
| 壊死性角膜炎 | 185, 186, 239 |
| 壊死性血管炎 | 42 |
| エタンブトール | 24 |
| エチレンジアミン四酢酸 | 98 |
| エラスターゼ | 163 |
| エリスロマイシン | 132, 245, 247, 250 |
| エルゴステロール | 251 |
| 円形混濁 | 69 |
| 塩酸 | 267, 271 |
| 塩酸メペリジン | 26 |
| 遠視化 | 97 |
| 炎症 | 60 |
| 炎症性混濁 | 2, 7 |
| 炎症性実質混濁 | 3 |
| 円刃刀 | 168 |
| 円錐角膜 | 16, 87, 107, 114, 200, 202, 267, 271, 277 |
| エンドキサン® | 56 |
| 円板状 | 101 |
| 円板状潰瘍 | 160 |
| 円板状角膜炎 | 179, 185, 186, 239, 257 |
| 円板状角膜病変 | 175 |
| 黄色ブドウ球菌 | 124, 126, 161, 162, 171, 214, 242 |
| オーラノフィン | 21 |
| オキシブプロカイン塩酸塩液 | 269 |
| オフロキサシン | 186, 245 |
| オルソケラトロジーレンズ | 171 |
| 温度感受性皿 | 285 |

## か行

| | |
|---|---|
| 外反膝 | 94 |
| 角結膜上皮内新生物 | 259 |
| 拡散板 | 198 |
| 角膜アミロイドーシス | 107 |
| 角膜潰瘍 | 144, 277 |
| 角膜血管新生 | 90, 102 |
| 角膜後面沈着物 | 2, 175, 185, 240, 281 |
| 角膜混濁 | 11 |
| 角膜シールド潰瘍 | 194 |
| 角膜実質炎 | 189 |
| 角膜実質混濁 | 3 |
| 角膜脂肪変性 | 101, 114, 208, 275 |
| 角膜上皮下混濁 | 97 |
| 角膜上皮幹細胞疲弊（症） | 42, 43, 55, 144, 259, 284 |
| 角膜上皮混濁 | 2 |
| 角膜上皮びらん | 37, 149 |
| 角膜新生血管 | 53 |
| 角膜穿孔 | 95, 112, 133, 140-142, 144, 146, 165, 186, 267, 277 |
| 角膜前膜 | 144 |
| 角膜搔爬 | 175, 177 |

| | | | | | |
|---|---|---|---|---|---|
| 角膜内皮移植 | 201, 202 | キノロン | 129 | 原因遺伝子 | 234 |
| 角膜内面乱反射 | 198 | 基本小体 | 57 | 瞼球癒着 | 42, 53, 54, 57 |
| 角膜パンヌス | 58 | 偽膜 | 44, 46 | 限局性膿瘍 | 157, 161, 163 |
| 角膜びらん | 35, 149 | 偽膜性結膜炎 | 42, 55 | 検体採取 | 220 |
| 角膜浮腫 | 104 | ギムザ染色 | 151, 176 | ゲンタマイシン | 245 |
| 角膜プラーク | 148, 153, 154, 193, 194 | キャンディデート法 | 234 | 原発性角膜脂肪変性 | 101 |
| 角膜フリクテン | 4, 113, 125, 131, 242 | キャンディン系抗真菌薬 | 168, 252 | 瞼板縫合 | 146, 282 |
| 角膜ヘルペス | 5, 35, 39, 101, 102, | 丘疹膿疱性皮疹 | 132 | 瞼裂縮小 | 57 |
| | 146, 179, 184, 212, 239 | 急性出血性結膜炎 | 193 | 瞼裂斑 | 104, 105 |
| 渦状角膜 | 21, 23, 25, 27 | 急性水腫 | 203 | コアグラーゼ | 125 |
| 渦状混濁 | 8, 205 | 強塩基性細胞障害蛋白 | 154 | コアグラーゼ陰性ブドウ球菌 | 248 |
| カスポファンギン | 168, 252, 255 | 共焦点レーザー走査型顕微鏡 | 23 | コイン・リージョン | 2 |
| 仮性菌糸 | 217 | 莢膜 | 215 | 抗 VEGF 薬 | 264 |
| 家族性アミロイドポリニューロパチー | 77 | 強膜炎 | 140 | 抗ウイルス活性 | 257 |
| 家族性自律神経失調症 | 143, 144 | 強膜スキャッタリング | 22 | 好塩基球 | 214 |
| カタル性角膜潰瘍 | 137, 242 | 強膜リング | 279 | 高カルシウム血症 | 96, 275 |
| カタル性角膜浸潤 | 4, 242 | 魚眼病 | 103 | 高眼圧 | 187 |
| カタル性結膜炎 | 53, 54 | 偽翼状片 | 95, 110 | 抗菌スペクトラム | 247 |
| ガチフロキサシン | 245, 249, 250 | 巨大乳頭 | 148, 150, 153 | 抗菌点眼薬 | 244 |
| カッチン剪刀 | 279 | 偽類天疱瘡 | 55 | 抗菌薬添加普通寒天培地 | 168 |
| 痂皮 | 124, 125 | キレート療法 | 98 | 虹彩萎縮 | 189 |
| カプシド | 263 | 菌糸 | 211, 217 | 虹彩炎 | 140, 187, 188, 191 |
| カリフラワー状の乳頭腫 | 60 | 筋ジストロフィ | 235 | 虹彩毛様体炎 | 191 |
| 顆粒状角膜ジストロフィ | 66, 77, 208, 235, 270 | 金製剤 | 24 | 好酸球 | 150, 151, 214, 243 |
| 顆粒状角膜ジストロフィⅡ型 | 5, 204 | 隅角閉塞 | 275 | 抗酸菌 | 219 |
| カルコフロール・ホワイト染色 | 168 | クラミジア結膜炎 | 193, 194 | 高脂血症 | 19, 94, 101-103 |
| カルシウム | 96, 208, 267, 275 | クラミジアトラコマティス | 57 | 格子状角膜ジストロフィ | 19, 76, 77, 104, 105, 107, 143, 199, 202, 208, 235, 276 |
| カルバマゼピン | 47, 49, 253 | グラム染色 | 176, 218 | | |
| 加齢黄斑変性 | 236 | クラリスロマイシン | 132 | 格子状線条 | 77, 80 |
| 眼圧上昇 | 138 | グリコサミノグリカン | 81 | 口唇炎 | 184 |
| 眼球突出 | 137 | クローディン | 86 | 抗真菌薬 | 251 |
| 眼瞼炎 | 184 | クロスβシート構造 | 87 | 抗精神病薬 | 144 |
| 眼瞼結膜炎 | 39 | クロファジミン | 26 | 好中球 | 133, 160, 161 |
| 眼瞼内反 | 57 | クロラムフェニコール | 245-247 | 抗痛風薬 | 45, 47 |
| カンサイダス® | 252 | クロルプロマジン | 21, 24, 26 | 抗てんかん薬 | 45, 47 |
| 幹細胞疲弊症（→角膜上皮幹細胞疲弊症） | 259 | クロルヘキシジン | 160 | 口内炎 | 184 |
| | | クロルヘキシジングルコン酸塩 | 177, 249 | 高尿酸血症 | 94 |
| 眼脂 | 129, 149, 153, 159, 160, 163 | クロロキン | 21, 26 | 紅斑 | 132 |
| 眼軸長 | 83 | 血液寒天培地 | 157, 224 | 高比重リポ蛋白 | 103 |
| ガンシクロビル | 261 | 結核菌 | 191, 219 | 抗ヒスタミン薬 | 144 |
| カンジダ | 119, 120, 163, 217 | 結核性角膜実質炎 | 190, 191 | 抗不整脈薬 | 26, 205 |
| カンジダ属 | 254 | 血管内皮増殖因子 | 264 | 後部多形性角膜ジストロフィ | 270 |
| 乾性角結膜炎 | 39 | 血清抗原特異的 IgE 抗体測定 | 150 | 候補遺伝子法 | 234 |
| 関節リウマチ | 4, 24, 95, 112, 130, 137, 139 | 血清点眼 | 187 | 酵母型真菌 | 163 |
| | | 結節性多発性角膜浸潤 | 187 | 酵母菌 | 165, 254 |
| 感染性クリスタリン角膜症 | 94 | 結節性動脈炎 | 140 | 抗マラリア薬 | 26 |
| 完全溶血 | 162 | 血中カルシウム濃度 | 96 | 膠様滴状角膜ジストロフィ | 85, 107, 109, 236, 266 |
| 眼瘙痒感 | 149 | 結膜悪性黒色腫 | 260 | | |
| 眼痛 | 149 | 結膜炎 | 161, 184 | ゴーシェ病 | 26 |
| 眼部帯状ヘルペス | 241 | 結膜再建 | 286 | 個人情報保護法 | 231 |
| 眼部帯状疱疹 | 257 | 結膜切除術 | 133 | こすり洗い | 172 |
| 感冒薬 | 46, 52 | 結膜乳頭腫 | 260 | 骨髄抑制 | 56 |
| 眼類天疱瘡 | 44, 53, 284, 285 | 結膜嚢短縮（率） | 53-55 | ごま塩眼底 | 189 |
| 偽樹枝状角膜炎 | 174, 187 | 結膜濾胞 | 149 | コラーゲン | 81, 106, 265 |
| 偽樹枝状病変 | 37, 160 | ケラタン硫酸 | 81, 236 | コラーゲン線維 | 12, 112, 114, 139 |
| キシロカイン® | 267 | ケラチン | 29 | コリスチン | 245, 246 |
| 季節性アレルギー性結膜炎 | 149 | ケラチン 3 | 285 | コリネバクテリウム | 8, 119, 120, 156, 171, 216 |
| 喫煙 | 60 | ケラチン 12 | 285 | | |
| キニジン | 253 | ケラトエピテリン | 77, 80 | ゴルフ刀 | 62, 98, 168, 267 |
| | | ケラトカン | 81 | コレステロール | 126 |

| | | | | | |
|---|---|---|---|---|---|
| コレステロール代謝 | 92 | 重症薬疹 | 47 | 全層角膜移植 | 84, 143, 146, 201, 202, 274, 277 |
| コンカテマー | 263 | 重篤副作用症例集積ネットワーク | 47 | 全層角膜移植術 | 94 |
| コンゴーレッド染色 | 71, 78, 86, 91, 107 | 周辺部角膜潰瘍 | 120 | 喘息 | 50 |
| | | 周辺部角膜浸潤 | 242 | 選択分離培地 | 222 |
| コンタクトレンズ | 156, 161 | 羞明 | 149 | 前庭聴覚疾患 | 189 |
| コンタクトレンズ関連角膜感染症 | 164, 170 | 酒皶 | 132 | 前庭聴覚障害 | 191 |
| | | 酒皶性眼瞼結膜炎 | 39 | 先天梅毒性角膜実質炎 | 190 |
| コンタクトレンズ関連角膜上皮障害 | 144 | 樹枝状潰瘍 | 193, 194 | 前部層状角膜移植 | 272 |
| | | 樹枝状角膜炎 | 2, 35, 136, 179, 185, 186, 239, 258 | 前房蓄膿 | 145, 158, 163, 165, 175 |
| コントミン® | 21 | 手指の奇形 | 94 | 爪囲炎 | 45 |
| コンドロイチン硫酸 | 81 | 出血傾向 | 56 | 搔爬 | 177 |
| 金平糖状混濁 | 69 | 腫瘍性混濁 | 3 | 瘙痒感 | 149 |
| | | 春季カタル | 113, 148, 150, 154, 193, 243, 267 | 続発性アミロイドーシス | 87 |
| **さ 行** | | | | 続発性角膜アミロイドーシス | 107, 114 |
| サーモンパッチ | 189 | 小囊胞状混濁 | 32, 33 | | |
| 細菌性角膜炎 | 156, 210, 241 | 睫毛乱生 | 8, 57, 107, 114, 267 | 続発性角膜脂肪変性 | 101 |
| 細菌性角膜潰瘍 | 151 | シリコーンオイル | 96 | 続発緑内障 | 158, 284 |
| 細隙灯顕微鏡 | 3, 198 | 自律神経 | 142 | ゾビラックス® | 240 |
| サイトメガロウイルス | 256, 261 | 真菌性角膜炎 | 165, 210, 254 | ソフトアイ | 278 |
| サイトメガロウイルス角膜内皮炎 | 2 | 神経麻痺性角膜症 | 142 | | |
| 再発性角膜上皮下混濁 sine adenovirus | 196 | 針状の結晶様沈着物 | 117 | **た 行** | |
| | | 深層角膜移植術 | 94 | 帯状角膜変性 | 87, 94, 96, 208, 266, 269, 271, 275 |
| 再発性角膜上皮びらん | 78, 79 | 深層前部層状角膜移植 | 272 | | |
| 再発性角膜びらん | 32, 34, 74, 179 | 深層層状角膜移植 | 106, 201 | 帯状ヘルペス角膜炎 | 39, 187 |
| 細胞外マトリックス | 12, 14 | 深層表層角膜移植 | 272 | 大腸菌 | 215 |
| サブロー・グルコース寒天培地 | 166, 167, 168 | 腎不全 | 96, 275 | タイトジャンクション | 86 |
| | | 深部層状移植 | 190 | 対立遺伝子 | 236 |
| 三叉神経 | 265 | 水痘帯状疱疹ウイルス | 36, 184, 187, 256, 261 | タクロリムス | 56, 150, 243 |
| 三叉神経節 | 184 | | | ダクロン綿棒 | 220 |
| 三叉神経第 1 枝 | 142, 184, 187, 212 | 水疱性角膜症 | 152, 201, 270, 271, 277 | 多形核白血球 | 214, 215, 217 |
| 三叉神経ブロック | 145 | スクレラル・スキャッター撮影 | 198 | タスオミン® | 21 |
| 蚕食性角膜潰瘍 | 133, 242 | スチュアート培地 | 222 | 楯型潰瘍 | 148 |
| サンテゾーン® | 238 | ステロイド | 39, 44, 55, 97, 101, 102, 112, 113, 115, 119, 120, 124, 128, 134, 138, 141, 146, 150, 186, 188, 191, 192, 238 | 多発性角膜上皮下浸潤 | 39, 192, 241 |
| 霰粒腫 | 131 | | | 多発性硬化症 | 143 |
| ジアフェニルスルホン | 56 | | | 多発性骨髄腫 | 94, 116 |
| ジアミン系薬剤 | 178 | | | タモキシフェン | 21, 26 |
| シアリドーシス | 25 | ステロイドの結膜下注射 | 240 | 炭酸脱水酵素阻害薬 | 278 |
| シードスワブ® | 157 | スパーテル | 168 | タンジール病 | 25 |
| シールド潰瘍 | 148, 154, 193, 243 | スピロヘータ | 189, 191 | 単純ヘルペスウイルス | 2, 35, 184, 229, 248, 256, 261 |
| 紫外線 | 60 | スフィンゴ糖脂質代謝異常症 | 26 | | |
| ジクアホソルナトリウム | 55 | スラミン | 26 | 単純ヘルペス角膜炎 | 35 |
| シクロスポリン | 55, 133, 134, 138, 150, 243 | スリガラス状角膜混濁 | 162 | 単純ヘルペス結膜炎 | 193 |
| | | スリガラス状混濁 | 156, 159 | 端々縫合 | 274, 279 |
| ジクロフェナクナトリウム | 213 | スリガラス様 | 189 | 断面撮影 | 198 |
| シクロホスファミド | 56, 134 | 生体共焦点角膜顕微鏡検査 | 205 | チアゾールアミド | 262 |
| 脂質代謝異常症 | 101, 103 | 生体共焦点顕微鏡 | 61, 62, 145 | チール・ネルゼン染色 | 219 |
| 糸状型真菌 | 163 | 星芒状角膜炎 | 39 | チェックメイト®ヘルペスアイ | 36, 185 |
| 糸状菌 | 210, 217, 218, 223, 254 | 脊椎の奇形 | 94 | | |
| 視神経萎縮 | 189 | セフェム系抗菌薬 | 132, 157, 244 | 遅延型過敏反応 | 127 |
| シスチン症 | 94 | セフトリアキソン | 158, 160 | 知覚神経 | 142 |
| 自然免疫 | 49, 52, 132 | セフメノキシム | 160, 245, 247, 250 | 地図状潰瘍 | 151 |
| 実質型角膜ヘルペス | 184 | セラチア | 156, 161, 171, 249 | 地図状角膜炎 | 35, 136, 185 |
| シドフォビル | 261 | セラミドトリヘキソシド | 207 | 地図状角膜混濁 | 74 |
| ジフルカン® | 177, 251 | セルセプト® | 56 | 地図状混濁 | 32 |
| ジベカシン | 245 | 遷延性上皮欠損 | 267, 285 | チミジンキナーゼ | 256, 261 |
| 脂肪沈着 | 90, 110 | 前眼部 OCT | 9, 200 | チャコール入り輸送培地 | 222 |
| 脂肪滴 | 94 | 線条混濁 | 77, 276 | 中毒性角膜症 | 144 |
| 指紋状混濁 | 32, 33 | 線条色素沈着 | 26 | 中毒性表皮壊死症 | 45, 49 |
| 指紋様病変 | 199 | 全身性エリテマトーデス | 140 | 腸管関連リンパ組織 | 195 |
| 充血 | 149 | | | | |

| | | | | | |
|---|---|---|---|---|---|
| 腸球菌 | 119, 162, 246 | 内皮細胞密度 | 283 | 瘢痕性角結膜上皮症 | 45, 284 |
| 聴神経腫瘍 | 144 | 納豆菌塗布寒天培地 | 176 | 瘢痕性混濁 | 3, 8, 12 |
| チョコレート寒天培地 | 157 | ナプロキセン | 26 | 瘢痕性実質混濁 | 4 |
| 治療的角膜切除 | 97, 106 | ニーマン・ピック病 | 26 | 斑状角膜ジストロフィ | 81, 82, 236, 270, 271, 276 |
| 治療的表層角膜切除術 | 84, 115, 201, 203 | ニコチン酸アミド | 56 | ハンセン病 | 143, 189, 191 |
| 治療的レーザー角膜切除（術） | 71, 231, 266 | ニコルスキー現象 | 55 | ハンセン病治療薬 | 26 |
| チロシン血症 | 94 | 西岡法 | 218 | ハンセン病による角膜実質炎 | 190 |
| チロロン | 26 | 二次性アミロイドーシス | 8, 19 | ハンター症候群 | 26 |
| 沈着性混濁 | 3, 7 | 二重前房 | 274 | パンヌス | 58, 113, 132 |
| 沈着性実質混濁 | 6 | 乳頭増殖 | 149 | ヒアリン | 69, 71, 106, 114, 208 |
| 鎮痛薬 | 144 | ニューモトノメータ | 282 | ヒアリン様 | 74 |
| 通年性アレルギー性結膜炎 | 149 | 尿酸 | 154 | ヒアルロン酸 | 55, 115, 281 |
| ツベルクリン反応 | 191 | ネクローシス | 154 | 被角血管腫 | 26 |
| ディスパーゼ® | 284 | 猫ヒゲ状 | 22 | 非結核性抗酸菌 | 156, 164, 219 |
| ディスポーザブル SCL | 171 | 熱帯病治療薬研究班 | 178 | 微小環境 | 43 |
| ディフ・クイック染色 | 176, 214, 218 | 粘液性眼脂 | 153 | 微小嚢胞 | 29 |
| ディフューザー撮影 | 198 | 粘液膿性の眼脂 | 58 | 皮疹 | 188 |
| 堤防状隆起 | 148 | 粘膜関連リンパ組織 | 195 | 非ステロイド性抗炎症点眼薬 | 146 |
| デオキシグアノシン三リン酸 | 256, 261 | 嚢子 | 173 | 非選択分離培地 | 222 |
| デキサメタゾン | 239, 243, 281 | 膿性眼脂 | 159, 160 | ビタミン D 中毒 | 96 |
| デキサメタゾンメタスルホ安息香酸ナトリウム | 238 | 農村型真菌 | 163 | ビタミン K | 92 |
| デコリン | 81 | 嚢胞性線維症 | 235 | ヒツジ血液寒天培地 | 168 |
| 鉄 | 19 | ノカルジア属菌 | 217 | 非定型抗酸菌 | 164 |
| 徹照撮影 | 198 | ノルバデックス® | 21 | ヒトパピローマウイルス | 60 |
| 鉄沈着 | 26 | ノルフロキサシン | 245 | ヒドロキシクロロキン | 21 |
| テトラサイクリン系抗菌薬 | 56, 59, 132, 244 | ノンセンス変異 | 90 | ヒビテン® | 177 |
| デルマタン硫酸 | 81 | | | 皮膚潰瘍 | 126 |
| 点状角膜炎 | 39 | **は 行** | | 微胞子虫 | 168 |
| 点状混濁 | 39 | パーカーインク KOH | 176 | ピマリシン | 177, 251 |
| 点状表層角膜炎 | 38, 193, 257, 258 | パーキンソン病 | 24 | ピマリシン点眼液 | 254 |
| 点状表層角膜症 | 30, 36, 53, 125, 126, 131, 140, 143, 145, 149 | バーミー法 | 218 | 肥満細胞 | 154 |
| 点突然変異 | 231 | ハーラー症候群 | 26 | 表現型 | 233 |
| 天疱瘡 | 55 | パイエル板 | 195 | 表層角膜移植 | 138, 141, 203, 272 |
| 銅 | 19, 20 | 肺炎桿菌 | 215 | 表皮ブドウ球菌 | 119, 156, 171 |
| 瞳孔ブロック | 274 | 肺炎球菌 | 119, 156, 162, 214 | 微量梅毒トレポネーマ赤血球凝集試験 | 190 |
| 同種造血幹細胞移植 | 118 | バイオフィルム | 159 | 鼻涙管狭窄症 | 57 |
| 糖尿病 | 143, 213, 236 | 背景光撮影 | 198 | 貧血 | 56 |
| 透明帯 | 102, 137, 140 | 胚性幹細胞 | 43 | ファムシクロビル | 241 |
| 倒乱視 | 95, 112 | 梅毒凝集法 | 190 | ファンガード® | 177, 252 |
| 兎眼 | 137, 144, 145 | 梅毒性角膜炎 | 130 | ファンギゾン® | 251 |
| 特発性周辺部角膜潰瘍 | 133, 137 | 梅毒性角膜実質炎 | 19, 189 | ファンギフローラ Y 染色 | 167, 168, 176, 218, 219 |
| 都市型真菌 | 163 | 梅毒トレポネーマ蛍光抗体吸収試験 | 191 | ブイフェンド® | 177, 251 |
| トスフロキサシン | 245 | ハイドロキシアパタイト | 96 | フィブリン | 127 |
| トブラマイシン | 245, 249 | 培養温度 | 223 | フィブリン膜 | 140 |
| ドライアイ | 37, 43, 55, 96, 128, 139, 144, 145, 275, 285 | 培養角膜上皮細胞シート移植 | 44 | フィブロネクチン | 147, 187, 281 |
| ドライマウス | 139 | 培養検査 | 220 | 封入体結膜炎 | 57 |
| トラコーマ | 57, 113 | 培養口腔粘膜上皮移植 | 284 | フェイバー G 法 | 176, 218 |
| トラコーマ性角膜パンヌス | 57 | 培養口腔粘膜上皮細胞シート移植 | 44 | フェニレフリン | 158 |
| トランスワブ® | 157 | 白色線状混濁 | 69 | フェノチアジン系抗精神安定薬 | 26 |
| トロピカミド | 158 | 白内障 | 138, 189 | 不完全溶血 | 163 |
| | | 麦粒腫 | 125 | 複屈折 | 78 |
| **な 行** | | 発熱性上気道炎 | 195 | 副甲状腺機能亢進症 | 96 |
| 内反症 | 108 | パピローマウイルス | 10 | 匐行性角膜炎 | 161 |
| | | ハプロタイプ | 236 | 副腎皮質ステロイド薬 | 160 |
| | | バラシクロビル | 36, 241, 258 | フザリウム（フサリウム）属 | 163, 165, 222, 223, 254 |
| | | バロン角膜パンチ | 279 | 浮腫性混濁 | 9 |
| | | 反帰光 | 199 | 不整脈 | 21 |
| | | バンコマイシン | 24, 157, 160, 245, 246, 247 | | |

| | |
|---|---|
| 不正乱視 | 8, 60, 95, 112, 191, 203, 268, 279 |
| ブドウ球菌 | 156, 214, 242 |
| ブドウ糖非発酵菌 | 215 |
| ぶどう膜炎 | 96 |
| プラーク | 243 |
| プライマー | 228, 231 |
| プリオン蛋白 | 87 |
| フリクテン | 113, 131 |
| フリクテン角膜炎 | 267 |
| フリリンガリング | 279 |
| フルオロキノロン系抗菌薬 | 59, 157, 245, 247, 248, 250 |
| フルオロメトロン | 39, 129, 186, 193, 238, 242 |
| フルコナゾール | 177, 248, 251 |
| フルメトロン® | 238, 281, 282 |
| フレームシフト変異 | 90 |
| プレドニゾロン | 129, 134, 240, 241 |
| プログラフ® | 56 |
| プロジギオシン | 161 |
| プロジフ® | 253 |
| プロスタグランジン関連薬 | 283 |
| プロテオグリカン | 81, 236 |
| プロパミジン | 160 |
| プロピオニバクテリウム属菌 | 216 |
| フロリード® | 177 |
| フロリードF® | 251 |
| 分子疫学 | 181 |
| 分生子 | 167, 223 |
| 分離培養 | 226 |
| ヘイズ | 97 |
| 平面撮影 | 198 |
| ペガプタニブ | 264 |
| ヘスバーグ・バロン真空トレパン | 279 |
| ヘスバーグ・バロンの吸引トレパン | 272 |
| ベタメタゾン | 44, 55, 102, 129, 138, 186, 191, 239, 243, 281 |
| ベタメタゾンリン酸ナトリウム | 238 |
| ペニシリウム | 165 |
| ペニシリン | 248 |
| ベバシズマブ | 264, 265 |
| ヘマトキシリン-エオジン染色 | 71, 107, 115 |
| ヘモジデリン | 16, 17, 19 |
| ヘモフィルス・インフルエンザ菌 | 215 |
| ヘルペス | 35, 174 |
| ヘルペスウイルス | 9 |
| ヘルペス角膜炎 | 133, 136, 283 |
| ヘルペス性角膜炎 | 104 |
| 偏光顕微鏡 | 107 |
| ペンシクロビル | 261 |
| 扁平上皮癌 | 60, 267 |
| 放射状角膜神経炎 | 160, 174 |
| 放射状角膜切開術 | 18 |
| 放線菌 | 7, 217 |
| 蜂巣状角膜混濁 | 75 |

| | |
|---|---|
| ボーベリア | 222 |
| ポジショナルキャンディデート法 | 236 |
| ポジショナルクローニング | 234, 235 |
| ポジショナル法 | 234 |
| ホスカルネット | 261 |
| ホスフルコナゾール | 253 |
| 補体 | 127 |
| ポテトデキストロース寒天培地 | 166, 168 |
| ホナンバルーン | 278 |
| ポリエン系抗真菌薬 | 251 |
| ボリコナゾール | 160, 177, 251, 253, 255 |
| ポリヘキサメチレンビグアナイド | 177 |
| ポルフィリン症 | 94 |
| ポンペ病 | 26 |

## ま行

| | |
|---|---|
| マイクロスポンジ | 62, 98 |
| マイコバクテリウム | 119, 189 |
| マイトマイシンC | 62 |
| マイボーム腺炎 | 125, 131, 132 |
| マイボーム腺炎角結膜上皮症 | 131 |
| マイボーム腺炎角膜上皮症 | 125 |
| マイボーム腺機能不全 | 125, 144 |
| 膜貫通ドメイン | 86 |
| マクジェン® | 264 |
| マクロファージ | 14 |
| マクロライド系抗菌薬 | 59, 244, 245, 250 |
| マスクメロン状混濁 | 190 |
| マッソン-トリクロム染色 | 71, 74 |
| マトリックスメタロプロテアーゼ | 13 |
| ミエリン様物質 | 31 |
| ミカファンギン | 177 |
| ミカファンギンナトリウム | 168, 252 |
| ミコナゾール | 160, 177, 249, 251 |
| ミコフェノール酸モフェチル | 56 |
| ミスフォールディング | 87 |
| ミノサイクリン | 56 |
| ミメカン | 81 |
| 無血流血管 | 189 |
| 無虹彩症 | 44 |
| ムコ多糖 | 82 |
| ムコリピドーシスIV型 | 25 |
| 霧視 | 40, 143, 149, 152, 281 |
| ムチン | 149 |
| メタゲノム解析 | 227 |
| メチシリン感受性黄色ブドウ球菌 | 247 |
| メチシリン耐性黄色ブドウ球菌 | 49, 141, 156, 247 |
| メチシリン耐性コアグラーゼ陰性ブドウ球菌 | 248 |
| メチシリン耐性表皮ブドウ球菌 | 49, 246 |
| メトトレキサート | 56, 134 |
| メナキノン-4 | 92 |
| メビウス症候群 | 144 |

| | |
|---|---|
| メペリジン | 26 |
| 免疫グロブリン | 116, 117 |
| 免疫抑制薬 | 134 |
| メンデルの法則 | 234 |
| 毛細血管拡張 | 132 |
| 毛嚢炎 | 125, 126 |
| 網膜色素変性 | 189 |
| 網膜中心動脈閉塞症 | 25, 27 |
| 毛様充血 | 133 |
| 網様体 | 57 |
| モキシフロキサシン | 245, 249, 250 |
| モラクセラ | 156, 161 |
| モラクセラ・カタラーリス | 216 |
| モラクセラ・ラクナータ | 246 |

## や行

| | |
|---|---|
| 薬剤毒性 | 244 |
| 薬剤毒性の角膜症 | 179 |
| 溶血性貧血 | 56 |
| 羊膜 | 285 |
| 羊膜移植 | 44, 56, 134, 138, 146, 281 |
| 羊膜被覆施行 | 140 |
| 翼状片 | 17, 20, 104, 105, 110, 264 |

## ら行

| | |
|---|---|
| ライソゾーム | 112 |
| ライソゾーム病 | 25 |
| 落屑様点状表層角膜症 | 149, 153 |
| ラクトトランスフェリン | 88 |
| ラクトフェノール染色 | 167 |
| ラクトフェリン | 86−88, 107 |
| ラニビズマブ | 264 |
| ラミニン-332 | 53 |
| ランゲルハンス細胞 | 127 |
| ランセット型の双球菌 | 214 |
| リウマトレックス® | 56 |
| リツキシマブ | 56 |
| リドーラ® | 21 |
| リファンピシン | 253 |
| リポ多糖 | 49 |
| 流行性角結膜炎 | 192, 193, 195, 210 |
| 流涙 | 149 |
| 良性瘢痕性類天疱瘡 | 53 |
| 緑色レンサ球菌 | 119, 246 |
| 緑内障 | 96, 104, 189, 277, 282 |
| 緑膿菌 | 155, 156, 161, 162, 171, 215, 245, 249 |
| 緑膿菌性角膜炎 | 4 |
| 淋菌 | 216, 218 |
| 淋菌性結（角）膜炎 | 158 |
| 淋菌性結膜炎 | 156 |
| リン酸塩カルシウム | 96 |
| 輪状混濁 | 160 |
| 輪状浸潤 | 160, 175, 249 |
| 輪状膿瘍 | 4, 157, 159, 162, 163, 249 |
| リンデロン® | 238 |
| 輪部潰瘍 | 95 |
| 輪部支持型ハードコンタクトレンズ | 286 |

| | | |
|---|---|---|
| 輪部増殖 | 148 | |
| 輪部デルモイド | 273 | |
| 涙液減少症 | 141 | |
| 涙液層破壊時間 | 143 | |
| 涙液中総 IgE 抗体測定 | 150 | |
| 涙点プラグ | 141, 281 | |
| 涙囊炎 | 156, 161 | |
| ルセンティス® | 264 | |
| ルテルナリア | 222 | |
| ルミカン | 81 | |
| 冷凍凝固 | 259 | |
| レーザー生体共焦点顕微鏡 | 117 | |
| レクチゾール® | 56 | |
| レバミピド | 55 | |
| レボフロキサシン | 245, 248, 249, 250 | |
| 連鎖解析 | 235 | |
| レンサ球菌 | 215 | |
| 連鎖不平衡解析 | 236 | |
| 連続縫合 | 273, 274, 279 | |
| 老人環 | 19, 101−103 | |
| ローズベンガル染色陽性所見 | 144 | |
| 濾過胞 | 18 | |
| ロドプシン変異 | 235 | |
| 濾胞性結膜炎 | 35, 57 | |
| ロメフロキサシン | 245 | |

## 数字

| | |
|---|---|
| I 型アレルギー反応 | 149, 150, 243 |
| 一本鎖 DNA | 228 |
| 3T3 細胞 | 284 |
| III 型アレルギー反応 | 127, 129, 139, 242 |
| 4−oxo−dihydroquinoline | 262 |
| IV 型アレルギー反応 | 132, 150 |
| 5−FU | 63, 260 |
| 5−フルオロウラシル | 63, 260 |
| 16S rRNA | 230 |
| 18S ribosomal DNA | 176 |
| 18S rRNA | 230 |
| 18S リボソーム RNA | 181 |

## ギリシャ文字

| | |
|---|---|
| α−ガラクトシダーゼ A | 26, 27, 207 |
| α−トキシン | 125 |
| α 溶血 | 163 |
| β 遮断薬 | 55, 213, 282 |
| β 溶血 | 162 |
| β ラクタム系 | 242 |
| β₂ ミクログロブリン | 87 |

## A−E

| | |
|---|---|
| *Acanthamoeba* | 119, 173 |
| Acanthamoeba keratitis | 173, 181 |
| acne rosacea | 131, 132 |
| *Actinomyces* | 217 |
| ACV | 186, 256, 261 |
| ACV diphosphate | 261 |
| ACV−DP | 261 |
| ACV monophosphate | 261 |
| ACV−MP | 261 |
| ACV−TP | 256, 261 |
| ACV−triphosphate | 261 |
| acyclovir | 256 |
| adenovirus | 195 |
| AdV | 195 |
| air lifting 法 | 284 |
| AK | 173, 181 |
| alarmins | 154 |
| ALK | 203, 272 |
| allelic | 235 |
| *Alternaria alternata* | 167 |
| Amies 培地 | 222 |
| amiodarone | 26 |
| amiodarone keratopathy | 3, 21 |
| amyloid precursor protein | 87 |
| anterior lamellar keratoplasty | 203, 272 |
| APP | 87 |
| Ara−A | 256 |
| arcus senilis | 19 |
| ASP2151 | 263 |
| ATP | 154 |
| Avellino 角膜ジストロフィ | 66, 77, 80, 208, 235, 269 |
| Avlochlor® | 21 |
| AZP | 56 |
| balanced salt solution | 273 |
| band−keratopathy type | 85 |
| band−shaped keratopathy | 96 |
| Bartholomew & Mittwer 法 | 218 |
| basal lamina | 28 |
| Basic Local Alignment Search Tool | 181 |
| BAY 38−4766 | 261, 263 |
| BAY 57−1293 | 262 |
| BDNF | 142 |
| beaten−metal | 276 |
| *Beauveria* | 222 |
| *Beauveria bassiana* | 217 |
| Bence−Jones 蛋白 | 118 |
| Biber−Haab−Dimmer 型 | 76 |
| Bietti's band−shaped nodular dystrophy | 104 |
| big bubble 法 | 273 |
| *BIG−H3* | 78, 80 |
| BLAST | 181 |
| *Borrelia burgdorferi* | 189, 191 |
| Bowen 病 | 208, 259 |
| Bowman 層 | 19, 27, 74 |
| Bowman 膜 | 67, 96, 106, 112, 114, 149, 205, 275 |
| BP180 | 53 |
| brain−derived neurotrophic factor | 142 |
| broad−range PCR | 230 |
| Brolene® | 178 |
| Brown の手術 | 133 |
| BSS | 273 |
| BUT | 143, 144 |
| C1 | 127 |
| C5a | 127 |
| calgranulin C | 133 |
| CALT | 195 |
| *Candida* | 119, 217 |
| *Candida albicans* | 165, 167 |
| *Candida glabrata* | 165, 217, 248, 251 |
| *Candida krusei* | 248, 251 |
| capsid | 263 |
| carcinoma *in situ* | 60 |
| cathelicidin | 132 |
| CD4 ヘルパー T 細胞 | 112 |
| CD8 サプレッサー T 細胞 | 112 |
| CDB1 型 | 74 |
| CDB2 型 | 75 |
| CDV | 261 |
| ceramide trihexoside | 207 |
| *Chlamydia trachomatis* | 57 |
| chloroquine | 26 |
| chlorpromazine | 26 |
| CHROMagar™ Candida | 166, 168 |
| chronic actic keratopathy | 104 |
| *CHST6* | 82, 236 |
| chymase | 154 |
| ciliary neurotrophic factor | 142 |
| CIN | 3, 9, 60, 207, 259, 267 |
| classification of spheroidal keratopathy | 105 |
| climatic droplet keratopathy | 104 |
| Clinical and Laboratory Standards Institute | 168 |
| clofazimine | 26 |
| CLSI | 168 |
| CMV | 256, 261 |
| CNTF | 142 |
| CO−Ag | 133 |
| Cochet−Bonnet 角膜知覚計 | 36, 144, 212 |
| Cogan 症候群 | 189, 191 |
| Cogan's 角膜ジストロフィ | 32 |
| Cogan's microcystic dystrophy | 32 |
| coin−shaped lesion | 2 |
| collarette | 124, 125 |
| concatemer | 263 |
| confocal laser scanning microscopy | 23 |
| confocal microscopy | 7 |
| conjunctiva−associated lymphoid tissue | 195 |
| conjunctival and corneal intraepithelial neoplasia | 3, 10, 60, 207, 259, 267 |
| conventional PCR | 228 |
| *Corinebacterium macginleyi* | 248 |
| corneal dystrophy of Bowman's layer and the anterior stroma, type 1 | 74 |
| corneal lipid degeneration | 101 |
| cornea verticillata | 21, 25 |
| *Corynebacterium* | 8, 216 |

| | |
|---|---|
| *Corynebacterium macginleyi* | 162 |
| *Corynebacterium* sp. | 119 |
| COX 阻害系非ステロイド性抗炎症薬 | 26 |
| CPA | 56 |
| *C. parapsilosis* | 165 |
| *C. tropicalis* | 165 |
| curly fiber | 75 |
| cyst | 173 |
| cytomegalovirus | 256, 261 |
| Czapeck-Dox 培地 | 166 |
| DALK | 190, 200, 201, 272 |
| debris | 30 |
| deep anterior lamellar keratoplasty | 200, 201, 272 |
| deep lamellar keratoplast | 272 |
| degeneration sphaerularis elaiodes | 104 |
| dellen | 144 |
| dendritic keratitis | 3, 35 |
| dendritic tail | 35 |
| deoxyguanosine triphosphate | 261 |
| Descemet 膜 | 2, 19, 20 |
| Descemet 膜皺襞 | 165 |
| Descemet 膜穿孔 | 274 |
| Descemet 膜破裂 | 203 |
| Descemet 膜瘤 | 273 |
| Descemet's stripping automated endothelial keratoplasty | 201, 202 |
| dGTP | 256, 261 |
| Diff-Quik | 176, 218 |
| DLKP | 272 |
| DNA 解析 | 181 |
| DNA ポリメラーゼ | 228, 256, 261 |
| DNA ポリメラーゼ阻害薬 | 261 |
| dots | 27 |
| dry | 4 |
| DSAEK | 201, 202 |
| Duchenne 型筋ジストロフィ | 235 |
| dysplasia | 60 |
| *E1A* | 195 |
| EB | 57 |
| EB ウイルス | 261 |
| ECP | 154 |
| EDTA | 98, 267, 271 |
| EGF | 142 |
| EKC | 192, 193, 210 |
| electron dense body | 31 |
| elementary body | 57 |
| endothelial plaque | 165 |
| *Enterococcus faecalis* | 162 |
| *Enterococcus* sp. | 119 |
| eosinophil cationic protein | 154 |
| eotaxin | 154 |
| EP3 | 50, 51 |
| epidemic keratoconjunctivitis | 192, 193, 210 |
| epidermal growth factor | 142 |
| epithelial basement menbrane dystrophy | 32 |
| epithelial crack line | 179 |

| | |
|---|---|
| epithelial downgrowth | 10 |
| epithelial ingrowth | 10 |
| Epstein-Barr ウイルス | 261 |
| eratinoid corneal degeneration | 104 |
| erythema | 132 |
| ES 細胞 | 43 |
| *Escherichia coli* | 215 |
| ethylenediaminetetraacetic acid | 98, 267, 271 |

## F–J

| | |
|---|---|
| Fabry 病 | 3, 7, 20, 23, 25–27, 199, 207 |
| FasL | 50 |
| Ferry's line | 17, 18, 20 |
| FGLM アミド | 147 |
| FGLM amide | 147 |
| fingerprint | 32 |
| fisherman's keratitis | 104 |
| FK506 | 55, 56 |
| Fleiringa リング | 279 |
| Fleischer 輪 | 16, 18, 20 |
| Fleischer ring | 7, 17 |
| foaming | 126 |
| follicular conjunctivitis | 57 |
| Foster 分類 | 55 |
| frequent replacement soft contact lens | 171 |
| FRS | 171 |
| FRSCL | 171 |
| FTA-ABS | 191 |
| Fuchs 角膜ジストロフィ | 270 |
| Fuchs 角膜内皮ジストロフィ | 104, 105, 276 |
| *Fusarium solani* | 165, 166, 218 |
| GALT | 195 |
| Gaucher 病 | 26 |
| GCV | 261 |
| GDLD | 109 |
| gelatinous drop-like corneal dystrophy | 85 |
| gellatinous drop like dystrophy | 109 |
| *gelsolin* 遺伝子 | 76 |
| gene symbol | 86 |
| genotype | 233 |
| Germanin® | 21 |
| ghost vessels | 189 |
| glialcell-derived neurotrophic factor | 142 |
| Goldenhar-Gorlin 症候群 | 144 |
| granular-lattice 角膜ジストロフィ | 66 |
| Groenouw I 型 | 66, 84 |
| gut-associated lymphoid tissue | 195 |
| *gyr A* | 248 |
| Haab 線 | 20 |
| Haab's striae | 20 |
| *Haemophilus influenzae* | 215 |
| *Haemophilus* sp. | 119 |
| Hansel 染色 | 151 |
| HCMV | 262 |
| HDL | 103 |

| | |
|---|---|
| HE 染色 | 107 |
| Heidelberg Retina Tomograph | 205 |
| Heidelberg Retina Tomograph II–Rostock Cornea Module | 61 |
| helicase-primase complex | 262 |
| helicase-primase inhibitor | 261, 262 |
| Herbert's pits | 58 |
| herpes simplex virus | 35, 143, 184, 256, 261 |
| HGVS | 85 |
| HHV-6 | 261 |
| high-density lipoprotein | 103 |
| HLA | 46, 131 |
| HLA-A | 47 |
| HLA-B | 47 |
| HMGB-1 | 154 |
| Honan balloon | 278 |
| host-graft junction | 213 |
| HPV | 60 |
| HRT | 205 |
| HRT II–RCM | 62, 205 |
| HRT III–RCM | 117 |
| HSP | 154 |
| HSV | 35, 143, 256, 261 |
| HSV-1 | 35, 256 |
| HSV-2 | 35, 256 |
| Hudson-Stähli 線 | 16 |
| Hudson-Stähli line | 7, 17 |
| human cytomegalovirus | 262 |
| Human Genome Variation Society | 85 |
| human herpes virus 6 | 261 |
| human leukocyte antigen | 46 |
| human papillomavirus | 60 |
| Hunter 症候群 | 26 |
| Hurler 症候群 | 26 |
| Hutchinson 歯芽 | 189 |
| Hutchinson の法則 | 187, 188 |
| hyaline degeneration | 104 |
| hydroquinone | 26 |
| hyphate ulcer | 165, 166 |
| IC3D | 66, 231 |
| ICK | 119 |
| $ID_{50}$ | 257 |
| IDU | 256 |
| IFN α-2b | 259 |
| IgE | 150 |
| IGF-1 | 142, 147 |
| IgG | 54 |
| IgG グロブリン | 139 |
| IgM | 127 |
| IL-1α | 154 |
| IL-1β | 155 |
| IL-33 | 154 |
| IL-4R | 49, 50 |
| IL-6 | 155 |
| IL-8 | 155 |
| ILC2 | 155 |
| impression cytology | 10, 30, 62 |
| inclusion conjunctivitis | 57 |
| indomethacin | 26 |

索引 309

| | |
|---|---|
| infectious crystalline keratopathy | 5, 6, 119 |
| innate immunity | 132 |
| innate lymphoid cell 2 | 155 |
| insulin-like growth factor-I | 142 |
| interstitial keratitis | 189 |
| intrastromal crystals | 8 |
| invasive squamous cell carcinoma | 60 |
| iron line | 3, 7, 16 |
| itraepithelial microcyst | 29 |

## K–O

| | |
|---|---|
| K12 | 29 |
| K3 | 29 |
| Katzin 剪刀 | 279 |
| Kayser-Fleischer 輪 | 19 |
| keratic precipitates | 240 |
| Khodadoust 線 | 20 |
| Khodadoust line | 282 |
| *Klebsiella pneumoniae* | 215 |
| KP | 240 |
| kumquat-like type | 85 |
| Labrador keratopathy | 104 |
| Laibson | 32 |
| lamellar component surgery | 277 |
| lamellar keratoplast | 272 |
| Langerhans 細胞 | 127 |
| laser *in situ* keratomileusis | 213 |
| LASIK | 17, 19, 156, 164, 208, 213 |
| lattice line | 80 |
| layer by layer 法 | 273 |
| LCAT | 94 |
| LCAT 欠損症 | 101, 103 |
| lecithin cholesterol-acyltransferase | 94 |
| leukoplakia | 60 |
| lipid keratopathy | 101 |
| lipopolysaccharide | 49, 88 |
| LKP | 272 |
| LPS | 49, 88 |
| lucid interval | 102 |
| Lyme 病 | 189, 191 |
| M 蛋白 | 117 |
| *M1S1* | 88, 109 |
| MacCallen の分類 | 57 |
| macular corneal dystrophy | 82 |
| major basic protein | 154 |
| MALT | 195 |
| manual keratectomy | 266 |
| map | 32 |
| map-dot-fingerprint 角膜ジストロフィ | 32 |
| maribavir | 261, 263 |
| matrix metalloproteinase-2 | 114 |
| MBP | 154 |
| MEC | 168 |
| median infective dose | 257 |
| Meesmann 角膜ジストロフィ | 29, 271 |
| meibomian foam | 126 |
| menaquinone-4 | 92 |
| Mendel の法則 | 234 |
| meperidine hydrochroride | 26 |
| Meretoja 型 | 76 |
| Meretoja 症候群 | 76 |
| methicillin-resistant *Staphylococcus aureus* | 24, 49, 141, 156, 247 |
| methicillin-resistant *Staphylococcus epidermidis* | 49, 246 |
| methicillin-susceptible *Staphylococcus aureus* | 247 |
| microcyst | 32 |
| microcystic corneal dystrophy | 32 |
| microdots | 23 |
| Microsporidia | 168 |
| mild CIN | 60 |
| minimum effective concentration | 168 |
| MK | 266 |
| MK-4 | 92 |
| MMC | 62 |
| MMP-2 | 114 |
| Möbius 症候群 | 144 |
| Mondino and Brown 分類 | 55 |
| monobenzone | 26 |
| Mooren 潰瘍 | 95, 112, 137, 139, 267 |
| Mooren 角膜潰瘍 | 4, 5, 133, 242 |
| *Moraxella catarrhalis* | 216 |
| *Moraxella lacunata* | 224 |
| MPS | 179, 182 |
| M.Q.A.® | 98 |
| MRSA | 24, 49, 141, 156, 158, 160, 246, 248 |
| MRSE | 49, 246 |
| MSI | 39, 192, 241 |
| *M. tuberculosis* | 219 |
| MTX | 56 |
| MUC16 | 285 |
| mucosa-associated lymphoid tissue | 195 |
| multiple myeloma | 116 |
| multiple subepithelial corneal infiltrates | 39, 192 |
| multiple subepithelial corneal infiltration | 241 |
| multiplex PCR | 229 |
| multi purpose solution | 179, 182 |
| *Mycobacterium avium* | 219 |
| *Mycobacterium leprae* | 189, 191 |
| *Mycobacterium* sp. | 119 |
| *Mycobacterium tuberculosis* | 189, 191 |
| N-アセチルグルコサミン-6-スルホトランスフェラーゼ | 82, 236 |
| naproxen | 26 |
| natural killer 細胞 | 260 |
| *Neisseria gonorrhoeae* | 160, 216, 224 |
| nerve growth factor | 142 |
| NGF | 142, 147 |
| niche | 43 |
| Niemann-Pick 病 | 26 |
| Nikolsky 現象 | 55 |
| NK 細胞 | 260 |
| *Nocardia* | 217 |
| non-albicans カンジダ属 | 248 |
| non-*C. albicans* | 165 |
| noncalcific band keratopathy | 104 |
| *nontuberculous mycobacteria* | 219 |
| NSAIDs | 50 |
| NTM | 219 |
| occludin | 154 |
| ocular rosacea | 131 |
| oil droplet degeneration | 104 |
| OMIM | 233 |
| Online Mendelian Inheritance in Man | 233 |

## P–T

| | |
|---|---|
| p75 | 285 |
| palisades of Vogt | 42, 59, 61 |
| pannus | 58 |
| papulopustular rash | 132 |
| paracentral corneal perforation | 139, 140 |
| *par C* | 248, 249 |
| PAS 染色 | 30, 62, 168 |
| Pax6 | 285 |
| PCR | 36, 175, 181, 185, 196, 228, 231 |
| peculiar substance | 30 |
| penetrating keratoplasty | 143, 201, 202, 274, 277 |
| periodic acid-Schiff | 62 |
| periodic acid-Schiff 染色 | 30 |
| periodic acid-Schiff stain | 168 |
| Peyer | 195 |
| PGE$_2$ | 50 |
| phenotype | 233 |
| phenylalanine-glycine-leucine-methionine amide | 147 |
| PHMB | 160, 178 |
| phototherapeutic keratectomy | 71, 84, 94, 97, 106, 115, 201, 203, 231, 266, 269 |
| PK | 143 |
| PKP | 201, 202, 274, 277 |
| pluripotency | 43 |
| PNU-183792 | 262 |
| poly hexamethylene biguanide | 160, 178 |
| polymerase chain reaction | 36, 175, 181, 196, 228, 231 |
| Pompe 病 | 26 |
| posterior collagenous layer | 2 |
| POV | 59, 61 |
| premature termination | 91 |
| primary spheroidal keratopathy | 105 |
| propamidine isethionate | 178 |
| *Propionibacterium* | 216 |
| *Propionibacterium acnes* | 125, 132, 162, 224, 242 |
| prostaglandin E$_2$ | 50 |
| protein A | 125 |
| *Pseudomonas aeruginosa* | 162, 215, 224 |

| | |
|---|---|
| PTK | 71, 84, 94, 97, 106, 115, 201, 203, 231, 266, 269 |
| quiescent | 43 |
| RA | 139 |
| radial keratoneuritis | 174 |
| radial keratotomy | 19 |
| rapid plasma reagin | 190 |
| RB | 57 |
| real-time PCR | 7－9, 185, 229 |
| Reeves 分類 | 55 |
| Reis-Bücklers 角膜ジストロフィ | 70, 74, 208 |
| Reis-Bücklers dystrophy | 77 |
| rejection line | 282 |
| reticulate body | 57 |
| rheumatoid arthritis | 139 |
| ridge | 28 |
| RK | 17, 18, 174 |
| rod-shaped body | 74 |
| Rostock Cornea Module | 205 |
| RPR 法 | 190 |
| rRNA | 230 |
| RTVue® | 204 |
| rust ring | 20 |
| Salzmann 角膜変性 | 113, 267 |
| Salzmann nodular degeneration | 113 |
| SCC | 60 |
| SCD | 92 |
| *Scedosporium* | 218 |
| Schlemm 管 | 212 |
| Schnyder 角膜ジストロフィ | 92, 101 |
| Schnyder corneal dystrophy | 92 |
| Schnyder crystalline corneal dystrophy | 92 |
| scleral scattering | 60 |
| secondary spheroidal keratopathy | 105 |
| serine-serine-serine-arginine | 147 |
| *Serratia marcescens* | 224 |
| severe CIN | 60 |
| shedding | 195 |
| single strand conformational polymorphism | 231 |
| siRNA | 233 |
| Sjögren 症候群 | 139 |
| SJS | 42, 49, 52 |
| small interfering RNAs | 233 |
| SP | 142 |
| Spheroid 角膜変性 | 87, 104 |
| spheroidal degeneration | 105 |
| spheroidal keratopathy | 105 |
| Spirochetes | 191 |

| | |
|---|---|
| SPK | 131, 140, 143, 145, 193 |
| squamous cell carcinoma | 3 |
| sriate melanokeratosis | 26 |
| SSCP 法 | 231 |
| SSSR | 147 |
| *Staphylococcus aureus* | 162, 214 |
| *Staphylococcus epidermidis* | 119 |
| Stevens-Johnson 症候群 | 13, 42, 45, 49, 59, 167, 284, 285 |
| Stocker's line | 17, 18, 20 |
| *Streptococcus constellatus* | 215 |
| *Streptococcus pneumoniae* | 119, 162, 214 |
| *Streptococcus viridans* | 119 |
| stromal opacity type | 85 |
| Stuart 培地 | 222 |
| substance P | 142, 147 |
| superficial punctate keratitis | 38, 193 |
| superficial punctate keratopathy | 36, 131, 140, 143, 145 |
| suramin | 21, 26 |
| SYBR Green 法 | 8, 229 |
| T 細胞 | 154 |
| T タイピング | 181 |
| TA 細胞 | 43 |
| *TACSTD2* | 86, 107, 109, 236 |
| tamoxifen | 26 |
| tandem scanning confocal microscopy | 23 |
| Tangier 病 | 25, 103 |
| TaqMan® プローブ法 | 229 |
| tear film breakup time | 143, 144 |
| telangiectagia | 132 |
| TEN | 45, 49 |
| terminal bulb | 35, 174, 185, 186 |
| teroduplex 法 | 231 |
| Terrien 角膜辺縁変性 | 110, 133, 264 |
| Terrien marginal degeneration | 110 |
| TFT | 262 |
| *TGFBI* | 66, 74, 76, 77, 80, 107, 233 |
| *TGFBI* 関連ジストロフィ | 235 |
| Th1 型ヘルパー T 細胞 | 127 |
| Th2 | 154 |
| the first two decades of life | 189 |
| The International Committee for Classification of Corneal Dystrophies | 231 |
| thiazole amide | 262 |
| Thiel-Behnke 角膜ジストロフィ | 74 |
| Thygeson 点状表層角膜炎 | 2, 38, 113, 242 |
| thymidine kinase | 256, 261 |

| | |
|---|---|
| thyroglobulin | 86 |
| tight junction | 154 |
| tilorone | 26 |
| TK | 261 |
| TLR3 | 50 |
| TNF-α | 155 |
| Toll-like receptor | 50 |
| Tono-Pen® | 282 |
| *Toreponema pallidum* | 189 |
| toxic epidermal necrolysis | 45 |
| TP 抗原試験 | 190 |
| TPHA | 190 |
| trachoma | 57 |
| transforming growth factor beta induced | 77, 233 |
| transit amplifying | 43 |
| Trantas 斑 | 148 |
| *Treponema pallidum* | 190 |
| Treponema pallidum hemagglutination assay | 190 |
| trifluorothymidine | 262 |
| *TROP2* | 88 |
| trophozoite | 173 |
| truncation | 91 |
| TSCM | 23 |
| tumor associate calcium signal transducer 2 | 86 |
| typical mulberry type | 85 |

## U－Z

| | |
|---|---|
| *UBIAD1* | 92 |
| UbiA prenyltransferase domain containing 1 遺伝子 | 92 |
| van Went | 92 |
| varicella zoster virus | 36, 143, 187, 256, 261 |
| vascular endothelial growth factor | 264 |
| VEGF | 264 |
| VEGF$_{165}$ | 264 |
| VEGF Trap-Eye | 264 |
| Vero 細胞 | 256 |
| vortex keratopathy | 21 |
| VZV | 36, 143, 187, 256, 261 |
| WAVE® | 231 |
| Wegener 肉芽腫 | 112, 140 |
| wet | 3 |
| white plaque | 60 |
| Wibaut | 92 |
| Wilson 病 | 19, 20 |
| Ziehl-Neelsen | 219 |

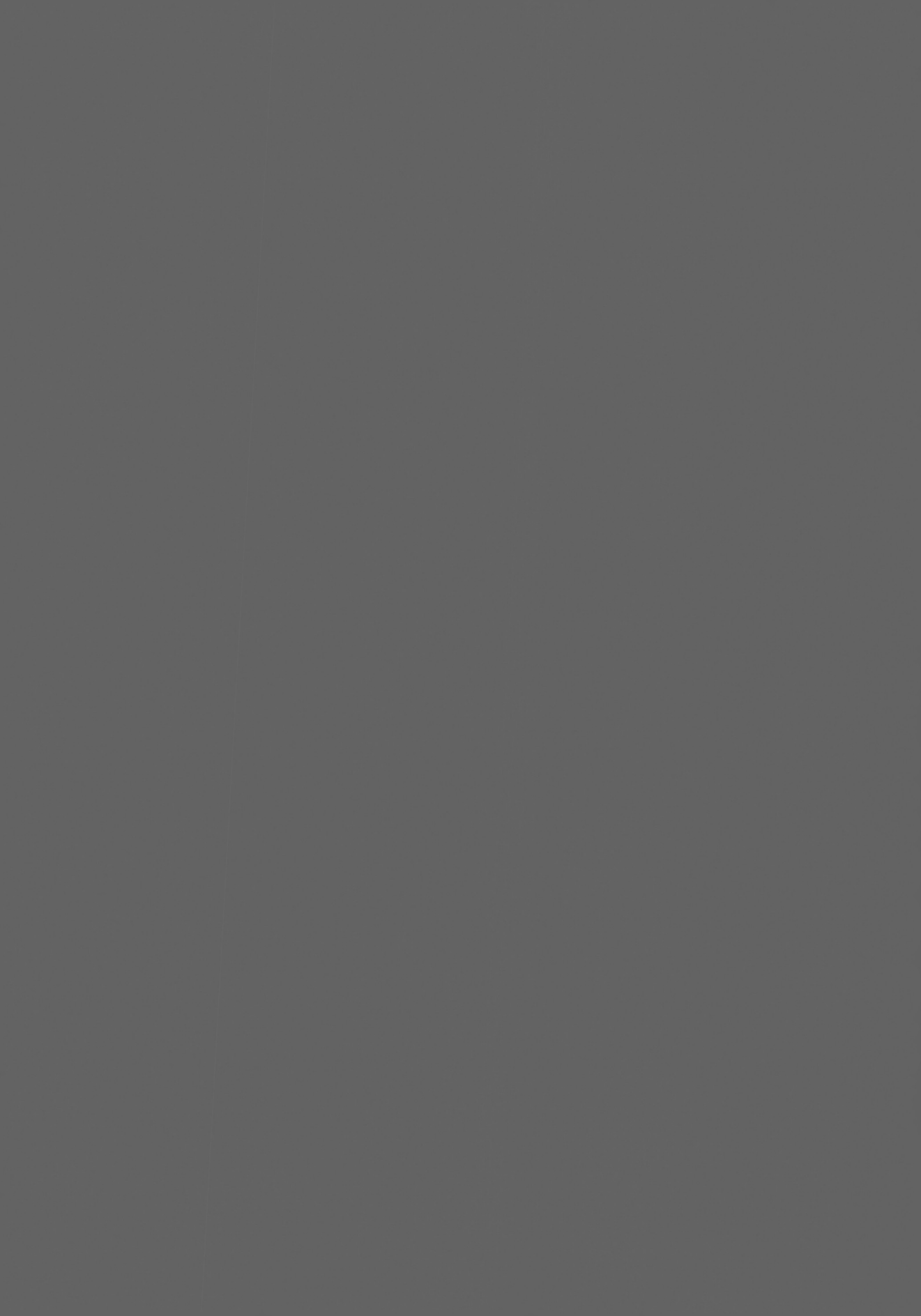